치유의 혁명,
심신의학 EFT

치유의 혁명,
심신의학 EFT

모든 육체 질환의 심리적 원인과 그 치유법

최인원 지음

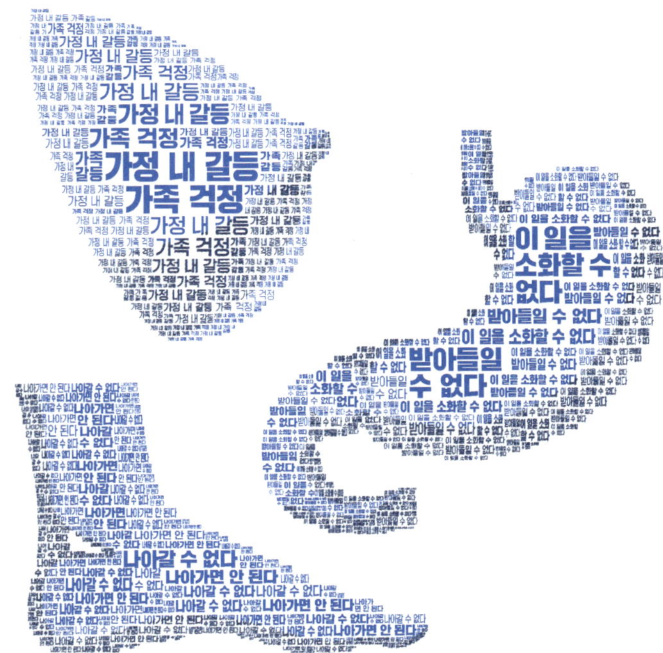

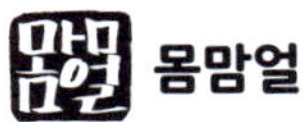
몸맘얼

나는 왜 어떻게 이 책을 쓰게 되었나?

왜 현대 의학은 병의 원인을 모를까?

만약 현대 의학이 모든 병의 진정한 원인을 알려준다면 나는 이 방대한 책을 굳이 쓸 필요가 없었을 것이다. "도대체 병의 원인이 무엇인가요?" 의사들에게 이렇게 물어본 환자나 그 가족들이라면 이런 대답을 다 들어보았을 것이다. "원인 불명입니다." 의사와 간호사도 종종 좌절한다. 의학 연구에 그토록 막대한 시간과 돈을 소비했음에도 우리의 헌신적인 의사들은 질병의 증상만 관리하도록 강요받고 있다. 의사들에게도 병의 원인을 아는 것은 저 먼 꿈나라의 일이다.

과연 현대 의학이 병의 원인에 얼마나 무지한지 실제로 한번 알아보자. 어느 날 나는 메이요클리닉(MayoClinic.org)이나 웹MD(WebMD.com)나 메드라인(MedlinePlus.gov) 같은 저명한 미국 의료 정보 웹사이트에서 다양한 질병의 원인을 찾아보았다. 그런데 병의 진정한 원인 같은 것을 제대로 설명하는 경우는 별로 없었다.

- **습진**: "의사들은 습진의 원인이 무엇인지 정확히 알지 못한다. 가장 흔한 유형의 습진인 아토피 피부염은 알러지(알레르기)와 유사하다. 그러나 성인보다 어린이에게 더 자주 보이는 피부 자극 증상은 알러지 반응이 아니다."

- **자궁내막증:** "자궁내막증의 정확한 원인은 알려져 있지 않다."
- **백혈병:** "전문가들은 백혈병의 원인이 무엇인지 모른다. 하지만 어떤 것들은 일부 백혈병 종류의 위험을 증가시킬 수 있다."
- **천식:** "천식의 원인이 무엇인지 아는 사람은 아무도 없다. 우리가 알고 있는 것은 천식이 기도의 만성 염증성 질환이라는 것이다."
- **다발성 경화증:** "의사들은 여전히 다발성 경화증의 원인을 정확히 알지 못하지만, 유전학, 환경, 심지어 바이러스까지도 모종의 역할을 할 수 있음을 시사하는 흥미로운 데이터가 있다."
- **만성 피로 증후군:** "의사들은 만성 피로 증후군의 원인이 무엇인지 모른다. 많은 사람에게 이 증상은 바이러스성 질병에 걸린 이후에 시작된다. 어떤 경우에는 이 증상은 신체적 또는 정서적 외상을 입은 뒤에 생기거나 독소에 노출되어 생기는 것으로 보인다. 하지만 이 증상의 알려진 단일 원인은 없다."
- **편두통:** "전문가들은 편두통의 원인이 무엇인지 확신하지 못한다. 이 병은 가족력이 있으며, 전문가들은 유전적 연관성을 발견했다. 하지만 왜 어떤 사람들은 편두통에 걸리고 다른 사람들은 그렇지 않은지는 명확하지 않다."
- **류머티즘 관절염:** "의사들은 류머티즘 관절염의 원인이 무엇인지 정확히 알지 못한다. 그것은 유전자와 환경의 조합일 수 있다. 일부 연구자들은 박테리아나 바이러스에 의한 감염이 일부 사람들에게 질병을 유발할 수 있다고 생각하지만, 지금까지 어떤 바이러스나 다른 유기체가 그렇게 하는지 알지 못한다."
- **과민성 대장 증후군:** "과민성 대장 증후군의 정확한 원인은 알려져 있지 않다. 그러나 건강 전문가들은 뇌와 장 사이의 잘못된 의사소통이 과민성 대장 증후군 증상의 원인 중 하나라고 생각한다."
- **척추 측만증:** "대부분의 경우, 척추 측만증의 원인은 알려져 있지 않다. 이것을 특발성 척추 측만증이라고 한다. 주로 어린이와 청소년에게서 발생하며 종종 가족력이 있기 때문에 유전학을 포함한 여러 가지와 관련이 있는 것으로 보인다."
- **쇼그렌병:** "의사들은 정확한 원인을 모른다. 누구나 이 위험에 빠뜨리는 유전자를 가지

고 있을 수 있다. 박테리아나 바이러스 감염은 질병을 유발하는 요인이 될 수 있다.”

“해소되지 않은 감정은 반드시 신체화된다. Unresolved emotions show up physically.”

이 구절은 EFT의 창시자 게리 크레이그(Gary Craig)가 항상 강조하는 말이다. 거의 20년 전에 처음 EFT를 알게 되어 EFT로 묵은 감정을 풀어줄 때마다 온갖 신체 증상이 낫는 것을 보고, 나는 모든 병의 원인은 마음에 있다는 것을 비로소 감지하게 되었다. 이에 나는 〈EFT로 낫지 않는 통증은 없다〉, 〈5분의 기적 EFT〉(개정판), 〈엄마 뱃속 트라우마 치유 EFT〉 등의 여러 권의 저서를 통해서 마음이 병을 만드는 원리와 근거를 상세히 설명했으므로 여기서 반복하지는 않겠다. 현대 의학이 병의 원인을 모르는 것은 바로 몸과 마음을 분리시켜서 마음이 육체 질환의 원인이 됨을 거부했기 때문이다. 즉, “현대 의학은 몸과 마음의 상관성을 거부함으로써 병의 원인을 모르게 되었다.”

EFT로 생각과 질병 사이에 존재하는 패턴을 발견하다

EFT로 온갖 병을 치유하면서 나는 생각과 질병 사이에 존재하는 패턴을 발견하게 되었다. 구체적으로 예를 들어보자.

- 황반 변성, 망막 박리, 망막색소 변성증 등 시력 상실 질환 환자들은 모두 무서워서 못 본다, 무서워서 보기 싫다, 그 꼴 보기 싫다 등의 말을 습관적으로 하고 있었다.

- 청력이 떨어져서 귀가 어두워진 할머니 몇 분을 상담했는데 모두 비난을 많이 하고 큰 소리를 치는 영감님과 살고 있었고, 상담 중에 듣기 싫다, 듣기 싫어 죽겠다, 못 들으니 편하다 등의 말을 습관적으로 하고 있었다.

- 청력 상실은 아니지만, 중이염, 외이도염, 귓바퀴 습진 등 귀 이상 증상을 가진 모든

환자가 듣기 싫다는 생각을 습관적으로 하고 있었다.

- 주부 습진, 수근관 증후군, 손 관절염, 손의 통증, 기타 손의 피부병 등을 호소하는 사람들은 모두 일하기 싫다, 일할 수 없다는 생각을 습관적으로 하고 있었다. 우리는 모든 일을 손으로 하니까 일하기 싫으면 손에 온갖 증상이 생기는 것이다.

- 척추 협착증, 요추 추간판 탈출증, 만성 요통 등을 앓고 있는 모든 사람은 전부 버티기 힘들다는 생각을 습관적으로 하고 있었다. 우리는 허리로 삶의 무게와 책임을 버틴다.

- 위염, 위궤양, 소화불량 등 소화기 질환을 호소하는 모든 사람은 못 받아들인다, 감내할 수 없다, 받아들이기 싫다는 생각을 습관적으로 하고 있었다. 소화기는 받아들여서 소화시키는 기관이다.

- 무릎 관절염, 발목 통증, 족저근막염 등의 다리 증상이 있는 사람들은 전부 앞으로 나아갈 수 없다, 앞으로 나아가고 싶지 않다, 앞으로 나아가면 안 된다는 생각을 하고 있었다. 다리는 앞으로 나아가는 데 필요한 신체 부분이다.

이렇게 수천 명을 상담하고 수만 명에게 강의하다 살펴보니 특정 생각은 특정 신체 부위에 특정한 병을 만드는 패턴이 있음을 알게 되었고, 더욱 구체적으로 이 모든 패턴을 정리하고 싶다는 열망이 생겼다.

루이즈 헤이를 만나다

어느 날 내게 통풍이 생겼다. 당연히 EFT로 치유하고 싶었지만 너무 아프고 힘들고 지쳐서 도대체 어떤 생각과 감정이 이 병을 일으키는지 찾아낼 힘이 없었다. 그래서 여러 가지 육체 질환의 심리적 원인을 간단히 정리해 놓은 루이즈 헤이(Louise Hay)의 책 〈네 몸을 치유하라(Heal your body)〉를 찾아보니 다음과 같았다.

육체 증상	심리적 원인	새로운 생각 패턴
통풍	지배하려는 욕구, 조바심, 분노	나는 안전하고 보호받는다. 나는 남들과도, 또 나와도 평화롭게 존재한다.

여기서 마침 '지배하려는 욕구, 조바심, 분노'가 통풍의 원인으로 나왔다. 나는 조바심을 줄이기 위해서 '천천히 쉬엄쉬엄 가자.'라는 확언을 반복했고, 그다음 날에 통풍은 나아버렸다. 여기에 나오는 확언은 내게 별로 맞지 않아서 내 상황에 맞게 바꿔서 사용했다. 원래 EFT는 '핵심 주제 찾기'라고 해서 육체 증상의 심리적 원인을 질문을 통해서 찾아내야 하는데, 이것은 상당히 기술과 경험이 많이 필요한 작업이다. 나는 내 통풍 치유 경험을 통해서 육체 증상 자체가 심리적 원인을 말하고 있고, 이것을 미리 정리해 놓으면 육체 질환 치료에 엄청난 도움이 되겠다는 확신을 갖게 되었다.

원래 나는 이 책을 우연히 선물로 받아 간직하고 있었다. 처음에는 그냥 좋은 발상이라는 생각만 하다가 직접 이 책으로 내 통풍을 치유하고 나니 이런 방식이 참으로 소중하고 가치가 있다고 생각하게 되었다. 게다가 이 책은 루이즈 헤이의 베스트셀러로 수천만 부 이상 팔렸고, 이 책으로 자신의 각종 질환을 고쳤다는 간증 아닌 간증도 온라인상에서 많이 볼 수 있었다. 이 책은 나에게 병을 치유하는 새로운 방식에 눈을 뜨게 해주었지만 또한 심각한 단점도 있다. 첫째로 기재된 증상 자체가 너무 적어서 많은 질병이 누락되어 있다. 둘째로 새로운 생각 패턴이 그다지 와닿지 않는다. 셋째로 증상의 원인 자체가 너무 모호하거나 단순하거나 틀린 것이 많다.

그래서 나는 이번에 새로 내는 책을 통해서 다음과 같은 개선 방안을 만들었다. 첫째로 훨씬 더 많은 증상을 기재해야 한다. 둘째로 증상의 심리적 원인을 좀 더 자세하고 정확하게 설명해야 한다. 셋째로 새로운 생각 패턴도 더 실용적이고 와닿게 바꿔야 한다. 나는 이런 생각을 갖고서 무려 10여 년 이상 어떻게 이런 생각을 실현시킬지 고심하게 되었다.

신체 부위의 관용적 표현에 증상의 심리적 원인이 있다

먼저 나는 우리의 관용적 언어 표현에 육체 질환의 원인이 되는 단서가 있음을 알게 되었다. 구체적으로 예를 들어보자.

- 차마 눈 뜨고 못 보겠다, 슬픔이 눈을 가린다, 눈에 보이는 게 없다, 눈이 높다, 눈앞이 막막하다, 눈이 낮다, 안하무인(眼下無人), 눈에 불을 켜다, 눈이 뒤집히다, 눈에 콩깍지가 붙었다, 눈꼴 시린다, 눈에 천불 난다.

이 말들은 흔히 감정을 표현할 때 쓰는 말이면서 또 말 그대로는 눈의 증상을 표현한 말이다. 눈에 천불 난다고 하는 사람은 실제로 안구 건조증이나 결막염이나 다래끼가 잘 난다.

- 애들 대학 등록금 대느라 허리가 휜다. 대출 갚느라 등골 빠진다. 자식들이 부모 등골 다 빼먹는다.

이런 표현은 실제로 허리가 아픈 사람들이 많이 쓰는 표현이며, 이런 말을 하는 사람들은 척추 협착증이나 디스크나 만성 요통을 호소한다.

- 속이 탄다, 속이 뒤집힌다, 속이 썩어 문드러진다, 토할 것 같다, 토 나온다, 속 터진다, 밥맛 떨어진다, 비위가 약하다, 비위에 거슬린다, 환장(換腸)하겠다.

이 말들은 소화기 증상을 표현하면서 동시에 감정을 표현하는 말이다. 실제로 소화기 환자들은 이런 표현을 많이 쓴다. 스트레스성 위궤양은 말 그대로 속(위)이 썩은 것이고, 위천 공은 속이 썩어 문드러져서 구멍이 난 것이다.

그런데 이런 관용적 표현은 또한 동서양의 차이가 없이 공통이라는 점에서 신뢰할 만하다. 바로 앞에서 위의 관용적 표현에 관해 설명했는데, 위에 해당하는 영어 stomach는 동사로도 쓰인다. 동사로 쓰이면 소화시키다, 즐기다, 견디다, 참다, 넘기다의 뜻이 있고, 다음과 같은 관용적 표현이 있는데 우리말과 거의 일맥상통한다.

I can't stomach violent films. 나는 폭력적인 영화는 즐길 수가 없다.
I find him very hard to stomach. 나는 그를 참기가 몹시 힘들다.
The smell made my stomach turn over. 그 냄새를 맡으니 내 속이 뒤집히는 것 같았다.
He had a sudden sinking feeling in the pit of his stomach. 그는 갑자기 속이 철렁 내려앉는 기분이었다.

이 주제를 오래 연구하면서 신체 부위의 관용적 표현에는 인류가 오랫동안 무의식적으로 인식해온 병의 원인이 그대로 남아 있음을 깨닫게 되었다.

독일 신의학을 만나다

"학생이 준비되면 스승이 나타난다." 이 말은 그야말로 진실이다. 나는 루이즈 헤이의 책과 EFT 치유 경험, 신체 부위의 관용적 표현 연구를 통해서 오랫동안 각종 신체 증상의 심리적 원인을 총망라하여 설명하려고 했다. 하지만 작업이 방대해서 혼자서 만리장성을 쌓는 기분이 들었고, 좀처럼 진도가 잘 나가지 않았다. 그러다가 이런 방대한 작업을 이미 해놓은 선구자가 있음을 발견했으니, 그가 바로 독일의 의사 뤼크 게르트 하머(Ryke Geerd Hamer)다. 그는 무려 1987년에 다양한 육체 증상을 만들어내는 심리적 원인을 거의 다 밝혀 냈다.

     치유의 혁명, 심신의학 EFT

하머는 1935년 5월 17일 독일에서 태어났고, 1953년에 튜빙겐대학교에서 의학, 신학, 물리학을 공부하기 시작해서 26세에 의학 박사로 전문 면허를 받았다. 1972년에 하머는 튜빙겐대학병원에서 암 전문의로 일하기 시작했다. 1978년 8월 18일 하머 가족이 로마로 이주하여 사는 동안 하머는 아들 더크가 타인의 총에 맞았다는 충격적인 소식을 들었고, 1978년 12월 7일 더크는 결국 아버지의 품에서 사망했다. 더크가 죽은 직후 하머는 고환암 진단을 받았다. 그는 그전에는 심하게 아픈 적이 없었기 때문에 자신의 암이 아들의 갑작스러운 죽음과 직접적인 관련이 있을 수 있다고 가정했다.

결국 하머의 이런 경험이 실제로 그가 명명한 '독일 신의학(German New Medicine)'을 발견하는 계기가 된다. 당시에 뮌헨대학교의 암병동 과장으로서 그는 암환자들의 병력을 조사했고, 곧 그와 마찬가지로 그들 모두가 예상치 못한 충격을 경험했다는 것을 알게 되었다. 그는 여기서 더 나아가 모든 인체의 생리 현상이 뇌에서 제어된다는 가설을 세우고, 환자들의 뇌 스캔을 분석하고 그것을 그들의 의료 기록 및 개인 생활 기록과 비교했다. 놀랍게도 그는 '정신적 충격(conflict shock)'이 뇌 스캔에 나타나고, 이 뇌 부위는 특정 장기나 조직에 구체적인 증상을 만들어낸다는 것을 발견했다. 그때까지 뇌가 정신적 충격을 신체 부위에 질병으로 치환하여 만들어낸다는 것을 아무도 발견하지 못했다. 하머는 역사상 처음으로 모든 질병이 뜻밖의 정신적 충격이나 트라우마에서 비롯된다는 것을 입증했다. 예상치 못한 정신적 충격이 발생하는 순간에 이 충격은 뇌의 특정 부위를 강타하여 뇌 스캔에서 선명한 동심원들로 보이는 병변(하머 포커스, Hamer Focus)을 만든다. 이전에 방사선 전문의들도 이것을 발견했으나 그저 기계 결함으로 만들어진 인공물(artifact)로 간주했다. 그러나 컴퓨터 단층 촬영 장비 제조업체 지멘스는 자체 검사로 이러한 표적 병변이 인공물이 아니라 실재임을 확인했다.

정신적 충격을 받은 뇌세포는 해당하는 신체 조직에 종양의 성장, 조직 세포의 손상 또는 기능적 손실을 유발하는 생화학적 신호를 보낸다. 수년에 걸쳐 그는 4만 개 이상의 사례 연구를 통해 자신의 발견을 확인할 수 있었다. 1981년 10월에 하머는 박사 후 논문으로 그의 연구를 튜빙겐대학교에 제출했다. 그러나 놀랍게도 대학 위원회는 그의 작업을 거부하고 논문 평가 역시 거부했다. 대학 역사상 전례가 없는 사례였다. 1989년에 그는 기존의 의학

이론을 준수하지 않는다는 이유로 54세의 나이에 면허를 박탈당했다.

면허를 박탈당한 하머는 이제 뇌 스캔과 환자 기록을 얻기 위해 다른 의사들에게 의존하면서도 일을 계속했다. 1987년까지 하머는 이미 1만 건 이상의 사례를 분석했고, 그가 발견한 법칙을 암 이외에도 다른 거의 모든 질병으로 확장할 수 있었다. 1997년에 하머는 의료 면허 없이 세 사람에게 무료 의료 정보를 제공한 혐의로 체포되어 19개월의 징역형을 선고받았고, 경찰은 그의 환자 파일을 수색했다. 그 후 한 검사는 재판 중에 5년이 지난 후에도 대개 말기암인 6,500명의 환자 중 6,000명이 아직 살아 있다는 것을 인정해야 했다. 그래서 역설적이게도 독일 신의학의 놀라운 성공률을 증명하는 실제 통계를 제공한 것은 그의 박해자들이었다. 현재까지 튜빙겐대학교는 1986년과 1994년에 받은 법원 명령에도 불구하고 그의 논문 검증을 거부하고 있다. 2017년 7월 2일 하머는 82세의 나이로 사망했다.[*]

사실 그의 이론은 복잡하고 방대해서 간단히 설명하기는 어렵지만 어쨌든 최대한 요약해서 그의 발견을 설명해보겠다.

1. 환자는 갑작스러운 정신적 충격이나 스트레스를 받는다. 가족의 죽음, 이혼, 실직, 파산, 따돌림, 비난 등이 정신적 충격의 구체적인 예다. 하머는 정신적 충격을 유형별로 분류해 놓았다. 아들을 잃은 그의 충격을 예로 들면 하머의 용어로는 '심각한 상실의 갈등(profound loss conflict)'이라고 부른다. 이 밖에도 '심각한 자존감 갈등(profound self-esteem conflict)'이라는 것도 있는데, 이것은 심한 열등감이나 수치심이라고 할 수 있다. 주로 근골격계 증상을 일으키는데, 축구 선수가 페널티킥을 못 차서 중요한 경기에 지게 되면 이런 스트레스를 받을 수 있다.

2. 이런 각종 갈등은 유형에 따라서 해당하는 뇌 부위가 있고, 이 부위에 선명한 동심원 모양의 병소가 뇌 스캔에 나타난다. 하머가 겪은 '심각한 상실의 갈등'은 뇌간의 끝부

◆ https://learninggnm.com/documents/hamerbio.html

치유의 혁명, 심신의학 EFT

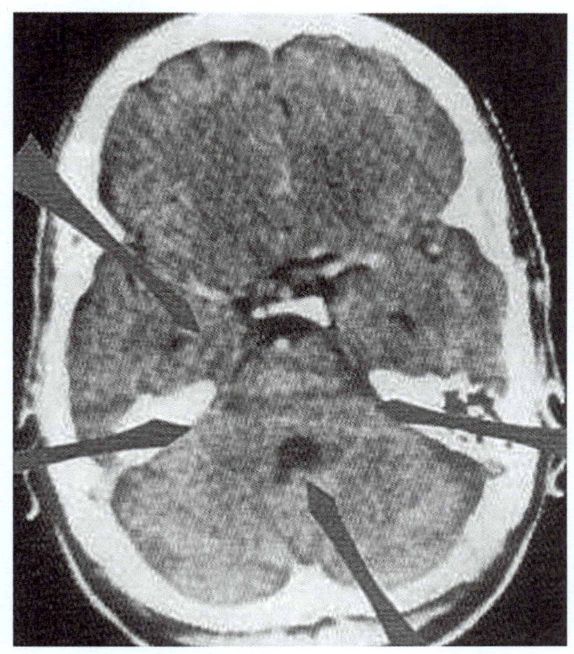

분인 중뇌를 타격하여 여기에 동심원상의 병소가 나타난다. '심각한 자존감 갈등'은 대뇌속질(cerebral medulla)을 강타하여 여기에 동심원 병소를 만든다. 독일 신의학 전문가들은 뇌 스캔상의 동심원 위치를 보고서 환자가 어떤 갈등을 겪는지, 어떤 부위에서 어떤 증상이 생기는지 정확하게 판단할 수 있다. 실제로 하머는 뇌 스컨만을 보고서 모든 환자의 정신적 충격과 육체적 증상을 다 맞춘 것으로 유명하다.

3. 충격받은 뇌 부위는 해당 기관이나 조직에 증상을 만들어낸다. 이 증상은 뇌 부위에 따라서 종양, 세포 손상, 기능 손실로 다르게 나타난다. '심각한 상실의 갈등'은 중뇌를 타격하고, 중뇌는 고환을 통제하므로 고환에서 생식세포 종양을 발생시킨다. 이러한 종

◆　〈Summary of the New Medicine(Updated to 2000)〉 100쪽, Ryke Geerd Hamer

양세포의 발생은 진화학적 목적을 갖는데, 생식세포 증식(종양)을 통해서 새로운 가족을 만드는 것이다. 이와 달리 '심각한 자존감 갈등'은 뼈 조직의 손상을 일으키는데, 갈등이 사라지면 뼈는 더 튼튼하게 재생되어 더 힘든 기능도 수행할 수 있게 만든다. 이것이 이 갈등의 진화학적 목적이다.

4. 정신적 충격이나 스트레스가 지속되면 증상은 지속되거나 심해진다. 그것이 암이라면 암은 계속 성장한다. 이때 정신적 고통, 식욕 부진, 불면증, 수족냉증 등이 동반된다. 정신적 충격이나 스트레스를 반드시 풀어주어야 치유가 시작되므로 독일 신의학 전문가의 주 임무는 이런 정신적 원인을 찾아서 풀어주는 것이다. 하머가 환자를 치유하는 사례를 보면 뇌 스캔을 확인하면 쉽게 육체 증상이나 심리적 갈등 유형을 찾아내지만, 그 갈등 유형을 느끼게 된 구체적인 사건이나 상황을 찾는 데에는 몇 시간씩이나 소모하기도 한다. 환자는 충격받은 사건이나 상황을 무의식적으로 억압하는 경우가 많기 때문이다.

5. 정신적 충격이나 스트레스가 사라지면 증상은 약해지면서 사라진다. 이 단계에서는 부종, 식욕 항진, 졸리고 나른함 등의 상태가 동반된다. 또 이 단계에서는 선명하던 하머 포커스가 흐릿한 모양으로 나타나서 회복 단계임을 알려준다. 정신적 원인이 사라지면 각종 세균이나 바이러스의 도움으로 종양세포를 파괴하여 원 상태로 복구한다. 그래서 독일 신의학에서는 세균이나 바이러스를 인체와 공생하여 협업하는 생명체로 본다.

6. 정신적 충격이나 스트레스 발생이 반복되면 제대로 치유되지 않고 증상이 지속되면서 변형된다. 이것을 '정체된 갈등(hanging conflict)'이라고 부른다. 퇴행성 관절염이 대표적인 정체된 치유 증상이다. 정신적 원인이 완전히 소멸되지 않고 반복되면 뼈는 완전히 회복될 기회를 갖지 못하고 퇴행성 형태가 되는 것이다.

참고로 여기서 독일 신의학을 직접 경험하고 이제는 독일 신의학 전문가가 되어 관련 책

     치유의 혁명, 심신의학 EFT

까지 쓴 캐나다의 자연 요법 의사 캐서린 윌로우(Katherine Willow)의 경험담*을 알아보자. 2000년 가을에 그녀의 남편 미키(Mickey Willow)는 간질 발작을 경험한 뒤 다발성 뇌종양 진단을 받았다. 그들은 그해 8월에 막 결혼해 행복했고, 미키는 건강하고 균형 잡힌 생활 방식을 하고 있었으므로 당연히 그들은 충격에 빠졌다. 미키는 뇌 수술을 받은 후 왼쪽 반신이 마비되었고, 이 때문에 그들은 공황 상태에서 최악의 판단을 해 독일까지 가서 사이비 의사에게 시간과 돈을 탕진했다. 그 뒤에 하머 박사의 책 〈신의학 요약(Summary of the New Medicine)〉을 소개받았다.

그녀는 이 책을 읽고서 신의학의 타당성에 마음을 열게 되었고, 2001년 다침내 하머와 연결되어 그에게 뇌 CT 스캔을 보낸다. 며칠 후 하머의 진단이 나왔다. 그에 따르면 미키의 세 개의 종양은 세 유형의 감정적 충격에 의해 발생했으며, 각각 특정 신체적 증상에 해당한다. 처음 두 개의 종양은 심장과 신장과 관련이 있는데, 미키는 두 장기에 증상이 있었으며 하머가 묘사한 감정적 충격을 기억할 수 있었기 때문에 이를 받아들일 수 있었다. 세 번째 감정적 충격과 반응은 왼쪽 고환과 관련이 있었다. 이 말을 듣고 미키는 하머를 '돌팔이'라고 부르며 반응했는데, 실제로 거기에는 아무 증상이 없었기 때문이다.

그들은 그 당시에 이를 이해할 만한 충분한 지식이 없었다. 2002년 1월 12일 미키는 캐나다 오타와에서 숨을 거뒀고, 그녀는 겨우 힘을 추슬러 미키의 시신을 부검하게 했다. 몇 달 뒤에 나온 보고서는 하머가 예측한 그대로 심장 병변, 신장 병변 및 왼쪽 고환의 궤양을 확인했다. 곧 고환 궤양은 잠재되어 있었는데, 그들은 이것을 모르고 오해했던 것이다.

이제까지 간단히 독일 신의학 이론을 설명해보았다. 여기서 다시 독일 신의학 이론이 기존 현대 의학 이론과 다른 점을 정리해보자.

- 독일 신의학은 새로운 치료법이 아니라 기존 생명 현상의 재발견이자 종합이다. 정신적 충격이 뇌에 영향을 주어 신체 증상을 일으키는 과정을 체계적으로 정리하여

〈German New Medicine〉 11~14쪽, Dr. Katherine Willow N. D

밝힌 것이므로 그 자체가 새로운 치료법은 아니다. 하머의 유일한 발견은 하머 포커스(뇌 스캔상의 동심원) 정도이며, 나머지는 기존 생물학적 현상의 종합이다. 그가 특별히 발명한 것이 없다는 점이 내게는 가장 신뢰가 가는 점이다.

• 독일 신의학에서는 중독이나 부상 등을 제외하고 거의 모든 병은 정신적 충격이나 스트레스에서 온다고 본다. 동물 실험으로 발암 물질을 증명하는 것도 그 과정에서 동물이 스트레스를 받아서 암에 걸리는 것이지, 발암 물질 자체가 암을 일으키는 것은 아니라고 본다. 많은 암환자가 식이요법에 엄청나게 집중하는데, 하머의 관점으로는 먹는 것은 암 치료에 거의 의미가 없다.

• 독일 신의학에서 질병은 그저 목적이나 의미 없는 생명체의 이상 반응이 아니라, 생명체가 특정 유형의 심리적 충격에 반응하는 고정된 정상적인 반응이다. 예를 들어 하머의 고환암은 아들을 잃은 충격에 대응하는 인체의 고정적이고 정상적인 반응인 것이다. 또 여자들이 많이 걸리는 유방암의 심리적 원인은 '보금자리 걱정 갈등(nest worry conflict)'이라고 하는데, 한마디로 가정 내 각종 다툼이나 경제적 문제로 인한 걱정 등을 의미하며, 이 갈등이 많으면 유방암은 당연히 생기는 것이다. 반대로 이 갈등이 해결되면 유방암은 사라지거나 성장이 멈춘다.

독일 신의학에서는 질병이 치유의 과정을 밟기 위해서는 증상을 일으킨 심리적 원인을 찾아서 해결하는 것이 가장 중요하다. 비록 뇌 스캔으로 갈등의 유형을 파악했다 하더라도 구체적으로 언제 어디서 이런 갈등을 느끼게 되었는지 찾아서 풀어야 하기 때문에 심리 치유가 반드시 필요하다.

그런데 무려 1981년에 완성된 형태로 발표된 독일 신의학을 왜 주류 의학은 완전히 무시하고 거부했을까? 독일 신의학을 인정하게 되면 대부분의 치료가 불필요해진다. 암을 예로 들면 수술과 항암은 거의 필요가 없어지고 심리적 원인을 찾아서 치유하면 된다. 암이 너무 커져서 폐색을 일으킬 때에만 최소한의 수술을 하면 된다. 이것은 기존 의료 제도를 고수하는 병원과 제약사들에게는 쓰나미 같은 재앙이다. 독일 신의학은 이런 악조건 속에서도 여러 국가, 특히 유럽, 북미 및 아시아 일부 지역에서 추종자를 확보했고, 주로 책, 세미나, 그리고 온라인 플랫폼을 통해 알려지고 있다. 특히 인터넷은 이를 전파하는 데 중요한 역할을 했다.

이에 전념하는 웹사이트, 포럼 및 소셜 미디어 그룹은 질병의 참된 원인을 찾는 개인들을 끌어들였다. 나도 이런 사람 중의 한 명이고, 처음에는 의심으로 대하다가 반신반의와 수많은 경험과 검증을 거쳐 이제는 거의 인정하는 단계에 이르렀다. 독자들도 처음부터 독일 신의학이나 이 책의 주장을 다 믿을 필요는 없다. 다만 병에 걸렸을 때 이 책을 보고 검증해보면 이 책의 주장과 그 진실성을 알게 될 것이다.

"이 책을 믿지 말고, 당신의 증상으로 실험하고 검증해보라."

이 책의 서술 방법

여기까지 내가 이 책을 집필하게 된 과정을 죽 설명해보았다. 앞에서 설명한 대로 이 책의 주요 정보 원천은 다음과 같다.

첫째로 앞서 말한 대로 거의 20년 동안 EFT로 온갖 증상을 치료하면서 EFT로 생각과 질병 사이에 존재하는 패턴을 발견하였다. 이 모든 경험을 이 책을 저술하는 데에 쏟아부었다.

둘째로 루이즈 헤이의 저서 〈네 몸을 치유하라〉의 구성을 참고하여 새로운 생각 패턴을 가질 수 있도록 치유 확언을 넣었다.

셋째로 앞서 말한 대로 각 증상과 관련된 신체 부위의 관용적 표현을 최대한 엄선하여 넣었다.

넷째로 독일 신의학을 참고하되, 최대한 이해하기 쉽도록 온갖 관련 자료를 섭렵하여 증상의 심리적 원인을 최대한 알기 쉽게 풀어썼다. 원래 하머가 설명한 심리적 원인은 너무 간결하고 추상적이어서 이해하기가 쉽지 않았다. 내가 참고한 독일 신의학 자료들을 다음에 열거한다.

- 〈German New Medicine〉, Dr. Katherine Willow N. D
- 〈German New Medicine〉, Olivia Winston
- 〈The NEW MEDICINE, Understanding Cancer and other Biological Programs〉, Lars P. Kronlob
- 〈Summary of the New Medicine (Updated to 2000)〉, Ryke Geerd Hamer
- 〈THE PSYCHIC ROOTS OF DISEASE〉, Björn Eybl
- https://learninggnm.com/home.html
- 〈Scientific Chart of Germanic New Medicine® December 2007〉, Ryke Geerd Hamer, Translated by Caroline Markolin, Ph. D.

다섯째로 최대한 EFT 치유 사례를 많이 넣어서 사람들이 이해하기 쉽도록 만들었다. 그 덕분에 이 책이 방대해졌다.

결론적으로 이 책은 다음과 같은 형식을 갖게 되었고, 관련된 관용적 표현이나 치유 사례는 생략된 경우도 있다.

증상–관련된 관용적 표현–심리적 원인–심리적 원인을 찾는 질문–치유 확언–치유 사례

이 책을 사용하여 질병을 치유하는 방법

1. 당신의 증상의 심리적 원인을 책에서 찾아보라.
2. 심리적 원인을 찾는 질문을 하면서 왜 이런 심리적 원인을 갖게 되었는지 생각해보라.
3. 이에 대해서 EFT를 하라.
4. 당신의 증상에 맞는 치유 확언을 해보라.

5. 치유의 결과를 확인하라.

책에 실제로 수록된 사례를 바탕으로 이상의 형식에 맞게 다시 서술해보자. 먼저 나의 통풍 치유 사례를 보자. 실제 원문을 보려면 225쪽을 보라.

1. 증상의 심리적 원인 찾기

어느 날 나는 통풍에 걸렸다. 나흘째가 되어도 증상은 여전했고, 도통 나을 기미가 보이지 않았다. 그래서 루이즈 헤이의 〈네 몸을 치유하라〉를 뒤져보니, 이 부위의 통증은 '마음대로 통제하고 싶은 욕구, 조바심, 분노'를 의미했다.

2. 심리적 원인을 찾는 질문하기

이에 내 마음속을 들여다보면서 도대체 내가 왜 이런 심리적 원인이 되는 생각을 갖는지 찾아보았다. '빨리 새 책의 원고를 마쳐야 돼' '밀린 강의를 다 해야 돼' '날마다 꽉 찬 환자 치료 일정도 다 소화해야 돼' 이런 생각이 가득했고, 실제로 몇 년째 강행군을 해서 휴식이 절실하게 필요한 상태였다. 의욕은 넘치는데 체력과 시간은 한계가 있어서 늘 조바심 내며 모든 상황을 내 마음대로 통제하려 하고 있었다.

3. EFT 하기

이 사례에서 나는 실제로 EFT를 하지는 않았지만, 만약 한다면 다음과 같은 수용 확언을 쓸 것이다.

- 비록 나는 빨리 새 책을 써야 하고, 밀린 강의도 다 해야 하고, 꽉 찬 진료 일정도 다 소화해야 해서 너무 바쁘고 조바심이 나지만 깊이 완전히 나를 받아들입니다.
- 비록 나는 내 상황과 시간을 모두 내 뜻대로 통제해야 직성이 풀리고 뜻대로 되지 않으면 분노가 치밀지만 깊이 완전히 나를 받아들입니다.

4. 치유 확언 하기

나는 다음과 같이 확언을 했다. "쉬엄쉬엄 천천히 가자. 할 수 있는 만큼 할 수 있는 대로 하자." 그러자 몸과 마음이 위로받는 듯 편안함과 상쾌함이 확 밀려들었다.

5. 치유의 결과 확인하기

다음 날 아침에 일어나니 마침내 5일 만에 기세등등하던 통풍이 다 사라진 것이 아닌가! 요산 억제제나 진통제를 먹거나 좋아하는 맥주를 줄이지도 않았고, 그저 나의 조바심을 내려놓는 확언을 했을 뿐인데 바로 그날 밤에 다 나아버린 것이다.

이번에는 40대 여성의 꼬리뼈 통증 치유 사례를 보자. 원문을 보려면 197쪽을 보라.

1. 증상의 심리적 원인 찾기

40대 여성이 갑자기 꼬리뼈에 통증이 생겼다. 상담 중에 그녀가 이런 꼬리뼈 통증을 호소해서 '가만히 앉아서 버티는 것이 힘들다'라는 생각이 심리적 원인이라고 말해주었다.

2. 심리적 원인을 찾는 질문하기

이런 생각을 왜 하는지 물어보았더니 자초지종을 말해주었다. 윗집에서 누수가 되어 그녀의 집 천장에 물이 차는데도 3주째 아무 조치를 하지 않아서 엄청 스트레스를 받고 있었다. 그런데 그녀는 미움받는 것에 대한 두려움이 많아서 한마디 하고 싶은데도 무작정 앉아 기다리고 있으니까 너무 답답하다고 했다.

3. EFT 하기

이에 다음과 같이 EFT를 함께했다.

- 비록 나는 매일 물이 새는 것을 가만히 앉아서 두고 보는 것이 너무 답답하고 열불이 나지만 깊이 완전히 나를 받아들입니다.
- 비록 당장 쳐들어가서 대판 싸우고 싶은데 싸우는 게 두려워서 참고 앉아 있는 게 너무

짜증나지만 깊이 완전히 나를 받아들입니다.

4. 치유 확언 하기

'사랑과 평화가 나를 치유한다. 나는 먼저 사랑과 평화를 선택한다.'라고 확언하게 했다.

5. 치유의 결과 확인하기

일주일 뒤에 만났더니 거의 다 나았다고 했다. 그전에는 앉는 것도 침대에 눕는 것도 버거워서 끙끙거렸는데 이제는 아주 편하다고 했다.

이번에는 한 청년의 발 사마귀 치유 사례를 보자. 원문은 338쪽을 보라.

1. 증상의 심리적 원인 찾기

한 청년이 병원에 왔는데, 1년 된 발바닥 사마귀 한 개가 거슬려서 병원 치료를 받고 나니 도리어 확 퍼져서 10개 이상이 되었다. 그래서 진찰하면서 '왜 이 사마귀가 이렇게나 많이 나타났을까?'라고 생각하다가 루이즈 헤이의 〈네 몸을 치유하라〉를 봤더니 발 사마귀의 원인이 '미래에 대한 불안감'이라고 했다.

2. 심리적 원인을 찾는 질문하기

그래서 '아, 이거구나!'라고 느꼈다. 왜냐하면 이 청년은 군대에서 전역하고 미래에 대한 걱정을 엄청나게 했다. 대학도 자퇴하고, 자격증도 없고, 어떤 분야에 재능이 있는 것도 아니고, 인맥이 있는 것도 아니어서 미래에 대해 상당히 걱정하고 있었다.

3. EFT 하기

이런 미래에 대한 불안감, 두려움, 걱정 등등을 전부 EFT로 지웠다.

4. 치유 확언 하기

실제 사례 원문에는 치유 확언을 했다는 기록은 없지만, 다음과 같이 확언하면 좋다.

- 어차피 해야 한다면 할 수 있다. 할 만하다. 그냥 하겠다.
- 나는 나를 믿고 씩씩하게 앞으로 나아간다.

5. 치유의 결과 확인하기

1~2주 안에 청년의 사마귀가 다 사라졌다.

이번에는 어떤 환자의 두드러기 치유 사례를 보자. 원문은 333쪽을 보라.

1. 증상의 심리적 원인 찾기

새벽 4시쯤에 이 환자는 발작하듯이 온몸이 가려워서 벅벅 긁기 시작했다. 한두 시간쯤 비몽사몽으로 긁으면서 잤는데, 아침에 일어나 확인해보니 등, 배, 엉덩이, 팔 등 여러 곳에 빨간 두드러기가 우둘투둘 돋아 있었다. 두드러기의 심리적 원인은 혐오감과 거부감이다.

2. 심리적 원인을 찾는 질문하기

사실 이 환자는 어제 시장 좌판에서 생선회를 내오는 과정이 조금 지저분하다는 느낌을 받았다. 아무래도 좌판의 특성상 일반 가게만큼 깔끔할 수는 없었고, 회를 사오면서도 '혹시나 회에서 비린내가 나면 어떡하나?' 하는 생각이 들었다. 그런데 막상 먹을 때에는 맛있었고 아무 냄새도 나지 않아서 다 먹고 잤다. 그다음에 과거에 비슷한 느낌을 받은 적이 있나 생각해보았다. 약 40년 전 초등학교 다닐 때에는 학교 앞에서 떡볶이나 오뎅을 좌판에서 많이 팔았다. 그 당시에는 위생 관념이 없어서 하나의 간장 그릇에 여러 사람이 오뎅을 찍어 먹곤 했다. 그것이 혐오스러워서 한 번도 오뎅을 사 먹은 적이 없다고 했다.

3. EFT 하기

- 비록 나는 좌판에서 회를 만드는 과정이 지저분하게 느껴져서 회에서 비린내가 나지

않을까 걱정하고 찝찝해했지만 깊이 완전히 나를 받아들입니다.

- 비록 좌판에서는 회와 회를 만들고 남은 잔여물이 서로 완전히 분리되지 않고 땅바닥에 나란히 놓여 있어서 너무 더러워 보였지만 깊이 완전히 나를 받아들입니다.
- 비록 나는 온갖 사람이 자신의 침이 묻은 오뎅을 하나의 간장 종지에 찍어서 먹는 것을 보니 혐오스러웠지만 깊이 완전히 나를 받아들입니다.
- 비록 나는 남이 만든 음식은 더러울 수도 있고, 믿을 수도 없고, 그 더러움이 나를 해칠 수도 있다는 생각이 들어서 먹지 않으려고 했지만 깊이 완전히 나를 받아들입니다.

4. 치유 확언 하기

- 남과 남의 것은 더럽고 위험하다는 혐오감과 거부감은 환상이니 모두 용서합니다.
- 이 혐오감과 거부감은 에고(ego)의 환상이며 실재가 아니니 모두 용서합니다.
- 모든 육신의 병은 에고의 두려움과 분노가 만든 환상이며 실재가 아니니 이제 다 용서하므로 이 두드러기는 사라집니다.

5. 치유의 결과 확인하기

이 환자는 아침 7시쯤에 한 20여 분 정도 EFT와 확언을 하고 나니 극심한 가려움이 조금 진정되는 느낌이 들었고, 오후에는 차차 가라앉다가 저녁에는 완전히 나아버렸다.

엄마 뱃속 트라우마

이 책의 본문을 읽으면 심리적 원인을 찾는 질문으로 '당신의 엄마 뱃속 트라우마는 무엇인가?'가 종종 제시된다. 엄마 뱃속 트라우마가 중요한 이유는 이것이 한 인간의 성격 경향을 만들기 때문이다. 구체적인 예를 들면 낙태당할 뻔한 태아는 태어난 이후 늘 죽을 것 같은 두려움이나 끝장날 것 같은 두려움을 과도하게 느끼게 된다. 아들이기를 기대했는데 딸로 태어난 아이는 늘 자신이 남들을 실망시키거나 버려질까봐 두려워하게 된다. 이런 과도

한 경향성은 별것 아닌 모든 상황을 곧잘 병을 초래하는 심리적 원인으로 만들 수 있다. 이에 관해 더 자세히 알고 싶으면 나의 다른 책 〈엄마 뱃속 트라우마 치유 EFT〉를 참고하라.

그렇다면 태아에게 트라우마가 되는 사건이나 경험은 무엇일까? 태아에게 가장 중요한 것은 부모가 나를 사랑하고 지켜줄 것이라는 신뢰다. 그러므로 이 신뢰를 깨는 모든 것이 태아에게는 트라우마가 된다. 달리 말하면 부모에게 환영받지 못하거나 거부당할 때 태아는 트라우마를 경험하는데, 이 모든 것이 태아에게는 '큰 트라우마(작은 트라우마가 아닌)'가 된다. 구체적인 예를 들자면 다음과 같다.

- 아들을 원하는데 태아가 딸이라서 또는 이미 자식이 너무 많아서 또는 기타 이유로 엄마나 가족이 아기를 지우기를 원한다.
- 자식이 많아서, 경제적으로 너무 쪼들려서 또는 다른 이유로 엄마나 가족이 아기에게 관심이 없다.

그 밖에도 태아는 10달 동안 엄마의 몸속에서 엄마의 생각과 감정을 함께 느낀다. 따라서 엄마가 스트레스(작은 트라우마)를 받을 때 태아도 같이 스트레스를 받으므로 엄마의 모든 스트레스가 태아에게 트라우마가 될 수 있다. 구체적인 예를 들어보자.

- 아빠와 엄마의 불화. 아빠가 엄마에게 폭언이나 폭행을 함.
- 임산부의 시집살이. 할머니가 엄마를 들들 볶음.
- 임산부의 남편이 실직함.
- 남편이 출장이나 파견 등으로 임산부를 홀로 두는 시간이 많아짐.

또한 10달이라는 짧지 않은 기간에 적지 않은 임산부는 큰 트라우마를 경험한다. 당연히 이것도 태아에게는 큰 트라우마가 된다. 구체적인 예를 들어보자.

- 임산부의 부모나 형제 등 가까운 가족이 갑자기 아프거나 죽음.

- 임산부의 친정이 갑자기 파산함.

- 임산부가 갑자기 병이 생겨 임신 중 수술을 받게 됨.

- 임산부가 갑자기 큰 교통사고를 겪게 됨.

따라서 엄마 뱃속 트라우마는 위의 모든 트라우마의 총합이라고 할 수 있으니 공식으로 만들면 다음과 같다.

엄마 뱃속 트라우마 = 태아의 트라우마 + 엄마의 작은 트라우마 + 엄마의 큰 트라우마

|차|례|

들어가기 전에 · · · 4
EFT를 알아보자 · · · 36

1장
뼈, 연골, 인대, 힘줄, 관절

골격계 증상의 고유한 심리적 의미 · · · 83
뼈 · · · 83
두개골 · · · 84
경추 · · · 85
얼굴뼈(안면골) · · · 86
안와(눈구멍) · · · 87
턱뼈(아랫턱뼈와 윗턱뼈) · · · 88
어깨뼈(견갑골), 빗장뼈(쇄골),
윗팔뼈(상완골) · · · 89
팔꿈치 관절 · · · 91
손목과 손의 모든 뼈 · · · 92
가슴뼈(흉골)와 갈비뼈(늑골) · · · 93
흉추 · · · 94
요추 · · · 95
골반뼈와 치골 · · · 97
엉치뼈(천골)와 꼬리뼈 · · · 99
궁둥뼈(좌골) · · · 100
고관절과 넓적다리뼈(대퇴골) · · · 100

무릎과 정강이뼈 · · · 101
발목뼈 · · · 102
발바닥뼈 · · · 103
발가락뼈 · · · 104
골격계 전반에 생기는 증상이나 질병 · · · 106
퇴행성 관절염(골관절염) · · · 106
골다공증 · · · 108
골수 조직 괴사, 골수 섬유증 또는
골수 경화증, 골수 종양(형질세포종,
다발성 골수종), 골수염 · · · 109
복합 부위 통증 증후군(CRPS, complex
regional pain syndrome) · · · 110
뼈 파제트병, 관절염, 점액낭염,
골종양(골모세포종, 골종, 유잉육종, 골육종),
연골종양(연골육종, 연골모세포종, 골연골종),
윤활낭염 · · · 116
강직성 척추염 · · · 118
통풍 · · · 122
류머티즘 관절염 · · · 124
염좌, 골절, 피로 골절 · · · 126
골격계의 증상과 질병 · · · 129
두통 및 편두통 · · · 129
안와종양, 안와통증, 안와염 · · · 133
수면 중 이갈이, 수면 중 이 꽉 깨물기 · · · 134
턱관절 장애, 턱관절 통증 · · · 137
목결림, 경추 증후군, 일자목, 목 디스크
(경추 추간판 탈출증), 팔저림(경추가 원인) · · · 142

목을 치유하는 즉석 EFT와 치유 확언 ··· 147

어깨 통증, 오십견, 견관절 탈구,
견관절 석회화 ··· 150

어깨와 견관절을 치유하는
즉석 EFT와 치유 확언 ··· 158

팔꿈치 통증, 팔꿈치 인대 석회화,
테니스 엘보(골프 엘보) ··· 161

수근관 증후군, 각종 손의 통증,
손가락 골관절염(퇴행성 관절염), 탄발지,
손목 통증, 윤활막염, 건초염 ··· 167

가슴뼈(흉골) 통증, 갈비뼈 통증 ··· 172

흉추(등) 통증, 후방 관절 증후군,
흉추 디스크, 척추 측만증,
쇼이에르만병, 흉추 후만 ··· 175

요통, 좌골 신경통, 척추 협착증,
척추 전방 전위증, 척추 추간판 탈출증
(허리 디스크), 척추 굽음증(꼬부랑 할머니 병),
척추 탈위증 ··· 178

허리를 치유하는 즉석 EFT와 치유 확언 ··· 192

치골(두덩뼈) 통증, 골반뼈 통증,
골반 피로 골절 ··· 195

꼬리뼈 통증 ··· 196

좌골(궁둥뼈) 통증, 엉덩이 통증,
변형성 고관절증, 대퇴골두 괴사 ··· 198

무릎 통증, 무릎 관절염, 무릎 점액낭염,
반월상 연골 손상, 무릎 연골 손상,
십자 인대 또는 측부 인대 손상,
관절 내 유리체 ··· 201

무릎을 치유하는 즉석 EFT와 치유 확언 ··· 210

발목 통증, 발목 삠, 발목 염증,
아킬레스건염, 아킬레스건 손상,
발목 측부 인대 손상 ··· 213

족저근막염, 발꿈치뼈 돌기, 지간신경종 ··· 221

무지 외반증, 엄지발가락 통풍, 지간신경종 ··· 224

2장
근육

근육계 증상의 고유한 심리적 의미 ··· 235

얼굴 근육 ··· 235

목 근육 ··· 236

턱 근육 ··· 237

어깨와 위팔 근육 ··· 238

위팔 근육과 아래팔 근육 ··· 239

아래팔 근육과 손목과 손의 근육 ··· 240

등 근육 ··· 241

허리 근육 ··· 242

엉덩이 근육 ··· 244

고관절과 허벅지 근육 ··· 246

슬관절과 정강이 근육 ··· 246

발목 및 발 근육 ··· 247

각 부위별 근육 증상 ··· 249

안면통 또는 삼차(3차)신경통 ··· 249

안면 마비, 구안와사 ··· 252

안면 경련 ··· 253

체머리, 요두증 ··· 254

전신 근육 증상 ··· 256

근육 마비, 다발성 경화증, 소아마비,
근위축성 측면 경화증(루게릭병) ··· 256

근육 경련, 쥐가 남, 강직 ··· 262

하지불안 증후군 ··· 263

간질 ··· 264

파킨슨병 ··· 265

근육 긴장, 근육 경화증, 근육통, 섬유근통,
섬유근육통, 근육 좌상, 근육 파열,
근섬유 파열 … 267

근이영양증, 근위축, 근무력증 … 281

3장
혈관계

혈관 … 285

혈관의 부위별 심리적 원인 … 286

관상 동맥, 대동맥궁, 경동맥,
오름 대동맥, 쇄골하 동맥 … 286

다리의 대퇴 동맥이나
경골 동맥 … 287

복부 대동맥 … 287

흉부 대동맥, 신장 동맥, 골반 동맥 … 287

쇄골하 동맥 … 288

경동맥 … 288

심리적 원인이 혈관에 미치는 작용 … 289

동맥 경화증(대동맥궁, 경동맥, 오름 대동맥 제외),
간헐성 파행(말초 동맥 질환) … 290

혈관종 … 291

대동맥류, 복부 대동맥 협착 … 291

면부 혈관 확장증(주사비, 딸기코, 주사) … 292

레이노 증후군 … 293

혈관 긴장성 고혈압 … 294

하지 정맥염(혈전성 정맥염),
하지 정맥 혈전증, 하지 정맥류 … 296

4장
비장, 림프계

비장, 림프계의 증상과 질병 … 302

임파선염(림프절병증), 감염성 단핵구증,
림프관염, 악성 림프종, 호지킨 림프종 … 302

비호지킨 림프종 … 303

림프 부종, 하지 셀룰라이트,
림프 사상충증 … 304

비장 종대, 비장염, 비장 농종,
비장 낭종 … 305

5장
혈액 질환

혈액의 역할 … 309

혈액 질환과 증상 … 310

빈혈, 적혈구 감소증 … 311

백혈구 감소증, 백혈병, 급성 또는
만성 골수성 백혈병, 만성 호중구성 백혈병,
만성 호산구 백혈병, 진성다혈구증,
비만 세포 백혈병, 림프모구 백혈병,
림프성 백혈병, 털세포 백혈병 … 312

악성 빈혈 … 314

각종 출혈 증상(코피, 쉽게 멍듦), 혈우병 … 316

혈전성향증 … 317

6장
피부, 털, 손톱, 발톱

피부와 손발톱의 기능 ⋯ 321

발진, 표피염, 신경피부염, 습진,
아토피 피부염, 홍반, 두드러기, 천포창,
단독, 전신 홍반성 루프스, 편평세포암,
기저세포암, 피부 알러지, 접촉피부염,
햇볕 알러지, 건선, 홍역(풍진), 수두,
지루성 각화증(검버섯), 성홍열 ⋯ 325

마비감, 따끔거림, 피부의 각종 이상 감각,
신경병증, 다발성 신경병증 ⋯ 335

사마귀, 발바닥 사마귀,
생식기 사마귀(콘딜로마, 곤지름),
전염성 연속종(물사마귀), 티눈 ⋯ 337

발의 각질 과다 ⋯ 340

피부색소 이상, 백반증 ⋯ 341

피부암(흑색종, 무색소성 흑색종,
결절 악성 흑색종) ⋯ 343

여드름 및 여드름 유사 증상 ⋯ 346

대상포진, 무좀, 발톱 무좀, 조갑주위염,
나병, 선페스트 ⋯ 348

내향성 발톱 ⋯ 350

손톱 물어뜯기 ⋯ 352

다한증 ⋯ 355

튼살, 지방 부종, 셀룰라이트 ⋯ 355

지방종 ⋯ 356

국소 피부 경화증 ⋯ 357

켈로이드 ⋯ 358

농양, 모낭염, 종기 ⋯ 358

탈모, 원형 탈모 ⋯ 359

흰머리 ⋯ 362

주부 습진, 결절종, 한포진 ⋯ 364

화상 ⋯ 366

7장
뇌

뇌의 증상과 질병 ⋯ 371

교세포 뇌종양(성상교세포종, 교모세포종,
희소돌기아교세포종, 신경교종) ⋯ 371

뇌실 종양(상의세포종, 맥락총 유두종) ⋯ 372

송과선 종양 ⋯ 374

뇌졸중(중풍),
허혈성 뇌졸중(일과성 허혈성 발작) ⋯ 374

신경 종양(신경섬유종) ⋯ 383

수두증 ⋯ 384

치매 ⋯ 387

뇌하수체 ⋯ 388

프로락틴종 ⋯ 388

거인증(말단비대)을 일으키는
뇌하수체 선종 ⋯ 389

여포 자극 호르몬·황체 형성 호르몬을
분비하는 부위의 뇌하수체 종양 ⋯ 390

시상하부 종양 ⋯ 391

8장
갑상선과 부갑상선

갑상선의 기능 ··· 395

갑상선 종대, 갑상선암, 갑상선 기능 항진증,
갑상선 기능 저하증(점액 부종),
급성 갑상선염, 하시모토 갑상선염 ··· 396

갑상선종(갑상선 수치의 이상이 없는
고이터(goiter)) ··· 398

부갑상선암, 부갑상선 기능 항진증,
고칼슘혈증 ··· 399

9장
눈

눈의 증상 ··· 403

눈의 증상과 마음은 어떻게 관련되는가? ··· 404

안검염, 결막염,
눈꺼풀 물사마귀(전염성 연속종), 익상편 ··· 406

황색판종 ··· 407

눈물샘 염증, 눈물샘 종양,
눈물샘 낭포성 섬유종, 안구 건조증,
쇼그렌 증후군, 눈 시림 ··· 408

다래끼(맥립종), 콩다래끼(산립종) ··· 412

눈물샘 배출관염 ··· 414

눈꺼풀 속말림, 첩모난생,
눈꺼풀 외반증 ··· 415

눈꺼풀 처짐(안검하수) ··· 416

안검 경련, 눈꺼풀 떨림, 눈꺼풀 틱 ··· 417

유루증 ··· 419

야맹증, 축동(동공 축소 과다) ··· 420

광 과민성, 주간맹, 산동(동공 확대) ··· 421

사시, 내사시, 외사시, 상사시,
하사시, 순환사위증 ··· 423

안진 ··· 424

백내장 ··· 425

원추 각막, 각막염, 각막 혼탁, 트라코마 ··· 426

맥락막 흑색종, 맥락막염, 섬모체염,
섬모체 종양, 홍채염, 홍채 종양, 포도막염,
홍채 흑색종, 코간 리즈 증후군 ··· 427

유리체 혼탁, 안압 상승(녹내장),
후방 유리체 분리(PVD) 및 출혈,
부유물(비문증) ··· 428

정상 안압 녹내장, 시신경 손상,
허혈성 시신경병증 ··· 429

황반 변성 ··· 430

망막 기능 저하, 망막 부종, 망막 박리,
망막색소 변성증 ··· 432

근시 ··· 435

원시 ··· 436

노안 ··· 437

난시 및 복시 ··· 438

'눈을 고치는 EFT' 8주차 과정 ··· 441

10장
귀

귀의 증상 ··· 469

중이염, 귀 용종 염증, 유스타키오관 염증 ··· 469

외이염, 외이도염 ··· 470

귓바퀴 연골막염 ··· 472

고막 긴장근과 등골근 이상으로 생긴
청력 상실 ··· 472

귓구멍 종기, 외이도 모낭염 ··· 473

이명, 돌발성 난청 ··· 474

청각 장애, 난청 ··· 476

이경화증(귀경화증) ··· 478

메니에르 증후군,
전정신경초종(청신경초종) ··· 479

이석증, 어지럼증 ··· 480

11장
코와 부비동

코의 기능 ··· 485

감기, 비염, 부비동염, 노란 콧물이 나오는
감기, 화농성 부비동염, 비강 내 용종,
후각 상실, 후각 감소 ··· 486

히스타민 불내증 또는 히스타민 과민증,
알러지 비염, 비루(콧물이 자꾸 흘러내림) ··· 488

코피 ··· 490

12장
입, 혀, 치아, 목구멍(인두)

구강의 증상 ··· 493

아프타성 구내염, 편평상피 세포암(구강, 입술,
혀, 잇몸에서), 구강 성홍열, 열성 수포,
단순 포진, 구순 포진, 참호구강염, 구강백반증,
아구창, 지도설, 구개 종양, 입술 가장자리의
갈라짐과 터짐, 편도염, 편도암, 인두 용종,
인두염, 침샘염, 침샘종양, 구강 건조증,
침샘 낭종, 볼거리(이하선염) ··· 494

혀 마비 ··· 498

법랑질층 충치(치아 표면의 법랑질층만 썩은 상태) ··· 499

상아질 충치(상아질까지 썩은 상태), 치주염,
치주농양, 치은염, 치아 탈락, 턱 낭종,
치아종, 턱 점액종, 턱 골육종 ··· 501

13장
남성 생식기

음경의 증상과 질병 ··· 509

음경 헤르페스, 포피염, 귀두염, 콘딜로마,
진주양음경구진증, 연성하감(무른 궤양),
매독 ··· 509

음경 흑색종 ··· 510

포경, 음경 소대가 너무 짧음 ··· 511

페이로니병,
음경 형태 기형 ··· 512

귀두지샘 염증 ··· 513

발기 부전, 성욕 감퇴, 남성 불임 ··· 514

고환의 증상과 질병 ··· 515

고환암, 생식샘 기능 저하증, 테라토마 ··· 515

음낭 수종 ··· 516

잠복 고환 ··· 517

전립선의 증상과 질병 ··· 519

전립선의 기능 ··· 519

전립선 비대, 전립선암(선종),
전립선염, 임질 ··· 520

전립선 상피 내 신생물
(PIN, PSA 수치는 정상이나 소변을 잘 못 봄) ··· 523

14장
여성 유방

유방과 증상 ··· 527

유선암, 섬유선종 ··· 528

유관 내 상피세포암(파제트병),
유방 미세석회 침착 ··· 537

유방 흑색종 ··· 539

크지 않는 유방 ··· 540

15장
여성 생식기

난소의 증상과 질병 ··· 547

난소 낭종, 난소암, 생식세포 종양,
난소 농양, 난소 유피낭종 ··· 547

자궁과 나팔관의 증상과 질병 ··· 549

자궁내막암, 자궁내막 증식증,
나팔관암, 나팔관염, 난소난관 농양,
나팔관 임신 ··· 549

자궁내막증 ··· 550

자궁경부암, 자궁경부 이형성증,
자궁경부 콘딜로마 ··· 551

자궁근종, 자궁평활근종 ··· 554

자궁경부 무력증, 자궁경부 괄약근 무력증 ··· 557

자궁하수 ··· 559

생리통 ··· 560

여성 외음부의 증상과 질병 ··· 563

질경련, 질통증 ··· 563

외음부염, 질염, 질상피암, 질 콘딜로마,
무른 궤양, 외음부 또는 질 진균 감염 ··· 567

바르톨린선염, 바르톨린선 낭종,
질 건조증 ··· 569

질 칸디다증 ··· 570

냉대하 ··· 571

16장
후두, 기관, 허파, 흉막 및 횡격막

후두에 나타나는 각종 증상과 질병 ··· 575

후두염, 후두암, 성대 폴립,
후두 협착(후두 기원 천식), 크룹,
기침(후두염으로 생기는), 유사 크룹 ··· 576

말더듬증 ··· 578

기관과 허파에 나타나는
각종 증상과 질병 ··· 580

폐 상피내암, 폐결핵, 각종 폐렴, 폐농양,
폐기종, 폐사르코이드증(폐유육종증), 기흉 ··· 584

기관지 종양, 기관지 상피암,
기관지염, 기관지 확장증, 기관염,
기관암(기관상피세포암) ··· 587

연축성 기관지염, 기관지 천식 … 589

폐술잔세포 종양, 기관지 점액〔가래〕 과다,
낭포성 섬유증〔낭성 섬유증, 점액성 점착증〕 … 594

폐동맥 폐색〔폐색전증〕 … 595

소세포 기관지암 … 596

폐수종 … 597

만성 폐쇄성 폐질환〔COPD〕 … 597

백일해 … 597

흉막암〔흉막종양, 폐 중피종〕, 늑막염〔흉막염〕,
농흉, 흉막 유착, 삼출성 흉막염 … 598

횡격막의 각종 증상 … 599

수면 무호흡증, 횡격막 경련, 딸꾹질,
뛸 때 생기는 옆구리 통증, 횡격막 탈장 … 599

17장
심장

심장의 기능 … 605

마음의 병은 심장병이 된다 … 608

마음이 깨져 심장이 깨지는 상심 증후군 … 611

심장의 증상 … 615

협심증, 가슴을 쥐어짜는 듯한 흉통
〔심장 문제로 생긴〕, 관상 동맥 경화증,
심장마비〔관상 동맥 경화증으로 생긴〕, 방실 차단 … 619

심근경색, 심근염, 심근비대증 … 622

돌연 심장사〔SCD〕, 급성 심장사, 돌연사 … 623

심장판막염, 판막성 심내막염,
승모판 협착증, 대동맥 판막 협착증 … 624

심낭염, 심낭삼출 … 625

심방세동, 부정맥 … 626

심부전 … 627

판막 폐쇄 부전증 … 627

부정맥 … 629

18장
식도와 위

위의 기능 … 635

위와 장을 고치려면 마음을 고쳐야 한다 … 637

위와 장을 EFT로 어떻게 고칠까? … 642

혐오감과 거부감을 지우는 즉석 EFT … 646

식도암, 식도 정맥류, 식도염, 바렛 식도,
위산 역류, 식도 용종〔폴립〕 … 648

위산 과다〔속쓰림〕, 위염〔위점막 염증〕, 위궤양,
위천공, 소화성 궤양, 위하수, 위부전마비,
위 점막이 십이지장으로 하수되는 증상 … 650

위선암, 위벽세포 증식증, 위 용종,
위장 벽이 두꺼워짐,
미만성 위점막 과형성증, 위 칸디다증 … 657

위출혈, 위출혈로 인한 혈변, 토혈 … 660

급경련 복통, 급체 복통 … 661

19장
소장과 맹장

장의 기능과 증상 … 665

십이지장 궤양   ··· 667

십이지장 선암, 십이지장 용종   ··· 668

십이지장 출혈, 혈변(십이지장 출혈성)   ··· 669

소장선암, 소장 용종, 소장벽 암성 비후,
급성 소장염, 소장 출혈(흑색 혈변),
셀리악병(글루텐 불내증), 유당 불내증,
소장 허혈증, 소장 진균 감염,
소장 박테리아 감염, 콜레라,
세균성 장염, 소장 바이러스 감염   ··· 669

소장 중첩증, 변비, 소장 꼬임   ··· 675

급성 충수염(맹장염), 충수 돌기 파열   ··· 676

20장
대장, 직장, 항문

기능   ··· 681

결장암(대장암), 결장(대장) 용종,
크론병, 궤양성 대장염   ··· 682

대장폐색   ··· 684

구불(S자 모양, 시그모이드) 결장암,
구불 결장 용종, 대장 게실, 대장 게실염   ··· 688

직장선암, 암치질(내치핵),
직장 항문 농양, 치루   ··· 689

외치핵(숫치질), 항문 열창   ··· 690

직장 경련(항문 괄약근 경련)   ··· 691

유분증(대변 못 가림)   ··· 692

설사   ··· 693

변비   ··· 693

21장
복막, 큰그물막, 복벽

복막암, 복막염, 복수   ··· 698

복벽 탈장, 제대 탈장, 서혜부 탈장   ··· 699

큰그물막암, 복강 내 한성 농양   ··· 700

서혜부 탈장   ··· 701

22장
간과 담

간의 표현   ··· 705

간의 기능   ··· 707

간세포암, 간 선암, 간 결핵, 간 농양,
다낭성 간낭종(간 실질 부위에 생기는)   ··· 710

간염(급성, 만성, 자가면역성), 담낭염,
담관암(담도암), 황달, 신생아 황달, 담석,
담석 산통, 급성 간부전(간성 혼수, 간성 뇌증),
다낭성 간낭종   ··· 713

간경화   ··· 716

23장
췌장

췌장의 기능   ··· 721

만성 고혈당증(1형 당뇨병)   ··· 722

저혈당증, 고인슐린혈증 … 726

불안정하면서도 높은 혈당
[1형 또는 2형 당뇨병] … 727

췌장암[췌장 선암종], 췌장의 장액성 낭성 종양,
선방세포암종, 췌장염 … 728

췌관암 … 732

잔뇨 … 762

복압성 요실금 … 763

방광 결석 … 764

26장
부신

만성 피로 증후군, 부신피질 기능 저하증
[에디슨병, 부신 기능 부전], 부신피질 기능 항진증
[쿠싱 증후군], 고알도스테론증[콘 증후군],
부신피질 종양 … 771

부신수질 종양[크롬친화세포종, 신경아세포종] … 772

맺음말 … 773

찾아보기 … 775

24장
신장

윌름스 종양, 신낭종 … 739

전신 부종, 요독증, 집합세관암[신 선암종],
신증후군, 사구체신염, IgA 신증,
낭성 신장, 급성 신부전, 임신중독증 … 740

신우염, 신우암, 신우팽대, 수신증 … 744

신동맥 협착 … 746

신결석[신장 결석] … 746

신장경변증 … 748

25장
방광과 요도

방광의 증상 … 753

방광염, 요로상피세포암 … 753

야뇨증 … 755

화농성 방광염, 방광 선암종[샘암종] … 757

과민성 방광, 강박성 요실금 … 758

EFT를
알아보자

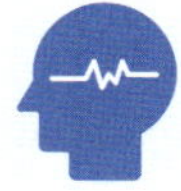

먼저 이것부터 알자

초보자로서 EFT를 처음 접하는 독자는 다음 사항을 익히면 된다. 초등학생도 30분 정도면 읽고 따라 할 수 있으니 어렵지 않을 것이다.

1. 먼저 전체적인 흐름을 익힌다.
2. 타점의 위치를 확인한다.
3. 손가락으로 두드리는 방법을 익힌다.
4. 다시 전체 과정을 꼼꼼히 이해하고 익힌다.
5. 자신의 실제 문제에 적용해본다.

이제 전체적인 흐름을 알자

다음은 전체 과정의 흐름을 보여주는 도표다. 사실 이것만 잘 익히면 EFT의 기초는 거의 다 이해한 셈이다.

문제 확인

치료하고 싶은 증상 확인(육체적 · 심리적 문제)
주관적 고통지수 측정: 0~10 사이로 고통지수 측정하기

기본 과정

❶ 준비 단계

가슴 압통점을 문지르거나 손날 두드리기를 하면서 수용 확언을 3회 말하기

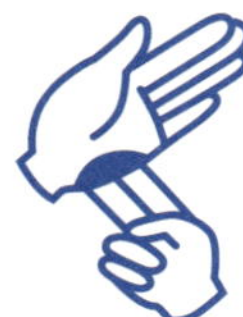

- **수용 확언**

  나는 비록 ___________________하지만,
  깊게 완전히 나 자신을 받아들인다.

- **연상어구** ___________________

❷ 연속 두드리기

연상어구를 반복해서 큰 소리로 말하면서 다음의 타점들을 5~7회 두드리기

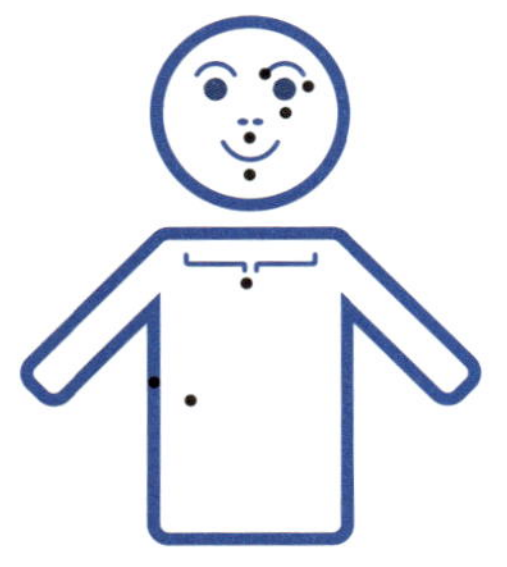

눈썹 / 눈 옆 / 눈 밑 /
코 밑 / 입술 아래 /
쇄골 / 겨드랑이 아래 /
명치 옆 / 엄지 / 검지 /
중지 / 소지 / 손날

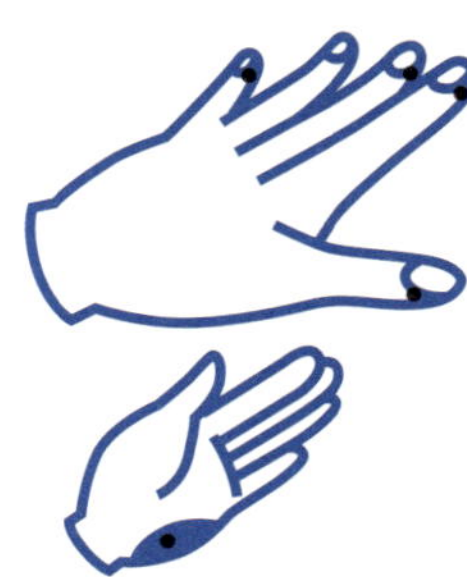

❸ 뇌조율 과정

손등점을 계속 두드리며 아래 동작을 순서대로 하기

      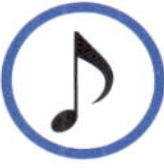  

❶ 눈을 감는다.　❷ 눈을 뜬다.　❸ 머리는 움직이지 말고 눈동자만 움직여서 최대한 빨리 오른쪽 아래를 본다.　❹ 머리는 움직이지 말고 눈동자만 움직여서 최대한 빨리 왼쪽 아래를 본다.　❺ 머리는 움직이지 말고 눈동자만 시계 방향으로 크게 돌린다.　❻ 머리는 움직이지 말고 눈동자만 시계 반대 방향으로 크게 돌린다.　❼ 밝은 노래를 약 2초간 허밍한다.　❽ 1부터 5까지 빨리 숫자를 센다.　❾ 다시 약 2초간 허밍한다.

❹ 연속 두드리기(반복)

연상어구를 반복하면서 다음의 타점들을 5~7회 두드리기

눈썹 / 눈 옆 / 눈 밑 / 코 밑 / 입술 아래 / 쇄골 / 겨드랑이 아래 / 명치 옆 /
엄지 / 검지 / 중지 / 소지 / 손날

조정 과정

효과 없음	부분적인 효과	완전 치유
고통지수에 변화가 없음 ⋮ 문제를 구체화하고 기본 과정 다시 시도하기	고통지수가 조금 감소함 ⋮ 수용 확언을 "나는 비록 여전히 ____이 남아 있지만 ____"으로 변경 ⋮ 연상어구는 "여전히 조금 남은 ____"로 변경	고통지수가 0이 됨 ⋮ 치료 종료

타점의 위치를 알자

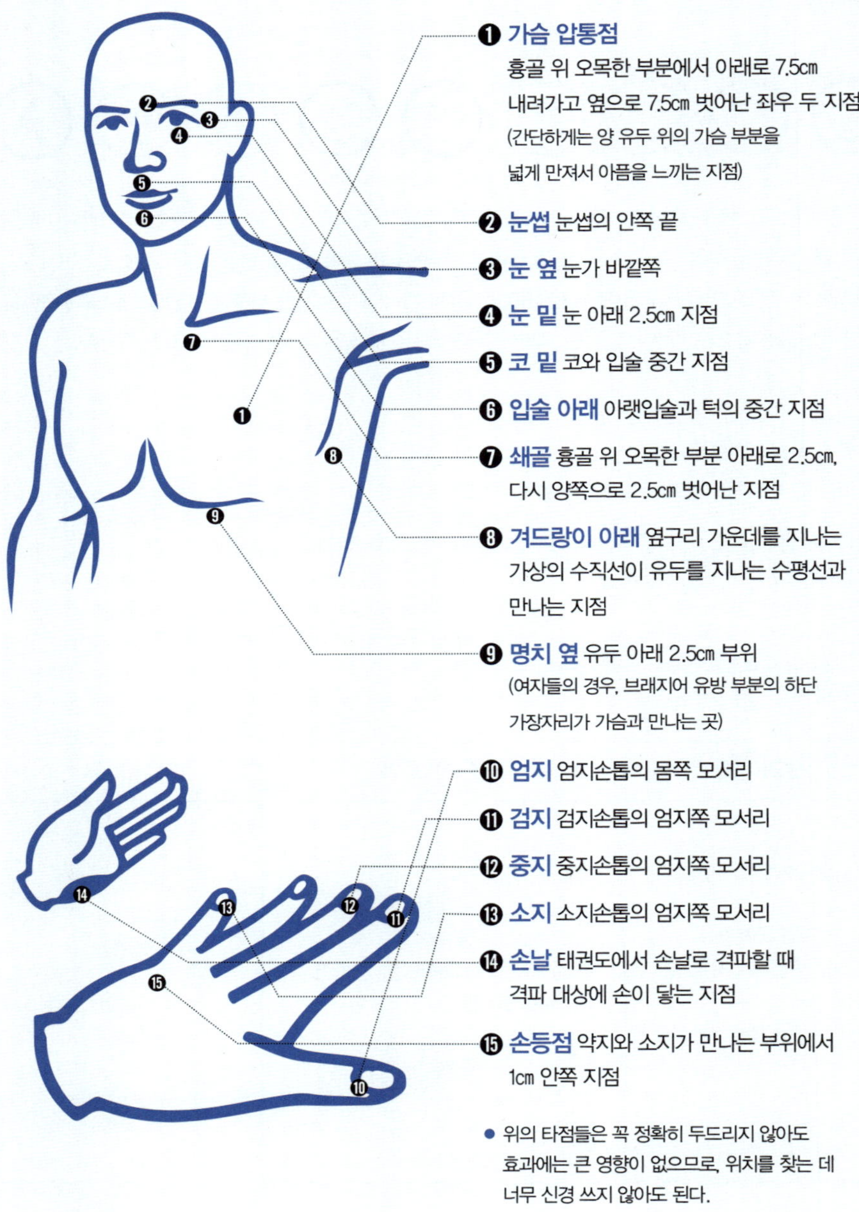

❶ 가슴 압통점 흉골 위 오목한 부분에서 아래로 7.5㎝
내려가고 옆으로 7.5㎝ 벗어난 좌우 두 지점
(간단하게는 양 유두 위의 가슴 부분을
넓게 만져서 아픔을 느끼는 지점)

❷ 눈썹 눈썹의 안쪽 끝

❸ 눈 옆 눈가 바깥쪽

❹ 눈 밑 눈 아래 2.5㎝ 지점

❺ 코 밑 코와 입술 중간 지점

❻ 입술 아래 아랫입술과 턱의 중간 지점

❼ 쇄골 흉골 위 오목한 부분 아래로 2.5㎝,
다시 양쪽으로 2.5㎝ 벗어난 지점

❽ 겨드랑이 아래 옆구리 가운데를 지나는
가상의 수직선이 유두를 지나는 수평선과
만나는 지점

❾ 명치 옆 유두 아래 2.5㎝ 부위
(여자들의 경우, 브래지어 유방 부분의 하단
가장자리가 가슴과 만나는 곳)

❿ 엄지 엄지손톱의 몸쪽 모서리

⓫ 검지 검지손톱의 엄지쪽 모서리

⓬ 중지 중지손톱의 엄지쪽 모서리

⓭ 소지 소지손톱의 엄지쪽 모서리

⓮ 손날 태권도에서 손날로 격파할 때
격파 대상에 손이 닿는 지점

⓯ 손등점 약지와 소지가 만나는 부위에서
1㎝ 안쪽 지점

● 위의 타점들은 꼭 정확히 두드리지 않아도
효과에는 큰 영향이 없으므로, 위치를 찾는 데
너무 신경 쓰지 않아도 된다.

타점을 두드리는 방법을 익히자

이번에는 타점을 두드리는 방법을 알아보자.

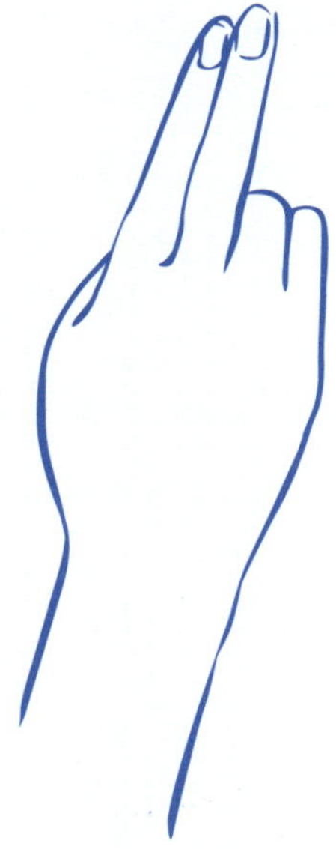

1. 검지와 중지를 가지런히 나란하게 모아서 두 손가락으로 두드린다.

2. 타점 중 일부는 대칭적으로 신체 좌우에 위치하는데, 어느 쪽을 두드려도 상관없다.

3. 양쪽을 다 두드려도 된다.

4. 가슴 압통점은 두드리지 말고 양손 손가락으로 넓게 문질러준다.

5. 두드리는 손은 좌우 어느 쪽이든 편한 손으로 하면 된다.

이제 본격적으로 익혀보자

전체적인 흐름과 타점의 위치, 두드리는 방법을 익혔으니 좀 더 자세히 설명해보자. 들어가기 전에 전체 과정을 설명하는 도표(38~39쪽 참고)를 한 번 더 보도록 하자.

1. 문제 확인

내가 해결하고 싶은 증상이나 문제를 적절히 설정하고, 불편한 정도를 확인하는 과정이다.

① 치료하고 싶은 증상이나 문제 확인하기

EFT를 사용해 치료하고 싶은 증상이나 해결하고 싶은 문제를 선택한다. 최대한 구체적으로 증상을 표현하자.

② 주관적 고통지수 측정하기(0-10 사이에서 숫자 고르기)

증상이나 문제를 얼마나 고통스럽게 느끼는지를 자신의 판단에 따라 0에서 10 사이의 숫자를 선택해 등급을 매긴다. 예를 들어, 아무런 느낌이 없고 편안하면 0이 되고, 현재 도저히 감당하기 힘들 정도면 10이 된다. 이 수치를 기록해두고 EFT를 적용한 후에는 어떻게 바뀌는지를 확인해보아야 한다.

2. 기본 과정

문제 확인을 마치면 이제 본격적으로 치유 또는 문제 해결에 들어간다. 그 핵심이 바로 기본 과정이다. 기본 과정은 준비 단계, 연속 두드리기, 뇌조율 과정, 연속 두드리기(반복)의 네 단계로 구성된다. 이 네 단계에 관해서 자세히 알아보자.

① 준비 단계

a. 수용 확언

수용 확언의 형식은 다음과 같다.

> "나는 비록 ________________ 하지만, 깊게 완전히 나를 받아들인다."

여기서 빈칸에는 앞의 문제 확인에서 선택한 증상이나 문제를 넣는다. 가슴 압통점을 가볍게 문지르면서 수용 확언을 3회 소리 내어 반복하면 된다. 또는 손날점을 두드리면서 수용 확언을 3회 반복한다. 둘 중에서 자신에게 편한 방법을 하나 선택하면 된다.

b. 연상어구

수용 확언에서 빈칸에 넣었던 부분을 연상어구로 만든다. 다음은 수용 확언과 연상어구에 대한 예들을 정리한 표다.

수용 확언	연상어구
나는 비록 남편이 갑자기 잔소리를 해서 짜증나지만, 깊게 완전히 나를 받아들인다.	남편이 갑자기 잔소리를 해서 짜증난다.
나는 비록 그녀에게 벌컥 화를 내서 미안하지만, 깊게 완전히 나를 받아들인다.	그녀에게 벌컥 화를 내서 미안하다
나는 비록 왼쪽 어깨가 빠질 듯이 아프지만, 깊게 완전히 나를 받아들인다.	왼쪽 어깨가 빠질 듯이 아프다.

② 연속 두드리기

연속 두드리기의 타점들은 다음과 같다.

눈썹, 눈 옆, 눈 밑, 코 밑, 입술 아래, 쇄골, 겨드랑이 아래, 명치 옆, 엄지, 검지, 중지, 소지, 손날

연속 두드리기는 앞에서 만든 연상어구를 말하면서 각 타점을 5~7회 두드려주는 과정이다. 자신에게 편한 손을 이용하여 검지와 중지 두 손가락 끝을 가지런히 모아서 두드린다.

③ 뇌조율 과정

뇌조율 과정은 좌뇌와 우뇌가 서로 조화를 이루게 해준다. 이때 손등점을 계속 두드리면서 아래의 과정을 실행한다.

☺ 눈을 감는다.

☺ 눈을 뜬다

☺ 머리는 움직이지 말고 눈동자만 움직여서 최대한 빨리 오른쪽 아래를 본다.

☺ 머리는 움직이지 말고 눈동자만 움직여서 최대한 빨리 왼쪽 아래를 본다.

☺ 머리는 움직이지 말고 눈동자만 시계 방향으로 크게 돌린다.

☺ 머리는 움직이지 말고 눈동자만 시계 반대 방향으로 크게 돌린다.

♪ 약 2초 정도 〈생일 축하합니다〉를 허밍한다. 그 외에도 밝은 노래라면 어느 것이든 좋다.

12345 1부터 5까지 빨리 숫자를 센다.

♪ 다시 약 2초간 허밍한다.

④ 연속 두드리기(반복)

뇌조율 과정이 끝나면 앞에서 실시한 연속 두드리기를 반복한다.

이렇게 기본 과정은 '준비 단계 → 연속 두드리기 → 뇌조율 과정 → 연속 두드리기'의 순서로 진행된다.

3. 조정 과정

여기까지 따라 했다면 1회전을 끝마친 것이다. 1회전에 문제나 증상이 다 해결되는 경우도 있고, 아직 남아 있거나 별다른 효과가 없는 경우도 있다. 이렇게 1회전이 끝난 후에 문제나 증상을 다시 확인하고 평가하고 해결해가는 과정을 조정 과정이라고 한다. 1회전이 끝나면 다음 세 가지 중 하나에 해당하게 될 것이다.

① 효과가 없을 때

1회전이 끝난 상태에서 주관적 고통지수를 다시 측정해본다. 그리고 앞에서 측정한 고통지수와 비교해본다. 숫자의 변화가 없다면 좀 더 구체적으로 증상을 표현하는 수용 확언을 만들어서 전 과정을 다시 반복한다. 또는 뒤에 나오는 심화학습 부분을 잘 읽고 꼼꼼하게 다시 해본다.

② 부분적인 효과가 있을 때

고통지수가 작아졌지만 아직 0이 아니라면 수용 확언을 다음과 같이 바꿔보자.

> "비록 나는 여전히(또는 아직도) ＿＿＿＿＿＿＿＿＿가 남아 있지만,
> 깊게 완전히 나 자신을 받아들인다."

또는

> "비록 나는 여전히(또는 아직도) ＿＿＿＿＿＿＿＿＿하지만, 깊게 완전
> 히 나 자신을 받아들인다."

이렇게 수용 확언을 바꾸고, 연상어구도 "아직(여전히) 남아 있는 ＿＿＿＿＿＿"나 "아직 (여전히) ＿＿＿＿＿하다"로 바꾸어서 기본 과정을 다시 실시한다.

예를 들어보자.

처음 수용 확언	바꾼 수용 확언	바꾼 연상어구
나는 비록 뒷목이 뻣뻣하지만, 깊게 완전히 나를 받아들인다.	나는 아직 뒷목의 뻣뻣함이 남아 있지만, 깊게 완전히 나를 받아들인다. 나는 비록 뒷목이 아직도 뻣뻣하지만, 깊게 완전히 나를 받아들인다.	아직 남아 있는 뒷목의 뻣뻣함 아직 뒷목이 뻣뻣하다.
나는 비록 남편이 갑자기 술에 잔뜩 취해서 들어와서 너무 짜증나지만, 깊이 진심으로 나를 받아들인다.	나는 아직도 너무 짜증나지만, 깊이 진심으로 나를 받아들인다. 나는 아직도 짜증이 남아 있지만, 깊이 진심으로 나를 받아들인다.	아직도 너무 짜증난다. 아직 남아 있는 짜증

③ 완전한 치유

주관적 고통지수가 0이 되는 경우다. 아주 기쁜 일이다. 다시 한 번 처음의 증상이나 문제를 확인해보고, 그래도 여전히 0이라면 이제 다른 문제나 증상에 EFT를 적용해보자.

실제 사례에 적용해보자

지금까지 설명한 내용이 처음 보는 독자들에게는 약간 당혹스러울 수도 있다. 하지만 그냥 따라 하다보면 최소한 초보자의 50퍼센트 정도는 이것만으로도 효과를 볼 수가 있다. 이제 이해를 돕기 위해 실제 상황에 적용하는 예를 보자.

철수는 어젯밤 과음한 탓에 아침에 일어나기가 무척 힘들다. 머리가 지끈지끈 아프고, 속은 메스껍고, 목도 뻐근하다. 이 증상에 철수는 EFT를 하기로 했다. 그래서 제일 힘든 증상이 무엇인지 먼저 살펴보았다. '우선은 목이 너무 뻐근해서 움직이기가 힘들군!' 이에 철수는 목의 뻐근함을 EFT로 일단 고쳐보기로 했다. 그다음에 불편한 정도, 즉 주관적 고통지수를 측정해보니 8이었다.

동작	말하기
손날 두드리기 또는 가슴 압통점 문지르기	나는 자고 일어나니 뒷목이 뻣뻣하게 굳어서 잘 돌아가지 않지만, 깊게 완전히 나를 받아들인다.
눈썹 7회 두드리기	뒷목이 뻣뻣하게 굳어서 잘 돌아가지 않는다.
눈 옆 7회 두드리기	뒷목이 뻣뻣하게 굳어서 잘 들아가지 않는다.
눈 밑 7회 두드리기	뒷목이 뻣뻣하게 굳어서 잘 돌아가지 않는다.
코 밑 7회 두드리기	뒷목이 뻣뻣하게 굳어서 잘 돌아가지 않는다.
입술 아래 7회 두드리기	뒷목이 뻣뻣하게 굳어서 잘 돌아가지 않는다.

동작	말하기
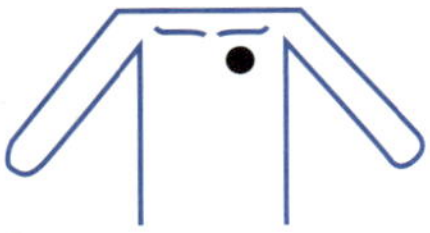 쇄골 7회 두드리기	뒷목이 뻣뻣하게 굳어서 잘 돌아가지 않는다.
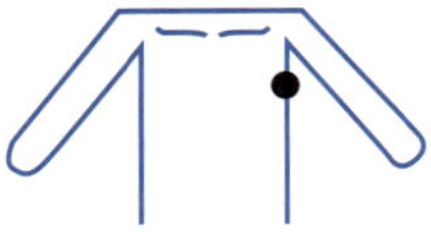 겨드랑이 아래 7회 두드리기	뒷목이 뻣뻣하게 굳어서 잘 돌아가지 않는다.
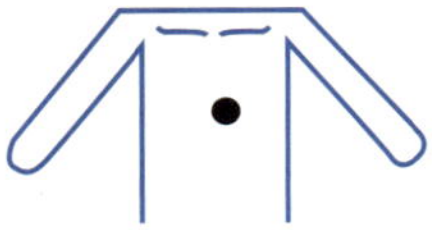 명치 옆 7회 두드리기	뒷목이 뻣뻣하게 굳어서 잘 돌아가지 않는다.
엄지 7회 두드리기	뒷목이 뻣뻣하게 굳어서 잘 돌아가지 않는다.
검지 7회 두드리기	뒷목이 뻣뻣하게 굳어서 잘 돌아가지 않는다.
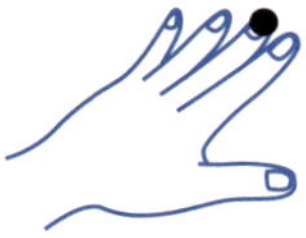 중지 7회 두드리기	뒷목이 뻣뻣하게 굳어서 잘 돌아가지 않는다.
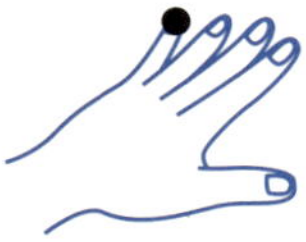 소지 7회 두드리기	뒷목이 뻣뻣하게 굳어서 잘 돌아가지 않는다.

동작 1	동작 2
눈 감기	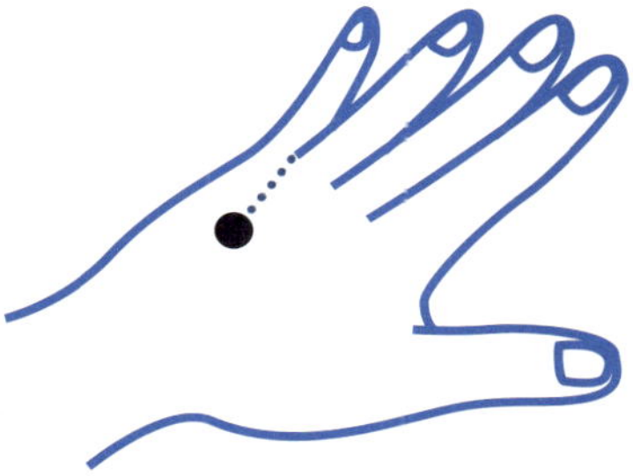 손등점 계속 두드리기
눈 뜨기	
오른쪽 아래 쳐다보기	
왼쪽 아래 쳐다보기	
시계 방향으로 눈동자 돌리기	
시계 반대 방향으로 눈동자 돌리기	
2초간 허밍	
1~5까지 숫자 세기	
2초간 허밍	

동작	말하기
눈썹 7회 두드리기	뒷목이 뻣뻣하게 굳어서 잘 돌아가지 않는다.
눈 옆 7회 두드리기	뒷목이 뻣뻣하게 굳어서 잘 돌아가지 않는다.
눈 밑 7회 두드리기	뒷목이 뻣뻣하게 굳어서 잘 돌아가지 않는다.
코 밑 7회 두드리기	뒷목이 뻣뻣하게 굳어서 잘 돌아가지 않는다.
입술 아래 7회 두드리기	뒷목이 뻣뻣하게 굳어서 잘 돌아가지 않는다.
쇄골 7회 두드리기	뒷목이 뻣뻣하게 굳어서 잘 돌아가지 않는다.
겨드랑이 아래 7회 두드리기	뒷목이 뻣뻣하게 굳어서 잘 돌아가지 않는다.
명치 옆 7회 두드리기	뒷목이 뻣뻣하게 굳어서 잘 돌아가지 않는다.

치유의 혁명, 심신의학 EFT

동작	말하기
엄지 7회 두드리기	뒷목이 뻣뻣하게 굳어서 잘 돌0·가지 않는다.
검지 7회 두드리기	뒷목이 뻣뻣하게 굳어서 잘 돌아가지 않는다.
중지 7회 두드리기	뒷목이 뻣뻣하게 굳어서 잘 돌ㄷ가지 않는다.
소지 7회 두드리기	뒷목이 뻣뻣하게 굳어서 잘 돌아가지 않는다.

철수는 이 전체 과정, 곧 1회전을 끝내고 목의 통증이 어떤지 살펴본다. "음, 많이 편해졌네. 그래도 머리를 돌리기는 아직 힘들어. 고통지수는 4 정도네." 이에 철수는 수용 확언을 "나는 비록 아직도 뒷목이 뻣뻣하게 굳어서 잘 돌아가지 않지만, 깊게 완전히 나를 받아들인다"로 바꾸었다. 그리고 다시 기본 과정을 반복한다. 이렇게 기본 과정을 바꾸어서 하는 것을 앞에서 조정 과정이라고 했음을 명심하자.

2회전(조정 과정)을 도표로 정리하면 다음과 같다.

동작	말하기
손날 두드리기 또는 가슴 압통점 문지르기	나는 비록 아직도 뒷목이 뻣뻣하게 굳어서 잘 돌아가지 않지만, 깊게 완전히 나를 받아들인다.(3회 반복)
눈썹 7회 두드리기	아직도 뒷목이 뻣뻣하게 굳어서 잘 돌아가지 않는다.
눈 옆 7회 두드리기	아직도 뒷목이 뻣뻣하게 굳어서 잘 돌아가지 않는다.
눈 밑 7회 두드리기	아직도 뒷목이 뻣뻣하게 굳어서 잘 돌아가지 않는다.
코 밑 7회 두드리기	아직도 뒷목이 뻣뻣하게 굳어서 잘 돌아가지 않는다.
입술 아래 7회 두드리기	아직도 뒷목이 뻣뻣하게 굳어서 잘 돌아가지 않는다.
쇄골 7회 두드리기	아직도 뒷목이 뻣뻣하게 굳어서 잘 돌아가지 않는다.
겨드랑이 아래 7회 두드리기	아직도 뒷목이 뻣뻣하게 굳어서 잘 돌아가지 않는다.

동작	말하기
명치 옆 7회 두드리기	아직도 뒷목이 뻣뻣하게 굳어서 잘 돌아가지 않는다.
엄지 7회 두드리기	아직도 뒷목이 뻣뻣하게 굳어서 잘 돌아가지 않는다.
검지 7회 두드리기	아직도 뒷목이 뻣뻣하게 굳어서 잘 돌아가지 않는다.
중지 7회 두드리기	아직도 뒷목이 뻣뻣하게 굳어서 잘 돌아가지 않는다.
소지 7회 두드리기	아직도 뒷목이 뻣뻣하게 굳어서 잘 돌아가지 않는다.

2회전, 곧 조정 과정을 할 때는 뇌조율 과정을 생략하는 경우가 많다. 다시 말해서 2회전을 할 때는 '준비 단계(바뀐 수용 확언 말하기) → 연속 두드리기(바뀐 연상어구 말하기) → 연속 두드리기(바뀐 연상어구 말하기)'의 3단계로 해도 된다.

2회전이 끝난 후에 고통지수를 확인하고, 아직도 증상이 남아 있으면 온전히 사라질 때까지 조정 과정을 반복하면 된다. 이렇게 해서 철수는 목의 통증이 사라졌고, 두통과 메스꺼움에 대해서도 EFT를 하고 이 증상들도 사라져 편안한 기분으로 출근하게 되었다.

이상이 EFT의 핵심이자 기본이다. 설명이 길어졌지만, 실제로 하는 시간은 몇 분이 채 안 된다. 처음 보는 독자들은 이 과정 자체가 너무 특이하고 단순해서 약간 당혹감이 생길 수도 있다. 하지만 일단 효과를 확인하고 나면 자연스럽게 두드리게 될 것이다. 우선은 무작

정 위에서 제시한 방법대로 말하고 두드려보자. 초보자라 하더라도 50퍼센트 정도의 효과
는 날 것이다.

EFT를 실제로 활용하는 데 필요한 기본 지식

여기에서는 앞서 배운 내용을 활용할 때 필요한 EFT 지식을 담아보았다. 살펴보면 EFT
를 활용하는 데 많은 도움이 된다.

주관적 고통지수 측정하기

EFT를 할 때 맨 처음에 고통스러운 정도를 수치로 측정하고 표현하게 한다. 이것을 주관
적 고통지수(sujective unit of distress)라고 하는데, 초보자는 이 점수를 매기는 일이 익숙하지
않아서 힘들다고 하는 경우가 많다. 고통지수는 어차피 본인이 느끼는 대략적인 수치일 뿐
이므로 꼭 정확하게 할 필요는 없다. 다만 처음 수치와 나중의 수치를 보고 변화가 생겼는
지를 확인하는 것이 목적이다. 그래도 어렵다고 생각되면 다음의 기준에 따라 점수를 매겨
보자.

- 지금 이 증상이나 문제가 내가 감당할 수 없을 정도로 심하면 10이다.
- 10은 아니지만 그래도 아주 심하게 느낀다면 7, 8, 9 중 하나다.
- 전혀 불편함이 없는 편안한 상태면 0이다.
- 심하지는 않지만 약간 불편하면 1, 2, 3 중에서 하나를 고르면 된다.
- 0과 10의 중간 정도라고 느끼면 4, 5, 6 중에서 하나를 고르면 된다.

이 기준을 이해하면 대략적인 수치가 마음속에서 떠오른다. 내 경험상 지적 수준이 높지
않은 아이와 노인들도 이렇게 설명하면 다들 수치를 잘 말했다.

구체적으로 콕 집어서 하라

처음에 EFT를 배운 초보자들이 가장 많이 하는 실수는 너무 두루뭉술하게 표현한다는 것이다. 내가 초보자들에게 EFT를 가르칠 때 가장 자주 하는 말이 있다. "모호하게 하면 모호하게 해결되고, 꼼꼼하게 하면 꼼꼼하게 해결된다." 자신의 생각과 감정을 아주 모호하게 표현하는 사람들이 많은데, 이런 사람들이 EFT를 하면 어떻게 될까? 아마도 이런 식이지 않을까?

- 사는 게 그저 그렇지만, 깊이 진심으로 나를 받아들인다.
- 그 사람 표정을 보니 기분이 그냥 그렇지만, 깊이 진심으로 나를 받아들인다.
- 오늘 마음이 그저 그렇지만, 깊이 진심으로 나를 받아들인다.

이렇게 한다고 안 되는 것은 아니지만, 성공 확률이 그다지 높지 않을 것이다. 이럴 때 나는 자주 이렇게 말한다. "내 생각과 감정을 육하원칙에 맞게 다시 꼼꼼하게 표현해보세요. 무엇이 왜 어떻게 불편하게 하나요?"

먼저 심리적 문제의 예를 들어보자. "나는 비록 늘 우울하지만 ____"이라고 해서 우울증을 치료해도 그닥 큰 효과가 없는 경우도 많다. 이럴 때는 자신을 우울하게 만든 이유나 사건들을 찾아보고 그것에 대해 EFT를 적용해야 한다. 앞의 경우에는 '혼자 자취를 하고 있어서' '여자친구와 헤어져서' '시험에 떨어져서' '어머니가 돌아가셔서' '월급이 몇 달째 안 나와서' 등등 여러 가지 구체적인 원인이나 상황이 있을 수 있다. 이런 개별 상황과 원인에 대해 EFT를 적용해야 효과가 커진다.

두루뭉술하게 할 때	꼼꼼하게 할 때
나는 비록 늘 우울하지만, 깊이 진심으로 나를 받아들인다.	• 나는 비록 혼자 자취하고 있어서 우울하지만 __________ • 나는 비록 한 달 전에 여자친구와 헤어져서 우울하지만 __________ • 나는 일주일 전에 공무원 시험에 떨어져서 우울하지만 __________ • 나는 비록 이번 달 월급이 안 나와서 우울하지만 __________

이번에는 육체적 문제의 예를 들어보자. 신체 증상을 고치고자 할 때도 증상을 꼼꼼하게 구체적으로 표현하는 게 좋다. 예를 들어 "나는 비록 뒷목이 뻣뻣하지만"으로 해도 되지만, 좀 더 구체적으로 표현할수록 더 효과가 난다. 그럼 신체 증상을 구체적으로 표현하는 요령은 무엇인가? 일단 다음 질문에 맞게 신체 증상을 표현해보면 된다.

"어디가 어떻게 할 때 어떤 상황에서 어떤 느낌으로 얼마나 아픈가?"

이에 대한 구체적인 예를 표로 만들어보았다.

어디가	어떻게 할 때	어떤 상황에서	어떤 느낌으로	얼마나
아픈 부위	아프게 하는 동작	아프게 하는 상황이나 조건	느낌	주관적 고통지수의 크기
뒷목이	돌릴 때	신경 많이 쓰면	뻣뻣하다	8
앞이마가	숙일 때	돈 걱정하면	지끈지끈 쑤신다	7
허리 가운데가	굽힐 때	아침에 일어나면	콱 결린다	5
양 눈이	해당 없음	책을 오래 보면	침침하다	4

이상을 수용 확언으로 만들어보자.

- 나는 비록 신경을 많이 쓰면 뒷목을 돌릴 때 뻣뻣하지만, 깊이 진심으로 나를 받아들인다.
- 나는 비록 돈 걱정하면 앞이마를 숙일 때 지끈지끈 쑤시지만, 깊이 진심으로 나를 받아들인다.
- 나는 비록 아침에 일어나 허리를 굽히면 허리 가운데가 콱 결리지만, 깊이 진심으로 나를 받아들인다.
- 나는 비록 책을 오래 보면 양 눈이 침침하지만, 깊이 진심으로 나를 받아들인다.

이렇게 구체적으로 꼼꼼하게 적용하면 성공률과 더불어 자신감도 일취월장한다. 참고로 크레이그가 이에 관해서 늘 강조하는 말이 있다. "구체적으로 해라."

양상을 이해하고 잘 적용하라

모자이크 그림을 멀리서 보면 그저 하나의 물체로 보이던 것이 다가갈수록 여러 개의 조각이 드러나기 시작한다. 우리의 생각과 감정도 이와 같다. 처음에는 그저 한 덩어리의 단일한 생각과 감정으로 느껴지지만, EFT를 하다보면 온갖 다양한 생각과 감정이 이 덩어리를 이루고 있음을 알게 된다. 큰 덩어리를 이루는 이 작은 조각들을 크레이그는 양상(aspect)이라는 말로 표현하는데, 구체적인 예를 들어보자. 2년 전에 교통사고를 당한 이후로 운전 공포증이 생겨 운전을 못하게 된 여성을 치료할 때의 상담 모습이다.

처음에 "나는 그때의 사고를 생각하면 아직도 무섭지만, 깊이 진심으로 나를 받아들인다"라는 수용 확언으로 EFT를 해주고, 어떠냐고 물었다. "여전히 무서워요." "그럼 지금은 어떤 생각이 드나요?" "그때 내 눈을 확 비추던 헤드라이트 빛이 보이네요. 너무 무서워요." 이 느낌을 EFT로 지우고 다시 물었다. "여전히 무서워요." "지금은 무엇이 생각나고 무섭나요?" "그때 끽 하던 소리가 귀에 울리네요." 이에 또 이것을 EFT로 지웠다.

일단 여기서 잠시 멈추고 보충 설명을 해보자. 여기까지 약 30분 정도 EFT를 했는데, 그녀는 여전히 무섭다고 했지만, 실제 두려움을 일으키는 내용물은 계속 바뀌고 있었다. 많은 사람이 EFT를 해도 변화가 없다고 하는 경우가 많은데, 전체적인 느낌은 비슷한 것 같지만 실제로는 그 구성 요소들, 즉 양상들은 바뀌고 있는 경우가 많다. 이것은 효과가 없는 것이 아니라 효과가 진행 중이라고 보면 된다.

"이제는 무슨 생각이 들어요?" "여전히 무서운데, 그때 쿵 하고 부딪히던 느낌이 떠오르네요. 온몸이 막 떨려요." 이에 EFT를 하고 다시 물었다. "이제는 무섭지는 않네요. 그런데 막 화가 나요." "왜죠?" "신호 위반으로 사고를 낸 운전자 때문에 내가 이렇게 고생한다는 생각이 들어서 짜증이 확 올라오네요." 그래서 이 짜증을 EFT로 지웠고, 이런 식으로 1시간 정도 꾸준히 양상의 변화를 따라가면서 드러나는 양상을 모두 지웠다. 그 과정에서 두려움, 분노, 걱정, 슬픔 등 온갖 생각과 감정이 다 나타났다.

해결하고 싶은 심리적 문제	이 문제의 양상들
자동차 사고 트라우마	사고를 생각만 해도 무섭다. 헤드라이트가 무섭다. 끽 하던 소리가 무섭다. 쿵 하던 느낌이 공포스럽다. 고생해서 짜증 난다.

　이렇게 운전 공포증이라는 단순한 감정으로 보였던 것이 실제로는 온갖 다양한 생각과 감정의 결합체였던 것이다. 대체로 우리가 하나의 사건이나 사람에 대해 느끼는 생각과 감정도 이와 같다. 겉으로는 아주 단순하게 보이지만 들어갈수록 온갖 다양한 양상이 드러난다. 흔히 '애증이 교차한다'라고 하는데, 이것도 바로 이런 예에 들어갈 것이다. EFT를 잘하는 방법은 이런 원리를 잘 이해하고, 양상의 변화를 잘 확인하면서 그에 맞게 EFT를 하는 것이다.

　이번에는 신체 증상에서 양상이 어떻게 드러나는지 알아보자. 어떤 사람이 물건을 들다가 허리를 삐었는데, 몇 달 동안 이런저런 치료를 다 받아도 낫지 않았다. 고통지수는 8이었고, 허리를 펴고 걷는 것이 무척 힘들었다. 다음에서 그에게 적용한 수용 확언을 보면 신체 증상의 양상이 어떻게 바뀌고 드러나는지 잘 알 수 있을 것이다.

해결하고 싶은 육체적 문제	이 문제의 양상들
허리 통증	당겨서 허리를 펴기 힘들다. 걸을 때 결린다. 돌릴 때 아프다. 아파도 일해야 하는 신세 한탄 허리 아팠던 기억

"나는 비록 당겨서 허리를 펴고 걷기가 힘들지만, 깊이 진심으로 나를 받아들인다"로 1회전을 하고 나니 허리가 펴졌다. 하지만 아직도 걸을 때 통증을 호소했다.

"나는 비록 걸을 때 오른쪽 허리가 쿡쿡 결리지만, 깊이 진심으로 나를 받아들인다."로 1회전을 하고 나니 걸을 때의 통증이 사라졌다. 하지만 몸통을 돌리니 또 아프다고 했다.

"나는 몸통을 돌릴 때 이 자리가 아프지만, 깊이 진심으로 나를 받아들인다."로 1회전을 하고 나니 통증이 3으로 줄면서, 이렇게 힘들게 일해야 하는 자신의 신세가 한탄스럽다고 했다.

"나는 비록 이렇게 아파도 일을 해야 하는 내 신세가 한탄스럽지만, 깊이 진심으로 나를 받아들인다"로 1회전을 하고 나니 한탄스러운 느낌은 사라졌다. 하지만 통증은 여전히 3이고, 갑자기 몇 년 전에 지금처럼 허리가 아파서 고생했던 기억이 떠오른다고 했다.

"나는 몇 년 전에도 이렇게 허리가 아파서 너무 힘들었지만, 깊이 진심으로 나를 받아들인다"로 1회전을 하고 나니 그 기억도 희미하게 사라지고 허리의 통증도 0이 되었다.

그렇다면 이런 양상들이 무한대로 계속 튀어나온다면 어떻게 해야 할까? 혹 평생 해야 하는 것일까? 그렇지는 않다. 아무리 복잡한 양상이 있어도 5~15퍼센트 정도만 제대로 지우면 나머지 양상들은 함께 사라진다. 이를 '삭제의 일반화 효과'라고 한다. 그러니 걱정 말고 두드려보자.

핵심 주제를 이해하고 잘 찾아라

어느 날 50대 여성이 왔다. 며칠 동안 양쪽 종아리가 터질 듯이 아프고, 양발도 화끈거려서 잠을 못 잤다면서 내원했다. 처음에는 일단 증상 자체에 대해서 EFT를 해보았다. "나는 비록 양쪽 종아리가 터질 듯이 아프고 양발도 화끈거리지만, 깊이 진심으로 나를 받아들인다"로 2~3회전을 해봤는데도 아무런 변화가 없었다. 이에 핵심 주제를 찾아야겠다는 생각이 들어서 아프기 전에 무슨 일이 있었는지를 물었다. 그러자 그녀가 대답했다. "아, 글쎄, 요즘 들어 왜 이렇게 안 되는지 몰라요."

좀 더 자세히 물어보니, 이 여성이 보험 영업을 하는데 요즘 실적이 워낙 신통찮아서 스트레스가 많다는 것이었다. 그래서 이 여성의 말을 그대로 옮겨서 수용 확언을 만들었다.

"나는 요새 하루 종일 돌아다녀도 계약 한 건도 안 되고, 도리어 보험 해약 요청만 들어와서 사는 게 너무 힘들고 짜증나지만, 깊이 진심으로 나를 받아들인다."

이것으로 1회전을 하자 그 효과는 정말 극적이었다. 얼굴에 짜증이 가득하던 그녀는 채 10분도 되지 않아서 살짝 미소를 띠면서 말했다. "아휴, 사는 게 이럴 때도 있죠, 뭐. 하루 이틀 해본 것도 아니고." 그와 동시에 증상도 싹 사라졌다. 며칠 뒤에 다시 확인했는데 잠도 잘 자고 있다고 했다.

결국 그녀의 이 모든 복잡한 육체적 증상을 일으킨 핵심 주제는 '최근의 영업 부진'이었던 것이다. 바로 이런 것이 핵심 주제다. 양상에 맞춰 드러나는 증상을 많이 해결했는데도 어느 단계에서 더 이상 진전이 되지 않으면 보통 핵심 주제가 관건이다. 핵심 주제가 해결되지 않으면 증상이 전혀 개선되지 않거나, 개선되더라도 한계가 뚜렷하다. EFT를 해도 효과가 잘 안 나는 사람들은 대부분 핵심 주제를 찾지 못한 데 원인이 있다. 다만 만성 질환이나 난치병인 경우에는 핵심 주제가 하나가 아닌 여러 개일 수도 있다.

모든 육체적·심리적 증상과 문제에 적용해보라

크레이그가 EFT에 관해 가장 많이 하는 말이 있다. "어떤 것도 듣지 않을 때도 EFT는 종종 듣는다. It often works when nothing else will." "모든 것에 시도해보라. Try it on everything." 말 그대로 EFT의 효과와 적용 범위는 무궁무진하다. 범위가 너무 광범위하니 크레이그의 〈EFT 매뉴얼(The EFT Manual)〉 6판의 표지에 나오는 적용 범위를 여기에 인용해보자.

다음과 같은 문제를 포함한 기타 모든 문제들. 제반 통증, 두려움과 공포증, 분노, 알러지, 각종 중독, 호흡기 질환, 체중 조절, 혈압, 불안, 인간관계, 트라우마, 여성 문제, 우울증, 아동 문제, 학교 문제, 스포츠 능력, 성 기능, 편두통에서 암에 이르는 난치병 등등.

이외에 내가 직·간접적으로 경험한 몇 개의 사례를 나열해보겠다.

• 숙취로 두통이 있었는데 EFT로 몇 분 만에 바로 사라졌다.

- 일주일 이상 계속되고 다른 치료가 듣지 않던 딸꾹질이 몇 분 만에 멎었다.
- 막힌 코가 몇 분 만에 뚫렸다.
- 10년 넘은 극심한 접촉성·알러지성 피부염이 사라졌다.
- 알러지성 비염이 나았다.
- 극심한 근시가 좋아졌다.
- 영어 성적이 향상되었다.
- 스키 실력이 향상되었다.

이상은 그저 몇 개의 예에 불과하지만 이것만으로도 EFT의 적용 범위가 얼마나 넓은지 알 수 있을 것이다. 나는 수천 수만 명에게 EFT를 직접 가르쳐왔지만 EFT의 한계가 어디인지 여전히 모른다. 많은 사람이 나에게 묻는다. "~에도 될까요?" 그럴 때마다 나는 말한다. "해보세요." 나는 아직도 EFT로 해본 것보다 못 해본 것들이 더 많고, 아직 어디까지 얼마나 가능할지도 모른다. 언제나 EFT는 깜짝 놀랄 결과를 보여주었고, EFT가 가능한 범위를 헤아리다 지쳐서 이제는 포기할 정도가 되었다. 지금도 전 세계 수천만의 EFT 사용자에 의해 EFT의 성과는 갈수록 커가고 있으며, 미국의 공식 EFT 홈페이지(www.eftuniverse.com)에는 수천 개의 사례가 올라와 있다.

그러나 이런 나의 주장을 전문가의 치료나 상담을 버리라는 말로 오해하거나, 모든 게 스스로 EFT로 좋아진다고 오해하지 않기를 바란다. 심각한 증상이나 질환을 치료하는 데는 해당 전문가의 경험과 능력이 필요하고, EFT 전문가의 도움과 조언 역시 필요하다. 이 책은 일반인이 일반적인 문제를 EFT로 해결하는 데 도움을 주는 것이 목적이지, 심각한 수준의 문제를 해결하게 하는 것이 목적이 아니다. 그러니 자신의 문제가 심각하다고 느낀다면 EFT 전문가의 도움을 받기를 권한다.

자, 이제 EFT의 기본 형식은 다 배웠다. 그런데 막상 적용하려면 아직도 어디에 어떻게 활용해야 할지 막연할 수도 있다. 다시 한 번 설명하지만, '두통, 요통, 발목 염좌'를 비롯한 모든 신체 증상과 '차가 막혀서 생기는 짜증, 앞선 차의 난폭운전으로 인한 분노, 발표 불안' 등 모든 부정적인 감정 문제에 적용해보자.

이해를 돕기 위해 신체 증상에 활용한 수용 확언의 예를 다음과 같이 들어보았다. 물론 이때는 양상을 고려해 구체적으로 콕 집어서 문제를 표현하는 것이 좋다.

- 나는 비록 지금 머리 앞쪽이 터질 듯이 아프고 열이 나지만
- 나는 비록 어제 발목을 삐어서 걸을 때마다 발목 옆쪽이 시큰거리지만
- 나는 일어설 때마다 왼쪽 무릎 안쪽이 우리하게 아프지만
- 나는 산후풍이 있어서 양말을 벗으면 양발이 시리고 아리지만
- 나는 허리디스크가 있어서 왼쪽 다리를 들면 오금이 당기지만
- 나는 목디스크가 있어서 왼손이 저리고 당기지만
- 나는 허리를 삐끗해서 허리를 숙이면 뒤쪽이 결리지만
- 나는 아침에 일어나면 코가 간질간질하고 콧물이 나고 재채기가 나서 견딜 수가 없지만

이번에는 심리적 문제에 대한 수용 확언의 예를 들어보자.

- 나는 비록 내일 시험 볼 때 떨려서 망치면 어떡하나 불안하지만
- 나는 친구가 별일 아닌 일로 화를 내서 나를 무시하나 하는 생각이 들지만
- 나는 이렇게 많은 사람 앞에서 노래를 부르려고 하니 머리가 멍하고 심장이 쿵쾅거리지만
- 나는 지금 10층 발코니에서 밖을 내려다보니 온몸이 떨리고 무섭지만
- 나는 어두운 곳에 있으면 구석에서 뭔가 나와서 나를 덮칠 것 같아서 온몸이 움츠러들고 머리칼이 곤두서지만
- 나는 매일 가게에 손님이 없어서 돈 걱정에 뒷골이 당기지만
- 나는 부장님에게 결재를 받으러 갈 때마다 지적받을까봐 움츠러들고 불안하지만
- 나는 다가오는 수능을 생각하면 이걸 망치면 끝장이라는 생각에 손에 땀이 나고 머리가 멍해지지만

위의 예처럼, 독자들이 느끼는 모든 불편한 신체적·감정적 증상을 떠오르는 대로 느끼는 대로 표현해서 수용 확언을 만들고 두드리다보면 이것만으로도 최소한 50퍼센트는 효과를 볼 것이다.

EFT로 즉석에서 효과를 본 사례들

다음은 유나방송(www.una.or.kr)에서 겨우 30분 정도의 설명을 들으면서 EFT를 처음 따라 한 사람들이 올린 사례다. 이렇게 짧은 시간에도 이런 큰 효과가 난다는 것이 신기하지 않은가!

1. 어깨 통증

반신반의하는 상태로 방송을 따라 했더니 신기하게도 밤새 찌뿌둥했던 어깨 통증이 사라졌다. 너무 신기해서 다른 통증이나 불안감에도 적용해봐야겠다.　　　　　　　　　－장유정

2. 가슴 답답함

가슴이 답답해서 숨 쉬는 것이 시원하지 않았는데 트림이 계속 나면서 시원해져서 감사드립니다.　　　　　　　　　－한영순

3. 양쪽 어깨의 만성 통증

양쪽 어깨에 만성적인 통증이 있었습니다. 어깨가 단단히 굳어 있는 상태였지요. 최근에는 목까지 뻐근하면서 두통도 생겼습니다. 선생님이 시키는 대로 두드렸더니 어깨가 한결 가벼운 느낌이 나고 목을 돌릴 때 통증이 덜하네요. 다음 시간이 기다려집니다.　　－마로

4. 팔의 통증

그대로 따라 했더니 조금 불편했던 오른팔의 통증이 없어졌어요. 신기하네요. 감사드립

니다.
– 김화숙

5. 고혈압

제 몸으로 임상 시험을 해봤습니다. 우리 집 식구들이 유전적으로 혈압이 높습니다. 전후를 체크했는데, 물론 하루의 시간 차이가 있었지만, 전 혈압 135, 후 혈압 116입니다. 헐, 효과가 분명하군요. 감사합니다. 이런 걸 알게 해준 유나방송과 원장님께 감사드립니다. 물론 하던 운동은 계속해야죠.
– 홍성우

6. 오른팔 통증

최인원 선생님, 안녕하세요! 저는 오른쪽 팔을 주로 사용하는 편이라 오른쪽 어깨가 최근 들어 많이 아팠어요. 어젯밤 방송 들으면서 따라 해봤습니다. 1회 해봤는데 많이 아픈 부분의 통증이 줄었어요. 어? 그래서 다시 2회 해봤더니 통증이 있던 곳과 그 주위의 아픈 느낌이 많이 없어졌어요. 잠자고 일어나 오늘 아침 팔을 움직여보니 아픔이 싹 없어진 건 아니지만 훨씬 수월해졌어요. 신기해요. 고맙습니다.
– 백영희

7. 눈의 통증

너무 놀랍네요. 요즘 며칠째 수면 부족으로 눈이 너무 아팠는데, 마침 선생님의 수용 확언 예도 '수면 부족으로'가 들어가서 저도 "수면 부족으로 왼쪽 눈이 아프지만, 깊이 진심으로 나를 받아들인다" 하면서 따라 하니 신기하게도 눈이 풀리고 부드러워지면서 통증이 싹 사라졌습니다. 한쪽 눈을 먼저 했는데 한 눈과 안 한 눈이 확연히 비교가 되어서 즉각적인 효과를 알 수 있었어요. 곧바로 나머지 눈도 2번 하고 조심스럽게 눈을 크게 굴려봤는데, 하기 직전까지 눈알을 돌리면 찌르는 듯한 통증과 뻐근함이 느껴져 눈물이 날 정도였는데, 이런 효과가! 최인원 선생님과 유나방송에 감사드리면서 분명 뭔가가 있는 EFT의 세계로 푹 빠져봐야겠습니다.
– 법인봉

8. 식체

바쁜 일과로 하루 종일 굶다가 저녁 9시쯤 저녁을 먹었는데, 음식물이 내려가지 않은 듯 속이 꽉 막히고 더부룩했습니다. 유나방송 다시듣기로 EFT 하는 방법을 배우고, 혼자서 '속의 더부룩함'을 가지고 금방 해봤습니다. 2단계까지 하고 났더니 헛구역질 세 번과 기침이 났습니다. 그랬더니 지금은 속이 뻥 뚫려서 시원합니다. 음식물이 쑥 내려갔나 봅니다. 와! 거참 신기하네요. 편안히 잘 수 있겠습니다. 좋은 방송 감사합니다.　　　　　　　　　　　－황희정

9. 오른쪽 어깨 통증

안녕하세요. 너무 놀라워서 방송 듣다가 글을 남깁니다. 6개월째 오른쪽 어깨가 뻐근했는데 2번의 실행으로 이렇게 개선되었습니다. 침도 맞고 아침에 일어나 목을 몇 번 돌려도 개선되지 않던 증상이었습니다. 공부하는 학생이라 조금 무리해서 공부하면 다시 아프곤 했습니다. 그런데 2번의 실행으로 이렇게 좋아지는 것이 놀랍기만 합니다. EFT의 밝은 나눔에 감사드립니다. 고맙습니다.　　　　　　　　　　　－윤진영

10. 왼쪽 어깨 통증

"나는 비록 잠을 잘 못 자서 왼쪽 어깨가 뻐근하지만, 깊이 진심으로 나를 받아들인다." 방송으로 들려주시는 예시문과 증상이 똑같아서 그대로 따라 해봤는데요, 80퍼센트 이상 팔과 어깨가 가벼워졌어요. 두드리는 타점들이 어찌 그리 아픈지요? 감사합니다, 선생님.

　　　　　　　　　　　－오명희

11. 극심한 목의 통증

아주 어릴 때부터, 초등학교나 중학교 때부터 목이 아팠고, 결혼하고 나서 몹시 심해져서 1자 목을 지나 역 S자 목이 되어, 매일 매시간 일 분 일 초를 늘 고통 속에서 생활했습니다. 확실히 심하게 아파진 건 15년 정도 됩니다. 병원에 다녀도 그때뿐 차도가 없었고, 작업(직업이 공예)을 하면 더 목이 아파서 사는 게 정말 힘들었습니다. 그런데 신기하게도 원장님 강의 들으면서 따라서 두드리니 훨씬 부드럽고 안 아픕니다. 기적 같아요. 책 읽을 때는 몰랐

는데 잘 들어보니 5~7회가 아니라 그냥 가볍게 여러 번 두드리시네요. 전 좀 세게 일곱 번 세면서 두드렸거든요. 이제 더 쉽게 해볼 수 있어서 좋습니다. 방송 열심히 다시듣기 하겠습니다. 왠지 살맛이 납니다.

— 김민정

12. 알러지 비염

30여 년간 비염으로 고생이 심합니다. 아침부터 코가 막히고 콧물이 줄줄 흐릅니다. 이런 때는 알러지 약 안 먹으면 하루 종일 고생인데, 방송 들으면서 따라 했더니 신기하게도 코가 뚫렸고 콧물도 그쳤네요. 고맙습니다.

— 이지원

13. 눈이 맑아짐

저는 방금 눈을 예로 들어 타점을 두드렸는데 훨씬 눈이 맑아졌어요. 참 신기하네요. 또다시 3번째 방송 들으러 휘리릭 갑니다.

— 박병란

14. 찌뿌둥한 몸과 무거운 어깨

감사합니다. 저는 새벽 2시 30분쯤에 잠이 들고, 6시 55분쯤에 일어나려고 하니 늘 온몸이 개운치 않고, 어깨도 무거우며, 코도 막혀 있었습니다. 방송을 들으며 EFT를 하고 나니 막힌 코도 뚫리고 몸도 상쾌해졌습니다. EFT를 하지 않았다면, 몰려오는 피로감에 다시 이불 속으로 들어갔을 텐데, 기분 좋게 오늘 하루를 시작합니다.

— 김혜진

15. 목과 허리의 디스크 통증

전 늦깎이 동참자입니다. 처음부터 하나도 빼놓지 않고 녹음을 해서 스마트폰에 저장해 늘 듣고 따라 하려고 합니다. 불과 몇 번 안 했는데도 목과 허리의 디스크로 인한 뻐근한 통증이 다소 줄어드는 현상에 놀라워하고 있습니다.

— 이형철

16. 목과 어깨의 통증

한방정신과에서 공황장애와 불면증으로 치료받고 있는 중입니다. 어제 잠을 또 설쳐서인지 목과 오른쪽 어깨 통증이 와서 아무리 아픈 곳을 누르고 목을 이완시켜봐도 소용이 없었는데, EFT를 여러 번 하고 난 뒤 나도 모르게 저절로 통증이 사라졌습니다. 이제라도 EFT를 알게 되어 감사드립니다. 어려움 속에서도 삶의 고통을 완화하면서 앞으로 나갈 수 있을 것 같습니다.

- 조진순

17. 불안과 초조함

감사합니다! 불안과 초조가 10이었는데, 머리와 가슴이 멍할 정도로 편해졌어요. 거듭 감사드립니다!

- 이미순

18. 무릎 통증

정말 신기하네요. 방금 전까지 무릎이 아팠는데 따라 하다보니 통증이 없네요.

- 오선화

19. 만성 어깨 통증

만성적인 오른쪽 어깨 통증이 좋아졌습니다. 통증 없이 오른팔이 위로 들리네요.

- 목정일

20. 왼쪽 어깨 통증

어제 저녁 원장님 강의 듣고 타점을 따라 두드렸습니다. 늘 잘 때마다 돌아누우려면 어깨가 불편했는데, 어젯밤에는 돌아누울 때 어깨가 아프지 않았습니다. 참 신기했어요. 돌아누울 때마다 나오는 아야 소리 없이 그냥 아침까지 잘 잤습니다. 왼쪽 어깨가 많이 편안해져서 신기할 뿐입니다. 오늘도 계속 시간 날 때마다 톡톡톡 두드리니 팔도 머리도 개운해지는 것을 느낍니다. 고맙습니다. 열심히 하겠습니다.

- 안화복

21. 왼쪽 발 통증

통풍으로 왼쪽 발이 욱신거려서 불편했는데 방송이 끝나고 나니 한결 편해졌습니다. 마음 속에 꽉 붙들고 있던 것들을 건드려서인지 마음도 조금 가벼워졌어요. 감사합니다.

- 신은경

22. 시험 스트레스로 눈이 어지럽고 귀가 멍함

시험을 앞두고 스트레스를 너무 많이 받아 눈앞이 어지럽고 귀가 멍해 공부를 거의 못 하고 있었습니다. 방송 듣는 내내 누워서 따라 하다가 선생님께서 "시험을 망쳐 죽고 싶은 마음이지만"이라고 하셨을 때 갑자기 눈물이 너무 나서 견딜 수 없어 울었습니다. 일단 실컷 울고 나니 속이 후련하고 스트레스가 많이 풀린 기분입니다. 귀가 멍한 것은 조금 좋아졌고, 어지럼증도 따라 하기 전보다 좋아졌습니다. 앞으로 시험까지 30여 일, 잘 활용해야겠습니다. 감사합니다.

- 김숙현

23. 배가 더부룩하고 가스가 참

감사합니다. 윗배가 더부룩하고 가스가 차서 불편했는데, EFT를 1회 하고 2회 해도 별로 나아지지 않아 다시 한 번 더 해봤습니다. 그랬더니 갑자기 위에서 꾸르륵 소리가 나고 트림이 났습니다. '어!' 하는 마음이 들었습니다. 저는 제가 체했는지 전혀 몰랐는데, 트림과 위에서 나는 꾸르륵 소리를 듣고 나서야 '아, 내가 체했었구나' 하고 알아차렸습니다. 지금은 윗배가 편안합니다. 작은 경험이지만 나누어봅니다.

- 최우현

24. 2년 된 팔꿈치 통증

저는 약 2년 전부터 팔꿈치 통증으로 고생했습니다. 견딜 수 없을 때마다 통증클리닉에 가서 치료받았고, 그나마 1년쯤 지나자 주사도 효과가 없어 한의원을 몇 군데 다녀보았지만 전혀 차도가 없었습니다. 유나방송에서 EFT를 따라 하다가 수용 확언을 바꾸어서 "나는 비록 노동일마저 못 하게 될까봐 두렵지만" "나는 비록 테니스 엘보 증상은 쉬기 전에는 절대 낫지 않는다는 소리를 많이 들었지만" 등등으로 바꾸니 갑자기 확 상태가 호전되는 것을 느꼈고, 며칠이 지난 후까지 일할 때마다 고통스럽던 통증이 많이 호전되었음을 느낍니다. 신기하고 감사합니다. 앞으로 열심히 따라 해야겠습니다.

- 목정일

25. 수술받은 어깨의 통증 재발

칠순이 훨씬 넘은 어머니가 어깨 근육 수술을 받으셨는데, 최근 다시 통증이 심해지셨어요. 처음 고통지수가 8이었는데, 기본 과정을 한 번 했더니 4로 떨어지고 다시 두 번 만에 통증이 0이 되었습니다. 어머니가 눈이 동그래지면서 어떻게 통증이 하나도 없냐며 깜짝 놀라셨습니다. 혼자 하겠다고 당신도 가르쳐달라고 하시더라고요. 정말 되는군요. 제가 하고도 놀랍습니다.

- 희망벗

'핵심 주제'를 잘 찾아야 EFT를 잘한다

EFT가 워낙 쉽고 단순하다보니 자신이 느끼는 증상과 문제를 무작정 단순히 말로 표현하면서 두드려도 대체로 50퍼센트 이상은 좋아진다. 크레이그는 심지어 이런 말을 하기도 했다. "초등학생에게 EFT 기본 과정을 10분 동안 가르쳐주어라. 그리고 이제 이 아이를 월마트에 보내 아무나 붙잡고 두드려주게 하라. 그러면 그중에서 50퍼센트 정도는 좋아질 것이다." 이렇게 쉽게 효과를 내기도 하지만 EFT는 종종 효과가 아주 더디거나 전혀 없는 경우도 많다. 주로 핵심 주제를 찾지 못한 것이 원인이다. 따라서 핵심 주제를 잘 찾는 것이 초보자와 전문가의 차이이기도 하다.

애초에 EFT는 심리적 문제 해결을 위해 만들어졌지만, 현재까지 누적된 경험에 따르면, EFT는 온갖 육체 증상에도 탁월한 효과를 발휘한다. 그런데 처음에 육체 증상에만 EFT를 적용해도 어느 정도 효과가 나지만, 핵심 주제를 찾아야만 완전한 효과가 나는 경우도 많다. 지금부터 구체적인 사례를 통해 핵심 주제가 무엇인지 알아보자.

어느 날 50대 여성이 왼쪽 엄지손가락 부위가 아프다고 왔다. 남편과 텔레비전 앞에서 말다툼하다 남편이 화면을 가리지 말라고 리모컨을 휘둘렀는데, 여기에 맞은 뒤로 한 달이나 지났는데도 여전히 너무 아파서 손가락을 굽힐 수가 없다고 했다. 처음에는 증상으로 접근해서 "나는 왼쪽 엄지손가락이 너무 아파서 굽힐 수가 없지만, 깊이 진심으로 나를 받아들인다"라는 수용 확언으로 두드렸다. 그런데 전혀 효과가 없었다. 그래서 1회전을 더 해보았지만 역시 효과가 아예 없었다.

그래서 그녀에게 물었다. "손가락 처음 다칠 때 기분이 어땠어요?" "그야 당연히 미워서 콱 패고 싶었죠. 안 그래도 부부 사이도 좋지 않았는데, 손가락까지 다치게 만들고. 너무 열받아서 하여튼 그날 밖에서 외박해버렸어요."

이에 이렇게 수용 확언을 만들었다. "나는 그때 남편이 내 손가락을 쳐서 너무 미워서 콱 패고 싶었지만, 깊이 진심으로 나를 받아들인다."

그리고 EFT를 했더니 바로 나아버렸다. 결국 그녀의 손가락 통증 원인은 남편에 대한 분노였고, 바로 이것이 핵심 주제였던 것이다.

또 어느 날 30대 여성이 다친 손이 몇 달째 낫지 않는다고 왔다. 몇 달 전에 넘어지면서 바닥을 짚다가 손목을 접질렸는데, 병원에서 사진상으로 아무 이상이 없다고 하는데도 아파서 손목을 굽힐 수가 없다고 했다. 의사는 "이 정도면 한 달이면 낫는데 안 낫는 게 이상하네요"라고 말하면서 당황했고, 이렇게 의사도 환자도 서로 답답해 어찌하지 못하는 상황이었다. 게다가 이 여성은 EFT를 좀 아는 사람이었다. "선생님, 30분이나 했는데도 아무 효과도 없어요. 이건 안 되나봐요." 그래서 내가 직접 EFT를 해주었다.

맨 처음에는 "나는 비록 손목이 욱신거려서 굽힐 수가 없지만, 깊이 진심으로 나를 받아들인다"로 두드렸지만 통증은 변화가 없었다. 핵심 주제를 찾기 위해서 다칠 당시에 무슨 일이 있었는지 물었다. "사람들이 많아서 일단 창피했죠." 그 후에는 "나는 비록 사람들이 다 보고 있어서 너무 창피했지만, 깊이 진심으로 나를 받아들인다"라고 말하면서 두드렸다. 그러자 통증이 9에서 7로 떨어졌다.

여기서 더 이상 떨어지지 않아 다시 그때 무슨 일이 있었는지 물었다. "게다가 옆에 있던 남자친구가 넘어진 나를 도와주기는커녕 뚱뚱해서 넘어졌다고 놀려서 엄청 열받았어요." 이 말을 하는 동안 그녀의 얼굴에는 벌써 노기가 가득했다. 이 말 그대로 수용 확언을 만들어서 두드리자 통증은 즉각 0이 되고, 몇 달 동안 굽힐 수 없던 손목을 자유자재로 쓸 수 있게 되었다. 결국 손목 통증의 핵심 주제는 창피함과 분노였던 것이다.

앞에 나온 유나방송 애청자의 사례를 다시 한번 보자.

"저는 약 2년 전부터 팔꿈치 통증으로 고생했습니다. 견딜 수 없을 때마다 통증클리닉에 가서 치료받았고, 그나마 1년쯤 지나자 주사도 효과가 없어 한의원을 몇 군데 다녀보았지만 전혀 차도가 없었습니다. 유나방송에서 EFT를 따라 하다가 수용 확언을 바꾸어서 "나는 비록 노동일마저 못 하게 될까봐 두렵지만", "나는 비록 테니스 엘보 증상은 쉬기 전에는 절대 낫지 않는다는 소리를 많이 들었지만" 등으로 바꾸니 갑자기 확 상태가 호전되는 것을 느꼈고, 며칠이 지난 후까지 일할 때마다 고통스럽던 통증이 많이 호전되었음을 느낍니다."

이 사람의 팔꿈치 통증 원인은 무엇인가? 그렇다. 일을 하지 못할 거라는 걱정과 쉬지 않으면 낫지 않는다는 불안이 바로 핵심 주제였던 것이다. 이렇게 낫지 않는 대부분의 육체 질환 뒤에는 심리적 원인이 숨어 있고, 이러한 심리적 원인을 핵심 주제라고 부른다.

또 다른 예를 들어 설명해보자. 오른쪽 발목을 삔 세 사람이 있다. 모두 나이와 성별도 같고, 겉보기 상태도 비슷하고, 사진상으로도 모두 골절이 아닌 인대 부상이며, 증상도 비슷해서 발목을 굽히기가 힘들고 걸을 때 많이 아픈 정도다. 원인도 동일해서 모두 걸어가다가 삐끗했다고 한다. 이렇게 증상이 동일할 때 의사의 치료는 모두 동일하다. 의사가 말하는 예후도 똑같다. "이 정도면 한 달이면 다 나을 거예요."

그런데 증상과 질병이 같다고 모두가 이런 일반적인 예후를 따르는 것은 아니다. 갑순은 실제로 2주 안에 다 나아서 뛰어다니는데, 을순과 병순은 4주가 지나도록 별로 호전되지 않고, 특히 병순은 갈수록 더 아프다. 왜 그럴까? 왜 똑같은 증상에 똑같은 치료를 했는데 결과는 다 다를까? 기존 의학의 패러다임으로는 도저히 예측도 이해도 되지 않는다. 왜 똑같은 병에 똑같은 치료를 해도 결과는 천차만별일까? 기존 의학은 이에 대한 답이 전혀 없다.

이것이 기존 의학의 한계다. 기존 의학은 사람이 아닌 병만 보고, 마음을 뺀 몸만 보기 때문이다. 그런데 그들이 내게 온다면 나는 먼저 이렇게 물어본다.

1. **관련된 사건**: 구체적으로 어떤 상황에서 발목을 삐었죠?
2. **관련된 감정**: 발목 삔 것과 관련해서 어떤 기분이나 느낌이 들죠?
3. **관련된 생각**: 발목 삔 것과 관련해서 어떤 생각이 많이 드나요?

이들이 각각 내놓은 답변을 다음과 같이 표로 정리해보자.

	갑순	을순	병순
육체 증상	발목 돌릴 때 시큰거리고 걸을 때 욱신거림	발목 돌릴 때 시큰거리고 걸을 때 욱신거림	발목 돌릴 때 시큰거리고 걸을 때 욱신거림
증상과 관련된 사건	걷다가 실수로 삐끗함	친구가 장난으로 밀어서 삐끗함	전날 바람 피운 남편과 대판 싸웠는데, 그다음 날 친구가 장난으로 밀어서 삐끗함
증상과 관련된 감정	없음	친구에 대한 짜증	친구에 대한 짜증 남편에 대해 치솟는 분노 막 꼬인 인생에 대한 좌절감
증상과 관련된 생각	없음	없음	나는 되는 것이 없다. 남편을 용서할 수 없다. 내 인생은 완전 실패다.

이렇게 되면 증상은 같아도 그들에게 해주는 EFT는 다 달라진다.

갑순

- "나는 비록 발목 돌릴 때 시큰거리고 걸을 때 욱신거리지만, 깊이 진심으로 나를 받아들인다."

을순

- "나는 비록 발목 돌릴 때 시큰거리고 걸을 때 욱신거리지만, 깊이 진심으로 나를 받아들인다."
- "나는 비록 친구 장난으로 발목을 삐어서 너무 짜증이 나지만, 깊이 진심으로 나를 받아들인다."

병순

- "나는 비록 발목 돌릴 때 시큰거리고 걸을 때 욱신거리지만, 깊이 진심으로 나를 받아들인다."
- "나는 바람 피운 남편도 밉고 나를 민 친구에게도 너무 짜증이 나지만, 깊이 진심으로 나를 받아들인다."
- "나는 도대체 남편도 그렇고 친구도 그렇고 되는 일이 없다고 느끼지만, 깊이 진심으로 나를 받아들인다."
- "나는 남편도 용서가 안 되고, 인생 자체가 완전 실패라고 느끼지만, 깊이 진심으로 나를 받아들인다."

갑순과 을순과 병순은 증상은 같아도 이와 관련된 사건과 감정과 생각은 모두 다르다. 바로 이 차이가 증상을 지속시키거나 악화시키는 원인으로 작용한다. 갑순은 일반적인 치료에 잘 반응하지만, 을순과 병순은 관련된 감정과 생각까지 지워주지 않으면 증상이 지속되거나 재발하거나 도리어 악화되기 쉽다. 바로 이 점을 기존 의학에서는 간과하고 있고, 그들이 간과하는 이 점들이 바로 병의 원인으로 작용하고 있다는 것을 이제 나는 확신한다. 이런 경우에 EFT를 적용해보면 바로 이들 원인이 해결되면서 효과를 보게 되기 때문이다.

이렇게 육체 증상을 만드는 사건과 감정과 생각을 뭉뚱그려서 나는 '육사감생 모델'이라고 흔히 부르고 강의한다. 다시 풀어서 말해보자. 낫지 않는 육체 증상 뒤에는 관련된 사건과 감정과 생각이 있고, 이것을 핵심 주제라고 부른다.

> **육사감생에서 사감생**(사건, 감정, 생각)**이 핵심 주제다!**

그럼 이제 다시 사감생, 곧 핵심 주제를 찾는 질문법을 말해보자.

1. 아플 무렵에 어떤 힘든 일이 있었나요?

관련된 사건을 묻는 질문인데, 이렇게 물으면 대답을 못 하는 경우도 많다. "별일 없었는데요." 그러면 이렇게 말하면 된다. "아무리 사소한 일이라도 됩니다. 조금이라도 신경 쓰이는 일이 있었으면 말해보세요." 그래서 나온 대답에 대해서 EFT를 하면 된다. 필요하다면 뒤에 소개할 영화관 기법을 쓰는 것도 좋다.

2. 살면서 힘들었던 일이 무엇인가요?

이것 역시 관련된 사건을 묻는 질문인데, 힘들었던 일이 누적되어서 큰 병이 되기 때문에 이 질문을 해보는 것이 중요하다. 단순한 통증인 경우에는 첫 번째 질문만으로도 잘 해결되는데, 복잡하고 오래된 병에는 이 질문을 반드시 하게 된다.

3. 내 인생을 다시 산다면 생략해버리고 싶은 사건이나 사람은 누구인가요?

이 질문은 2번 질문과 취지가 같은데 좀 더 강하게 물어보는 것이다. 이 질문을 통해서 상처가 되는 사건을 EFT로 지우면 된다.

4. 이와 비슷한 느낌을 받은 다른 일은 무엇인가요?

인간의 경험은 대체로 패턴을 형성하기 때문에, 앞의 질문으로 나온 대답에 대해서 EFT를 해도 부족하다고 느끼면 이런 질문을 해서 더 많은 상처가 된 사건들을 찾아서 지워야 한다.

5. 아픈 것과 관련해서 드는 생각과 감정은 무엇인가요? 또는 아프니까 어떤 생각과 감정이 많이 드나요?

이 질문은 사감생 중에서도 감정과 생각을 묻는 질문이다. 이 질문에 대해 나왔던 답을 이해를 돕기 위해 몇 개 나열해보자.

- 아파서 아무것도 못 하니까 짜증나죠.
- 아파서 일도 못 해서 뭘 먹고 사나 걱정되죠.
- 수술 안 하면 절대 안 낫는다고 해서 나을 수 있을까 걱정돼요.
- 나이 들어서 그냥 참고 살아야 한다고 해서 우울하죠.
- 계속 아프고 안 나을까봐 불안하죠.

6. 병이 있어서 혹 좋은 것이 있다면 무엇일까요? 이 증상이 없어져서 안 좋은 것이 있다면 무엇일까요? 이 증상이 사라지지 않게 하는 이유가 있다면 무엇일까요? 이 증상이 사라지면 안 되는 이유가 있다면 무엇일까요?

우리는 의식적으로는 병이 낫기를 바라지만, 때로 무의식은 도리어 병이 낫지 않기를 바라는 경우도 많다. 이런 것을 '심리적 역전'이라고 한다. 이런 심리적 역전을 찾는 질문이다.

기억을 지우는 영화관 기법 배워보기

먼저 괴로운 기억 하나를 고른다. 이것을 단편영화로 만든다고 생각하고, 주제를 잘 표현하는 제목을 붙인다. 상영 시간은 대략 10분 정도가 좋다. 하루 종일 또는 그 이상 지속된 일이라면 몇 개의 장면으로 분할해서 하나씩 하면 된다. 예를 들어, 7살 때 물에 빠져 죽을 뻔했던 기억이라면 '하마터면 물귀신 될 뻔함'이라고 제목을 붙이면 되고, 백화점 지하 주차장에서 운전하다가 앞차를 들이받은 일이라면 '앞차 들이받고 정신줄 놓음'이라고 제목을 붙이면 된다.

이제 이 영화(기억)를 마음속에서 상영한다고 생각한다. 다시 말해서 내 마음이 영화관이 되어 기억이라는 영화를 상영하고, 나 자신은 그 영화를 설명하는 변사가 되는 것이다.

이제 자신이 변사가 된 것처럼 영화 장면을 꼼꼼하게 설명하고, 고통지수가 올라가는 부분이 있으면 일단 멈추고 그 장면에 대해서 EFT를 한다. 이런 식으로 영화를 끝까지 상영하고 나면, 다시 한 번 영화를 상영하면서 감정을 느끼는 부분이 없는지 확인한다. 이때는 모든 감각을 총동원해 그 장면들을 확대시켜 느껴보고, 감정의 동요가 생기지 않는지 확인하고, 필요하면 EFT를 실시한다. 기억이 완전히 사라졌는지 확인하기 위해 최소한 영화를 두 번 이상 상영하면서 감정의 동요가 있는지를 확인한다. 감정의 동요가 없고 덤덤하게 남의 일같이 과거 사건을 회상할 수 있게 된다면 모두 해결된 것이다.

1. 고통스러운 기억을 고른다.
2. 특징을 고려해서 제목을 정한다.
3. 너무 긴 기억은 잘라서 10분 정도 이야기할 거리로 만든다.
4. 영화 내용을 설명하다가 감정이 고조될 때마다 멈추고 EFT를 한다.
5. 다시 처음부터 영화를 상영한다. 소리도 키워보고 장면도 확대해본다. 그 밖에 촉각이나 후각으로 느껴지는 다른 양상이 있으면 최대한 생생하게 느껴본다. 감정이 느껴지면 EFT를 한다.
6. 더 이상 아무런 느낌이 없을 때까지 이상의 과정을 반복한다.

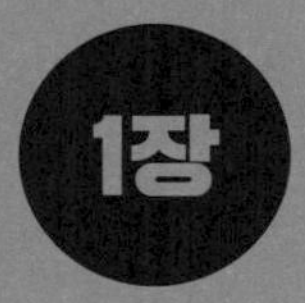

뼈, 연골, 인대,
힘줄, 관절

골격계는 인체의 모든 뼈와 관절을 포함한다. 인대, 힘줄, 연골이 뼈를 연결하고 안정시킨다. 골격근과 함께 뼈와 관절은 통제된 신체 움직임을 가능하게 하며 또한 신체의 많은 내부 장기를 보호한다. 예를 들어 갈비뼈는 심장과 폐를 포함하는 흉강을 보호한다. 뼈 조직은 여러 가지 미네랄, 특히 뼈를 튼튼하게 유지하는 칼슘과 인을 저장한다. 뼈 내부의 적색 골수는 적혈구, 백혈구, 혈소판을 포함한 대부분의 혈액 세포를 생산한다.

뼈와 근육을 포함하는 근골격계의 각종 질환과 증상의 심리적 원인을 찾는 것은 상당히 직관적이며 단순해서 초보자들도 꽤 성과를 내기 쉽고 재미도 있다. 근골격계 질환의 주요 원인은 미리 간단히 말하면 낮은 자존감 또는 열등감(못났다)과 무능감(못한다), 회피 심리(하고 싶지 않다)라고 할 수 있으며, 또한 각 부위에만 존재하는 고유 기능과 고유 의미도 있다. 근골격계의 모든 증상은 이상의 심리적 원인과 각 부위의 고유 기능과 고유 의미가 결합되어 나타난다.

구체적으로 말해보자. 발의 고유 기능은 걷고 뛰고 나아가는 것이며 또한 이것이 발의 고유 의미이기도 하다. 따라서 발의 증상을 일으키는 구체적인 심리적 원인은 걷지 못한다(열등감), 걸을 수 없다(무능감), 걸어서 나아가고 싶지 않다(회피 심리) 등이 된다. 또 무릎의 고유 기능은 굽히는 것인데, 무릎 꿇는다가 굴복과 좌절을 뜻하므로 이것이 무릎의 고유 의미가 된다. 그래서 무릎의 증상을 일으키는 구체적인 심리적 원인은 무릎을 꿇지 못한다(열등감), 무릎을 꿇을 수 없다(무능감), 무릎을 꿇고 싶지 않다(회피 심리), 좌절감, 굴복해서 수치스럽다 등이 된다.

근골격계를 가장 많이 사용하는 직업군은 운동선수이고, 이런 무능감과 열등감과 회피 심리는 운동선수에게 부상과 통증을 많이 일으킨다. EFT는 이런 심리 상태를 개선하여 근골격계 증상을 치유하는 데 탁월하다. 다음은 한국에서 EFT를 운동선수에게 가장 많이 적용해본 김병준 스포츠 코치의 말이다.

"우선 EFT는 부상과 통증에 아주 좋은 효과를 냈다. 팔꿈치 인대 접합 수술 후 통증과 팔꿈치 신전에 대한 불안으로 팔을 제대로 펴지 못하는 야구 선수들이 EFT를 통해 완전한 가동 범위와 힘을 발휘할 수 있었다. 억지로 팔을 펴는 재활을 하지 않아도 EFT로 충분히 가동 범위를 회복할 수 있었고, 통증의 강도도 훨씬 줄었다. 그러면서 구속이 눈에 띄게 빨라지고, 시합에서도 훨씬 더 몰입할 수 있었다. 또한 사격 선수들의 허리 통증, 골프 선수들의 손목과 발목 통증, 역도 선수와 보디빌더들의 다양한 부상 등에도 EFT는 좋은 효과를 냈다. 병원 검사로 잘 확인되지 않는 통증들이 EFT로 많이 좋아졌고, 특히 재활 후 필드에 복귀할 때 선수들이 느끼는 두려움에 EFT는 없어서는 안 될 좋은 도구였다. 언제 어디서든 선수들 스스로 통증과 관련된 많은 문제를 해결할 수 있어서 운동에 더욱 집중하고 더 좋은 성적을 낼 수 있었다. 또한 EFT로 선수들이 자신의 몸을 학대하거나 무리하지 않고 자신을 더욱 아끼고 감사하며 운동함으로써 EFT는 부상 예방에도 많은 도움이 되었다."

자신감과 자존감이 우리를 정신적으로 지탱하듯이 근골격계는 형태적으로 우리의 몸을 지탱하는데, 자신감과 자존감의 문제는 실제로 근골격계 증상으로 나타난다. 이런 심리적 문제가 작으면 연골, 인대 같은 부드러운 조직에 증상이 나타나고, 심각하면 뼈와 골수에서 나타난다. 옛말에 병이 깊다를 '병이 골수에 이르렀다'라고 흔히 표현했는데, 실제로도 그렇다. 근육과 힘줄에 증상이 나타난다면, 자존감 저하 문제가 신체 움직임과 관련이 있고, 그것은 구체적으로 움직이면 안 된다, 움직일 수 없다 등을 뜻한다.

전반적인 열등감, 무능감, 회피 심리는 한 사람 전체와 관련되고, 증상도 근골격계 전반에 나타난다. 구체적으로 고소당하거나 꾸지람이나 경멸을 받아서 굴욕감을 느끼거나, 신체적으로나 성적으로나 심리적으로 학대당하거나, 직장이나 학교에서 실패하거나, 자신의 분야에서 성과가 나쁘거나, 다양한 이유로 수치심이나 죄책감을 느끼면 이런 자존감 저하를 겪게 된다. 또 직위 상실, 해고, 퇴직, 질병 또는 부상 등을 겪으면서 '나는 이제 쓸모없다', '나는 더 이상 예전 같지 못하다', '나는 늙고 쓸모없어졌다'라고 느끼는 것도 이런 스트레스의 원인이 된다. 나는 실패자야, 나는 절대 안 될 거야, 나는 할 수 없어 등의 부정적인 신념을 갖는 것도 자존감 저하 문제를 일으키기 쉽고, 특히 어린이와 노인이 이런 생각을 더 많이 하고 그래서 이들이 골절이 잘 된다.

국소적인 열등감, 무능감, 회피 심리는 신체의 특정한 부분과 관련되고 증상도 관련 부위에 나타난다. 예를 들어 예술 또는 운동의 성과가 부족한 것은 손이나 다리에 해당한다. 특정 부위의 암 진단을 받거나, '당신은 다시 걸을 수 없을 것입니다!'라는 부정적인 예후를 듣거나, 유방절제술 같은 조직 제거 수술을 받거나, 지속적인 국소 통증이 있으면 가장 가까운 뼈 또는 관절에서 국소적인 이런 감정을 느끼게 된다. 이런 감정이 심각하지 않다면 뼈가 아니라 가장 가까운 림프절이나 근육에 증상이나 질병이 나타날 수 있다.

이상의 심리적 영향을 받는 뼈는 탈석회화되어 뼈에 틈과 작은 구멍이 생긴다. 이런 증상이 나타나는 부위는 심리적 원인의 유형과 그 강도에 의해 결정된다. 예를 들어 나는 걸을 수 없다고 생각한다면 다리나 발 부위에 증상이 생기고, 심리적 원인이 강할수록 '피부 → 근육 → 인대 → 뼈 → 골수'로 증상의 심도가 바뀐다. 이런 심리적 원인이 생겼다 해소되었다를 반복하면 뼈는 변형이 일어나서 뼈돌기(골극, bone spur)를 형성한다. 노인들의 울퉁불퉁한 손마디나 무릎 관절이 대표적인 골극 현상이다.

골밀도 감소는 일반적으로 골다공증이라고 불린다. 현대 의학에서는 골다공증이 폐경 후 여성의 에스트로겐 생산 감소와 관련이 있다고 주장한다. 그런데 골밀도 감소와 에스트로겐 호르몬 결핍 사이의 상관성은 순전히 가설이다, 왜냐하면 골다공증이 없는 폐경 후 여성이 있고 폐경에 접어들기도 전에 골다공증이 생기는 여성도 있기 때문이다. 남성과 아이들도 골다공증에 걸리지만, 남성과 아이들은 정기적인 골밀도 검사를 받아야 한다는 압박을 받지 않는다. 남성의 골다공증은 에스트로겐 결핍으로 인한 여성 질환의 정의에 맞지 않기 때문에 경시된다.

골다공증의 주원인은 지속적이고 전반적인 열등감, 무능감, 회피 심리이다. 매일 떨어지는 물방울이 바위를 뚫는다고 하듯이, 지속되는 이런 심리는 뼈를 약하게 만든다. 폐경 후 여성의 골다공증은 에스트로겐 생산 감소나 저칼슘 식단과는 아무런 관련이 없으며, 오히려 노화에 대한 여성의 태도와 폐경에 따른 변화와 관련이 있다. 여성의 외모와 매력을 강조하는 문명사회에서 폐경을 지난 여성은 매력이 떨어지고, 늙었고, 이제 자신이 필요 없다고 느끼기 쉽다.

여성이 자연스럽게 늙고 노화의 두려움이 별로 없는 사회에서는 나이 든 여성들은 골다공증에 잘 걸리지 않는다. 도리어 골다공증 진단을 받고 영원히 불구가 되는 것에 대한 두려움이 도리어 골다공증을 가속할 수도 있다. 또한 특정 부위를 절제하는 암 수술 등을 받고 나면 그 부위가 좋지 않다, 그 부위가 못났다는 등의 생각을 하게 되고, 그 결과로 그 부위와 가까운 뼈나 척추 부위에 통증이나 이상이 생기기도 쉽다.

힘줄이나 인대가 이런 심리적 원인의 영향을 받으면 연부 조직이 쉽게 괴사되어 부상 위험이 증가한다. 나는 나아갈 수 없다, 나는 잘 뛸 수 없다 등 발뒤꿈치와 관련된 심리적 원인이 있으면 아킬레스건이 잘 파열된다. 무릎이나 고관절 연골이 장기간 손상되어 관절증 또는 골관절염이 생기기도 한다.

근골격계의 주 증상은 통증인데, 감정에 따라 통증의 느낌이 다르다. 다음은 각 감정에 따라 달라지는 통증의 느낌을 설명한 것이다.

- 분노: 칼이나 뾰족한 것으로 확 긋거나 찢는 느낌, 고춧가루나 끓는 물을 붓는 듯한 화끈거림, 바늘로 콕콕 찌르는 듯한 느낌 등.
- 슬픔: 시리다, 차갑다, 무겁다, 처진다 등.
- 좌절: 힘이 쫙 빠진다, 힘을 줄 수 없다, 천근만근 무겁다 등.
- 격렬한 공포: 격렬하게 조인다, 꽉 굳는다 등.
- 두려움과 긴장: 굳는다, 떨린다, 진동한다 등.

치유의 혁명, 심신의학 EFT

골격계 증상의
고유한 심리적 의미

관련된 관용적 표현

- 뼈 빠지게 고생하다
- 뼈가 녹도록 일하다
- 뼈가 휘도록 농사 짓다
- 뼈도 못 추리다
- 뼈를 깎는 희생을 하다
- 뼈를 긁어내는 고통이다
- 뼈를 묻다
- 뼈를 아끼지 않고 일하다
- 뼈만 남다
- 뼈만 앙상하다

- 뼛속까지 들어찬 좌익 사상
- 뼈에 사무치다
- 뼈에 새기다
- 뼈와 살이 되다
- 말에 뼈가 있다
- 무골호인이다
- 뼈 없고 무던한 사람
- 이래도 흥 저래도 흥 하는 뼈 없는 위인이다
- 뼈대 있는 집안이다
- 병이 뼛속까지 들었다

심리적 원인

- 나는 이제 쓸모없다. 나는 더 이상 예전 같지 못하다. 나는 늙고 쓸모없어졌다.

- 나는 실패자야. 나는 절대 안 될 거야. 나는 할 수 없어.

◈ 두개골 ◈

관련된 관용적 표현

- 머리가 굳다
- 머리가 굵다
- 머리가 썩다
- 머리가 크다
- 머리를 굴리다
- 머리를 굽히다
- 머리를 긁적이다
- 머리를 내밀다
- 머리를 들다
- 머리를 맞대다
- 머리를 모으다
- 머리를 숙이다
- 머리를 식히다
- 머리를 싸매다
- 머리를 쓰다
- 머리를 흔들다
- 머리가 잘 돌아가다
- 머리가 가볍다
- 머리가 무겁다
- 머리가 복잡하다
- 머리가 비다
- 머리가 수그러지다
- 머리가 (좌파 사상)에 젖다
- 머리가 깨다
- 골머리를 썩이다(앓다)
- 머리를 빠뜨리다
- 머리가 맑아지다
- 머리가 터진다
- 골치 아프다
- 골치가 쑤신다
- 머리를 빳빳이 쳐든다

이상 관용어 용례를 보면 머리는 머리, 머리카락, 지능, 뇌, 판단력, 판단에 따르는 감정의 느낌(머리가 맑다, 머리가 무겁다) 등을 포괄하는 의미를 가진다. 두개골 속의 뇌에 해당하는 말은 골치, 골머리, 머릿골이다.

심리적 원인

- 생각하기 싫어. 판단하기 싫어. 머리 쓰기 싫어.
  머리가 아프면 생각하지 않을 수 있기 때문이다.

치유의 혁명, 심신의학 EFT

- 나는 머리가 나빠. 나는 멍청해. 나는 머리를 잘 쓸 수 없어.

  두통이 생기면 문제를 알 수도 풀 수도 없고, 머리 나쁜 자신을 정당화할 수 있다.

- 생각할 것이 너무 많아. 생각이 너무 꼬여. 생각이 많아서 머리가 터질 것 같아.

  걱정과 불안이 많은 사람, 완벽주의자나 강박증 환자, 머리를 너무 많이 쓰는 사람, 지식 노동자가 이에 해당한다.

◈ 경추 ◈

관련된 관용적 표현

- 출세했다고 목에 힘 주고 다닌다
- 목(모가지)을 걸다
- 모가지 잘리다
- 목에 칼이 들어오다
- 목을 치다
- 목이 뻣뻣해
- 걔는 좀처럼 고개를 안 숙여

- 목에 힘 줘(군대에서 얼차려 받을 때)
- 분노로 목에 힘줄이 돋았다
- 그 친구는 좀처럼 고개 숙이지 않는다
- 그는 그녀를 외면한 채 고개를 돌리지 않았다
- 그녀는 목을 죽 빼고 온종일 돌아오는 그를 기다린다

심리적 원인

- 나는 화가 난다. 나는 열받았다.

  화가 나면 목에 힘줄과 핏줄이 돋는다.

- 나는 다른 면은 보고 싶지 않아.

  우리는 목을 돌려서 사물의 다른 면을 본다. 편협하고 융통성이 없는 사람은 한 면만 본다.

- 내 뜻대로 할 거야. 내 방식대로 할 거야.

목을 돌리지 않는 것은 또한 고집이 세고 완고함을 뜻한다. 사고가 유연한 사람은 목도 유연하다.

- 아무에게도 고개 숙이지 않을 거야.

  오만하고 자존심이 센 사람은 늘 목을 세우고 목에 힘을 준다.

- 무슨 일이 생길지 모른다. 늘 긴장해야 한다.

  모든 동물은 긴장하고 사방을 주시할 때 목에 힘을 주고 목을 빼서 사방을 살핀다.

◈ 얼굴뼈(안면골) ◈

관련된 관용적 표현

- 얼굴(낯짝)이 두껍다
- 고통이나 분노로 얼굴이 일그러지다
- 얼굴이 피다
- 얼굴이 반쪽이 되다
- 사장님 얼굴만 쳐다보다
- 얼굴에 다 씌어 있다
- 얼굴을 고치다
- 얼굴을 내밀다(내놓다, 비치다)
- 얼굴이 굳다
- 얼굴이 싸늘하다
- 창피해서 얼굴이 화끈거린다
- 얼굴을 들다
- 얼굴을 못 든다
- 아버지의 얼굴을 봐서라도 선처해주세요
- 얼굴을 돌리다
- 낯이 깎이다
- 낯이 있다
- 웃는 얼굴에 침 못 뱉는다
- 낯이 익다
- 낯이 뜨겁다

심리적 원인

얼굴은 대체로 체면, 명예, 아름다움을 의미한다.

- 나는 못났다. 나는 못생겼다.

  얼굴은 아름다움을 의미한다.

- 나는 체면을 잃었다. 나는 명예를 잃었다.

  얼굴은 체면이나 명예를 의미한다.

- 나는 얼굴을 들고 다닐 수 없다. 나는 얼굴을 보여줄 수 없다.

  체면이나 명예를 잃거나 수치심을 느낀다.

◈ **안와(눈구멍)** ◈

관련된 관용적 표현

눈에 띄다	눈이 돌아가다	눈에 불을 켜다
눈에 어리다	눈이 뒤집히다	눈에 쌍심지가 돋다
눈을 까뒤집다	눈이 맞다	눈에 아른거리다
눈을 돌리다	눈이 벌겋다	눈에 익다
눈을 뒤집다	눈이 삐다	누구의 눈에 잘 보이다
눈을 똑바로 뜨다	눈이 시다	눈에 핏발을 세우다
눈을 맞추다	눈도 깜짝 안 하다	눈을 끌다
눈을 밝히다	눈 둘 곳을 모르다	눈을 크게 뜨다
눈을 붙이다	눈도 못 감고 죽다	눈을 틔워주다
눈을 속이다	눈 밖에 나다	눈이 까뒤집히다
눈을 씻고 보다	눈에 밟히다	눈이 낮다
눈을 피하다	눈에 넣어도 아프지 않다	눈이 동그래지다
눈이 튀어나오다	성난 눈매로 노려보다.	눈이 번쩍 뜨이다
눈이 높다	눈에 보이는 것이 없다	눈이 빠지게 기다리다

- 눈이 빠지게 기다리다
- 눈이 시뻘겋다
- 눈이 시퍼렇게 살아 있다
- 눈이 열리다
- 눈이 캄캄하다
- 눈이 트이다
- 눈이 핑핑 돌아가다
- 눈에 콩깍지가 씌었다
- 눈은 그 사람의 마음을 닮는다
- 눈은 마음의 거울
- 슬픔이 눈을 가리다
- 눈앞이 캄캄하다
- 죽어도 그 꼴 못 본다.
- 무서워서 못 보겠다.
- 눈꼴시다
- 눈 버렸다

심리적 원인

- 내 눈은 못났다. 내 눈은 못생겼다.
- 보고 싶지 않다. 볼 수 없다.
- 내 눈은 쓸모가 없다.

◈ 턱뼈(아랫턱뼈와 윗턱뼈) ◈

관련된 관용적 표현

턱관절의 주 기능은 저작(씹기)이다.

- 이가 갈린다 ➡ 극심한 분노
- 이가 덜덜 떨린다 ➡ 극심한 두려움과 긴장
- 이를 갈다 ➡ 분노, 원망
- 이를 덜덜 떨다 ➡ 공포
- 이를 악물고 버티다 ➡ 결심, 다짐, 인내
- 악착같이 일하다 ➡ 모질고 끈질기게 버티기

- 적을 물어뜯고 싶지만 물 수 없다. 물어뜯고 싶지만 물면 안 된다.

- 문제를 물고 뜯고 씹을 수 없다.

- 너무 긴장되고 무섭다.

- 무조건 참고 버텨야 한다.

- 나는 물거나 뜯으면 안 된다.

- 나는 물거나 뜯을 수 없다.

- 마음대로 입을 열면 안 된다. 마음대로 입을 열 수 없다.

- 나는 입을 쫙 벌릴 수 없다. 나는 입을 벌리고 싶지 않다.

◆ 어깨뼈(견갑골), 빗장뼈(쇄골), 윗팔뼈(상완골) ◆

관련된 관용적 표현

이상의 세 뼈는 어깨 관절을 구성한다.

- 어깨를 견주다
- 어깨를 으쓱거리다
- 어깨가 가볍다
- 어깨가 무겁다
- 칭찬받아서 어깨가 올라가다
- 어깨가 움츠러들다

- 어깨가 처지다
- 어깨를 겨루다
- 어깨를 나란히하다
- 어깨를 짓누르다
- 어깨에 걸머지다
- 돈 있다고 어깨에 힘을 주다

또한 어깨 관절은 팔의 시작 부분이자 팔의 부착 부분으로 팔이 시작되는 기초라고 할 수 있다.

- 팔을 걷어붙이다
- 중풍이 와서 팔을 잘 쓰지 못한다
- 너무 일을 많이 해서 팔이 빠지는 것 같다
- 두 팔을 벌리며 환영하다
- 팔을 굽히다
- 두 팔과 두 다리가 잘린 신세다

심리적 원인

- 해야 할 것이 너무 많다. 너무 부담스럽다.

  삶의 무게가 내 어깨를 찍어누른다. 우리는 모든 짐을 어깨로 지고, 비유적으로 모든 부담도 어깨에서 느낀다.

- 화가 난다. 너무 열받아서 어깨로 꽉 받아버리고 싶다.

  모든 동물은 싸우기 전에 어깨를 잔뜩 부풀린다.

- 무섭고 두렵고 긴장된다.

  너무 불안하고 걱정되어서 어깨가 꽉 굳어 있다.

- 되는 일도 없고, 나는 아무것도 아니다. 나는 패배자다.

  패배자와 우울한 이의 어깨는 축 처진다.

- (누군가를) 안으면 안 된다. 안을 수 없다. 잡아주면 안 된다. 잡아줄 수 없다.

- (스포츠와 일 등에서) 나는 팔 쓰는 것이 서툴다. 나는 팔로 능숙하게 주어진 일을 수행할 수 없다.

  야구, 핸드볼, 골프, 하키 등의 팔을 쓰는 운동에서 성적을 잘 내지 못할 때 이런 생각을 하게 된다.

30대 초반의 한 여성은 카지노에서 칩이나 현금이 가득한 무거운 상자를 넣었다 빼는 일을 했다. 그녀는 몇 년째 이 일을 혐오하면서도 마지못해서 하고 있었다. 어느 날 쇄골 부위에 통증이 너무 심해서 병원에 갔더니 쇄골이 커지고 염증이 생겼다는 진단을 받았다. 일의 특성상 쇄골을 많이 쓰는 일이어서 결국 쇄골에 문제가 생긴 것이다.

| 사례 ① | 쇄골 손상으로 생긴 통증

김병준 코치: 나는 군대에서 우연히 최 원장님의 〈EFT로 낫지 않는 통증은 없다〉를 보고 EFT를 알게 되었다. 이 책은 마음이 얼마나 통증과 질병에 영향을 주는지 잘 설명해 놓았고, 책 속에서 나와 비슷한 증상을 겪고 있는 사람들을 보면서 읽자마자 공감이 가기 시작했다. 책을 보며 반신반의하면서도 시키는 대로 두드려봤더니 바로 그 자리에서 고질적인 쇄골 통증이 사라지는 게 아닌가. 당시에 나는 훈련받다가 쇄골을 심하게 다쳐 팔도 제대로 들지 못했다. 병원 치료도 제대로 받지 못해 손상된 부위가 연축되면서 좌우 어깨가 비대칭이 될 정도로 증상이 심했다. 그러나 EFT를 한다고 타점을 두드리며 '쇄골 통증'을 마음속으로 외치는 순간 무언가 탁 내려가는 느낌이 들면서 통증이 다 사라진 것이다.

◈ 팔꿈치 관절 ◈

- 팔꿈치로 괴다
- 팔꿈치로 밀치다
- 팔꿈치로 찍다
- 팔꿈치로 사람들을 헤치고 나아가다(elbow one's way through)

- 팔꿈치로 찍어버리고 싶도록 밉고 화가 난다.
- 앞으로 나아갈 수 없다.

팔꿈치는 앞으로 헤치고 나가는 데에 필요하다.

- 일하기 싫다. 더 이상 일할 수 없다.

  팔꿈치가 아프면 일할 수 없다.

- 나는 무능하다. 나는 못한다.

  팔꿈치의 기능이 중요한 활동, 즉 테니스, 스쿼시, 바이올린, 첼로 등에서 나는 무능하고 못한다.

- 나는 (누군가를) 안아줄 수 없다. 잡아줄 수 없다. 안으면 안 된다. 안아줄 수 없다.

◈ 손목과 손의 모든 뼈 ◈

관련된 관용적 표현

- 손에 익다
- 손을 거치다
- 손을 끊다
- 손을 내밀다
- 손을 떼다(빼다)
- 손을 멈추다
- 손을 벌리다
- 손을 뻗치다
- 손을 씻다(털다)
- 손버릇이 나쁘다

- 손이 굼뜨다
- 손이 맵다
- 손이 빠르다
- 손이 서투르다
- 손이 여물다
- 손이 크다
- 손이 작다
- 내 손에 걸리면 죽는다
- 손에 땀을 쥐다
- 엄마 손이 닿으면 다 바뀐다

심리적 원인

- 일하기 싫다. 일하고 싶지 않다.

치유의 혁명, 심신의학 EFT

대부분의 일은 손으로 한다. 손에 문제가 생기면 일을 안 할 수가 있다.

- 나는 손이 서툴고 무능하다.

  정밀한 손기술이나 빠른 손이 필요한 일을 하는 사람들(외과 의사, 치과 의사, 보석 세공사, 피아니스트 등)이 이런 스트레스를 받기 쉽다.

◆ 가슴뼈(흉골)와 갈비뼈(늑골) ◆

관련된 관용적 표현

- 가슴을 펴다
- 가슴에 새기다
- 가슴에 칼을 품다
- 가슴을 긁다
- 가슴을 뒤흔들다
- 가슴을 열다
- 가슴을 짓찧다(몹시 심한 고통을 받다)
- 가슴을 터놓다
- 가슴이 꺼지도록 한숨을 쉬다
- 가슴이 무겁다
- 가슴에 안다
- 가슴이 좁다
- 가슴이 미어지다
- 가슴이 막히다
- 가슴이 콩알만 해지다
- 넓은 가슴에 안기다

의미상 가슴과 심장과 마음은 종종 혼용해서 쓰인다. 여기서는 특히 심장이 있는 자리를 뜻하는 가슴의 표현만 모아보았다.

심리적 원인

- 나는 안을 수 없다. 나는 안길 수 없다.

  주로 갈비뼈와 관련된다. '그들은 갈비뼈가 으스러지도록 서로 껴안았다'라는 표현을 생각해보라.

- 나는 (누군가나 무언가를) 가슴에 꽉 품을 수 없다. 나는 (누군가의) 가슴에 꽉 안길 수 없다.

  주로 가슴뼈와 관련된다.

- 내 가슴은 못났다. 내 가슴은 이상하다. 내 가슴은 문제가 있다.

  유방암이나 심장 질환의 진단을 받거나 이것 때문에 수술을 받게 되면 이런 생각을 많이 하게 된다. 한 여성은 유방암으로 왼쪽 유방을 제거한 뒤에 암은 잘 제거되었으나 외모에 열등감을 많이 느꼈고 곧 왼쪽 갈비뼈 부위에 통증을 느꼈다.

◈ 흉추 ◈

관련된 관용적 표현

흉추 부위는 등이므로 등과 관련된 관용적 표현을 모아보았다.

- 기득권 세력을 등에 업고 설친다
- 등을 돌리다
- 등이 달다(안타까워하다)
- 등에 찬물을 끼얹는 듯 아찔하다
- 등쳐 먹다
- 등을 떠밀다
- 등 따시고 배부르다
- 등을 토닥여주다
- 뒤(등)를 봐주다
- 여자친구가 없어서 등이 시리다
- 등에 칼을 꽂다
- 수구파들이 러시아에 등을 대다(의지하다)
- 등을 쓰다듬다
- 등에 칼을 꽂다
- 등 따시고 배부르다
- 등 뒤에 아무도 없다
- 등 뒤에 천군만마가 있는 느낌이다
- 화난 개가 등을 잔뜩 웅크리다
- 풀죽어서 등을 웅크리다
- 누군가의 등 뒤를 봐주다(지지하고 격려하다, back someone up)
- 누군가의 등에 칼을 꽂다(배신하다, stab someone in the back)
- 용기, 줏대, 결단력이 없다(have no backbone)

치유의 혁명, 심신의학 EFT

- 아무도 나를 토닥여주지 않았다. 나는 사랑받지 못했다.

  우리는 격려하거나 사랑을 표현할 때 등을 토닥여준다. 어렸을 때 애정 결핍이나 스킨십 부족을 경험한 많은 사람이 견갑골 사이의 등에서 통증을 호소하는 경우가 많다.

- 내 등에는 문제가 있다. 내 등은 못났다. 내 등은 이상하다.

  폐암 진단을 받거나 폐 수술을 받으면 이런 생각을 자주 하게 된다.

- 아무도 나를 받쳐주지 않는다. 나는 외톨이다.

  누군가 내 등 뒤에 있다고 느낄 때 우리는 든든하다.

- 나는 배신당했다.

  등에 칼을 맞은 느낌이다.

- 늘 대비해야 한다. 싸울 준비가 되어 있어야 한다. 강하게 보여야 한다.

  동물은 위협을 느끼거나 싸울 때에는 등에 힘을 주고 부풀린다.

- 나는 나를 떠받칠 힘이 없다. 나는 무력하다.

  척추의 주 기능은 인체를 떠받치는 것이다.

- 나는 지쳤다. 나는 기가 죽었다. 나는 슬프다.

  패배자의 어깨와 등은 축 처지고 굽어 있다.

◈ 요추 ◈

관련된 관용적 표현

- 허리가 꼿꼿하다
- 허리가 부러지다
- 허리가 끊어지도록 웃다
- 허리가 잘리다
- 허리가 휘다(휘청하다)
- 실세에게 허리를 굽히다

- 허리를 못 펴고 굽실거리다
- 허리 꺾인 호랑이
- 등골 빠지다
- 등골 빠지게 힘드는(backbreaking)
- 누군가를 도와주다(back someone up)
- 허리뼈가 또는 등골이 빠지다(너무 힘들다, break one's back)
- 허리를 굽히다 ➡ 자신을 낮추다, 자존심을 죽이다, 굴복하다

허리에 해당하는 영어 back은 동사로는 support(지지하다, 도와주다)의 의미가 있다.

심리적 원인

- 나 혼자 다 떠받쳐야 한다(책임져야 한다). 하지만 너무 힘들고 지친다. 나 혼자 다 해내야 하는데 못하겠다.

  허리는 우리 몸의 기둥으로 삶의 무게를 짊어지고 떠받치는 곳이다. 가장의 책임, 직장의 책임, 엄마의 책임을 나 혼자 다 떠맡아 힘들어하고 있다. 삶의 막중한 무게가 내 허리를 찍어 누른다. 사는 게 너무 힘들고 어렵다.

- 이제 더 못 버티겠다. 내가(내 허리가) 부러지고 무너질 것 같다.

  책임이 너무 무겁다고 느낄 때 허리가 아프기 시작하고, 그 무게를 더 못 버티겠다고 느낄 때 허리가 휘거나 부러진다. 허리가 휘거나 부러진다고 느낄 때 실제로 추간판탈출증(디스크)이나 요추 협착증이 나타난다.

- 나는 허리가 꺾여서 아무것도 할 수 없다.

  우리는 좌절감을 표현할 때 흔히 허리가 꺾였다고 말한다.

- 자존심 상한다. 나는 절대로 자존심을 버릴 수 없다.

  허리를 굽히는 것은 자존심을 버리는 것을 뜻한다. 나는 절대로 허리 굽힐 수 없다. 나는 자존심을 내려 놓을 수 없다. 허리 숙이고 싶지 않다. 억지로 허리 숙이니 자존심 상한다.

- 나는 절대로 굴복하고 싶지 않다. 억지로 굴복해서 분하다.

허리를 굽히고 절하는 것은 굴복을 뜻한다.

- 내 허리가 이상하다. 내 허리에 문제가 있다.

  요추 부위와 가까운 장기에 이상이 있다고 느끼거나 이상이 있다고 생각한다. 구체적으로 전립선암, 신장암, 대장암 등의 진단이나 관련 수술을 받거나 복통이나 생리통이 심하면 이런 스트레스를 받기 쉽다.

◈ 골반뼈와 치골 ◈

관련된 관용적 표현

엉덩이는 볼기의 윗부분이며 궁둥이는 볼기의 아랫부분인데, 둘 다 볼기를 뜻하는 경우도 많다.

- 엉덩이(궁둥이)가 무겁다
- 엉덩이(궁둥이)가 가볍다
- 엉덩이(궁둥이)가 근질근질하다
- 엉덩이(궁둥이)를 붙이다
- 여자가 엉덩이를 샐룩거리며 남자를 유혹하다
- 할머니가 손자의 엉덩이를 토닥이다
- 그녀의 복숭아 모양의 탐스러운 엉덩이
- 풍만한 궁둥이는 다산의 상징이다

엉덩이의 주 기능은 앉기라고 할 수 있다.

- 앉아서 기다리다 ➡ 노력하지 않고 요행만 바라다
- 앉아서 뭉개다 ➡ 제자리에서 발전이 없다
- 앉아서 배기다 ➡ 참고 견뎌내다
- 회장 자리에 앉다 ➡ 회장 직책을 맡다

영어에서 앉기(sit)의 용례를 찾아보았다.

- He was sitting as a temporary judge. 그는 임시 심판직에 앉아 있다.
- Candidates will sit the examinations in June. 후보들은 5월에 시험을 볼 것이다.
- We sat out the storm in a cafe. 카페에서 폭풍이 끝나기를 기다리다.
- We had to sit through nearly two hours of speeches. 우리는 근 두 시간 동안 연설을 끝까지 앉아서 들어야 했다.
- They have been sitting on my application for a month now. 그들은 내 신청서를 지금 한 달째 그냥 깔아뭉개고 있다.
- I'm far too busy to sit around here. 나는 너무 바빠서 여기서 빈둥거리고 있을 수 없다.
- We cannot just sit by and watch this tragedy happen. 우리가 그냥 가만히 앉아서 이 비극이 일어나는 것을 구경만 할 수는 없다.

심리적 원인

- 성 트라우마가 있다.

  성추행, 성폭행 또는 성적 학대를 당했다.

- 나는 나의 성 기능에 자신감이 없다. 나는 고개 숙인 남자다.

  성기능 장애, 발기 부전 등이 있다.

- 나는 임신과 출산에 문제가 있다. 나는 임신과 출산에 자신감이 없다.

  자꾸 유산하거나 임신이 안 된다.

- 나는 남성(여성)으로 못나고 매력이 없다.

  배우자나 상대가 바람을 피운다. 상대가 나와의 관계를 거부한다.

- 나의 골반에는 문제가 있다. 내 골반이 이상하다.

  자궁절제술, 전립선암 진단, 전립선 수술 또는 요실금 등이 이런 스트레스를 일으킬 수 있다.

관련된 관용적 표현

엉덩이와 관련해서 97쪽도 보라.

- 꼬리가 길다
- 꼬리를 감추다
- 꼬리를 내리다
- 꼬리를 물다
- 꼬리를 밟히다
- 꼬리를 사리다
- 꼬리를 잡다
- 꼬리를 치다
- 꼬리를 흔들다
- 꼬리가 드러나다
- 꼬리가 빠지게
- 꼬리를 빼다
- 꼬리에 꼬리를 물다
- 꼬리가 길면 밟힌다

심리적 원인

- 앉을 수 없다. 앉아서 버티는 것이 힘들다.

  너무 오래 앉아 있는 것이 트라우마가 되면 이런 스트레스를 받는다. 예를 들어서 억지로 앉아서 공부하는 것이 너무 힘들어서 그 뒤로 오래 앉는 것이 힘들다.

- 성적 수치심이 있다. 성 트라우마가 있다.

  굴욕적인 후배위 성교를 경험했다. 성교통이 심해서 성행위가 싫다.

- 비뇨생식기 질환으로 엉치뼈와 꼬리뼈 부위에 문제가 있다고 느낀다.

  치질, 만성 설사, 질 건조증, 질염 등이 있다.

관련된 관용적 표현

- 엉덩이(궁둥이)가 무겁다
- 엉덩이(궁둥이)가 가볍다
- 엉덩이(궁둥이)가 근질근질하다
- 엉덩이(궁둥이)를 붙이다
- 여자가 엉덩이를 샐룩거리며 남자를 유혹하다
- 할머니가 손자의 엉덩이를 토닥이다
- 그녀의 복숭아 모양의 탐스러운 엉덩이
- 풍만한 궁둥이는 다산의 상징이다

심리적 원인

- 앉을 수 없다. 앉고 싶지 않다. 앉으면 안 된다.
- 차지할 수 없다.
- 끝까지 앉아서 버텨낼 수 없다.
- (어떤 자리에) 앉을 수 없다. 앉으면 안 된다.

◆ **고관절과 넓적다리뼈**(대퇴골) ◆

관련된 관용적 표현

고관절에 넓적다리뼈가 연결되어 다리가 몸과 부착된다. 곧 고관절과 넓적다리뼈는 다리의 시작점이자 기초라고 할 수 있다.

- 다리 뻗고 자다
- 다리가 의붓자식보다 낫다
- 다리 부러진 장수 집안에서 큰 소리 친다
- 다리야 날 살려라
- 튼튼한 두 다리로 굳게 버티다
- 다리가 후들거리다
- 다리 부러진 안경이나 의자 ➜ 쓸모없다, 가치를 상실하다

- 이것은 짊어지기에는 너무 많아. 나는 감당할 수 없어. 나는 이것을 극복할 수 없어.
  예상치 못하거나 지속되는 요구 때문에 자신이 처한 상황을 견딜 수 없다.

- 나는 다리를 잘 쓰지 못한다. 나는 빨리 걷지 못한다. 나는 다리를 잘 쓸 수 없다. 나는 빨리 달릴 수 없다.

◈ 무릎과 정강이뼈 ◈

- 무릎을 꿇다
- 무릎을 꿇리다
- 무릎을 치다
- 무릎을 마주하다
- 무릎을 꿇다, 굴복하다, 좌절하다(kneel down)

- 무릎을 꿇리다, 굴복시키다, 좌절시키다(bring someone to his knees)
- 정강이가 맏아들보다 낫다 ➡ 성한 다리로 어디든 갈 수 있으니 아들보다 낫다
- 정강이를 구둣발로 까다
- 진흙탕에 발이 정강이까지 빠져 움직이기 힘들다
- 바삐 걷다 기둥에 정강이를 찍었다
- 아들은 튼튼하게 잘 자라서 정강이가 굵고 강하다
- 너무 오래 아프다보니 정강이가 비쩍 말라붙었다

심리적 원인

- 자존심 상한다. 수치심을 느낀다.
- 좌절감을 느낀다.
- 나는 절대로 무릎 꿇을 수 없어. 나는 절대로 굴복할 수 없다.
- (축구나 농구처럼 무릎을 많이 쓰는 선수들에게 많은 사례) 나는 무릎을 잘 쓰지 못한다. 나는 운동을 잘하고 싶지만 잘하지 못한다. 나는 운동을 잘할 수 없다. 나는 운동을 잘해야 한다.
- 나는 앞으로 잘 나아갈 수 없다. 뭔가가 내 다리를 붙잡고서 못 가게 막고 있다.
- 나는 잘 걸을 수 없다. 나는 잘 돌 수 없다.

◈ 발목뼈 ◈

관련된 관용적 표현

- 발을 동동 구르다
- 발을 끊다
- 발 들여놓을 자리 하나 없다
- 정계에 발을 디디다(들이다)

- 발붙일 곳이 없다
- 발을 빼다
- 발 뻗고 자다
- 발을 뻗다
- 발이 넓다
- 발을 맞추다
- 발이 묶이다
- 발 벗고 나서다
- 발에 차인다
- 발(바닥)이 닳도록 찾다
- 발이 떨어지지 않다
- 발이 뜸하다
- 도둑이 제 발 저리다
- 발바닥에 불이 나다
- 발바닥을 핥다
- 발목을 잡히다
- 발목을 묶이다
- 발목을 잡다

- 나아가고 싶지 않다. 나아갈 수 없다.
- 나는 상승할 수 없다. 나는 높이 오를 수 없다.
- 나는 이 상황에서 벗어날 수 없다. 나는 발목 잡혔다.
- 나는 잘 뛸 수 없다. 나는 찰 수 없다.
- 나는 여기에서 벗어나면 안 된다.

◈ 발바닥뼈 ◈

102쪽도 함께 보라.

- 발바닥에 불이 나다 ➡ 부리나케 여기저기 돌아다니다
- 발바닥에 흙 안 묻히고 살다 ➡ 고생하지 않고 살다
- 발바닥을 핥다 ➡ 권력자에게 빌붙어 아부하고 야비한 짓을 하다
- 발바닥이 닳도록 찾다

심리적 원인

- 세상에 나가고 싶지 않다. 사람들과 만나고 싶지 않다.
- 앞으로 나가고 싶지 않다.
- 세상에 발을 디디고 싶지 않다.
- 나는 제대로 설 수 없다.
- 나는 원하는 만큼 빨리 나아가지 못한다. 나는 원하는 만큼 빨리 나아갈 수 없다.
- 콱 밟아서 뭉개버리고 싶지만 할 수 없다. 콱 밟아서 뭉개면 안 된다. 특히 이 스트레스는 발뒤꿈치나 앞꿈치에 해당한다.

◈ 발가락뼈 ◈

관련된 관용적 표현

102쪽을 보라.

심리적 원인

- 나는 콱 차버리고 싶지만 차버릴 수 없다. 차버리면 안 된다.
- 나는 뛰거나 춤추거나 도약하거나 찰 수 없다.

- 나는 원하는 만큼 빨리 나아갈 수 없다.
- 나는 원하는 만큼 빨리 나아가지 못한다.

<h1 style="text-align:center">골격계 전반에 생기는
증상이나 질병</h1>

◆ 퇴행성 관절염(골관절염) ◆

심리적 원인

각 부위의 심리적 원인을 참고하라.

- 나는 늙었다. 나는 더 이상 쓸모가 없다. 이만큼 살아내느라 너무 힘들었다.
  우리는 고생했다는 뜻으로 골병들었다는 말을 많이 쓴다.
- 나는 해당 부위를 잘 쓸 수 없다. 나는 해당 부위를 쓰고 싶지 않다. 나는 해당 부위를 쓰면 안 된다.

치유 사례

| 사례 ① | **40대 여성의 손에 퇴행성 관절염이 생긴 이유**

한 70세 여성은 이미 40대에 손에 극심한 퇴행성 관절염이 생겼고, 마디마디가 툭툭 불거진 것이 마치 평생 농사지은 80대 노인의 손처럼 보였다. 그런데 그녀는 미국 유학 출신 박사로 회사에서 기획 업무만 맡고 있었고, 육체노동은 평생 해본 적이 없었다. 고작 컴퓨터 자판 치는 것이 노동의 전부였다. 그래서 본인도 의사도 이 병이 생긴 이유를 전혀 알 수 없었고 황당해했다. 그런데 그녀는 착한 사람 증후군이 너무 심해서 어떤 부탁을 받아도 거절

하지 못했고, 또 반대로 타인에게는 아무 요구도 하지 못했다.

그러다보니 그녀는 그 부서에서 일을 잘하고 많이 하는 것으로 소문이 났고, 늘 일에 치여 살고 있었다. 물론 그 일은 전부 정신노동이어서 손과는 관련이 없었다. 그녀의 무의식에는 '일하기 싫다, 일하고 싶지 않다, 일이 너무 많다'라는 생각이 늘 돌아갔고, 이것이 이 증상을 만들어낸 것이다. 손의 주 기능은 일하는 것이고, 일하기 싫을 때에 이렇게 손에 각종 증상이 잘 생긴다.

- 증상이 시작될 무렵에 당신은 어떤 상황에서 어떤 스트레스를 받았나?
- 증상이 시작될 무렵에 당신의 삶은 어떤 상태였나?
- 증상이 시작될 무렵에 당신은 어떤 감정을 많이 느꼈나?
- 이 증상이 있어서 혹 좋은 점이 있다면 무엇인가?
- 당신의 엄마 뱃속 트라우마는 무엇인가?

- 올 때는 순서가 있지만 갈 때는 순서가 없다. 나는 여전히 젊고 건강하다.
- 나의 건강 나이는 아직 25세(30, 40세)다.
- 나는 여전히 젊고 건강하고 쓸모가 있다.
- 나는 내 뼈에 새겨진 삶의 노고를 다 씻어내고 내 뼈는 다시 젊고 튼튼해진다.
- 나는 해당 부위를 잘 쓸 수 있다. 나는 해당 부위를 잘 쓰고 싶다. 나는 해당 부위를 얼마든지 써도 된다.

심리적 원인

각 부위의 심리적 원인을 참고하라.

- 나는 늙었다. 나는 더 이상 쓸모가 없다.

  남자는 은퇴하면, 여자는 남편과 자식을 챙길 필요가 없어졌을 때에 이런 생각을 많이 한다. '나는 더 이상 쓸모가 없다. 자식들에게 부담만 된다.' 한 50대 여성은 남편과 사이가 나빠서 결혼한 지 몇 년 되지도 않아 각방을 쓰면서 별거하듯 살고 있었고, 남편을 증오했다. 그러다 35세에 바로 폐경이 되었고, 몇 년 뒤에 또 골다공증 진단을 받았다. 남편에게 사랑받지 못해서 여성으로서의 자신감이 떨어지니 바로 이렇게 40세도 안 되어 골다공증을 앓게 된 것이다.

- 나는 늙고 약해졌다(노화의 믿음).

  서구에서는 일찍이 노인의 골다공증이 사회적 문제가 되었지만, 원래 노인이 존중받던 아시아권에서 골다공증은 거의 문제가 되지 않았다. 전통적으로 농경 중심의 아시아 문화권 대가족 안에서 노인은 존중받고 가장 큰 발언권을 가졌다. 그러나 아시아 문화가 서구화되면서 골다공증이 급증함에 따라 이런 차이는 이미 예전의 신화가 되어버렸다. 이런 점에서 노년기에 자신의 자존감과 자신감을 찾고 유지하는 것은 사회적으로도 개인적으로도 중요한 의무이자 사명이라고 할 수 있다.

심리적 원인을 찾는 질문

- 당신은 나이 드는 것에 대해 어떻게 생각하는가?
- 당신은 여전히 '내가 가치 있다'라고 느끼는가?
- 당신은 가족 안에서 어떤 지위나 역할을 갖고 있는가?
- 당신은 왜, 언제부터 이상의 생각과 감정을 느꼈는가?
- 이 증상이 있어서 좋은 점이 있다면 무엇인가?
- 당신의 엄마 뱃속 트라우마는 무엇인가?

일단 먼저 자신에게 이런 질문을 해보라.

- 당신은 어떤 삶의 목표가 있는가? 없다면 어떤 목표를 갖고 싶은가?
- 당신은 당신 자신을 일으키기 위해서 어떤 과제나 가치를 추구하고 싶은가?

그리고 이렇게 확언해보자.

- 나는 왜 내가 쓸모 있다고 느끼게 되지?
- 왜 나는 삶의 의미와 목표를 찾지?
- 왜 나는 여전히 젊고 활동적이지?
- 왜 나는 늘 사람들에게 쓸모 있고 도움이 되지?

◈ 골수 조직 괴사, 골수 섬유증 또는 골수 경화증, 골수 종양(형질세포종, 다발성 골수종), 골수염 ◈

심리적 원인

부위별 의미를 참고하라.

- 나는 완전히 쓸모가 없다. 나는 살 가치가 없다. 나는 아무것도 아니다.
  뼈는 그 자체로 자존감 또는 자신의 가치를 상징한다. 골수는 인체의 가장 깊은 곳이다. 따라서 골수 기능에 문제가 생기는 것은 자존감이 심각하게 최저로 낮아진 상태이다.

- (노인이라면) 당신은 나이 드는 것에 대해 어떻게 생각하는가?

- 당신은 여전히 '내가 가치 있다'라고 느끼는가?

- 당신은 가족 안에서 어떤 지위나 역할을 갖고 있는가?

- 당신은 왜, 언제부터 이상의 생각과 감정을 느꼈는가?

- 이 증상이 있어서 좋은 점이 있다면 무엇인가?

- 당신의 엄마 뱃속 트라우마는 무엇인가?

치유 확언

- 하느님은 사랑이며 하느님은 나를 무한히 사랑하신다.

- 하느님 안에서 나는 모든 사람과 동등하게 소중하다.

- 나는 하느님의 성스러운 자식이며 하느님이 창조하신 그대로다.

- 하느님이 나를 무조건적으로 무한히 사랑하듯 나도 나를 무조건적으로 무한히 사랑한다.

◆ 복합 부위 통증 증후군(CRPS, complex regional pain syndrome) ◆

심리적 원인

부위별 심리적 원인을 참고하라.

환자는 손상을 입고 움직임이 제한되면서 해당 부위와 관련해서 심각한 열등감, 무능감, 회피 심리를 느낀다. 예를 들어 발목에 이 증상이 생긴 환자는 이런 생각을 하고 있었다. '내 발목이 부러졌어. 이제 나는 경쟁에서 도태되었어. 절대 다시 원래대로 돌아가지 못할 거야.'

- 부상을 일으킨 사고의 충격을 잊지 못한다.
  종종 부상이나 사고는 트라우마가 되어 뇌리에 맴돌고, 이것이 증상을 지속시킨다.

- 너 때문이야. 내가 나으면 누가 좋은데.

환자는 사고 가해자나 평소에 그를 괴롭혔던 가족을 심각하게 원망하며 용서하지 못하고 있다. 예를 들어 부모에 대한 원망이 많은 자식은 자신이 낫는 것보다 부모가 자신의 병 때문에 고통받기를 원한다.

심리적 원인을 찾는 질문

- 왜 그 부상이 자신에게 그렇게 많은 영향을 미쳤을까?
- 당신은 어떤 부상을 겪고 이런 증상이 생겼으며 그 부상에 대하여 어떤 생각과 감정이 드는가?
- 증상이 시작될 무렵에 당신은 어떤 생각을 많이 했나?
- 그 당시에 당신의 삶은 어떤 상태였나?
- 그 당시에 무엇이 당신에게 스트레스를 주었고, 어떤 지배적인 감정을 느꼈나?
- 이 증상이 있어서 좋은 점이 있다면 무엇인가?
- 당신의 엄마 뱃속 트라우마는 무엇인가?

치유 사례

| 사례 ① | 칼로 슥삭슥삭 도려내는 아픔

만일 여러분의 혀와 입술을 칼로 도려낸다면 얼마나 아플까? 너무 끔찍해서 상상조차 하기 싫을 것이다. 1년 전쯤 바로 이런 통증을 호소하면서 50대 중반의 기혼 여성이 찾아왔다. 3~4년 전에 이른바 돌팔이에게 입술 성형을 위해 실리콘을 주입받았는데, 그 이후로 입술과 혀와 잇몸 전체가 아프기 시작했고 2년 전부터는 극심할 정도로 아프다고 했다.

"어디가 얼마나 어떻게 아프세요?"

"하루에도 여러 번씩 입술과 잇몸과 혀를 마치 칼로 슥삭슥삭 도려내는 듯 아파요. 한번 아프면 몇 시간씩 지속되는데 도저히 정신을 차릴 수가 없어요. 이렇게 아프지 않으면 얼얼하거나, 빈속에 청양고추를 마구 씹어 먹은 듯 화끈거려서 참을 수가 없어요. 이런 지 벌써 2년이나 되었어요."

"치료는 어떻게 해보셨나요?"

"치과에도 성형외과에도 가봤는데 다들 답이 없대요. 성형 부작용 같으니 재수술하면 안 되냐고 물었는데, 절대로 그 결과를 장담할 수 없다고 거부했어요. 너무 아파서 온갖 진통제를 먹어도 도저히 해결이 안 돼요."

이렇게 상담을 시작하면서 좀 더 이 증상의 자초지종을 듣게 되었는데, 내가 본 통증 환자 중에서도 가장 심각하다고 할 만한 수준이었다. 잇몸이 너무 아프다 못해 일부분이 내려앉아서 부분 틀니를 하고 있었고, 이외에도 심각한 무기력증으로 살림을 거의 할 수 없을 정도였다.

우울증과 좌절감도 심각한 지경이었다. 얼마나 증상이 심각했던지 이 여성은 1년 전에 이미 유서까지 다 쓰고, 생명 보험도 몇 개나 들어놓은 상태였다. 한마디로 죽지 못해 살고 있는 산송장 같은 상태였다.

이 증상이 요즘 언론에 간간이 특이한 불치병으로 소개되는 '복합 부위 통증 증후군'인 줄은 나도 상당히 치료가 진행된 다음에야 알아차릴 수 있었다. 그녀를 치료했던 여러 의사가 아무도 진단을 못 내릴 만큼 아직 희귀하고 그 원인과 치료법이 밝혀지지 않은 정체불명의 질병이었기 때문이다. 나 역시 당연히 처음에는 이 병이 어떤 병인 줄 몰랐고, 그녀도 통증의 해결보다는 그저 심리적인 증상이나마 혹 진정이 될까 하여 찾아왔던 터였다.

과연 이 여성에게도 EFT가 효과를 볼 수 있을까? 나는 몸의학(심신의학)의 패러다임으로 당연히 치료될 것이라고 확신했지만, 환자에게 바로 확신을 말하지는 않았다. 너무 힘든 상태에 빠진 환자에게 때때로 지나친 확신은 아무리 가능성이 있어도 받아들여지지 않고 도리어 의심과 거부감을 키워 치료에 방해가 될 수 있기 때문이다. 노숙자에게 진심으로 집과 차를 사주겠다고 한들 받아들여지겠는가? 그래서 나는 첫날 상담에서는 마음이 편안해지면 통증도 가벼워질 거라고만 가볍게 말했다.

첫날의 상담 주제는 남편의 외도였다. 몇 년 전까지 남편과 사이가 안 좋았고, 남편이 수시로 외박하고 외도를 했다고 했다. 나는 이와 관련된 사건과 감정과 생각을 탐색하면서 EFT를 해주었고, 한 시간 반쯤 지나서 입과 혀가 어떤지 물었더니 들어올 때보다는 통증이 반 정도 줄어든 느낌이라고 했다.

이런 식으로 통증과 관련된 사건과 감정과 생각을 찾아가면서 주 1회씩 3~4주째 EFT를 한 후, 어느 날 그녀는 생글생글 웃는 얼굴로 진료실로 들어왔다. 그리고 얼마 전부터 통증이 거의 사라졌다고 하는 것이 아닌가! 그제야 나는 EFT가 통증을 치료할 수 있다고 확실하게 말했고, 그녀도 그동안의 효과에 힘입어 흔쾌히 내 말에 수긍하는 태세였다.

하지만 몇 회 만에 그녀의 통증이 완전히 다 잡힌 것은 아니었다. 이후 갑자기 재발이 된 듯 도로 아파져서 좌절에 빠진 그녀를 EFT로 원 상태로 되돌려주는 일이 몇 차례 반복되었다. 이렇게 약 넉 달이 지나 치료 16회차가 되자 그녀의 통증은 90퍼센트 이상 잡혔고 통증도 재발하지 않는 안정 상태가 되었다. 나는 마저 치료하고 싶었지만, 그녀가 치료 비용에 부담을 느끼는 것 같아 남은 10퍼센트는 스스로 해결하도록 했다. 이렇게 해서 그 공포스러운 불치의 통증이 사라진 것이다.

그런데 이 여성은 도대체 얼마나 많은 부정적인 사건과 감정과 생각이 있기에 이렇게 지옥보다 더한 고통을 겪고 있었을까?

1. 증상과 관련된 사건(여성의 기억)

- 중학생 때까지 아버지가 자주 술에 취해서 폭력을 행사하고 사고를 많이 저질렀다. 아버지가 술에 취해서 행패와 난동을 부릴까봐 어렸을 때 나는 항상 불안과 공포에 떨었다.
- 어머니가 남자 형제들만 선호해서 항상 나를 차별했다. 나는 어렸을 때부터 이런 차별에 치를 떨면서 분노했다.
- 결혼해서는 시댁 식구들이 나를 계속 무시했다. 시동생, 시어머니, 시누이 등을 '그년'과 '그놈'이라고밖에 못 부를 정도로 원한이 맺혔다.
- 자주 외도한 남편이 죽이고 싶도록 밉다.
- 점쟁이가 얼굴에 손대면 평생 재수가 없다고 했는데, 그 말이 생각나서 죽고 싶을 정도로 두렵다.

사실 이것이 그녀가 말한 사건이나 기억의 전부는 아니다. 16회차 동안 말한 것을 다 적는다면 아마 이 책을 다 채워도 모자랄 것이다. 한 회차에 대략 5~10개 정도 사건만 말했다고 하더라도 적어도 우리는 100여 개 이상의 관련 기억을 다루고 지웠을 것이다.

2. 증상과 관련된 감정

- 아버지의 극심한 술주정 때문에 극심한 공포와 불안을 평생 느끼며 살았다.
- 부모에게 사랑받지 못해서 자기비하가 심했고, 이에 대한 반발로 극도의 원망감을 느꼈다.
- 시댁의 차별과 무시에 대한 증오와 원망이 하늘을 찌를 정도였다. 특히 시댁에 대해 분노를 느낄 때는 어김없이 입과 입술이 칼로 잘라내는 듯 아팠다. 여기서 증오의 감정이 입술의 통증과 가장 큰 관련이 있음을 알 수 있었다.
- 외도하는 남편에 대한 경멸감과 증오가 아주 컸다. 역시나 남편에 대한 원망이 느껴지면 어김없이 입이 극심하게 아팠다.
- 점쟁이의 말로 인해 두려움을 많이 느꼈고, 혹시나 '정말로 안 나으면 어떡하나' 하는 불안과 공포가 컸다.

앞서 말한 대로 100여 개 사건을 지웠으므로 관련된 감정도 이것이 전부는 아니었다. 다만 생각나는 대로 중요한 것만 몇 가지 적어본 것이다.

3. 증상과 관련된 생각

- 인간관: 사람들은 믿을 수가 없다. 사람들은 나를 싫어한다.
- 세계관: 세상을 믿을 수가 없다. 사람들을 만나는 것은 위험하다.
- 자아상: 나는 가치가 없다. 나는 무능하고 무기력하다.

부정적인 경험을 많이 하면 부정적인 신념을 형성하게 된다. 부모에게 사랑받지 못하고 시댁과 남편에게 사랑받지 못한 그녀는 자기도 모르게 위와 같은 인간관과 세계관을 갖게 되었다. 그녀의 극심한 통증은 이런 면에서 나름의 유용성도 있었다. 너무 아파서 최근 몇 년 동안 아무도 만날 수 없었으니, 통증은 그녀를 위험한 세상과 사람으로부터 격리시키고 보호해주는 역할도 하고 있었던 것이다.

그러나 만일 계속 이런 인간관과 세계관을 유지한다면 통증에서 벗어나는 것은 불가능하

   치유의 혁명, 심신의학 EFT

다. 실제로도 그녀는 한 번씩 모임에 나가서도 인간관계의 불편함을 느낄 때면 즉각적으로 입의 통증을 느꼈다. 이에 나는 그녀에게 다음과 같은 긍정적인 확언을 만들어서 무의식에 심어주었다.

- 나는 좋은 사람을 사귄다.
- 나는 사람을 보는 눈이 있다.
- 세상은 안전하다.
- 사람들은 나를 좋아한다.

이런 긍정적인 가치관이 무의식에 심어지면서 인간관계로 통증이 재발하는 일은 점차 줄어들었다. 한 인간이 가진 생각 중에서도 가장 중요한 것은 자아상이다. 그녀는 사랑받지 못하고 배신당하고 이용당한 경험을 많이 하면서 결국에는 자신도 모르게 이런 자아상을 만들었던 것이다. 자아상이란 법률로 비유하자면 헌법과 같다. 부정적인 자아상의 가장 큰 문제는 자신이 나을 수 있고 좋아질 수 있다는 사실을 도무지 믿지 못한다는 점이다. 너무 고통스러워 치료는 열심히 받고 노력하지만, 정작 무의식에서는 '나는 안 된다'라는 신념이 너무 굳건해서 역설적으로 어떤 치료도 효과가 안 난다.

이렇게 의식적인 신념과 무의식적인 신념(자아상)이 충돌하는 상태를 '심리적 역전'이라고 한다. 나는 그녀의 부정적인 자아상을 개선하기 위해서 다음과 같은 확언을 꾸준히 해서 무의식의 부정적 자아상이 바뀌도록 했다.

- 나는 나를 이해한다.
- 나는 나 자신을 조금씩 좋아하기로 선택한다.
- 나는 나를 믿는 것을 선택한다.

부정적인 자아상이 바뀌지 않은 상태에서는 치료가 잘되더라도 확 뒤집히는 경우가 생긴다. '나는 안 돼'라는 신념이 있으면 증상이 요동칠 때마다 '나는 역시 안 돼'라고 생각하면서 자포자기하여 원 상태로 돌아가는 경우가 많다. 그 자체가 정상적인 진행 과정인데도 말이다.

- 나는 내 아픈 부위에 새겨진 그 사고의 기억과 충격을 완전히 다 내려놓고 지운다.
- 나는 그(원망하는 사람)를 완전히 용서하므로 원망의 증거인 이 증상도 완전히 사라진다.
- 나는 내 아픈 곳에 새겨진 원망과 복수심을 다 씻어내고, 내 뼈는 다시 온전해진다.
- 나는 해당 부위를 잘 쓸 수 있다. 나는 해당 부위를 잘 쓰고 싶다. 나는 해당 부위를 얼마든지 써도 된다.

◆ **뼈 파제트병, 관절염, 점액낭염, 골종양**(골모세포종, 골종, 유잉육종, 골육종)**, 연골종양**(연골육종, 연골모세포종, 골연골종)**, 윤활낭염** ◆

각 부위의 의미를 참고하라.

- 해당 부위가 이상하다. 해당 부위에 문제가 있다. 해당 부위에서 병이 생기거나 커질까봐 안심할 수 없다.

현대 의학적 견해에 따르면 대부분의 뼈종양, 즉 골종양은 전이하여 생긴 2차 종양이다. 왜 골종양은 원발성 종양이 드물까? 독일 신의학의 견해에 따르면 사람들은 암 진단이나 침습적 치료인 항암 요법이나 수술을 받고 나면 해당 부위에서 열등감, 무력감, 회피 심리를 심각하게 느끼게 되고 이것이 골종양을 일으킨다. 구체적인 예를 들면 유방암 진단을 받거나 수술을 받게 된 환자는 '나는 이제 더 이상 여자가 아니야!'라고 느끼게 되고, 이런 감정이 갈비뼈나 흉추 부위에 골종양을 발생시킨다. 게다가 진단 촬영과 검사가 갈수록 잦아지기 때문에 이런 종양은 더 빨리 더 자주 발견된다. 반면에 원발성 골종양은 일반적으로 환자가 해당 부위의 통증을 호소할 때 발견된다.

어느 날 65세 여성이 두개골 통증으로 왔다. 그녀는 10년 전에 뇌수막종으로 수술을 받았는데, 4년 뒤에 두개골에 희귀 종양이 또 생겨서 다시 두개골 일부를 들어내고 인공뼈를 넣는 수술을 받았다. 상담해보니 그녀의 강박증은 상상을 초월할 정도여서 온종일 아픈 부위를 생각하면서 걱정하고 두려워하고 있었다. 그녀의 강박증은 사춘기 때부터 시작된 것이었고, 이런 강박이 두개골 종양을 만들었다는 생각이 들었다.

심리적 원인을 찾는 질문

- 증상이 시작될 무렵에 어떤 상황에서 당신은 열등감이나 무능감을 느꼈나?
- 그 당시에 어떤 힘든 일을 겪었나?
- 그 당시에 무엇이 당신에게 스트레스를 주었고, 어떤 지배적인 감정을 느꼈나?
- 이 증상이 있어서 좋은 점이 있다면 무엇인가?
- 당신의 엄마 뱃속 트라우마는 무엇인가?

치유 확언

- 나는 내 아픈 부위에 새겨진 상처와 충격을 완전히 다 내려놓고 지우고, 내 뼈는 다시 온전해진다.
- 나는 여전히 젊고 건강하고 쓸모가 있다.
- 나는 내 뼈에 새겨진 삶의 노고를 다 씻어내고 내 뼈는 다시 젊고 튼튼해진다.
- 나는 해당 부위를 잘 쓸 수 있다. 나는 해당 부위를 잘 쓰고 싶다. 나는 해당 부위를 얼마든지 써도 된다.

심리적 원인

대체로 흉추와 요추 증상의 심리적 원인을 포괄한 것이 강직성 척추염의 원인이다. 일단 흉추 증상의 심리적 원인은 다음과 같다.

- 아무도 나를 토닥여주지 않았다. 나는 사랑받지 못했다.

  우리는 격려하거나 사랑을 표현할 때 등을 토닥여준다. 어렸을 때 애정 결핍이나 스킨십 부족을 경험한 많은 사람은 견갑골 사이의 등에서 통증을 호소하는 경우가 많다.

- 내 등에는 문제가 있다. 내 등은 못났다. 내 등은 이상하다.

  폐암 진단을 받거나 폐 수술을 받으면 이런 생각을 잘 하게 된다.

- 아무도 나를 받쳐주지 않는다. 나는 외톨이다.

  누군가 내 등 뒤에 있다고 느낄 때 우리는 든든하다.

- 나는 배신당했다.

  등에 칼을 맞은 느낌이다.

- 늘 대비해야 한다. 싸울 준비가 되어 있어야 한다. 강하게 보여야 한다.

  동물은 위협을 느끼거나 싸울 때에는 등에 힘을 주고 부풀린다.

- 나는 지쳤다. 나는 기가 죽었다. 나는 슬프다.

  패배자의 어깨와 등은 축 처지고 굽어 있다.

요추 증상의 심리적 원인은 다음과 같다.

- 나 혼자 다 떠받쳐야 한다(책임져야 한다). 하지만 너무 힘들고 지친다. 나 혼자 다 해내야 하는데 못하겠다.

  허리는 우리 몸의 기둥으로 삶의 무게를 짊어지고 떠받치는 곳이다. 모든 책임을 나 혼자 다 떠맡아 힘들어하고 있다. 삶의 막중한 무게가 내 허리를 찍어 누른다. 사는 게 너무 힘들고 어렵다.

- 이제 더 못 버티겠다. 내가(내 허리가) 부러지고 무너질 것 같다.

  책임이 너무 무겁다고 느낄 때 허리가 아프기 시작하고, 그 무게를 더는 못 버티겠다고 느낄 때 허리가 휘거나 부러진다. 허리가 휘거나 부러진다고 느낄 때 실제로 추간판 탈출증(디스크)이나 요추 협착증이 나타난다.

- 나는 허리가 꺾여서 아무것도 할 수 없다.

  우리는 좌절감을 표현할 때 흔히 허리가 꺾였다고 말한다.

- 자존심 상한다. 나는 절대로 자존심을 버릴 수 없다.

  허리를 굽히는 것은 자존심을 버리는 것을 뜻한다. 나는 절대로 허리 굽힐 수 없다, 나는 자존심을 내려 놓을 수 없다, 허리 숙이고 싶지 않다, 라는 마음인데, 억지로 허리를 숙이니 자존심 상한다.

- 나는 절대로 굴복하고 싶지 않다. 억지로 굴복해서 분하다.

  허리를 굽히고 절하는 것은 굴복을 뜻한다.

- 내 허리가 이상하다. 내 허리에 문제가 있다.

  요추 부위와 가까운 장기에 이상이 있다고 느끼거나 이상이 있다고 생각한다. 구체적으로 전립선암, 신장암, 대장암 등의 진단을 받거나 관련 수술을 받거나 복통이나 생리통이 심하면 이런 스트레스를 받기 쉽다.

- 나는 내가 싫다. 나는 내가 마음에 들지 않는다. 나는 부족하고 못났다.

  강직성 척추염은 자가면역 질환으로 면역계가 자기를 공격하는 것인데, 자기 공격은 심리적으로는 자기혐오나 자기 비난이다.

한때 TV 프로그램 〈개그콘서트〉의 '마빡이' 시리즈에서 큰 인기를 끌었던 김시덕! 나는 그의 사투리 유행어가 아직도 생각난다. '내 아를 낳아도.' 그는 갑자기 방송에서 사라졌는데, 이런 내막이 있었다고 한다. 한 기사에 따르면, 'KBS 16기 공채 개그맨으로 합격한 김시덕 씨는 활발한 활동 중 돌연 방송 출연을 멈췄다. 2006년 말 출연한 KBS 2TV 건강 버라이어티 쇼 〈비타민〉 출연 당시 강직성 척추염 진단을 받았기 때문이었다.'

강직성 척추염이란 원인불명의 자가면역 질환으로 척추가 대나무처럼 굳으면서 움직이지 못하고 죽어가는 무서운 병이다. 그래서 이 병을 영어로 'bamboo spine(대나무 척추)'이라고도 한다. 그는 왜 이런 끔찍한 병에 걸렸을까? 사실 그는 사생아, 곧 혼외자다. 마침 이 글을 쓰는 동안 그의 기사가 떠서 사생아를 구글에 검색하니 떡하니 이런 기사 제목들이 죽 올라왔다.

- 뉴스1: '사생아 고백' 김시덕, "친부 영면… 다음 생에 내 아버지 되지 말길"
- 뉴시스: "너만 태어나지 않았어도"… 사생아 김시덕 부친상
- 조선일보: '사생아 고백' 김시덕, 부친상 심경 토로… "다음 생에 내 아버지 되지 말길"
- 국제뉴스: "친부께서 영면하셨다", '사생아 고백' 김시덕, 부친상 소식

이 기사들을 보니 김시덕이 왜 젊은 나이에 강직성 척추염에 걸렸는지 딱 이해가 되었다. 자가면역 질환이란 면역계가 자기 몸을 공격하는 것으로 그 심리적 원인은 자기혐오다. 혼외자는 엄마 뱃속에서부터 자신의 존재를 부정당하는 말을 듣고 태어나게 된다. 실제로 그는 "너만 태어나지 않았어도"라는 말을 듣다가 결국 9세에 완전히 버려져서 혼자 살았다고 한다.

이렇게 혼자 살게 된 그는 늘 생각했을 것이다. '나 혼자 살아내야 한다. 나 혼자 버텨내야 한다. 내 삶의 무게를 나 혼자서 다 짊어지고 버텨내야 한다.' 게다가 김시덕은 무슨 일이 있어도 부모가 없어서 삐뚤어졌다는 말을 듣지 않아야 한다고 강하게 다짐했다고 한다. '결국 대나무처럼 올바르게 살아야 한다'라는 마음 때문에 대나무 척추가 된 것이다. 바로 이런 생각이 허리와 척추에 병을 일으키는 심리적 원인이다. 다시 정리하면 김시덕이 강직성 척추염을 앓게 된 심리적 원인은 다음과 같다.

- 자기혐오: 나는 태어나지 말았어야 했다.
- 지나친 생존의 부담: 나밖에 나를 책임질 사람이 없다.
- 지나친 도덕성: 나는 절대로 삐뚤어지면 안 된다. 늘 올발라야 한다.

- 증상이 생길 무렵에 당신은 무슨 일을 겪었나?
- 증상이 생기기 전에 당신은 어떤 생각을 많이 했나?
- 다시 태어난다면 당신의 인생에서 생략하고 싶은 사건이나 사람은 누구인가?
- 당신은 왜 자신을 혐오하고 비난하는가?
- 자기혐오와 자기 비난이 언제, 왜 시작되었나?
- 이 증상이 있어서 좋은 점이 있다면 무엇인가?
- 당신의 엄마 뱃속 트라우마로 어떤 생각이나 감정을 갖게 되었나?

치유 사례

| **사례 ①** | **강직성 척추염**(출처: 게리 크레이그, 〈**난치병에 EFT 활용하기**(Using EFT for Serious Diseases)〉〉

필립은 49세의 남자로 22년간 강직성 척추염을 앓았다. 이 병에 걸리면 척추 사이의 인대가 모두 뼈같이 굳어버려서 척추가 대나무같이 뻣뻣하게 변한다. 이때 엄청난 고통과 경련이 일어나는데 현대 의학으로는 고칠 수 없는 병이다. 처음에 연단 위에서 게리에게 EFT를 받기 위해 허리를 굽혔을 때에는 손이 겨우 무릎까지 갈 뿐이었다. 게리가 필립에게 약 1시간 정도 EFT를 한 후에 다시 허리를 굽히게 하자 손이 놀랍게도 한 뼘이나 더 내려갔다. 다시 몇 달 뒤에 게리가 필립에게 전화했을 때 필립의 증상 약 50퍼센트가 사라졌다고 말했다.

치유 확언

- 나는 하느님의 성스러운 자식이다.
- 나는 하느님의 무한한 사랑과 보호와 안내를 받는다.
- 하느님은 나를 무조건으로 사랑하며 나도 나를 있는 그대로 사랑한다.
- 나는 나를 통해 하느님께서 일하게 하신다. 나는 하느님 안에서 쉰다.

심리적 원인

부위별 의미를 참고하라.

통풍은 여러 부위에 생길 수 있지만, 엄지발가락이나 앞꿈치 부위에 생긴 것이라면 다음 원인이 있다.

- 나는 콱 차버리고 싶지만 차버릴 수 없다. 차버리면 안 된다.
- 나는 뛰거나 춤추거나 도약하거나 찰 수 없다.
- 나는 원하는 만큼 빨리 나아갈 수 없다. 나는 원하는 만큼 빨리 나아가지 못한다.

그리고 통풍의 주 원인인 요산 과다는 신장의 집합세관 문제이므로 다음과 같은 심리적 원인이 있다.

- 나는 버려졌다. 나는 기댈 사람이 없다.

  이런 생각 또는 감정은 한 사람이 쫓겨나고, 배제되고, 아무도 원하지 않고, 거부당하고, 이해받지 못하고, 무시되고, 소외되고, 고립되어 혼자라고 느낄 때 생긴다. 아이들은 보통 어린이집에 들어갈 때, 집단에서(집에서, 놀이터에서, 유치원에서, 학교에서) 사랑받지 못하거나 배제되었다고 느낄 때, 부모가 그들과 충분한 시간을 보내지 않을 때, 더 많은 관심을 받는 새로운 형제자매가 태어날 때, 조부모가 돌아가실 때, 또는 가족 구성원이 떠날 때 이런 감정을 경험한다.
  안전감과 심리적 의지처가 사라지면 외로움을 느끼게 된다. 집과 가족을 떠나 보호 시설에서 삶이 끝나는 노인이나 신생아도 이렇게 느끼기 쉽다. 또 이런저런 이유로 태어날 때부터 엄마에게서 떨어진 신생아도, 집에 혼자 남겨진 동물도 이런 감정을 느끼기 쉽다.

- 끝장났다. 언제 죽을지 모른다.

  물 밖에 나온 물고기는 언제 죽을지 모른다. 이 감정은 죽음의 두려움과 관련된다. 암이나 기타 심각한 질환으로 진단받는 것, 응급실이나 구급차에 있는 상황, 병원에 있는데 제대로 된 도움이나 간호를 받지 못하는 상황 등이 이런 감정을 느끼게 되는 상황의 예다.

- 다 잃었다. 기댈 데가 사라졌다.

  물고기에게 물은 생계의 터전이기도 하다. 따라서 생계 수단이 사라지는 스트레스도 신장에 손상을 준다. 물 잃은 물고기처럼 '나는 모든 것을 잃었다'라는 느낌을 들게 하는 손실이 이런 스트레스 상황이라고 볼 수 있다. 구체적인 예를 들면 직장 상실, 막대한 재정적 손실, 집을 잃는 일, 크게 의지하던 사람을 잃는 일 등이다.

- 나는 난민이다. 이 세상에 내 자리는 없다.

  이 감정은 뿌리 뽑히거나 난민이 되는 느낌을 뜻한다. 예상치 못하게 전학, 전근, 유학, 이민, 이사, 입학 등을 하게 되어서 익숙한 상황이나 환경, 사람들로부터 떨어지게 될 때 이런 감정을 많이 느낄 수 있다.

심리적 원인을 찾는 질문

- 증상이 시작될 무렵에 당신은 어떤 상황에서 어떤 스트레스를 받았나?
- 증상이 시작될 무렵에 당신의 삶은 어떤 상태였나?
- 증상이 시작될 무렵에 당신은 어떤 감정을 많이 느꼈나?
- 당신이 평생 많이 한 생각과 많이 느낀 감정은 무엇인가?
- 이 증상이 있어서 혹 좋은 점이 있다면 무엇인가?
- 당신의 엄마 뱃속 트라우마는 무엇인가?

치유 확언

- 되는 만큼 되는 대로, 할 수 있는 만큼 할 수 있는 대로 하면 된다.
- 나의 최선을 다하면 하느님이 도와주신다.
- 하느님이 내 편이다. 하느님께서 나를 통해 일하신다.
- 나는 하느님 안에서 쉰다.

심리적 원인

각 부위의 심리적 원인과 의미를 참고하라.

- 나는 내가 싫다. 나는 내가 밉다.

  류머티즘 관절염은 자가면역 질환으로 면역계가 자신의 관절을 공격하는 것이다. 면역계가 자기를 공격하는 것은 심리적으로는 자기혐오다.

심리적 원인을 찾는 질문

- 증상이 시작될 무렵에 당신은 어떤 상황에서 어떤 스트레스를 받았나?
- 증상이 시작될 무렵에 당신의 삶은 어떤 상태였나?
- 증상이 시작될 무렵에 당신은 어떤 감정을 많이 느꼈나?
- 당신은 왜 당신을 싫어하는가?
- 당신이 평생 많이 한 생각과 많이 느낀 감정은 무엇인가?
- 이 증상이 있어서 혹 좋은 점이 있다면 무엇인가?
- 당신의 엄마 뱃속 트라우마는 무엇인가?

치유 사례

| **사례 ①** | **20년 된 류머티즘 관절염**(출처: 게리 크레이그, 〈난치병에 EFT 활용하기〉)

스튜어트라는 50대 영국 남성은 만성 류머티즘 관절염을 20년 정도 앓아서 온몸의 관절이 파괴되고 굳어버렸다. 그래서 첫날에는 부축을 받고 목발까지 짚고서야 겨우 EFT 시연 무대 위로 올라왔다. 그런데 하루에 한두 시간씩 게리에게 EFT를 받고나자 이틀 뒤에는 목발이나 타인의 도움 없이 혼자서 무대 위를 척척 걷는 것이 아닌가. 몇 달 뒤 게리가 전화로 상태를 확인하니, 스튜어트는 1.6킬로미터 정도는 편하게 걸어다닐 정도로 좋아져 있었다. 그는 EFT를 받기 전엔 집 안에서조차 혼자서 거동하기 힘든 상태였다.

어느 날 60대 후반 여성이 30년 넘게 시달린 류머티즘 관절염 통증으로 내게 왔다. 그동안 류머티즘 관절염 때문에 손과 무릎, 골반 등 여러 군데가 심각하게 불거지고 틀어져 있었다. 류머티즘 약은 부작용이 심해서 몇 년 전에 끊었는데, 끊을 때는 통증이 심각했지만 견뎌보니 괜찮아졌다. 그런데 최근 1년 전부터 다시 통증이 심해졌고, 불안과 우울 때문에 불면증까지 겪고 있었다. 류머티즘 관절염은 한의학 서적에서 '백호풍'이라고도 불렸는데, 백 마리의 호랑이가 물어뜯는 아픔이란 뜻이다. 이 병은 죽지 않는 암이라고도 불리는데, 완치가 안 되고 평생 관절 여기저기가 아프면서 변형되는 무서운 병이다.

이 병은 자신의 면역계가 제 관절을 공격하여 염증을 일으켜서 생기는 것인데, 자기혐오가 많은 사람이 이 자가면역 질환에 잘 걸린다. 곧 심리적 자기 비난이 신체에서는 면역계가 자신을 공격하는 것으로 나타나는 것이다. 그럼 왜 자기가 자기 자신을 그토록 싫어하고 미워하는 것일까? 바로 극심한 애정 결핍 때문이다. 그 기전을 간단히 이렇게 정리할 수 있다.

엄마에게 사랑받지 못함 → 아이의 무의식: 내가 못나서 그래.
→ 아이의 무의식: 나도 사랑받지 못하는 이런 못난 내가 싫어!
→ 아이의 몸: 면역계가 자기 몸을 공격
→ 다양한 형태의 자가면역 질환(대표적으로 류머티즘 관절염과 아토피) 발생.

이 여성의 어린 시절을 물었더니 한마디로 처참했다. 어머니와 아버지가 자신이 어릴 때 이혼을 하면서, 그녀는 아버지를 따라가 새어머니 밑에서 구박받다가, 다시 얼마 못 있어 친어머니에게 돌아왔다. 그런데 친어머니마저도 알 수 없는 이유로 어린 그녀만 유달리 구박하고 때렸다고 한다. 게다가 동생들은 아버지가 다른 형제라 외톨이로 자랐다는 것이다. 그러다가 다행히 성격이 좋은 남자와 결혼은 잘했는데, 결혼 뒤에도 친정어머니는 그녀만 차별했다. 이렇게 사랑받지 못하고 자랐으니 당연히 어렸을 때부터 몸이 약해서 안 아픈 데가 없었고, 결혼해서 40세 무렵에 류머티즘이 생겨서 처음 몇 년 동안은 거의 산송장 같았다고 토로했다.

이런 말을 듣고 내가 말했다.

"지금까지 사신 게 대단합니다."

보통 이 정도의 학대를 받으면 대부분의 사람은 정신질환이나 암에 걸리거나 자살해서 요절하기 마련인데, 이분은 다행히 불교를 믿으면서 마음을 많이 다스렸다고 했다. 감동적이게도 그녀는 그렇게 자신을 학대한 어머니를 많이 용서했다고 했다. 용서하는 마음 때문에 이 병을 30년이나 앓고서도 버틴 것 같았다. 이렇게 마음이 열린 분이라 EFT를 하기도 어렵지 않았다. 약 4달 동안 그녀의 이런 상처들을 지워나갔다. 통증도 차츰 사라지고, 특히 몸에 냉기가 많아서 여름에도 뜨거운 물로 샤워했는데 미지근한 물로 샤워하는 정도까지 좋아졌다. 또한 불안과 우울이 사라지면서 잠도 잘 자게 되었다.

치유 확언

- 하느님은 나를 무한히 무조건 사랑하신다. 나도 나를 사랑한다.
- 해야 하는 모든 일이 쉽다. 나는 쉽게 한다.
- 나는 쉽게 산다.
- 나는 내 몫을 하고 나머지는 하느님께 내맡긴다.

◈ 염좌, 골절, 피로 골절 ◈

심리적 원인

각 부위의 심리적 원인을 참고하라.

염좌나 골절이나 피로 골절은 외력에 의한 뼈와 인대의 손상이므로 당연히 원인은 심리와 무관한 사고라고 생각하기 쉽다. 하지만 교통사고나 추락 등 강력한 외력이 작용하는 상황을 제외하고 상당수의 골절은 자세히 관찰해보면 심리적 원인이 주 원인으로 작용하고 있다.

- 증상이 시작될 무렵에 당신은 어떤 상황에서 어떤 스트레스를 받았나?
- 증상이 시작될 무렵에 당신의 삶은 어떤 상태였나?
- 증상이 시작될 무렵에 당신은 어떤 감정을 많이 느꼈나?
- 당신이 평생 많이 한 생각과 많이 느낀 감정은 무엇인가?
- 이 증상이 있어서 혹 좋은 점이 있다면 무엇인가?
- 당신의 엄마 뱃속 트라우마는 무엇인가?

| 사례 ① | "자꾸 손가락을 삐어요"

한 40대 여성은 오른손 검지를 부딪쳐서 삐었는데, 한 달이 넘도록 퉁퉁 부어서 전혀 굽힐 수가 없었다. 심한 상태로 오래 낫지 않아서 환자도 의사도 다 놀라고 당황했다. 그러다 병원에서 이대로 굳으면 손을 쓸 수 없다, 강제로라도 굽히는 재활 치료를 해야 한다는 말을 듣고 너무 무서워서 그녀는 내게 왔다. 그녀의 생각에 강제로 굽혔다가는 손가락이 부러지거나 그 정도로 통증을 느낄 것 같았기 때문이다. 그녀의 상황을 들어보니 이 부위와 관련해서 몇 가지 극심한 스트레스를 받고 있었다.

첫째, 그녀는 전업 주식 투자자인데, 남편이 실직 상태라 엄청난 부담을 받고 있었다. '우리 가정 경제가 내 손에 달렸다. 실패하면 끝장난다'라고 늘 생각하며 살고 있었다. 둘째, 최근에 주식 투자에 실패를 많이 해서 자신감을 크게 잃었다. 셋째, 실수할 때마다 그녀는 자신을 들들 볶았다. 자기 비난이 어마어마했다. 마침 오른손 검지는 마우스를 조작할 때 필수인데, 이것이 아프니 그녀는 그 힘든 주식 투자를 안 하고(못하고?) 있었다.

결국 그녀의 심리 상태를 정리하면 바로 이것이었다. '죽어도 주식 투자를 해야 하는데, 절대로 돈을 잃어서도 안 되고, 돈을 잃은 나 자신이 용서가 안 되고, 돈을 딸 자신도 전혀 없다.' 이렇게 주식 투자를 안 할 수도 없고, 할 수도 없는 상황인데 마침 손가락을 다쳐서 안 나으니 주식 투자를 안 할 수 있게 된 것이다. 처음에 이런 생각들을 EFT로 한 시간 동안 지웠더니 바로 나아져 절반 정도 굽힐 수 있게 되었다.

그다음 주에 찾아온 그녀의 손가락은 이제 부기도 빠지고 잘 굽혀져서 거의 90퍼센트 정도 나은 상태였다. 그래서 다음 주쯤 마지막으로 확인하고 치료를 마치려고 했는데, 놀랍게도 가벼운 설거지를 하다가 또 삐어서 그 손가락을 똑같은 상태로 만들어서 온 것이 아닌가! 너무 어이없이 별것 아닌 일로 삐어서 그녀도 당황하고 있었다. 여전히 주식 투자에 부담감과 두려움과 절망감을 크게 가지고 있었고, 다 나아가니까 이런 감정들이 다시 득세하여 부상 사고와 증상을 만들어낸 것이다. 그래서 이상의 심리적 원인을 다시 지웠는데, 또다시 총 세 번을 삐었고, 거의 매주 두 달 동안 치료해서 결국은 치료를 마쳤다.

나는 이 사례를 생각하면서 심리적 원인이 단순히 신체 증상을 만들 뿐만 아니라 염좌나 골절 같은 부상 사고도 절묘하게 만들어냄을 알게 되었다. 이와 비슷한 사례로 한 50대 여성이 거절을 못해서 억지로 사람들을 많이 만났다. 그러다가 오른발 넷째 발가락을 책상다리에 찧어 골절되어 한 달 동안 집에 있게 되었다. 그녀가 말했다. "한 달 정도 그냥 아무도 안 만나고 쉬고 싶다는 생각을 많이 했는데, 마침 이렇게 쉬니까 좋네요."

치유 확언

- 나의 해당 부위가 튼튼해진다.
- 나는 해당 부위를 잘 쓸 수 있다. 해당 부위를 잘 써도 된다.

골격계의
증상과 질병

◈ 두통 및 편두통 ◈

관련된 관용적 표현

두통과 편두통의 구분은 명확하지 않다. 일반적으로 편두통은 통증 부위가 치우쳐 있고 고강도 통증을 수반하며 메스꺼움을 동반한다.

- 머리가 굳다
- 머리가 굵다
- 머리가 썩다
- 머리가 크다
- 머리를 굴리다
- 머리를 굽히다
- 머리를 긁적이다
- 머리를 내밀다
- 머리를 들다
- 머리를 맞대다
- 머리를 모으다

- 머리를 숙이다
- 머리를 식히다
- 머리를 싸매다
- 머리를 쓰다
- 머리를 흔들다
- 머리가 잘 돌아가다
- 머리가 가볍다
- 머리가 무겁다
- 머리가 복잡하다
- 머리가 비다
- 머리가 수그러지다

- 머리가 (좌파 사상)에 젖다
- 머리가 깨다
- 골머리를 썩이다(앓다)
- 머리를 빠뜨리다
- 머리가 맑아지다
- 머리가 터진다
- 골치 아프다
- 골치가 쑤시다
- 머리를 빳빳이 쳐들다

이상의 관용어 용례를 보면 머리는 머리, 머리카락, 지능, 뇌, 판단력, 판단에 따르는 감정의 느낌(머리가 맑다, 머리가 무겁다) 등을 포괄하는 의미를 갖는다. 두개골 속의 뇌에 해당하는 말은 골치, 골머리, 머릿골이다.

머리는 사고하고 판단하는 기관으로 사고와 판단에 동반하는 감정과 사고하는 수고로움까지도 느끼는 기관이다. 따라서 모든 부정적 감정이 두통을 일으킬 수 있는데, 감정에 따라 통증의 느낌이 달라진다.

- 머릿속이 화끈거리며 열이 나고 터지는 느낌 → 분노
- 머리가 꽉 조이는 통증 → 긴장, 불안, 공포
- 머릿속에 압력이 차는 느낌 → 압박감, 부담감
- 머리가 텅 빈 느낌 또는 멍함 → 공허함, 무력감, 피로, 생각하거나 느끼고 싶지 않음
- 머릿속이 마구 뒤엉겨서 미칠 것 같음→ 걱정과 불안이 많음, 강박적 사고 경향
- 어지러움 → 혼란, 두려움, 무력감
- 띵한 머리 → 슬픔, 피로, 과로, 무기력
- 생각하기 싫어. 판단하기 싫어.
  머리가 아프면 생각하지 않을 수 있기 때문이다.
- 나는 머리가 나빠.
  두통이 생기면 문제를 알 수도 풀 수도 없고, 머리 나쁜 자신을 정당화할 수 있다.
- 생각할 것이 너무 많아. 생각이 너무 꼬여. 생각이 많아서 머리가 터질 것 같아.
  걱정과 불안이 많은 사람, 완벽주의자나 강박증 환자들이 이에 해당한다.
- 너무 열받아.
  너무 화가 나면 뚜껑이 열릴 것 같다, 머리에서 스팀이 올라온다, 확 돌겠네 등의 표현을 쓰는데, 이런 상황이 이에 해당한다.

또한 뇌종양, 고혈압, 소화불량, 저혈당, 삼차(3차)신경통 같은 다른 신체 증상이나 질환이 두통을 일으킬 수도 있으며 이런 경우에는 해당하는 증상을 참고하라.

- 당신은 어떤 상황에서 두통이 잘 발생하는가?
- 당신의 고질적 두통이 시작할 때가 언제이며 그때 무슨 일이 있었는가?
- 당신은 어떤 것을 생각하고 싶지 않은가?
- 두통의 느낌은 어떤 감정과 주로 관련되어 보이는가? 그 감정을 느낀 상황은 무엇인가?
- 당신은 당신의 머리로는 당면한 문제들을 해결할 수 없다고 믿는가?
- 이 증상이 있어서 좋은 점이 있다면 무엇인가?
- 당신의 엄마 뱃속 트라우마로 생긴 바탕 감정이나 신념은 무엇인가?

| 사례 ① | 편두통

어느 체험자의 소감: 거의 두통을 모르고 살아왔는데, 요즘 가끔 두통이 생기곤 했다. 며칠 전에는 2~3초 간격으로 오른쪽 머리가 쿡쿡 쑤셨다. 그래서 기회다 싶어서 EFT를 했다. 준비 과정으로 "비록 오른쪽 머리가 아프지만, 나 자신을 깊이 그리고 완전히 받아들입니다"라고 말하고, 연속 두드리기 문구로 "오른쪽 머리 아픔"이라고 말했다. 손등 두드리기를 한 다음에는 다시 연속 두드리기를 했다. 그래도 약간의 두통이 남아 있었다. 그래서 한 번 더 했다. "비록 약간의 두통이 남아 있지만, 나 자신을 깊이 그리고 완전히 받아들입니다"라고 말하고, 연속 두드리기로 "약간 남은 오른쪽 두통"이라고 말하고, 다시 손등 두드리기를 하고 마쳤다. 두통이 싹 사라져버렸다. 하면서도 신기했다. 예전에 '한국인의 두통약 게보린'이라는 광고가 있었다. 이런 광고는 어떤가요, 한국인의 두통약 EFT!

| 사례 ② | 코로나에 걸려 생긴 두통

어느 체험자의 소감: 전에 다니던 직장을 그만두기 딱 1달 전에 코로나에 걸렸다. 코로나

백신을 안 맞은 상태였고 여기를 그만두기 전에 민폐를 끼치면 안 된다는 생각에 아무도 안 만나고 아무 데도 안 갔는데 내가 회사에서 처음으로 걸렸다. 이틀 동안이나 머리가 너무 아팠고, 참고만 있다가 'EFT 한 번 해볼까' 하고 시작했다. EFT를 하다보니 얼마 전에 자다가 눈앞이 빙빙 도는 것을 보고 '나 이러다 죽는 건가' 하는 어마어마한 공포를 느꼈던 일이 떠올랐다. 병원에 갔더니 이석증이라고 했다. 죽음에 대한 공포를 인정하고 받아들이는 EFT를 했는데 바로 통증이 없어지지는 않았다. 약 5분쯤 뒤에 거짓말처럼 통증이 사라졌다. 몸 증상에 처음으로 EFT를 해본 날이었다. 입가에 미소가 지어졌다. 그리고 "코로나 걸리면 안 돼" 하는 마음이 코로나를 불러왔다는 것을 알았다. 모든 것은 마음에서 오나보다. EFT와 함께할 수 있어서 감사합니다. 최인원 원장님, 고맙습니다.

치유 확언

- 나는 그 일과 그 사람에 대한 분노(증오, 두려움, 걱정 등)를 내 머리에서 완전히 비운다.
- 나는 잘 생각할 수 있다. 나는 잘 판단할 수 있다.
- 나는 쉽게 편하게 가볍게 생각할 수 있다.
- 나는 쉽게 편하게 가볍게 생각한다.
- 나는 현명하며 지혜로우며 창의적이다.
- 좋은 해결책과 아이디어가 내 머리에서 쉴 새 없이 나온다.
- 나는 이제 직면한다. 내 머리는 그 문제를 생각하고 해결할 수 있다.

관련된 관용적 표현

87쪽을 보라.

심리적 원인

안와뼈 증상의 심리적 원인과 동일하다.

- 내 눈은 못났다. 내 눈은 못생겼다.
  예를 들면 어떤 사람이 "네 눈이 너무 못생겨서 토하고 싶다"라고 한 비난을 듣고 이런 생각에 빠진다.
- 나는 보고 싶지 않다. 볼 수 없다.
- 내 눈은 쓸모가 없다.

심리적 원인을 찾는 질문

- 증상이 시작될 무렵에 당신은 어떤 상황에서 어떤 스트레스를 받았나?
- 증상이 시작될 무렵에 당신의 삶은 어떤 상태였나?
- 증상이 시작될 무렵에 당신은 어떤 감정을 많이 느꼈나?
- 당신이 평생 많이 한 생각과 많이 느낀 감정은 무엇인가?
- 이 증상이 있어서 혹 좋은 점이 있다면 무엇인가?
- 당신의 엄마 뱃속 트라우마는 무엇인가?

치유 사례

| **사례 ①** | **안와염 통증**

　어느 날 20대 중반 여성이 눈알이 빠질 듯한 통증을 호소하며 왔다. 몇 달 전에 개인 의원에서 살 빠지는 약을 먹었더니 갑자기 눈이 빠지는 듯한 통증이 생겨서 약을 끊었는데도 낫지 않았다. 결국 안과에 갔더니 안와염 진단을 받았다고 했다. 눈알이 박혀 있는 공간인 안

와에 염증이 생겨서 눈이 튀어나오고 빠질 듯이 아픈 것이라는 설명을 듣고, 고농도 스테로이드를 한 달 정도 복용했는데도 효과가 없었다고 했다. 사실 나는 이때 안와염이라는 병명을 처음 들었고, 당연히 치료도 처음이었다. 나의 임상 경험을 돌아보면 사실상 세상에는 사람 수만큼 많은 통증이 존재하는 것 같다. 그래서 통증은 복잡하고 신비롭다. 통증은 유령처럼 신출귀몰하고 다채롭다.

먼저 통증이 생길 무렵에 스트레스를 많이 받았던 일을 물어보았다. 그러자 처음 취직해서 적응을 못해 힘들었던 일, 비판적이고 엄격한 아빠와의 갈등, 잘나가는 여동생을 질투하고 미워하고 싸웠던 일 등을 말했다. 주 1회씩 한 달 정도 이런 기억과 상처들을 EFT로 치유했는데, 그녀가 갑자기 오지 않았다. 어찌 됐나 궁금했는데, 마침 1년이 지나서 한의원으로 서류를 떼러 왔고, 그때 다 나아서 오지 않았다고 하는 것이 아닌가.

치유 확언

- 나는 있는 그대로 평화롭게 잘 본다.
- 나는 내 눈을 있는 그대로 사랑한다.

◈ 수면 중 이갈이, 수면 중 이 꽉 깨물기 ◈

관련된 관용적 표현

이갈이는 저작 기능이므로 저작 기능과 관련된 관용구를 모아보았다.

- 이가 갈린다 ➡ 극심한 분노
- 이가 덜덜 떨린다 ➡ 극심한 두려움과 긴장
- 이를 갈다 ➡ 분노, 원망
- 이를 덜덜 떨다 ➡ 공포

- 이를 악물고 버티다 ➡ 결심, 다짐, 인내
- 악착같이 일하다 ➡ 모질고 끈질기게 버티다

일을 해나가는 태도가 모질고 끈덕진 걸 가리켜 보통 '악착같다'라고 표현하는데 악착의 한자를 살펴보면 악착하다의 악(齷)에, 악착하다의 착(齪)을 쓴다. 두 글자에 모두 이 치(齒)가 들어 있는데, 이가 꽉 맞물린 상태가 바로 '악착'이다. 그런데 현재 통용되는 악착의 뜻은 사실 '악착 보살'에서 유래한 것이다.

경북 영지사와 운문사에 가면 악착 보살이라는 조각품이 천장 밑에 대롱대롱 매달려 있다. 왜 이렇게 매달려 있는 것일까? 전설에 따르면 어느 마을에서 부처가 있는 극락으로 향하는 배가 출발했다. 늦게 온 보살이 떠나가는 배를 향해 함께 데려가달라고 간절히 빌자, 배에서 밧줄을 던져줬다. 그래서 보살은 이를 악물고 그 줄에 매달려 극락에 다다랐다. 줄을 놓치면 바다에 빠져 죽게 되니 악착같이 붙잡아서 악착 보살이라 불리기 되었다.

심리적 원인

- 적을 물어뜯고 싶지만 물 수 없다. 물어뜯고 싶지만 물면 안 된다.
  뜯어먹고 싶도록 밉고 반드시 복수하고 싶은데 할 수 없다. 한 30대 여성은 직장에서 팀장에게 심하게 괴롭힘을 당해서 복수하고 싶지만 무서워서 아무것도 못 한다. 그러다가 밤마다 이를 갈기 시작한다.

- 문제를 물고 뜯고 씹을 수 없다.
  동물은 장애물을 물고 뜯고 씹어서 끊어낸다. 비유적으로 이렇게 물고 뜯고 씹는 것은 당면 문제를 해결함을 뜻하며, 문제를 해결할 수 없다는 무력감과 공포를 느끼는 것이 이에 해당한다.

- 너무 긴장되고 무섭다.
  심한 긴장과 두려움을 느낄 때 이를 악무는 사람들이 종종 있다. 이렇게 꽉 악문 턱에서 힘이 빠지지 않고 때때로 이를 갈기도 한다.

- 무조건 참고 버텨야 한다.
  참고 버틸 때 우리는 이를 악물고 버틴다.

- 증상이 시작될 무렵에 당신은 어떤 상황에서 어떤 스트레스를 받았나?
- 증상이 시작될 무렵에 당신의 삶은 어떤 상태였나?
- 증상이 시작될 무렵에 당신은 어떤 감정을 많이 느꼈나?
- 당신이 평생 많이 한 생각과 많이 느낀 감정은 무엇인가?
- 이 증상이 있어서 혹 좋은 점이 있다면 무엇인가?
- 당신의 엄마 뱃속 트라우마는 무엇인가?

치유 사례

| 사례 ① | **"너무 이를 갈아서 이가 기울어졌어요"**

한 40대 여성은 최근 1년 동안 수면 중 이갈이가 너무 심해서 이 전체가 한쪽으로 기울어져 버렸다. 교정을 받아야 하는데, 계속 이를 갈면 교정 효과도 떨어진다고 해서 내게 왔다. 그녀의 스트레스 상황을 물어보니 100억 대 재산을 자랑하던 그녀의 친정아버지는 2년 전에 파산해서 계속 그녀에게 돈을 요구하고 있었다. 게다가 그녀의 남편마저 사업이 안 돼서 그녀는 양쪽에서 극심한 부담과 불안을 느끼고 있었다. 그래서 석 달 동안 그녀가 느낀 긴장, 부담, 불안을 EFT로 풀어주었더니 이갈이는 사라졌다. 1년 뒤에 확인해보니 그녀는 교정 치료도 아무 이상 없이 잘 받고 있었다.

치유 확언

- 나는 힘을 뺄 때와 힘을 줄 때를 안다.
- 나는 몸에서도 턱에서도 힘을 빼도 안전하다.
- 나는 이 문제를 완전히 물고 씹고 뜯고 으깰 수 있다.
- 나는 그와 그 문제를 완전히 용서하고 이제 턱에 힘을 뺀다.
- 나는 안전하다, 나는 고요하다, 내가 통제하고 있다. I am safe, I am calm, I am in control.
- 판단을 내려놓고 하느님께서 나를 통해 일하시도록 한다. Let go, let god.

관련된 관용적 표현

88쪽을 보라.

심리적 원인

- 나는 물거나 뜯으면 안 된다.

  문자 그대로 건강 문제나 식이 조절 등의 이유로 좋아하는 음식을 물면(먹으면) 안 된다. 또는 주인이 개를 저지해서 이 큰 개는 작은 개를 물면 안 된다. 비유적으로 다른 사람을 물면(공격하거나 벌컥 화를 내면) 안 된다. 자신이 힘이 있거나 덩치가 더 크지만, 도덕적으로나 규칙으로나 옳지 않기 때문에 물면(공격하면) 안 된다. 상처를 줄 수 있으니 남에게 벌컥 화를 내면 안 된다.

- 나는 물거나 뜯을 수 없다.

  문자 그대로 나는 먹고 싶은 것을 물고 뜯는 것이 힘들거나 어렵다. 비유적으로 나는 약하거나 힘이 없어서 상대나 적을 물고 뜯을 수 없다. 개와 같은 동물은 이를 드러내고 으르렁거리면서 적을 위협하고 자신을 방어하는데, 이것은 그러지 못하는 상태를 의미한다.

  예를 들어 작은 아이 대 큰 아이, 여자 대 남자, 작은 개 대 큰 개의 구도는 신체적 힘이 약해서 못 무는 사례들이다. 또 평직원 대 상사, 자식 대 부모, 일개 시민 대 정부 고위 관리, 평교사 대 교장의 구도는 권력이 약해서 못 무는 사례들이다. 차별, 정치적 억압, 학대(신체적, 성적, 언어적), 처벌, 제재, 혼나기 등을 경험하는 것도 이런 스트레스를 줄 수 있다. 공격당했는데 반격하지 못하고 상대를 물리치지 못할 때 이런 스트레스를 많이 경험한다. 가족 간의 끝없는 말싸움과 논쟁도 전형적으로 이에 해당한다.

- 마음대로 입을 열면 안 된다. 마음대로 입을 열 수 없다.

  자신을 편하게 표현할 수 없는 상황이나 환경에서 나는 편하게 말하거나 나를 표현할 수 없다.

- 나는 입을 좍 벌릴 수 없다. 나는 입을 벌리고 싶지 않다.

  대표적으로 치과 치료를 받을 때 너무 무서워서 입을 활짝 벌릴 수 없을 때 이런 스트레스를 실시간으로 현장에서 받는다. 또는 너무 크고 딱딱한 것을 억지로 씹으려고 하다가 턱 근육에 격렬한 통증이 생긴 뒤로 이런 생각을 할 수도 있다.

- 언제부터 이 증상이 생겼으며 그때 무슨 일이 있었는가?
- 누가 그토록 미운가?
- 무엇 때문에 그토록 긴장하고 두려워하는가?
- 무엇 때문에 그토록 힘들게 버티고 있는가?
- 이 증상이 있어서 혹 좋은 점이 있다면 무엇인가?
- 당신의 엄마 뱃속 트라우마는 무엇인가?

치유 사례

| **사례 ①** | **턱관절 부정교합과 통증**

어느 날 20세 여성이 턱관절 부정교합과 통증으로 왔다. 몇 년째 턱관절이 맞지 않아서 치과에서 교정 장치를 해도 교정되지 않아 교정기를 강제로 그냥 끼고 있었고, 턱도 너무 아파서 질긴 것을 씹을 수 없다고 했다. 턱관절은 분노하고 긴장할 때 힘이 많이 들어가는 곳이다. 군대나 학교에서 기합받을 때 선생이나 조교에게 흔히 듣던 말이 생각난다.

"이 새끼들아, 이 꽉 깨물어!"

아니나 다를까 그녀는 엄한 아버지와 분노가 심한 할머니를 무서워하고 있었고 학교에서 왕따도 당했다고 했다. 그래서 이런 경험과 상처들을 몇 주 정도 지웠는데, 어느 날 대뜸 이렇게 말했다.

"선생님, 저 어제 곱창 먹었어요!"

"네, 그래서요?"

곱창 먹은 게 무슨 대수인가 싶어 당황해서 물어보니, 몇 년 동안 턱관절이 나빠서 못 먹다가 처음 먹었다는 것이 아닌가.

그리고 어긋난 턱관절도 이제 제대로 맞아서 교정기도 빼버렸고, 심지어 삐뚤어진 골반도 수평이 맞다고 했다. 종종 이렇게 EFT를 하다보면 저절로 자세가 교정되는 기적 같은 경우가 발생한다. 아마도 긴장과 불안과 분노가 빠지면서 골격을 틀어지게 한 제반 근육들이 이완되면서 자세가 교정되었을 것이라는 추정을 한다. 몇 달 동안 치료하면서 중간에 극심한 스트레스를 받으면 다시 턱과 골반이 틀어지는 현상이 나타난 것을 보면 이런 추정이 정당한 것 같다. 물론 곧 턱과 골반은 EFT를 통해 다시 교정되었다.

어느 체험자의 소감: 내 턱관절 장애는 작년 10월 말쯤 생겼다. 생채식을 하겠다고 생고구마를 껍질만 벗기고 칼로 자르지도 않고 그냥 입으로 베어 먹다가 생겼다. 생고구마가 워낙 단단해서 입으로 베어 먹을 때 턱 쪽에 약간의 충격을 느꼈다. 2~3일 그렇게 먹다가 어느 날 오른쪽 턱이 뻐근했다. 오른쪽으로만 먹는 습관 때문이었다. 처음에는 대수롭지 않게 여기다가 1주일이 지나도 나아지기는커녕 더 아프기 시작하니까 왠지 불안해졌다. 그래서 증상을 검색해보니 턱관절 장애인 것을 알게 되었고, 관련 카페에 가입해서 여러 가지 정보도 얻고 온찜질을 하며 유튜브에서 턱관절 장애를 돕는 운동을 검색해 매일 두 번씩 꾸준히 했다. 그렇게 해도 2주일째 전혀 차도가 없었다. 보통 입을 벌리면 손가락 세 개는 들어가야 하는데 한 개만 간신히 들어갔다. 입이 벌어지지 않아서 먹을 때와 양치질할 때 정말 고통스러웠다. 그래서 음식도 부드러운 것만 먹었고 밥 먹는 속도는 현저히 떨어졌다.

늘 천천히 음미하면서 먹는 게 어려웠는데 덕분에 그럴 수 있어 한편으로는 좋기도 했지만, 턱관절 장애는 척추와 뇌까지 연관돼 있어서 어떻게 보면 가장 무서운 질병 중의 하나라는 생각이 들었다. 관련 카페에는 이 장애 때문에 엄청난 병원비와 대인기피증, 우울증까지 호소하는 환우들이 많았다. 짧게는 1년, 길게는 20년 이상 이 장애와 싸우고 있는 사람들의 글을 보고 나도 그렇게 될까봐 정말 두려웠다. 그렇게 매일 온찜질과 턱관절 장애 운동을 열심히 한 지 3주가 지나도 차도가 없자 추나 요법을 받아볼까 하는 생각이 들 즈음에 문득 EFT가 떠올랐다. 마치 머리에 종을 울리는 것처럼 갑자기 떠올랐다.

돈이 전혀 들지 않는 요법이기 때문에 돈이 없고 치료도 절실했던 내게는 마치 오아시스 같았다. 즉시 요법을 시작했고 기록도 했다. 다른 턱관절 장애 운동과 온찜질을 중단하고 오직 EFT만 했다. 추가로 한 것이라고는 목베개 정도였다. 치유 기간에는 절대 옆으로 눕거나 엎드려 눕지 않았고, 누우면 턱이 아파서 그럴 수도 없었다. 지금은 옆으로 눕거나 엎드려 잘 수 있다. EFT를 시작한 날은 11월 17일, 99퍼센트 완치되었다고 느낀 것은 12월 16일이다. 딱 한 달 걸렸다.

11월 17일: EFT 시작일

"나는 비록 오른쪽 턱관절이 아파서 입을 벌리기 힘들지만 이런 나를 진심으로 이해하고 받아들이고 사랑합니다."

시작 첫날에 손가락 1개가 들어가기 어려울 정도였는데, EFT 후 바로 손가락 2개가 들어감. 너무 놀라서 감사함으로 충만해져 눈물 흘림.

11월 29일: 수용 확언 바꿈

"나는 비록 생고구마를 베어 먹다 오른쪽 턱관절 장애가 와서 입을 벌리기 힘들고 밥을 먹기 힘들지만 이런 나를 진심으로 이해하고 받아들이고 사랑합니다."

11월 30일: EFT한 후 손가락 3개가 들어감.

12월 2일: 3/4는 좋아짐.

12월 5일: 90퍼센트 좋아짐.

12월 6일: 수용 확언 바꿈.

"나는 비록 생고구마를 베어 먹다 오른쪽 턱관절 장애가 와서 오른쪽 턱관절을 움직일 때 소리가 나지만 이런 나를 진심으로 이해하고 받아들이고 사랑합니다."

12월 7일: 치실은 엄두도 못 내다가 처음으로 치실을 사용함. 많이 좋아졌다는 증거임. 그런데 좋아졌다고 방심하다가 음식물이 계속 안 빠져 치실질을 오래하다가 다시 안 좋아짐. 찌릿함까지 동반됨.

12월 13일: 수용 확언 바꿈.

"나는 비록 생고구마를 먹다가 오른쪽 턱관절 장애가 와서 오른쪽 턱관절이 뻐근하고 시큰하고 부자연스럽지만 이런 나를 진심으로 이해하고 받아들이고 사랑합니다."

12월 16일: 99퍼센트 좋아짐을 느낌. 감사함으로 충만함.

시작한 날부터 기록을 마친 날까지 하루도 빠지지 않고 매일 한 번씩 자기 전에 꾸준히 EFT를 했다. 어떤 날은 오후에 한 번 더 해서 2번 한 적도 있다. 지금 완전히 100퍼센트 좋아진 것은 아니다. 무언가를 먹을 때 턱 쪽에서 소리가 나고, 조금 질긴 음식이나 견과류를 먹으면 시큰거린다. 그래서 여전히 아주 천천히 음식을 먹는다. 늘 원했던 일이기 때문에 이것에 대한 불만은 전혀 없고 오히려 감사한 마음이다.

그 과정에서 병에 대한 생각의 전환도 있었다. EFT 시작 후 얼마 안 돼서 점점 좋아지고 있던 시기에 명상을 할 때였다. 명상이 깊어지면서 이런 생각이 들었다. 턱관절 장애 덕분에 음식을 천천히 음미하면서 먹을 수 있게 되었고, 사용하지 않던 왼쪽 턱관절을 사용하게 되어 오른쪽 뇌 운동을 할 수 있게 되어 감사한 마음이 무한히 생기더니 눈물까지 흐르는 것이었다. 턱관절 장애는 선물이라는 생각의 전환이 생겼고, 이런 생각이 들어서면서부터 빠르게 증상이 좋아지기 시작했다.

치유 확언

- 나는 내 턱에 깃들어 있는 모든 분노(두려움, 긴장, 원망 등)를 다 흘려버린다. 내 턱관절은 이제 부드럽고 편안해진다.
- 하느님은 나의 편이며 나를 지켜주고 보호해주고 안내해준다. 그러니 힘을 빼도 안전하다.
- 쉽게 편하게 즐겁게 재밌게 해도 된다.
- 쉽게 재밌게 저절로 되어도 된다.

◈ 목결림, 경추 증후군, 일자목,
목 디스크(경추 추간판 탈출증), 팔저림(경추가 원인) ◈

관련된 관용적 표현

85쪽을 보라.

심리적 원인

- 나는 화가 난다. 나는 열받았다.

  화가 나면 목에 힘줄과 핏줄이 돋는다.

- 나는 다른 면은 보고 싶지 않아.

  우리는 목을 돌려서 사물의 다른 면을 본다. 편협하고 융통성이 없는 사람은 한 면만 본다.

- 내 뜻대로 할 거야. 내 방식대로 할 거야.

  목을 돌리지 않는 것은 또한 고집이 세고 완고함을 뜻한다. 사고가 유연한 사람은 목도 유연하다.

- 아무에게도 고개 숙이지 않을 거야.

  오만하고 자존심이 센 사람은 늘 목을 세우고 목에 힘을 준다.

- 무슨 일이 생길지 모른다. 늘 긴장해야 한다.

  모든 동물은 긴장하고 사방을 주시할 때 목에 힘을 주고 목을 빼서 사방을 살핀다.

어느 날 경추에 생긴 종양으로 신경이 눌려 양손이 마비되어 마음대로 움직이기 힘든 데다가 요추에도 협착증이 생겨 잘 걷지 못하는 50대 중반의 기혼 여성이 찾아왔다. 대기실에서 원장실까지 몇 미터 걷는 것도 아들의 부축을 받아야 할 정도로 증상은 심각했다. 본인과 아들에게서 종양과 협착증이 있다는 말만 듣고서 나는 대뜸 물었다.

"경추의 혹은 알겠는데, 그럼 내 인생의 혹은 뭘까요?"

(갑자기 당황하면서) "그런 것 없어요. 이제는 다 잊고 용서했어요."

"그래요? 뭘 잊고 누구를 용서했는데요?"

(처음에 화들짝 놀라다가 마침내 어쩔 수 없다는 듯) "남편요."

나는 몸의학(심신의학)의 4요소 모델을 확립한 뒤에는 이런 식으로 선문답을 하듯 무심코 툭 찔러서 무의식의 정보를 찾아내는 방식을 많이 쓴다. 이 방식이 효율적으로 핵심 정보를 잘 끄집어내기 때문이다. 이윽고 그녀는 다 털어놓기 시작했다.

"결혼할 때부터 남편과 마음이 안 맞았어요. 폭력도 심하고, 가정에 무심하고. 별로 같이 살고 싶지 않았는데 어느새 첫애가 생겼어요. 또 둘째도 생기고, 그러다보니 어쩔 수 없이 지금까지 살게 됐죠. '죽고 싶다, 죽고 싶다' 하면서도 '애들 대학 졸업할 때까지만 살자'라는 생각을 많이 했어요."

"병은 언제 생겼나요?"

"2년이 못 됐네요."

"둘째가 언제 졸업했나요?"

"이제 졸업한 지 2년 돼서 군 생활을 하고 있어요."

놀랍게도 이분이 '애들 대학 졸업할 때까지만 살자'라고 무심코 했던 다짐은 정확하게 둘째 아들이 졸업하자마자, 기가 막히게 실현된 것이다.

심리적 원인을 찾는 질문

- 증상이 생길 무렵에 어떤 일이 있었나?
- 그 일을 겪을 때에 무슨 생각과 감정을 느꼈나?
- 언제 어떤 상황에서 증상이 심해지는가?
- 평생 당신이 많이 한 생각과 많이 느낀 감정은 무엇인가?
- 이 증상이 사라지면 안 되는 이유가 있다면 무엇인가?
- 당신의 엄마 뱃속 트라우마는 무엇인가?

치유 사례

| 사례 ① | 15년 된 역 S자 목 통증

어느 체험자의 소감: 어릴 때부터 초등학교인가 중학교 때도 목이 아팠다. 결혼하고 나서는 몹시 심해져서 1자 목을 지나 역 S자 목이 되어, 매일 일 분 일 초를 늘 고통 속에서 생활

했다. 확실하게 심하게 아파진 건 약 15년 정도 됐다. 병원에 다녀도 그때뿐 차도가 없었고, 작업(직업이 공예)을 하면 더욱 목이 아파서 사는 게 정말 힘들었다. 그런데 신기하게 원장님 강의를 들으면서 따라서 두드리니 훨씬 부드럽고 안 아팠다. 기적 같다.

원장님, 책 읽을 때는 몰랐는데 잘 들어보니 5~7회가 아니라 그냥 가볍게 여러 번 두드리시네요. 전 좀 세게 일곱 번 세면서 두드렸거든요. 이제 더 쉽게 가볍게 해볼 수 있어서 좋습니다. 방송 열심히 다시 듣기 하겠습니다. 왠지 살맛이 납니다.

| 사례 ② | 철심이 박힌 목의 통증

어느 날 게리의 워크숍에서 참가자 한 명이 물었다.

"분명히 눈에 보이는 구조적 문제가 있을 때에도 EFT가 효과가 날까요?"

게리가 말했다.

"증상 자체에 대해 EFT를 했는데 통증이 줄지 않으면, 아무리 눈에 보이는 구조적 문제가 있다 하더라도 반드시 심리적인 원인이 있고 이 원인을 EFT로 다루면 반드시 좋아집니다."

이어서 게리는 자신의 경험담을 말했다.

"한 번은 전문 치료사 스무 명 정도가 모인 워크숍을 했어요. 그 자리에 누군가 교통사고로 목과 팔을 다친 사람을 데려왔어요. 그녀의 상태는 심각해서 목에는 철심이 박혀 있고, 팔에는 늘 0~10 가운데 9 정도의 통증을 느꼈어요. 처음에는 증상 자체에 대해 EFT를 했지만, 전혀 먹히지 않았어요. 그래서 "혹시나 이 통증과 관련해서 많이 드는 생각과 감정이 뭐죠?"라고 물었어요. 묻자마자 그녀는 얼굴과 목이 새빨개지면서 소리쳤어요.

"사고를 낸 운전사에게도 화가 나고, 이따위로 치료해준 의사에게도 화가 나요."

그래서 이 분노를 EFT로 다뤘죠. 그러자 통증은 바로 사라졌어요. 그리고 두 달 뒤에 연락이 왔는데, 여전히 아프지 않다고 했습니다.

| 사례 ③ | 목이 안 돌아가는 증세

어느 체험자의 소감: 레벨1 공인 워크숍을 마친 다음 날 내 누님에게서 전화가 왔다. 지금

너무 아파서 병원에 간다고 하기에 우선 집에 오라고 한 다음 배운 대로 적용해보기로 했다. 어깨 통증이 심하고 목이 안 돌아가고 두통도 엄청 심하다고 해서, 우선 지금 가지고 있는 심리적 불안감을 EFT로 없앤 후 어깨 치료로 들어갔다. 근데 갑자기 누나가 말했다.

"뭐야! 갑자기 안 아파. 너 지금 나한테 뭐한 거야?"

나도 흥분했다. 그냥 두드렸을 뿐이라고 답했다. 그러고는 두통에 대한 EFT를 했다. 결국 병원에 가서 치료받아야 할 모든 통증을 단 15분 만에 해결했다. 전부 10의 상태였는데 0으로 내렸다. 정말 놀라운 효과에 하루하루 놀라워하며 지낸다.

| 사례 ④ | 목 디스크

40대 남성의 목 디스크를 치료할 때였다. 목 디스크로 오른팔이 저리고 목이 뻑뻑하다고 했다. 이런 증상에 대해서 EFT를 적용했더니 처음 8 정도였던 통증은 30여 분 만에 5까지 떨어졌지만 더 이상은 떨어지지 않아서 나는 이렇게 물었다.

"지금 무슨 생각이 들어요?"

"3년이나 됐는데 정말 빨리 나을 수 있을까요? 오래 걸릴 것 같아요."

이에 "3년이나 된 병이라 오래 걸릴 것 같지만, 마음속 깊이 진심으로 받아들입니다"를 수용 확언으로 해서 두드렸더니 이 부정적 신념과 의심은 사라졌다. 하지만 여전히 3 정도의 통증을 느낀다고 했다. 그래서 나는 탐색하는 질문을 던졌다.

"이번에는 아픈 것과 관련해서 어떤 생각이나 느낌이 들어요?"

"의사 선생님이 '이 병은 수술 안 하면 안 낫는다'라고 했던 말이 생각나네요."

이에 "수술 안 하면 안 낫는다고 했지만, 마음속 깊이 진심으로 받아들입니다"를 수용 확언으로 해서 잠시 두드렸더니 더 이상 그런 생각이 들지 않는다고 했다.

"이제 어떤지 목을 한 번 돌려보세요."

(환자가 조심조심 목을 돌리고 만지며) "어, 잘 돌아가네요. 팔도 안 저려요."

이 남성은 이렇게 1시간 만에 목 디스크가 나았고, 한 달 뒤에 확인해보니 여전히 좋은 상태였다.

어느 체험자의 소감: 나는 고개를 숙여서 검사하는 일을 하다보니 얼마 전부터 뒷목이 잘 안 돌아가고 뻐근하고 통증이 시작되었다. 1주일이 넘게 통증이 시작되니 슬슬 목 디스크가 아닐까 걱정이 올라왔다. 그래서 걱정하느니 EFT라도 한번 해볼까 하면서 시작했다. '고개를 좌우로 돌릴 때 뻐근하고 쿡쿡 쑤시지만 마음속 깊이 진심으로 나를 이해하고 받아들입니다.' 이렇게 수용 확언을 하고 두드리자 온갖 생각과 감정이 뒤따라 올라왔다. 목 디스크면 어쩌나 하는 두려움, 일을 못하면 돈을 벌 수 없다는 두려움, 돈을 못 벌면 못 먹고 산다는 두려움, 그럼 나는 죽는데, 돈은 나의 생명이구나, 엄마는 어린 나를 방에다 두고 돈 벌러 나가서 나는 너무 무서웠다 등등.

하기 싫은 일을 하면서도 '이 나이에 일할 수 있는 것만으로도 감사해'라는 자기 최면으로 내 진짜 속마음을 회피하고 있었음을 알았다. 돈에 대한 두려움을 EFT로 많이 흘려보낸 줄 알았는데 아직도 남은 것이 많았나, 생각했다. 한참을 두드리고 펑펑 울고 나니 신기하게도 통증이 사라졌다. 아직 약간의 뻐근함은 남아 있지만, 이 이야기를 적다보니 뻐근함에 대해서도 다시 EFT를 해야 되겠다. 원장님이 존재하고 있음에 감사합니다.

어느 체험자의 소감: 나는 오십견이 일찍 왔다. 갑자기 양쪽 어깨 관절이 아팠다. 버스나 지하철에서 손잡이를 마음 놓고 잡지 못했다. 특정 동작을 하면 큰 통증이 일어났기 때문이다. 설상가상으로 목 디스크도 생겼다. 뒷목이 많이 아팠다. 자려고 똑바로 누우면 뒷목이 아프고 좌우로 돌아누우면 어깨 관절이 아팠다. 자다가 아파서 깨기 일쑤였다. 결국 병원이나 한의원을 가려던 차에 문득 예전에 도서관에서 〈5분의 기적 EFT〉를 보고 익혔던 것이 생각났다. 잠들 때 아프면 누운 채 약식으로 EFT를 했다. "나는 비록 목과 양쪽 어깨가 많이 아프지만 이를 마음으로 있는 그대로 인정하고 받아들입니다." 이 수용 확언으로 타점당 7회씩 2회전 하고 나니 통증이 빠르게 줄어들었다.

EFT가 듣는 경우라면 대개는 30초 안에 효과가 나타났다. 줄어드는 통증에 맞춰서 여전히 아프지만……, 여전히 조금 아프지만……, 이런 식으로 수용 확언을 바꿔가면서 EFT를 하다보면 어느새 깊이 잠들곤 했다. 자다가 아파서 깨는 일도 점점 줄어들었다. 자다가 아파서 깨면 얼른 EFT를 했는데 타점당 7회씩 2회전도 다 하기 전에 잠들곤 했다. 결국은 양어깨 통증이 미세해지다가 사라졌고 통증을 불러일으키던 특정 동작에서도 통증이 느껴지지 않았다. 목의 경우에는 통증이 이리저리 옮겨다니면서 강도가 점점 약해지다가 사라졌다. 이제는 컨디션이 안 좋을 때 이전만큼은 아니지만 목이 아프곤 하다가 EFT를 해주면 다시 낫는다. 하루 안에 나을 때도 있고 길어도 사흘이면 낫는 것 같다. 어깨도 컨디션이 안 좋을 때는 아픈데, 목에 비해 훨씬 경미하다. EFT를 해주면 대개 하루 안에 낫는다. EFT를 세상에 널리 알려주신 최인원 선생님께 깊이 감사드린다.

목을 치유하는 즉석 EFT와 치유 확언

목의 증상 치유하기

수용 확언

- 비록 나는 목이 뻣뻣해서 돌아가지도 않고 굽힐 수도 없지만 깊이 완전히 나를 받아들입니다.
- 비록 나는 목이 생고무 타이어처럼 너무 뻣뻣하고 당겨서 괴롭지만 깊이 완전히 나를 받아들입니다.
- 비록 나는 목이 굳어서 일자목이 되었지만 깊이 완전히 나를 받아들입니다.

분노 버리기

수용 확언

- 비록 나는 늘 너무 화가 나서 목에 저절로 힘이 들어가지만 깊이 완전히 나를 받아들입니다.
- 비록 나는 그 사람의 그 행동에 너무 화가 나고 잊을 수가 없어 목이 뻣뻣하지만 깊이 완전히 나를 받아들입니다.

- 비록 나는 그 상황이 너무 어처구니가 없어서 화를 식힐 수가 없지만 깊이 완전히 나를 받아들입니다.

연상어구

열받아 죽겠네. 그 인간 도대체 왜 그래. 어떻게 나한테 이럴 수가 있어. 도대체 왜 이런 일이 생기는 거야. 도대체 나한테 왜 이래. 니가 뭔데 나한테 이래. 왜 맨날 되는 일이 없는 거야. 왜 맨날 짜증 나는 사람과 일만 내 앞에 닥치는 거야.

확언

나는 옳기를 바라는가, 평화를 바라는가! 나의 분노로 사람과 상황을 바꿀 수 없다면 나는 무조건적이고 절대적인 평화를 선택한다.

고집과 고지식함 버리기

수용 확언

- 비록 나는 절대로 나의 의견을 바꾸고 싶지 않지만 깊이 완전히 나를 이해하고 믿고 받아들이고 사랑합니다.
- 비록 나는 다른 관점을 보려고 하지 않지만 깊이 완전히 나를 받아들입니다.
- 비록 나는 맹목적으로 내 관점을 고집하고 고수하지만 깊이 완전히 나를 받아들입니다.

연상어구

- 내가 맞아. 내가 옳아. 내 의견을 왜 바꿔야 돼. 니들이 내 말을 들어. 니들이 뭐라고 하든 어쨌든 내 마음대로 하고 싶어. 다른 건 모르겠고 그냥 내 맘대로 할 거야. 내가 굳이 다른 의견을 왜 따라야 해. 내가 굳이 왜 다른 관점을 가져야 해. 몰라 몰라, 그냥 무조건 내 뜻대로 할 거야.

치유의 혁명, 심신의학 EFT

확언

나는 다른 관점에서 보는 유연성이 있다. 다른 관점으로 보아도 안전하다. 나는 다른 관점
도 수용할 수 있는 이해력과 통찰력이 있다.

긴장과 불안과 공포 버리기

수용 확언

- 나는 비록 불안하고 두려워서 목에 힘을 뺄 수가 없지만 깊이 완전히 나를 받아들입니다.
- 나는 비록 너무 무서워서 자동으로 목에 힘이 들어가지만 깊이 완전히 나를 받아들입니다.
- 나는 비록 힘을 빼면 큰일 날까봐 안심할 수가 없지만 깊이 완전히 나를 받아들입니다.

연상어구

안심할 수 없다. 늘 긴장해야 한다. 긴장 풀면 무슨 일이 생길지 모른다. 내 마음과 목은
늘 비상대기 상태다. 힘 빼고 안심하고 있다가 언제 무슨 일이 닥칠지 모른다. 안심은 방
심이고 방심하면 죽는다. 늘 긴장하고 준비하고 대비해야 한다. 절대로 안심하고 힘 빼고
두 다리 뻗고 있으면 안 된다.

확언

나는 힘 줄 때 힘 주고 힘 뺄 때 힘 뺀다. 나는 힘 줄 때와 힘 뺄 때를 안다. 개구리가 많이
움츠릴수록 멀리 뛰듯이 힘을 확실히 뺄 줄 알아야 필요할 때 확실하게 힘을 줄 수 있다.
여기는 내 세상이고 힘을 빼도 안전하다. 지금 이 순간은 휴식 시간이면 힘을 빼도 안전
하다.

자부심과 오만함 버리기

수용 확언

- 비록 나는 세상을 내려다보기 위해서 목에 늘 힘이 들어가지만 깊이 온전히 나를 받아
  들입니다.

- 비록 나는 커 보이고 세게 보이기 위해서 목에 늘 힘을 주지만 깊이 완전히 나를 받아들입니다.
- 비록 나는 내가 잘나서 아무에게도 고개 숙일 수 없어서 늘 목이 뻣뻣하고 굳어 있지만 깊이 완전히 나를 받아들입니다.

연상어구

온 세상을 내려다볼 거야. 내가 더 커 보여야 해. 내가 더 세게 보여야 해. 나는 잘났으니까 아무에게도 고개 숙일 수 없어. 다들 내 앞에서 고개 숙여. 나는 절대로 고개 숙이는 사람이 아니야.

확언

벼는 익을수록 고개 숙이듯 진정 잘난 사람은 고개 숙일 줄 안다. 고개 숙일 줄 모르는 것은 하룻강아지나 맨날 싸움 거는 싸움닭밖에 없다. 나는 고개 숙일 줄 안다. 나는 점점 겸손해진다.

◈ 어깨 통증, 오십견, 견관절 탈구, 견관절 석회화 ◈

관련된 관용적 표현

89쪽을 보라.

심리적 원인

- 해야 할 것이 너무 많다. 너무 부담스럽다.

  삶의 무게가 내 어깨를 찍어 누른다. 우리는 모든 짐을 어깨로 지고, 비유적으로 모든 부담도 어깨에서 느낀다.

치유의 혁명, 심신의학 EFT

- 화가 난다. 너무 열받아서 어깨로 콱 받아버리고 싶다.

  모든 동물은 싸우기 전에 어깨를 잔뜩 부풀린다.

- 무섭고 두렵고 긴장된다.

  너무 불안하고 걱정되어서 어깨가 콱 굳어 있다.

- 되는 일도 없고, 나는 아무것도 아니다. 나는 패배자다.

  패배자와 우울한 이의 어깨는 축 처진다.

- (누군가를) 안으면 안 된다. 안을 수 없다. 잡아주면 안 된다. 잡아줄 수 없다.

  어깨가 아프면 팔을 쓸 수가 없다.

- (스포츠와 일 등에서) 나는 팔 쓰는 것이 서툴다. 나는 팔로 능숙하게 주어진 일을 수행할 수 없다.

  야구, 핸드볼, 골프, 하키 등 팔을 쓰는 운동에서 성적을 잘 내지 못할 때 이런 생각을 하게 된다.

심리적 원인을 찾는 질문

- 증상이 생길 무렵에 어떤 일이 있었나?
- 그 일을 겪을 때에 무슨 생각과 감정을 느꼈나?
- 언제 어떤 상황에서 증상이 심해지는가?
- 다시 태어난다면 당신의 인생에서 생략하고 싶은 사람이나 사건은 무엇인가?
- 이 증상이 사라지면 안 되는 이유가 있다면 무엇인가?
- 당신의 엄마 뱃속 트라우마는 무엇인가?

치유 사례

| 사례 ① | **어깨에 염증이 생기고 물이 찬 지 5개월째인 환자**

백석대학교 교수 조주영: 나도 몸의학 치료 패러다임에 근거하여 내담자, 수련생, 교육생에게 적용한 결과 놀라운 결과를 확인하곤 한다. 그중에서 상담사 H는 2020년 당시를 기준으로 5개월 전에 친구를 돕다가 오른쪽 어깨 근육을 다쳤다. 통증 때문에 병원에 갔더니 뼈와 근육 사이에 물이 차고 염증이 생겼다고 한다. 병원에서 물리 치료와 4번의 주사를 맞았는데도 낫지 않았다. 당시 병원으로부터 정밀 검사를 요구받은 상황이다.

어깨 통증은 최악의 고통을 10으로 볼 때 8~9 정도였다. 신체적 증상만으로 EFT 기본 과정을 5회 실시하였으나 전혀 차도가 없었다. 그래서 통증이나 질병과 관련한 몸의학 치료 패러다임을 설명하고 육사감생(육체적 증상, 증상과 관련된 사건이나 기억, 증상과 관련된 감정, 증상과 관련된 생각이나 신념)을 찾아낸 다음 넋두리 EFT로 다루어주었다. H의 상황이 EFT의 기본 과정으로 다루기엔 그녀가 풀어낸 이슈 내용이 방대하고 복잡하였다.

넋두리 EFT는 육사감생 관련 내용을 넋두리하듯이 말하면서 몸 타점과 손 타점을 두드리는 것이다. 그 결과 몸과 손의 타점을 두드린 지 5분 정도 경과 후에 다시 확인하자, H의 고통지수가 3으로 뚝 떨어졌다. 넋두리 EFT 과정에서 드러난 것을 보면 초반에 그녀는 정수리 타점을 두드리기 위해 오른손을 어깨 위로 올리는 것조차 힘들어했다.

그러다가 점차 통증을 감내하는 듯 인상을 쓰며 몇 차례 올리더니, 급기야 매우 자연스럽고 편하게 오른손으로 정수리 타점까지 두드렸다. 그녀의 표정이 초반보다 많이 안정되고 밝아졌다. 이제 남아 있는 고통지수는 스스로 EFT를 적용하여 해결할 수 있겠다고 하여 과정을 종료했다. 그녀는 처음에 EFT를 하면서 '염증이 있는데 될까?' 하는 의구심을 가졌다고 한다. 그런데 실제로 효과를 확인하며 EFT의 위력을 알게 되었고 매우 신기해했다.

| 사례 ② | 상습 견관절 탈구

어느 체험자의 소감: 운동할 때마다 어깨가 자꾸 빠지는 사람이 있는데 EFT를 같이 해줬다. 그전에는 세 번이나 어깨를 맞춰 줬다. 그런데 이제 3개월째 안 빠진다! 요즘 어떠냐고 물어보니, 가끔은 불안한 마음이 약간 들다가도, '그래도 괜찮네!' 하면서 별 신경 안 쓰인다고 한다. 신기하다.

이때가 〈스포츠 멘탈 코칭 EFT〉를 처음 보고 바로 실습했을 때라 3개월 전이다. 정석대로 하려고 노력했는데 '이렇게 하는 게 맞나?' 했다. EFT 워크숍 참가 이후에 이제는 감이 팍 와서 조금은 알 것 같다. 원장님, 감사합니다.

- 비록 나는 어깨가 자주 빠져 운동할 때마다 어깨가 빠질 것 같은 두려움이 들지만 이런 나를 가슴깊이 이해하고 받아들입니다.

연상어구

자꾸 빠진다. 자꾸 빠진다. 미칠 것 같다. 이러다 운동을 못하는 건 아닌가? 어깨 운동이 두렵다.

| 사례 ③ | 온갖 치료에도 반응하지 않는 오십견

얼마 전 레벨 2 워크숍을 할 때다. 50대 남성이 왼쪽 어깨의 통증을 호소했다(말 그대로 오십견이었다). 1년이나 되었고, 온갖 치료를 다 받아도 소용이 없고, 팔을 뒤로 젖히면 찢어지는 듯한 통증이 생겨서 팔을 못 쓰겠다고 했다.

"언제부터 이렇게 아팠죠?"

"1년 정도요."

"그 무렵에 혹시 스트레스받는 일이 있었다면 무엇이죠?"

"뭐 별거 없어요. 그냥 갑자기 팔이 이유도 모르게 아팠어요."

"아무거라도 됩니다."

"정 그렇다면 말씀드리는데 그때 별것 아닌 자격증 하나 따느라고 3달 동안 꼼짝도 못했죠."

"공부가 스트레스의 원인이었나요?"

"사실 그랬네요. 나이 때문에 공부도 잘 안 되는데, 떨어지면 창피하니까 그냥 꼼짝하지 않고 했지요."

나는 이것으로 몇 개의 수용 확언을 만들어서 두드려주었다. '나는 떨어지면 창피할까봐 공부하느라 힘들었지만, 나는 나이 들어 공부하는 게 너무 힘들었지만, 나가지도 못해 답답했지만' 등이었다.

이런 수용 확언으로 두드리자 그의 통증은 9에서 6으로 떨어졌다. 하지만 그 이상은 떨어지지 않았다. 이에 다시 물었다.

"또 그 무렵에 힘들었던 일이 무엇이죠?"

"사실은 그때 인생에서 가장 화나는 일이 있었어요."

자세한 내막을 들어보니 그때 회사 동료에게 배신을 당해, 그 분노를 삭이느라고 한동안 술을 엄청 마셨다고 했다. 이에 그때 그 사람과 있었던 일에 대해 영화관 기법을 활용하여 EFT를 10분 정도 했다. 그 결과 찢어지는 듯한 통증 때문에 차마 엄두도 못 내던 동작을, 즉 팔을 뒤로 젖히기를 그는 그 자리에서 바로 했다. 이렇게 우리가 겪어온 인생의 풀지 못한 사건들과 그에 얽힌 생각과 감정은 우리 몸 곳곳에서 증상으로 남는다.

| 사례 ④ | 교통사고 후유증으로 생긴 어깨 통증

몇 년 전 신사동에서 워크숍할 때다. 한 50대 여성이 몇 년 전 교통사고를 당한 이후로 양팔을 제대로 못 쓰고 항상 어깨가 쑤시고 결린다고 호소했다.

"어깨 아픈 것과 관련해서 혹시 떠오르는 일이 있나요?"

"그러고보니 다쳐서 병원에 혼자 누워 있던 게 자주 생각났어요."

이 여성은 갑자기 눈물이 글썽해지면서 말했다.

"그때 남편이 사업하느라고 너무 바빠서, 내가 이렇게 다쳐서 아파 입원해 있는데도 거의 오지 못했어요. 그래서 참 외롭고, 서럽고, 남편이 야속하고……."

이에 다음과 같이 수용 확언을 만들어 두드렸다. '나는 그때 너무 외롭고, 서럽고, 남편이 야속했지만…….' 이렇게 한 10여 분 두드리자 통증이 반 정도 줄었지만 그 이상은 내려가지 않았다.

"혹시 이런 느낌을 또 받았던 때가 있나요?"

"결혼 초부터 남편이 사업 때문에 많이 바빠서 시댁에서 혼자 있을 때가 많았죠. 그때도 그랬네요."

그래서 그때의 기억을 영화관 기법으로 10분 정도 지우자 갑자기 여성이 환한 얼굴로 외쳤다.

"어어, 이제 괜찮아요. 어떻게 이런 일이 있지!"

그러면서 교통사고 이후 몇 년 만에 처음으로 개운해진 두 팔을 사람들 앞에서 마치 시상식에서 트로피를 자랑하듯 활짝 올렸다 내렸다 하는 것이 아닌가. 또다시 '5분의 기적'이 일어난 것이다. 참고로 교통사고 후유증은 증상이 복잡하고 치료가 어려운 경우가 많은데 나의 경험상 교통사고 기억이 증상을 일으키는 경우가 대단히 많다.

| 사례 ⑤ | 사격 선수의 만성적인 어깨 통증

김병준 코치: 예전에 사격 선수들에게 EFT를 알려주고 적용할 시간이 있었다. 당시 실업팀의 한 소총 선수가 어깨가 자주 아파서 집중하는 데 상당한 방해를 받고 있었다.

"어깨가 어떻게 아파요?"

"오른쪽 어깨가 끊어질 듯이 아프고 쑤시는 느낌이에요."

"0에서 10까지 강도를 측정할 수 있다면 어느 정도 되는 것 같아요?"

"돌리면 4~5 정도인데, 훈련할 때면 8 정도로 많이 아픕니다."

옆에서 보던 다른 코치가 한마디했다.

"병원도 자주 가고 항상 약을 먹는데 통증이 잘 안 나아요."

우선 현재 증상에 대해서 EFT를 했다.

- 나는 오른쪽 어깨가 쑤시고 아프지만, 그런 나를 마음속 깊이 받아들인다.

"지금 좀 어때요?"

(어깨를 돌려보면서) "어! 왜 이러지?"

"좀 내려갔어요?"

"헐! 확실히 통증이 사라졌어요."

"남아 있는 통증 있어요?"

"음, 조금 남아 있어요."

이에 다시 '약간' '여전히' '남아 있는' 같은 단어를 넣어서 추가 조정 작업을 하고 가장 아팠던 때를 떠올리며 다시 한 번 EFT를 했다.

- 나는 당시 견착을 하면서 어깨가 아파 제대로 집중도 못하고 힘들었지만, 그런 나를 마음속 깊이 진심으로 받아들인다.

다시 물었다.

"지금은 어때요?"

"어깨에 얽혀 있던 실타래가 사르르 풀리는 느낌이 들었어요. 이젠 안 아파요. 진짜 신기하네."

처음에 EFT를 소개할 때는 다들 반신반의한 표정으로 나를 쳐다봤지만, 이 선수의 통증이 줄어드는 것을 모두 보고 깜짝 놀라며 더욱 믿음을 가지고 EFT를 받아들이기 시작했다.

| 사례 ⑥ | 2년 동안 어깨 통증으로 프레스가 불가했던 선수

김병준 코치: 이제 EFT를 잘 사용하고 있는 이태환 트레이너의 사례를 살펴보자.

"어깨 통증 때문에 프레스 동작(위로 밀어올리는 운동)을 할 수가 없어요. 2년이나 지났는데, 별의별 방법을 다 써봐도 나아지지가 않아요. 병원을 가봐도, 체형 교정이나 근육학적인 방법으로도 잘 고쳐지지 않습니다. 이것 때문에 근력 훈련을 제대로 할 수가 없어요."

"언제 그렇게 다쳤어요? 다쳤던 상황 기억나요?"

"2년 전쯤에 관장님이 좀 강압적이었어요. 어깨가 아파서 들 수가 없는데 정신력이 약하다고 억지로 역기를 들게 했습니다. 그때 딱 찢어지는 소리가 나면서 너무 아파서 기구를 떨어뜨렸어요. 그때 이후로 어깨가 아파서 제대로 운동할 수가 없었어요."

"그렇게 억지로 시킨 관장님이 원망스럽죠?"

"그렇죠. 진짜 짜증 날 만큼."

- 아파 죽겠는데 역기를 억지로 들어서 '뚝' 하는 소리가 너무 생생하게 났지만, 이제는 그런 나를 마음속 깊이 받아들인다.
- 그렇게 시킨 관장님에게 너무 화가 나고 짜증이 났지만, 이제는 그런 나를 마음속 깊이 받아들인다.

- 그 뒤로 아플 때마다 이 상황을 계속 떠올리면서 원망했지만, 이제는 그런 나를 마음속 깊이 받아들인다.

이런 수용 확언으로 EFT를 하고 물었다.

"지금 좀 어때요?"

"아무 생각이 안 나요."

"어깨 한번 확인해봐요."

그러자 그는 그 자리에서 아무 거리낌 없이 프레스 동작을 할 수 있었고, 심지어 기존 최고 중량보다 5킬로그램이나 무거운 것을 들었다. 2년이 지난 지금도 여전히 어깨 통증 없이 운동을 잘하고 있다.

| 사례 ⑦ | 즉각 사라진 어깨 통증

어느 체험자의 소감: 원장님의 통증 관련 유튜브 라이브를 보면서 EFT를 했다. 나는 그때 사연자 내용 말고 내 어깨가 아파서 내 걸로 했다. 평소에도 양쪽 어깨에 한 번씩 통증이 있다. 자고나서 아침에 심할 때도 있다. 원장님이 가르쳐 주는 대로 '왼쪽 어깨가 콕콕 쑤시고 아리지만 깊이 받아들이고 사랑합니다'라고 하고 손날을 두드리고 타점들을 두드렸다. '어깨가 쑥쑥 쑤신다. 어깨가 콕콕 쑤신다. 아린다. 어깨가 8만큼 아프다'라고 하면서. 통증이 조금씩 줄면 '3만큼 아프다' 등으로 했다.

방송 보면서 1~2분 정도만 두드렸을 뿐인데 통증이 거의 사라졌다. EFT가 좋은 줄은 알았지만 아직 100퍼센트 믿지 못하는 마음이 있었는데 너무 신기했다. 바로 치유가 일어나는 걸 체험하니까 EFT에 대한 믿음이 커진다. 그 뒤로는 통증이 느껴지면 바로바로 하고 있다. 통증도 감정이라고 하는데 그런 감정을 EFT가 잘 지워주는 것 같다.

| 사례 ⑧ | 5분 만에 사라진 5년 된 어깨 통증

'송 약사의 온전한 치유' 블로그: 당시 EFT와 관련해 온전한 치유 상담을 신청한 사람은 가까이 원주에서 온 분이었다. 5년이나 된 고질적인 어깨 통증은 철봉을 하다가 삐끗하면서 시작되었다. 팔을 올리거나 뒤로 젖힐 수 없고, 얼마 전에 정형외과를 다녀왔지만 별 차도가 없었다고 했다.

- 나는 비록 5년 전 철봉을 하다가 삐끗하여 어깨 통증이 있지만 그런 나를 이해하고 깊이 받아들이고 온전히 수용합니다.

이 문장이 우리의 무의식에 쌓인 저항을 수용으로 바꿔주는 문장이라고 설명했다. '철봉하다가 삐끗해서 생긴 어깨 통증'이라고 말하면서 타점을 두드리기 시작했다. 나와 내담자, ○○ 님까지 셋이 앉아서 말로 소리를 내면서 두드렸다. 가끔 팔을 앞뒤로 돌리고 들어올리면서 통증의 변화를 체크했다. 처음 통증은 7(0-10 기준)이라고 했는데 점차 4, 2, 1로 줄어들었다. 어느 정도 통증이 가라앉았다고 했을 때 마음속에 억압된 가장 강력한 감정이 무엇인지 떠올려보라고 했더니 남편과 연관된 분노라고 했다.

이번에는 분노했던 장면을 떠올리며 같은 방법으로 문장을 만들어서 EFT를 했다. 처음 5 정도에서 시작한 분노가 3, 2, 0으로 떨어졌다. 두 가지 주제로 EFT를 마친 시점에서 어깨가 완전히 좋아져서 앞뒤로 돌리거나 제끼는 동작이 가능해졌다. 실제로 테스트하니 팔에 힘이 강해졌다. 처음에는 팔에 힘이 하나도 없었던 분이었다. 나도 놀라고 본인도 놀랐다. 이분은 EFT를 전혀 모르는 분이었는데, 내 설명을 잠깐 듣고 방법을 따라 하는 사이에 5년이나 된 고질적인 어깨 통증이 사라졌던 것이다. 또 본인의 마음에 자리 잡았던 분노의 감정이 사라지고, 뭔지 모르게 가슴이 후련하다고 했다.

어깨와 견관절을 치유하는 즉석 EFT와 치유 확언

부담감 버리기

수용 확언

- 비록 나는 늘 부담을 느끼지만 깊이 완전히 나를 받아들입니다.

치유의 혁명, 심신의학 EFT

- 비록 그 부담이 천근만근의 무게로 내 어깨를 찍어 누르지만 깊이 완전히 나를 받아들입니다.

- 비록 삶의 모든 무게가 내 어깨에 걸쳐 있어서 어깨가 무겁고 콱 굳어서 아프지만 깊이 완전히 나를 받아들입니다.

연상어구

잘해야 한다. 실수하면 안 된다. 못한다고 하면 안 된다. 틀리면 안 된다. 모두에게 인정받아야 한다. 거절하면 안 된다. 칭찬받아야 한다. 다 챙겨야 한다. 나 아니면 할 사람이 없다. 내가 다 해야 한다.

확언

편안하게 재밌게 즐겁게. 하고 싶은 만큼 하고 싶은 대로. 할 수 있는 만큼 할 수 있는 대로. 되는 만큼 되는 대로. 내 몫을 다하고 나머지는 하늘에 맡긴다. 이렇게 하면 된다. 이렇게 하면 더 잘된다. 모두 다 된다.

분노와 공격성 버리기

수용 확언

- 비록 나는 화가 나서 어깨에 힘이 들어가지만 깊이 완전히 나를 받아들입니다.

- 비록 나는 한 대 치고 싶은데 꾹 참자니 어깨가 굳지만 깊이 완전히 나를 받아들입니다.

- 비록 나는 열받아서 어깨가 굳고 안 움직이지만 깊이 완전히 나를 받아들입니다.

연상어구

열받는다. 짜증 난다. 답답하다. 뭐 어쩌라고. 사람 미치게 하네. 짜증 나서 못 참겠네. 열받아서 못 살겠네. 그냥 확 한 대 쳤으면 좋겠네. 그 인간만 생각하면 어깨와 주먹에 힘이 콱 들어가네.

긴장과 불안 버리기

수용 확언

- 비록 나는 무슨 일이 생길까봐 어깨에 잔뜩 힘을 주고 있지만 깊이 완전히 나를 받아들입니다.

- 비록 나는 걱정되고 불안해서 어깨에서 힘을 뺄 수가 없지만 깊이 완전히 나를 받아들입니다.

- 비록 나는 두렵고 긴장되어 자꾸 어깨에 힘이 들어가지만 깊이 완전히 나를 받아들입니다.

연상어구

무슨 일이 생길지 모른다. 안심할 수 없다. 걱정된다. 불안하다. 두려워서 어깨에서 힘을 뺄 수가 없다. 늘 이렇게 긴장하고 살다보니 어깨가 생고무 타이어처럼 단단하다. 안심하면 무슨 일이 생길까봐 안심할 수 없다.

기죽음, 우울함, 패배감 버리기

수용 확언

- 비록 나는 기죽고 우울해서 어깨가 축 처졌지만 깊이 완전히 나를 받아들입니다.

- 비록 되는 일도 없고, 내 편도 없어서 마치 패잔병처럼 어깨가 축 처지고 힘이 없지만 깊이 완전히 나를 받아들입니다.

- 비록 나는 기죽고 좌절해서 도저히 아무런 용기도 자신감도 생기지 않아서 어깨가 젖은 빨래처럼 축 늘어져 있지만 깊이 완전히 나를 받아들입니다.

연상어구

되는 일이 없다. 나는 뭘 해도 안 된다. 내 편도 없다. 아무도 나를 환영하지 않는다. 살아서 무엇 하나. 하면 무엇 하나. 내 인생은 끝났다. 다시 시도할 아무런 용기도, 자신감도 없다. 축 늘어진 저 젖은 빨래처럼 내 어깨도 내 마음도 축축 처져 내린다. 모든 게 끝장났다. 모두 아무 소용없다.

확언

이 또한 다 지나간다. 인생의 바다에는 순풍도 역풍도 있고, 어쨌든 내일은 새로운 바람이 분다.

◈ 팔꿈치 통증, 팔꿈치 인대 석회화, 테니스 엘보(골프 엘보) ◈

관련된 관용적 표현

91쪽을 보라.

심리적 원인

- 팔꿈치로 찍어버리고 싶도록 밉고 화가 난다.
- (팔로 헤치면서) 앞으로 나아갈 수 없다.

  팔꿈치는 앞으로 헤치고 나가는 데에 필요하다.

- 일하기 싫다. 더 이상 일할 수 없다.

  팔꿈치가 아프면 일할 수 없다.

- (팔을 쓰는 데) 나는 무능하다. 나는 못한다.

  팔꿈치의 기능이 중요한 활동, 즉 테니스, 스쿼시, 바이올린, 첼로 등에서 나는 무능하고 제대로 못한다.

- 나는 팔로 밀어내고, 누르고, 때릴 수 없다. 밀어내고, 누르고, 때리면 안 된다.

  테니스 치는 동작은 주관절(팔꿈치 관절)을 활용하여 공을 밀어내고 때려서 보낸다. 그래서 이것이 주로 테니스 엘보의 원인이다.

- 나는 (누군가를) 안아줄 수 없다. 잡아줄 수 없다. 안으면 안 된다. 안아줄 수 없다.

  골프 동작은 테니스 동작과 반대다. 그래서 이것은 주로 골프 엘보의 원인이다.

- 증상이 시작될 무렵에 당신은 어떤 상황에서 어떤 스트레스를 받았나?
- 증상이 생길 무렵에 어떤 일이 있었나?
- 그 일을 겪을 때에 무슨 생각과 감정을 느꼈나?
- 언제 어떤 상황에서 증상이 심해지는가?
- 이 증상이 사라지면 안 되는 이유가 있다면 무엇인가?
- 당신의 엄마 뱃속 트라우마는 무엇인가?

| 사례 ① | 2년 된 팔꿈치 통증

다음은 유나방송에서 겨우 30분 정도 설명을 들으면서 EFT를 처음 따라 한 분이 올린 사례다. 이렇게 짧은 시간에도 이런 큰 효과가 난다는 것이 신기하지 않은가!

저는 약 2년 전부터 팔꿈치 통증으로 고생했습니다. 견딜 수 없을 때마다 통증 클리닉에 가서 치료받고, 그나마 1년쯤 지나자 주사도 효과가 없어 한의원을 몇 군데 다녀보았지만 전혀 차도가 없었습니다. 유나방송에서 EFT를 따라 하다가 수용 확언을 바꾸어서 "나는 비록 노동일마저 못하게 될까봐 두렵지만……." "나는 비록 테니스 엘보 증상은 쉬기 전에는 절대 낫지 않는다는 소리를 많이 들었지만……" 등으로 바꾸니 갑자기 확 상태가 호전되는 것을 느꼈습니다. 며칠이 지난 후까지 일할 때마다 고통스럽던 통증이 많이 호전되었음을 느낍니다. 신기하고 감사합니다. 앞으로 열심히 따라 해야겠습니다.

| 사례 ② | 양쪽 팔꿈치 인대 석회화 통증

몇 년 전에 양쪽 팔꿈치 인대가 석회화(뼈처럼 단단해지는 것)되면서 끊어질 듯 아파서 6개월 넘게 도저히 팔을 쓸 수 없었다는 40대 여성이 왔다. 양팔에 테니스 엘보와 골프 엘보가 동시에 온 아주 특이한 사례였다. 내 오랜 경험으로도 이런 환자는 처음이었다. 병원에서는 석회화된 인대는 수술도 잘 안 되고, 해도 별 가망이 없으니 그냥 포기하고 살라는 말만 들었다고 했다. 양팔이 다 아프니 손을 쓸 수가 없어 심지어 화장실 볼일 보는 것마저도 어려운 상황이었다. 사실 '인대가 석회회되어서 뼈처럼 굳었다는데 EFT로 이런 것도 될까?' 하는 생각도 들었다.

팔의 문제는 '일하기 싫지만 일을 안 할 수가 없다'라는 생각을 많이 하는 사람에게 잘 나타난다. 팔은 일하기 위한 필수 도구이기 때문이다. 아니나 다를까, 그녀의 인생 자체가 그러했다. 시골의 찢어지게 가난한 집에서 태어나 영양실조에 걸려서 성장이 늦었고, 야간 상고를 다니면서 밤에 공부하고 낮에는 공장에서 일했고, 결혼해서도 한량 같은 남편을 만나 또 죽도록 일을 해서 돈을 벌어야 했다. 평생 일하지 않으면 굶어 죽을지 모른다는 생존의 공포에 시달리며 힘들어도 죽도록 일하면서 살아왔다. 그러다 그녀의 팔이 '이제 더는 힘들어서 못 살겠다' 하고 파업을 선언한 것이다.

"혹시 팔 아프니 좋은 점이 있나요?"

실제로 이렇게 물었더니 그녀가 말했다.

"일을 못하고 쉬니까 몸은 편하죠. 남편도 가족들도 많이 도와줘서 고맙고요."

그녀가 말한 고생의 기억을 주 1회씩 한 달 정도 지우자 팔이 다 나아버렸다. 석회화된 인대가 재생된 것일까? 확인하지는 못했지만 아마도 그럴 것이다. 그렇지 않고서야 이렇게 팔이 나을 수는 없다. 마음의 힘은 정말 대단하지 않은가?

| 사례 ③ | 수술과 재활로도 낫지 않았던 야구 선수의 팔꿈치 통증

김병준 코치: 팔꿈치 인대 접합 수술과 손목 수술을 하고 몇 개월째 재활에 매진하고 있는 한 중학교 선수가 있었다. 고등학교 입학을 기다리며 재활하고 있었는데, 수술한 지 6개월이나 지났지만 여전히 여기저기 쑤시고 시린 통증이 남아 있었다.

"팔꿈치 통증이 어때요?"

"펴려고 힘을 줄 때마다 쑤시고 아파요."

"0에서 10까지 수치를 측정한다고 하면 얼마 정도로 아픈 것 같아요?"

"7~8은 됩니다."

"자, 한번 따라 해봐요. 나는 오른쪽 팔꿈치가 7 정도로 쑤시고 아프지만, 그런 나를 완전히 받아들이고 사랑한다."

이렇게 일단 드러난 증상에 대해서만 EFT를 한 뒤에 물었다.

"지금은 어때요?"

"어? 통증이 내려가네요. 지금은 3 정도 되는 것 같아요."

다시 한 번 더 증상에 대해서 타점을 두드린 뒤에 이번엔 팔꿈치가 심하게 아팠던 기억을 다뤄보았다.

"이렇게 팔꿈치가 심하게 아팠던 때 가운데 기억나는 순간 있어요?"

"네. 마운드에서 직구를 던지는데 팔꿈치가 뜨끔거렸어요. 그 뒤로 벤치에 내려와서 앉아 있는데 정말 끊어질 듯이 아파서 제대로 팔을 펼 수가 없었습니다."

당시의 '뜨끔거리고 아파서 제대로 펼 수 없었던 느낌'에 대해서도 두드렸다.

"지금은 어때요?"

"와! 아무렇지 않아요. 어떻게 이렇게 되지?"

"아팠던 기억을 지워서 그래요."

그런 다음 손목에 대해서도 아팠던 기억 몇 개를 더 지워줬는데, EFT를 하기 전보다 훨씬 부드럽게 느껴진다고 했다. 이 선수와는 4번 정도 상담했고, 몇 주 뒤 공을 던지는 데 아무 무리가 없을 만큼 통증이 줄어서 좋아했다.

| 사례 ④ | 팔꿈치 재활 치료의 통증을 없앤 경험

김병준 코치: 팔꿈치 인대 관련 수술을 받으면 선수들은 몇 달간 깁스하고 있느라 관련 조직이 굳어버린다. 그래서 재활 과정에서 팔꿈치를 고정하고 억지로 펴는 작업을 한다. 이 과정에서 선수들은 엄청난 통증을 느낄 뿐만 아니라 그 스트레스로 잠도 못 잘 만큼 불안해하는 경우도 많다.

"팔꿈치를 억지로 펴는데 정말 아파서 죽을 것 같습니다."

"정말 괴롭고 힘들어요. 진짜 그 통증 때문에 다 포기하고 싶습니다."

그런데 이런 선수들에게 EFT를 적용해서 아무 통증 없이 팔꿈치가 자연스럽게 펴지는 경우가 정말 많았다. 그 사례들을 한번 살펴보자. 수술받은 지 8개월 정도 된 고교 선수가 있었다. 깁스를 풀고 아무리 재활해도 팔꿈치가 끝까지 다 펴지지 않았다.

- 나는 팔꿈치를 끝까지 펼 수 없지만, 그런 나를 마음속 깊이 받아들이고 이해한다.
- 나는 팔꿈치를 끝까지 펼 때 쑤시고 찌릿한 통증이 느껴지지만, 그런 나를 마음속 깊이 이해한다.

이렇게 2~3회 정도 드러난 증상과 통증에 대해서 EFT를 했더니 그 자리에서 팔이 5도 정도 더 펴졌다. 그 선수는 정말 좋아질까 의심하다가 바로 그 자리에서 팔꿈치가 시원해지면서 펴지자 깜짝 놀랐다. 곧이어 공을 잡고 던질 때도 한결 편하고 세게 던질 수 있었다.

| 사례 ⑤ | 포수의 고질적인 팔꿈치 통증

김병준 코치: 그 선수는 포수를 맡고 있었는데, 아무래도 포수가 팀에서 공을 가장 많이 던지는 포지션이라 팔꿈치 관련 통증이 많았다.

"팔꿈치를 끝까지 펴려고 하면 딱딱하게 굳어 있는 느낌이 들고 욱신거리고 아파요."

일단 이 증상에 대해서 EFT를 해도 효과가 없어서 관련 기억을 다루기로 했다.

"자, 그럼 아프기 전 상황을 한번 볼게요. 팔꿈치 통증과 관련해서 정말 너무 아팠던 순간 있어요?"

"그때 감독님에게 아프니 쉬게 해달라고 말을 할 수가 없었어요. 3학년 포수 형이 재활 중이어서 저밖에 주전 포수가 없었습니다. 당시 전국대회가 한창 진행 중이라서 아파도 참고 했어요."

"당시 말도 못하고 통증을 참아야 했던 느낌, 기억나죠?"

"네. 너무 끔찍하죠. 당시에 경기 중에 한 번 실수했다고 밤 12시까지 그물망에 공을 몇백 개씩 던지고 자야 했는데, 그때 팔이 다 끊어지는 줄 알았습니다."

그때를 생각만 해도 그의 얼굴엔 끔찍한 통증의 기억이 역력했다.

• 나는 당시 밤 12시까지 팔꿈치가 끊어질 듯한 통증을 참고 던졌고 그 통증이 아직도 너무 생생하지만, 이제는 마음속 깊이 나를 받아들인다.

이렇게 말하면서 두드리니 선수의 눈에 눈물이 흘렸고, 몇 번의 큰 한숨과 함께 부정적 감정이 쭉 빠졌다. 다시 물었다.

"지금 어때요?"

"아무 생각이 안 나요. 끔찍했던 그 느낌이 사라졌어요."

"다른 기억도 있을까요?"

"그 며칠 뒤에 봉황대기 준결승이었어요. 중요한 순간에 도루가 나왔는데, 기를 쓰고 잡는다고 정말 세게 던졌습니다. 그때 팔꿈치가 뜨끔했고, '큰일 났다'라고 생각했어요. 그때가 너무 생생하네요."

이에 그 기억을 EFT로 지웠고, 이외에도 쉬지도 못하게 하는 감독님이 미웠던 일, 그래서 야구를 그만두고 싶어 했던 기억, 그런 자신을 이해해주지 못하는 아버지와 갈등이 생긴 일 등 팔꿈치 통증과 관련된 상처받은 기억을 지웠다. 어린 선수가 얼마나 힘들었던지, 중간중간 펑펑 울기도 했다.

"지금은 어때요?"

"아무 생각도 안 납니다. 정말 편안해요."

"자, 그럼 팔 한번 확인해봐요."

"어? 왜 이러지?!"

말도 못 하고 끔찍한 통증을 참으며 운동했던 여러 기억을 지우니 팔꿈치가 거의 완전히 호전되었고, 남은 통증도 거의 다 사라졌다.

"정말 신기하네요. 두드리면서 전기가 통하는 느낌이 몇 번 들긴 했는데 이제 팔꿈치를 펴면 하나도 안 아파요. 어떻게 된 거죠?"

"나쁜 기억이 빠져나가면서 관련 조직이 자연 치유된 거예요."

"진짜 신기하네요. 이럴 수가."

이렇게 딱 1시간 반 정도 상담했는데, 다음 날부터 훈련에서 송구가 훨씬 편안해졌다고

치유의 혁명, 심신의학 EFT

좋아했다.

"그냥 아무 생각 없이 공을 던지는 것 같아요. 전에는 통증 때문에 제대로 못 던지면 어떡하나 항상 불안해했는데, 지금은 정말 편안해요."

치유 확언

- 내 팔꿈치는 건강하고 튼튼하다.
- 나는 팔꿈치를 잘 쓸 수 있다.
- 나는 내 팔꿈치를 잘 아껴서 쓴다.

◈ 수근관 증후군, 각종 손의 통증, 손가락 골관절염(퇴행성 관절염), 탄발지, 손목 통증, 윤활막염, 건초염 ◈

관련된 관용적 표현

92쪽을 보라.

- 우리 중에서 힘으로는 그를 엄지손가락으로 친다.
- 나는 친구의 건투를 빌면서 엄지손가락을 세워 보였다.
- 승인하다(thumbs up).

어떤 계획이나 제안에 대해 '찬성하다, 승인하다'라고 할 때 'thumbs up'이라는 표현을 쓴다. 영화나 책에 대해 '좋은 평가를 내리다'라고 할 때도 이 표현을 쓴다. 특히 'Two thumbs up!'은 양손의 엄지손가락을 들어올린다는 것으로 '훌륭하다, 멋지다'라는 뜻이다.

이상을 종합해서 볼 때 엄지손가락에는 자존심이나 자부심의 뜻도 있다.

심리적 원인

- 나는 (내 손으로) 나쁜 짓을 했다.

  도박꾼들이 흔히 내 손모가지를 자르고 싶다는 말을 한다. 인간은 죄책감을 자신의 신체에 투사하여 종종 증상을 만들어낸다.

- 나는 (내 손으로) 중요한 것을 망쳤다.

  예를 들어 정교한 작업을 하다 손이 미끄러져서 아주 고가의 중요한 작품을 망치면 이런 스트레스를 받는다. 인간은 수치심을 자신의 신체에 투사하여 종종 증상을 만들어낸다.

- 일하기 싫다. 일하고 싶지 않다.

  대부분의 일은 손으로 한다. 손에 문제가 생기면 일을 안 할 수 있다.

- 나는 손이 서툴고 무능하다. 나는 손을 잘 쓸 수 없다.

  정밀한 손기술이나 빠른 손이 필요한 일을 하는 사람들(외과 의사, 치과 의사, 보석 세공사, 피아니스트 등)이 이런 스트레스를 받기 쉽다.

- 내 손(손가락)은 문제가 있어. 내 손은 원래대로 돌아가지 않을 거야.

  골절이 되거나 수술 등을 받고 나면 이런 신념을 갖게 되고, 이 신념이 손이나 손가락을 약하게 만든다.

심리적 원인을 찾는 질문

- 증상이 생길 무렵에 어떤 일이 있었나?
- 그 일을 겪을 때에 무슨 생각과 감정을 느꼈나?
- 언제 어떤 상황에서 증상이 심해지는가?
- 이 증상이 사라지면 안 되는 이유가 있다면 무엇인가?
- 당신의 엄마 뱃속 트라우마는 무엇인가?

치유 사례

| 사례 ① | 엄지손가락 뿌리 부분의 격렬한 통증

어느 체험자의 소감: 며칠간 엄지손가락 뿌리 부분이 너무 아팠다. 통증 때문에 새벽에 깨어나 잠을 못 잘 정도였다. 이 고통이 만성이 되면 어떻게 하나 많이 두려웠다. 그러다가 그

동안 잊고 지냈던 EFT 생각이 나서 시작했더니, 어라, 통증이 점점 약해진다. 이틀 지나고 나서 싹 없어졌다. 정말 신기하다. 아래 내용은 루이즈 헤이의 책에도 나온다. 손가락 뿌리 부분이 왜 그렇게 아팠을까 궁금해서 찾아보니 저렇게 나온다. 덧붙여 설명하자면 근래 3 개월 동안 가족에게 이용당하고 버려졌다는 극심한 분노로 살아왔다. 더 아프지 않으려면 정신 차리고 빨리 무의식을 정화해야겠다.

손가락 관절염의 원인 → 벌 받으려는 욕구, 비난, 희생당했다는 느낌.

| 사례 ② | 왼쪽 엄지손가락 통증

어느 날 50대 여성이 왼쪽 엄지손가락 부위가 아프다고 왔다. 남편과 TV 앞에서 말다툼 하다가 남편이 화면을 가리지 말라고 리모컨을 휘둘렀는데, 여기에 맞은 뒤로 1달이나 지났 는데도 여전히 너무 아파서 손가락을 굽힐 수가 없다고 했다. 이에 처음에는 증상으로 접근 해서 "나는 왼쪽 엄지손가락이 너무 아파서 굽힐 수가 없지만……"이라는 수용 확언으로 두 드렸다. 그런데 전혀 효과가 없었다. 그래서 1회전 더 해보았지만 역시 효과가 아예 없었다.

그래서 그녀에게 물었다.

"손가락을 처음에 다칠 때 기분이 어땠어요?"

"그야 당연히 미워서 콱 패고 싶었죠. 안 그래도 부부 사이도 안 좋은데 손가락까지 다치 게 만들고. 너무 열받아서 하여튼 그날 밖에서 외박해버렸어요."

이에 '이거다' 하는 생각으로 이렇게 수용 확언을 만들었다.

"나는 그때 남편이 내 손가락을 쳐서 너무 미워서 콱 패고 싶었지만……."

그리고 EFT를 했더니 바로 나아버렸다. 결국 손가락 통증의 원인은 남편에 대한 분노였 고, 바로 이것이 핵심 주제였던 것이다.

| 사례 ③ | 몇 달째 낫지 않는 손목 염좌

어느 날 30대 여성이 다친 손이 몇 달째 낫지 않는다고 왔다. 몇 달 전에 넘어지면서 바닥 을 짚다가 손목을 접질렀는데 병원에서 사진상으로 아무 이상이 없다고 하는데도 아파서 손목을 굽힐 수가 없었다. 의사는 "이 정도면 한 달이면 낫는데 안 낫는 게 이상합니다"라고 말하면서 당황해했다. 이렇게 의사도 환자도 서로 답답해 어쩌지 못하는 상황에 있었다. 게다가 이 여성은 EFT를 좀 아는 사람이었다.

"선생님, 30분이나 했는데도 아무 효과도 없어요. 이건 안 되나봐요."

이에 내가 직접 EFT를 해주었다.

맨 처음에는 "나는 비록 손목이 욱신거려서 굽힐 수가 없지만……"으로 두드렸지만 통증은 변화가 없었다. 핵심 주제를 찾기 위해서 다칠 당시에 무슨 일이 있었는지 물었다.

"사람들이 많아서 일단 창피했죠."

이에 "나는 비록 사람들이 다 보고 있어서 너무 창피했지만……"이라고 말하면서 두드렸다. 그러자 통증이 9에서 7로 떨어졌다.

여기서 더 이상 떨어지지 않아 다시 그때 무슨 일이 있었는지 물었다.

"게다가 옆에 있던 남자친구가 넘어진 나를 도와주기는커녕 뚱뚱해서 자빠졌다고 놀려서 엄청 화가 났죠."

이 말을 하는 동안 그녀의 얼굴은 벌써 노기가 가득했다. 이 말 그대로 수용 확언을 만들어서 두드리자 통증은 즉각 0이 되고 몇 달 동안 굽힐 수 없던 손목을 자유자재로 쓸 수 있게 되었다. 결국 손목 통증의 핵심 주제는 창피함과 분노였던 것이다.

| 사례 ④ | 50년 만에 젓가락질을 제대로 하게 되다

어느 체험자의 소감: 대부분의 사람이 제대로 정상적으로 잘하는 젓가락질을 나는 50여 년 동안 제대로 하지 못했다. 두 젓가락을 평행이 되게 잡고, 손가락의 지렛대 원리와 손목의 힘을 잘 이용하여 균형을 잡아서 음식을 떨어뜨리지 않고 집을 수 있어야 했다. 그런데 나는 두 젓가락을 X자 모양으로 잡고 음식을 집기 때문에 힘이 달리고, 중간에 음식을 떨어뜨리기 일쑤였다. 평행으로 잡고 제대로 해보려고 무던히 애를 썼지만, 한두 번 하다보면 손목에 힘이 없어서 다시 원래 하던 대로 하게 되었고, 이런 과정이 자꾸 반복되니 점점 고칠 노력도 안 하게 되었다.

성인이 되어 격식 있는 식사 자리에 가게 되면 여간 불편한 것이 아니었다. 오징어회같이 미끄러운 음식은 도저히 집을 수가 없는데, 그런 것까지 잘 집는 사람들이 내게는 신기하게 보일 정도였다. 그러다가 EFT를 만나서 좋아라 하며 여기저기에 적용해보기 시작했는데, 그중 하나가 젓가락질 잘하기였다. 해결할 문제로 '오른손가락과 손목에 힘이 없어서 젓가락질을 못한다'로 정했고, 고통지수는 불편함과 창피함이 8이었다.

수용 확언은 이렇게 만들었다.

"나는 비록 젓가락질을 잘하지 못해 불편하고 창피하지만 이런 나를 인정하고 깊이 온전히 받아들입니다. 나는 비록 젓가락질이 서툴러 음식을 집다가 흘릴 때에는 몹시 창피하지만 이런 나를 인정하고 진심으로 받아들입니다. 나는 비록 젓가락질을 제대로 못하는 것이 엄청 체면이 구겨지고 음식을 먹을 때 자꾸 떨어뜨려 불편하지만 나는 나를 사랑하고 진심으로 깊이 온전히 받아들입니다."

연상어구로는 이런 말을 했다.

"불편하다. 불편하다. 창피하다. 불편하고 창피하다. 손가락이 잘못됐나? 손목에 힘이 없어서인가? 왜 남들 다 잘하는 젓가락질을 나만 못하는 거지? 나도 잘하고 싶다. 이까짓 거 남들 다 하는 거 나만 못하다니. 불편하다. 창피하다. 오십이 넘도록 이런 거 하나 못하다니. 너무해. 너무해. 너무 불편해. 너무 창피해."

그리고 뇌 조율 과정을 1회 하고 또 연상어구를 말했다.

"불편하다. 창피하다. 너무 불편해. 엄마 아버지는 왜 나한테 잘 가르쳐주지 않으셨나? 원망스럽다. 원망스럽다. 부모님이 원망스럽다. 불편해, 창피해. 젓가락질을 못해서 불편하다. 불편해. 창피해."

또 뇌 조율 과정을 1회 하고 이렇게 연상어구를 말했다.

"불편하다. 창피하다. 너무 불편해. 손목에 힘이 없다. 손가락에 힘이 없다. 이미 근육이 굳었나? 영영 못하는 건가? 불편하다. 잘하고 싶다. 나도 젓가락질 잘하고 싶다. 편하게 음식을 집고 싶다. 점잖게 음식 먹고 싶다. 창피하다. 불편하다."

우선 이렇게 1회전 한 뒤에 식사 시간에 젓가락질을 시도해보았지만 그대로였고, 2~3일 동안은 별 진전은 없었다. 다시 어느 날 생각나서 또 EFT를 했다. 기본 고정대로 위의 수용 확언과 연상어구를 사용했다. 이번에는 특히 부모님에 대한 원망, 불편함, 창피함이 주된 화두가 되었다. 두세 번 정도 더 EFT를 하고나서 또 잊고 지냈다. 그러던 어느 날 식사를 하면서 평소대로 젓가락을 X자로 습관대로 잡고 반찬을 집으려는데 뭔가 불편하면서 반찬이 집어지지 않았다.

"어, 뭐지? 젓가락질이 고쳐진 거 아냐!"

이런 생각이 들어서 얼른 젓가락을 평행으로 잡고 지렛대 원리를 적용하면서 반찬을 집어올리니 편안하게 잘 집어졌다! 한 번, 두 번, 세 번 모두 성공.

"오호! 나 젓가락질 잘하게 된 거 아냐?"

식사 시간 내내 정상적으로 젓가락질을 한 것은 난생처음이었다! 처음에는 완전히 고쳐졌다고 말하기 조심스러웠는데, 갈수록 젓가락질을 더 잘하게 되어서 이제는 확실히 고쳤노라고 말할 수 있다. 아직도 신기하다. 대략 2주 만에 나아진 것 같다. 이번 사례에서 느낀 점은 고통지수가 곧바로 0이 되지 않아도, 심지어 EFT를 하고 잊어버렸는데도 어느 순간 증상이 사라지기도 한다는 점이다. 나도 모르게 어느덧 다 나아졌다는 것은 참 좋은 선물이다. 감사합니다.

치유 확언

- 나는 내 손을 잘 쓸 수 있다.
- 나는 일하고 싶을 때 일하고 쉬고 싶을 때 쉰다.
- 나는 손재주가 있다. 나는 점점 더 손재주가 좋아진다.

◈ 가슴뼈(흉골) 통증, 갈비뼈 통증 ◈

심리적 원인

- 나는 안을 수 없다. 나는 안길 수 없다.
  주로 갈비뼈와 관련한 질환이다. '그들은 갈비뼈가 으스러지도록 서로 껴안았다'라는 표현을 생각해보라.

- 나는 (누군가나 무언가를) 가슴에 꽉 품을 수 없다. 나는 (누군가의) 가슴에 꽉 안길 수 없다.

  주로 가슴뼈와 관련되는 심리 문제들이다.

- 내 가슴(가슴골)은 못났다. 내 가슴은 이상하다. 내 가슴은 문제가 있다.

  유방암이나 심장 질환 진단을 받거나 이것 때문에 수술을 받게 되면 이런 생각을 많이 하게 된다. 한 여성은 유방암으로 왼쪽 유방을 제거한 뒤에 암은 잘 제거되었으나 외모에 열등감을 많이 느꼈고, 곧 왼쪽 갈비뼈 부위에 통증을 느꼈다.

심리적 원인을 찾는 질문

- 증상이 시작될 무렵에 당신은 어떤 상황에서 어떤 스트레스를 받았나?
- 증상이 시작될 무렵에 당신의 삶은 어떤 상태였나?
- 증상이 시작될 무렵에 당신은 어떤 감정을 많이 느꼈나?
- 이 증상이 사라지면 안 되는 이유가 있다면 무엇인가?
- 당신의 엄마 뱃속 트라우마는 무엇인가?

치유 사례

| 사례 ① | **30년 된 갈비뼈 통증을 없애다**

어느 체험자의 소감: 나는 잠을 잘 때 반듯하게 누워서 잘 수가 없었다. 바로 누우면 갈비뼈가 빠져나갈 것 같은 통증이 있어 항상 옆구리를 손으로 압박하거나, 옆구리에 베개를 끼우거나, 모로 누워서 잠을 자야만 했다. 사는 데 큰 지장 없으니까 병원에 가지 않고 그냥 그렇게 30여 년을 살아왔다. 이 통증을 EFT로 없애보기로 했다. 하지만 완전히 없애는 데 1년이 넘는 시간이 필요했다.

통증을 완전히 없애는 것은 쉬운 일이 아니었다. 내가 게으르기도 했지만, 많은 끈기와 인내심이 필요했다. 통증이 사라졌다는 생각이 들면 어느새 다시 통증이 시작되었다. 두드리면서 말하다보니 팔은 물론 목도 입도 아팠고, EFT를 하는 것이 너무 귀찮기도 했다. 무엇보다도 도중에 지쳐 잠들기 일쑤였다.

그렇게 1달 하고나니 한 3개월 동안은 오히려 통증이 더 심해졌다. 걸어다닐 때에도 손으로 압박해야 할 정도로 통증이 심해져서 일상생활이 불편해지기 시작했다. 통증이 점점 심해지고 수시로 발생하니 괜히 건드렸나 하는 후회도 들었다. 하지만 계속 두드렸다. 그러자 온갖 감정과 기억이 떠오르기 시작했다. 장난기 많은 형으로부터 자주 구타당했던 일, 청각 장애가 있어 다른 사람들의 말을 듣지 못할까 늘 두려워했던 일, 청각 장애를 갖고 태어난 것에 대한 분노, 정상인 형에게 당연히 많은 것을 터놓고 의지하는 어머니가 편애한다고 오해했던 일, 잠자리에서 형과 어머니만 대화를 나눌 때 들었던 소외감. 이유 없이 자주 아파서 학교에 간 날보다 안 간 날이 많았는데, 그럴 때마다 집, 철공장, 목공장, 논, 쓰레기 하치장에서 자주 놀았던 기억이 났다.

베개에 눈물을 흘리면서 잠든 날이 많았고, 현실에서 도망치고 싶었던 날도 많았다. 장롱에 쌓아둔 이불 속에 숨어서 잠든 날도 많았다. 무거운 이불 속에서 잠이 들면서 나는 점차 이런 압박감이 너무도 좋아졌다. 이 압박감은 나에게 안정감과 편안함을 주었던 것이다. 눈을 감으면 행복했다. 아! 이 통증의 따뜻함, 세상에서의 도피, 안정감과 평화였구나. 그래서 EFT로 없애려고 하니 3개월 동안 그토록 저항했구나. 몰라줘서 미안하다.

나는 1년 동안 너무도 많은 눈물을 흘렸다. 어떤 때에는 고통스러운 감정 상태가 달갑지 않아서 EFT를 한동안 하지 않았다. 그렇게 통증과 불편한 감정과 줄다리기를 1년 동안 하면서 나도 모르게 어느 순간 귀찮아서 포기해버렸다. 그리고 문득 어느 순간 보니 이미 통증이 사라져버렸다. 지금은 0.1 정도 남아 있을까? 통증을 생각하면 옆구리의 신경이 으르렁거린다. 그러다가 다른 생각에 빠지면 사라진다.

치유 확언

- 나는 잘 안을 수 있다. 나는 잘 안길 수 있다.
- 나는 잘 안겨도 된다. 나는 누군가에게 안길 자격이 있다.
- 나는 내 가슴을 있는 그대로 받아들이고 사랑한다.

◈ 흉추(등) 통증, 후방 관절 증후군, 흉추 디스크, 척추 측만증, 쇼이에르만병, 흉추 후만 ◈

관련된 관용적 표현

94쪽을 보라.

심리적 원인

- 아무도 나를 토닥여주지 않았다. 나는 사랑받지 못했다.

  우리는 격려하거나 사랑을 표현할 때 등을 토닥여준다. 어렸을 때 애정 결핍이나 스킨십 부족을 경험한 많은 사람은 견갑골 사이의 등에서 통증을 호소하는 경우가 많다.

- 내 등에는 문제가 있다. 내 등은 못났다. 내 등은 이상하다.

  폐암 진단을 받거나 폐 수술을 받으면 이런 생각을 잘하게 된다.

- 아무도 나를 받쳐주지 않는다. 나는 외톨이다.

  누군가 내 등 뒤에 있다고 느낄 때 우리는 든든하다.

- 나는 배신당했다.

  등에 칼을 맞은 느낌이다. 한 여중생이 친하게 지내던 친구들에게서 갑자기 한 학기 동안 왕따를 당했다. 그리고 몇 달 뒤에 그 아이는 척추 측만증 진단을 받았다.

- 늘 대비해야 한다. 싸울 준비가 되어 있어야 한다. 강하게 보여야 한다.

  동물은 위협을 느끼거나 싸울 때 등에 힘을 주고 부풀린다.

- 나는 나를 떠받칠 힘이 없다. 나는 무력하다.

  척추의 주 기능은 인체를 떠받치는 것이다.

- 나는 지쳤다. 나는 기가 죽었다. 나는 슬프다.

  패배자의 어깨와 등은 축 처지고 굽어 있다.

심리적 원인을 찾는 질문

- 증상이 시작될 무렵에 당신은 어떤 상황에서 어떤 스트레스를 받았나?

- 증상이 시작될 무렵에 당신의 삶은 어떤 상태였나?
- 증상이 시작될 무렵에 당신은 어떤 감정을 많이 느꼈나?
- 당신이 평생 많이 한 생각과 많이 느낀 감정은 무엇인가?
- 언제 어떤 상황에서 증상이 심해지는가?
- 이 증상이 사라지면 안 되는 이유가 있다면 무엇인가?
- 당신의 엄마 뱃속 트라우마는 무엇인가?

치유 사례

| 사례 ① | 사라진 28년 된 등 굽음

나는 3년째 유나방송에서 확언과 EFT를 강의해왔다. 내 강의를 들은 애청자들은 종종 스스로 경험한 사례를 올리곤 한다. 아래 내용은 김영해 님이 불과 1시간 정도의 EFT로 28년간 굽어 있던 등이 펴진 경험을 올린 것인데, 지금 여기서 내가 말하고자 하는 주제를 완벽하게 잘 보여준다.

오늘 오후에는 한가해져서 책을 보았다. 많은 사례가 올라와 있다. 그래서 나는 지병인 '등 굽음'에 관해 EFT를 해보기로 했다. 제일 먼저 "나는 비록 등이 굽었지만, 이런 나를 온전히 받아들이고 인정합니다"라는 수용 확언으로 두드렸다. 두 번째엔 "나는 비록 등이 굽고 아랫배에 힘이 없지만……" 하며 두드렸다. 세 번째엔 "나는 비록 등이 굽고, 아랫배에 힘이 없고, 자신감이 없지만……" 하며 두드렸다. 네 번째엔 "나는 비록 등이 굽고, 아랫배에 힘이 없고, 큰 가슴에 대한 창피함이 있지만……" 하며 두드렸다.

이렇게 두드리다보니 어린 시절 초등학교 4학년 때의 내가 떠올랐다. 지금 이맘때와 비슷한 더운 여름에 나는 운동장을 뛰고 있었다. 아마도 체육 시간인가보다. 그때 내가 입었던 작고 흰 티셔츠와 파란색 줄무늬가 목둘레에 그려진 체육복이 너무 몸에 딱 붙고 작았다. 4학년인 나는 가슴에 몽우리가 생기고 있었다. 그때도 제법 통통했는데, 작은 옷을 입으니 가슴은 불거지고 배는 나오고…… 하여튼 남녀공학이라 남자아이들과 같이 뛰는데 창피해서 가슴과 배를 감추기 바빴다. 그게 내 등 굽음의 시초였나보다.

다섯 번째엔 "나는 비록 티셔츠가 작아 가슴과 배가 나와서 창피했지만……" 하며 두드렸다. 두드리다보니 슬퍼졌다. "나는 비록 어린 시절이 가슴 아프지만……" 하고 두드리니 관심받고 싶었던 어린 시절이 생각났다. 학교 갔다 와도 누구 하나 반겨주는 이 없던 집. "나는 비록 어린 시절에 관심받지 못해 움츠렸지만, 나는 비록 어린 시절 사랑받지 못해 움츠렸지만, 나는 비록 누구 하나 관심을 갖지 않았지만, 이런 나 자신을 진심으로 사랑합니다."

이렇게 두드리기를 마친 후 점검해보니 가슴이 아프고 뻐근하고, 목이 메고, 눈물이 났다. 그런데 "나는 비록 가슴이 아프고 목이 메고 눈물이 나지만 이런 나 자신을 사랑합니다" 하고 말하면서 두드렸더니 정말 등이 펴졌다. 신기하다! 당장은 또 의식해서 불편해질지 모르겠지만, 그래서 '아직은 남아 있는 의심'에 관해 두드려보았다. 곧 등이 편안하게 펴졌다. 그래서 지금은 컴퓨터 앞에서 글을 쓰면서 수시로 체크하고 있다. 내가 등이 굽었는지 아닌지 말이다.

그런데 다시금 브래지어 생각이 났다. 그렇게 가슴을 움츠리다 중학교 2학년이 되어서야 나는 브래지어를 착용했다. 커가는 가슴을 숨기려 움츠린 세월이 길어지면서 이렇게 등이 굽었나 싶다. 그래서 아무래도 이번에 제천에 가면 "(마음 놓고 가슴 펼 수 있게) 브라자 사줘!" 하고 외쳐야겠다. 아니면 "나에게 브라자 사주실 분, 손들어봐요! 브래지어가 아니고 브라자입니다!" 하고 외쳐야지. 전에는 억지로 등을 펴고 있으면 힘이 들었는데 지금은 아무렇지도 않다.

몇 달 지난 뒤에 김영해 님에게 다시 확인해보았지만 여전히 등은 꼿꼿하다고 했다. 물론 모든 사람이 그녀처럼 혼자서 이렇게 빨리 좋아지는 것은 아니다. 알아보니 김영해 님은 EFT를 하기 전에 심리 상담을 많이 해보아서 내면을 읽고 다루는 훈련이 잘되어 있었다. 아무튼 사춘기에 갑자기 가슴이 커져서 생긴 수치심과 사랑받지 못한다는 외로움과 위축감이 그녀의 등에 고스란히 기록되어 등을 굽게 했다는 사실은 분명하다.

치유 확언

- 나는 지지받는다. 나는 지지받아도 된다.

- 나는 기를 펴고 꼿꼿하게 산다.

- 나는 내 편이 생기고 사랑받는다.

- 나는 모두에게 사랑과 격려를 받으니 척추에 힘이 생긴다.

- 나는 배신의 상처를 버리고 가슴과 등을 좍 편다.

◈ 요통, 좌골 신경통, 척추 협착증, 척추 전방 전위증, 척추 추간판 탈출증(허리 디스크), 척추 굽음증(꼬부랑 할머니 병), 척추 탈위증 ◈

관련된 관용적 표현

95쪽을 보라.

심리적 원인

- 나 혼자 다 떠받쳐야 한다(책임져야 한다). 하지만 너무 힘들고 지친다. 나 혼자 다 해내야 하는데 못하겠다.

  허리는 우리 몸의 기둥으로 삶의 무게를 짊어지고 떠받치는 곳이다. 가장의 책임을, 직장의 책임을, 엄마의 책임을 나 혼자 다 떠맡아 힘들어하고 있다. 삶의 막중한 무게가 내 허리를 찍어 누른다. 사는 게 너무 힘들고 어렵다.

- 이제 더 못 버티겠다. 내가(내 허리가) 부러지고 무너질 것 같다.

  책임이 너무 무겁다고 느낄 때 허리가 아프기 시작하고, 그 무게를 더 못 버티겠다고 느낄 때 허리가 휘거나 부러진다. 허리가 휘거나 부러진다고 느낄 때 실제로 추간판 탈출증(디스크)이나 요추 협착증이 나타난다.

- 나는 허리가 꺾여서 아무것도 할 수 없다.

우리는 좌절감을 표현할 때 흔히 허리가 꺾였다고 말한다.

- 자존심 상한다. 나는 절대로 자존심을 버릴 수 없다.

  허리를 굽히는 것은 자존심을 버리는 것을 뜻한다. 나는 절대로 허리 굽힐 수 없다. 나는 자존심을 내려 놓을 수 없다. 허리 숙이고 싶지 않다. 억지로 허리를 숙이니 자존심이 상한다.

- 나는 절대로 굴복하고 싶지 않다. 억지로 굴복해서 분하다.

  허리를 굽히고 절하는 것은 굴복을 뜻한다.

- 내 허리가 이상하다. 내 허리 쪽에 문제가 있다.

  요추 부위와 가까운 장기에 이상이 있다고 느끼거나 이상이 있다고 생각한다. 구체적으로 전립선암, 신 장암, 대장암 등의 진단을 받거나 관련된 수술을 받거나 복통이나 생리통이 심하면 이런 스트레스를 받 기 쉽다.

허리의 심리적 의미는 버티다, 지지하다, 떠받치다 등이다. 허리는 삶의 무게를 떠받치는 기둥이며 허리 질환의 주원인은 과도한 책임감이다. 이런 책임감은 주로 돈을 벌고, 가족을 부양하고, 직장의 업무를 해내는 것과 관련이 많다.

심리적 원인을 찾는 질문

- 증상이 시작될 무렵에 당신은 어떤 상황에서 어떤 스트레스를 받았나?
- 증상이 시작될 무렵에 당신의 삶은 어떤 상태였나?
- 증상이 시작될 무렵에 당신은 어떤 감정을 많이 느꼈나?
- 당신이 평생 많이 한 생각과 많이 느낀 감정은 무엇인가?
- 이 증상이 있어서 혹 좋은 점이 있다면 무엇인가?
- 증상이 생길 무렵에 어떤 일이 있었나?
- 그 일을 겪을 때에 무슨 생각과 감정을 느꼈나?
- 언제 어떤 상황에서 증상이 심해지는가?
- 이 증상이 사라지면 안 되는 이유가 있다면 무엇인가?
- 당신의 엄마 뱃속 트라우마는 무엇인가?

| **사례 ①** | 삶의 무게로 내려앉은 허리

60대 여성 B님은 유나방송 애청자인 사위가 모시고 왔다. 10년 전 척추 협착증으로 수술을 해서 인공뼈를 넣었는데도 허리를 가눌 수가 없어서 1년간 2번 재수술을 했는데 전혀 효과가 없었다. 병원에서는 사진상으로는 아플 이유가 전혀 없는데 이상하다고만 했다. B님이 사위와 처음 올 때에는 복대를 하고 허리를 제대로 펴지도 못하고 10미터 길이도 안 되는 실내를 제대로 걷지도 못하였다. 틀어져서 기우뚱한 채 허리를 부여잡고 통증 때문에 겨우 진료실로 들어왔다. 표정은 마치 바둑 천재 이창호처럼 무표정 그 자체였다. 허리의 통증은 8(0-10척도)이라고 했다. 증상과 여러 상황에 대해 물어도 겨우 "좋은 것도 나쁜 것도 없어요"만 반복했다. 그러자 보고 있던 사위가 몇 마디 거들었다. "큰아들이 10년 전에 죽고 둘째인 딸은 저와 결혼하고 막내아들은 17년간 불구로 누워서 지내다가 1년 전쯤에 죽었어요." 이 말을 듣고 이분의 삶의 무게와 상처가 너무 크구나 하고 직감했고, 삶의 무게가 허리 통증으로 나타났다는 생각이 들었다. 그래도 이분이 아무 표현을 하지 않아서 다음과 같이 직관을 활용하여 EFT를 했다.

"너무나 힘들게 살아왔다. 너무나 힘이 들지만 아이들 때문에 죽을 수도 없었다. 산 것이 아니라 버틴 것이었고, 버티고, 버티고, 버티다 여기까지 왔다. 하지만 이제 아들 둘도 가고 허리도 병들어 제대로 걸을 수도 없다. 너무나 힘이 들어서 참기만 하다보니 좋은 것도 좋은 줄 모르겠고 싫은 것도 싫은 줄 모르겠다. 좋은 것도 나쁜 것도 없다. 사는 것이 아니라 버티는 것이었다. 버티다 버티다 여기까지 왔다."

이렇게 넋두리 EFT를 하자 마치 돌부처가 돌아앉아 눈물을 흘리듯이 이분도 눈물을 죽 흘렸다. 그래서 이제 일어서서 걸어보라고 하니 훨씬 부드럽게 일어섰고 통증도 8에서 3으로 떨어졌다. 이에 무표정하던 B님이 갑자기 엷은 미소를 띠면서 "이게 무슨 일이지. 허리가 어떻게 이렇게 되지. 신기하네" 하고 소리쳤다.

그다음 회기 치료에서는 양상에 따라 허리를 치료했고, 더불어 '내 허리는 건강하고 튼튼하고 꼿꼿하다'라는 확언을 매일 반복하게 하면서 다음과 같이 말했다.

"'죽겠다, 죽겠다' 하면 더 죽게 되고 '살 만하다, 살 만하다' 하면 살 만해집니다. 마찬가지로 '좋아진다, 좋아진다' 계속 말하면 많든 적든 좋아집니다. 긍정적인 생각은 어쨌든 남는 장사입니다. 아시겠죠?"

"네, 정말 그렇네요. 매일 '죽겠다' '못 걷는다' 이런 생각만 했는데."

이렇게 4회를 치료한 결과는 놀라웠다. 복대를 하지 않으면 힘이 없어 걷지 못하던 분이 복대를 떼고 왔고, 자동차로 겨우 오던 분이 시흥에서 지하철을 타고 왔다. 무표정하던 얼굴도 약간 미소가 살아나서 웃기 시작했고, 궁극적으로 삶에 대한 비관적인 생각이 긍정적으로 바뀌었다.

| 사례 ② | 허리를 굽게 만드는 요통

어느 체험자의 소감: 한동안 허리가 많이 아파서 10분도 앉아 있기 힘들었다. 걸을 때 허리를 펼 수 없어 구부정하게 걷는 내 모습이 당황스러웠다. '벌써 지팡이가 필요해? 일을 그만둔 후, 살이 많이 쪄서 허리에 무리가 가나보다, 다이어트를 해야겠다.' 레이키를 허리에 보내봐도 소용이 없었고, 누워 있어도 계속 너무 아파서 힘들었다. 그러다 허리 치유 EFT를 시도하고 신기한 경험을 했다. 두드리기는 따라 하지 않고, 그냥 누워서 이 영상을 듣고만 있었는데 갑자기 눈물이 터졌다.

허리는 인생의 무게를 버티는 기둥이고, 경제적 어려움이 허리 통증으로 나타날 수 있다는 것이다. '나 돈 때문에 힘들었던가? 잘 몰랐는데.' 이렇게 스스로 묻는 순간 또 눈물이 터졌다. 내가 내 감정을 이렇게 모르고 있구나. 일을 그만둬서 수입이 끊기긴 했지만 당장 생활비가 없는 것도 아니고, 돈 문제는 괜찮다고 생각했는데 스스로 외면하고 억눌러왔을 뿐이었다. 억눌러놓은 두려움을 내 몸이 이렇게 오롯이 감당하고 있었음을 깨달았다. 새삼 몸에게 미안하고 고맙고 또 신기했다.

영상*에서는 허리 통증의 심리적 원인을 '1번 두려움과 부담, 2번 분노, 3번 관심받고 싶음' 세 가지로 제시해주었는데 나는 2, 3번에서는 감정 동요가 없었다. 1번 돈에 대한 부담

◆ 허리 통증을 치유하는 즉석 EFT 2편
　https://youtu.be/e3xmUHPAGtk?si=ySW5DCHiRQpvoP5k

부분에서만 눈물이 줄줄 흘렀다. 통증과 연결된 감정을 알아주고 수용해주고 나니 신기하게도 이날 이후 통증이 사라졌고 다시 멀쩡해졌다. 난 살쪄서 그런 줄만 알고 쫄쫄 굶으며 나를 학대할 뻔했다.

경제적 어려움을 표현하는 말로 '허리가 휜다, 허리가 휘청인다' 이런 표현이 있는 것도 신기하고 재밌었다. 조상님의 지혜로움이 대단하다. 옛날에 아버지가 허리가 아파 고생했고 수술까지 고려했던 기억이 났다. 혼자서 온 가족을 책임져야 하는 부담이 그렇게 컸구나, 마음이 아팠다. 혹시 허리가 아픈 분은 이 영상을 한 번 보면 좋겠다.

| 사례 ③ | 척추 협착증

1997년 IMF 금융위기가 악명을 날리던 바로 그 시절, 내 남동생이 추간판 탈출증, 소위 디스크에 걸렸다. 동생은 부산에서 레이저 수술로 유명한 모 병원에서 척추 수술을 받고 하루 만에 퇴원했지만, 몇 달 동안은 여전히 허리가 아픈 듯했다. 그 당시 동생은 25세로 젊은 나이였지만 일찍 사회에 진출하여 10톤 트럭을 사서 화물 운송업을 하고 있었다. 그런데 IMF 금융위기의 충격과 디스크로 인해 말 그대로 한창 팔팔하던 나이에 제법 팬찮던 사업을 눈물을 머금고 접어야 했다.

그러다 동생은 월급쟁이 생활을 하면서 밑천을 마련하고, 몇 년이 지나서 다시 화물 운송업에 복귀하게 되었다. 이때는 트럭에서 짐을 받고 보내는 정기 화물 영업소를 차렸는데, 한동안 자리도 잡고, 돈도 제법 모으는 듯했다. 그러다 약 10년 만에 동생에게 다시 악몽 같은 사건이 터졌다. 어느 날 김해에 사는 동생이 서울에 사는 나에게 전화를 했다.

"형님, 큰일 났습니다. 허리가 많이 아픕니다."

"어떻게 아픈데?"

"몇 달 전부터 서서히 아프더니, 이제는 완전히 못쓰게 됐습니다. 허리가 꺾여서 펴지지도 않고, 다리가 온통 저려서 몇십 미터를 제대로 걷기가 힘듭니다. 그래서 얼마 전엔 너무 바빠서 쉴 수도 없는 와중에 억지로 1달 정도 정형외과에 입원했는데도 도저히 낫지 않습니다. 병원에서는 수술한 척추 디스크가 약해져서 척추 사이가 좁아지고 척추가 닳았답니다. 이대로 살다가 다 망가지면 인공척추를 수술해서 넣어야 하니, 아예 운송 일을 하지 말고 그냥 쉬랍니다. 도저히 방법이 없는데, 형님이 하는 그 EFT로 내가 나을 수 있겠습니까?”

“당연히 나을 수 있지.”

동생은 아직 팔팔한 30대에 일도 못하고 불구처럼 살아야 한다는 의사의 청천벽력 같은 진단에 좌절하다가 나에게 구원을 청한 것이었다. 이번에 동생은 EFT 워크숍 1단계를 수강했지만 그 효과에 대해서 아직 확신이 없는 상태였다.

“그러면 어떻게 하면 되겠습니까?”

“당연히 잘~하면 되지.”

(너무나 막연한 대답에 한동안 머뭇거리다가) “예, 일단 알겠습니다.”

나는 이때 부러 간단하게 대답했다. 나는 옛날부터 동생이 많이 걱정되었다. 동생의 성격은 〈삼국지〉의 장비 이상으로 다혈질이라 평소에 분노가 많은 편이었다. 이번이 그런 동생의 성격과 허리를 동시에 고칠 수 있는 절호의 기회라고 생각했다. '정말 절실하면 나를 찾겠지'라고 생각하면서 나는 내심 동생을 기다리고 있었다.

1달쯤 지나서 갑자기 동생이 내게 다시 전화했다. 서울에서 열리는 EFT 워크숍 2단계에 참가해서 더욱 확실하게 배워야겠다는 것이었다. 동생은 비싼 돈과 없는 시간을 들여서 하루 7시간씩 이틀간 총 14시간의 워크숍에 정성을 다해 참가했다. 설명도 잘 듣고, 실습도 정성으로 했다. 워크숍이 끝났을 때, 동생의 허리는 약간 편안해지기는 했지만 아직 낫지는 않았다.

그러나 그날 저녁 동생은 김해로 내려가면서 이렇게 말했다.

“형님, 아직 낫지는 않았지만 아까 실습 시간에 3년 동안 아팠던 허리가 낫는 분을 보니 나도 열심히 하면 낫겠다는 믿음이 생깁니다.”

그날엔 30여 명의 참가자가 서로 실습을 해주는 시간이 있었는데, 3년 동안 허리가 너무 아파서 아침마다 허리를 굽혀야 하는 세수 대신 샤워를 하고 요대를 차지 않으면 잠시도 버티지 못하던 분이 즉각 나아서 넙죽 허리 숙여 인사를 했었다. 참고로 이분을 1년 뒤에 다시 만났는데 그때도 여전히 허리는 튼튼했다.

동생이 내려간 다음 1달 정도가 지나서 부산에서 EFT 워크숍을 할 기회가 생겼다. 공교롭게도 그 장소가 김해의 동생집과 가까웠다. 그래서 나는 강의 전날에 동생 집에서 하루

머무르기로 했다.

나는 동생을 만나 맥주를 나누면서 물었다.

"요즘 허리는 어떤데?"

"아직 여전합니다. 힘듭니다."

"그래? 그럼 더 열심히 해봐라."

다음날 워크숍 장소로 나를 태워다준 동생은 뒤에서 강의를 같이 들었다. 7시간의 강의 내내 동생은 열심히 계속 따라서 두드렸다.

강의가 끝나고 저녁 겸 뒤풀이로 참가자들과 강사들이 함께 식사와 술을 하게 되었다. 동생도 동행했다. 그런데 다들 돌아가면서 한마디씩 할 때 동생이 입을 열었다.

"형님, 제 허리가 이제 다 나았습니다."

"어떻게?"

"오전에 강의 들으면서 같이 두드리다보니, 온갖 생각과 감정이 다 떠올라서 부지런히 무조건 두드렸습니다. 그러다 점심 시간이 지나고 나니까, 허리가 편해진 것 같아서 운동장으로 나가서 한 바퀴 돌아봤어요(강의 장소가 마침 초등학교였다). 전에는 몇십 미터도 못 걷고 저리고 당겨서 주저앉곤 했는데 한 바퀴를 다 돌아도 괜찮던데요. 그래서 열 바퀴나 돌았어요. 더 돌 수도 있을 것 같았는데, 이 정도면 나은 것 같아서 그냥 들어왔습니다."

"EFT를 할 때 무슨 생각들이 떠오르든?"

"10년 전에 디스크로 고생하던 일이 막 생각나던데요. 수술해준 의사도 밉고, 그 병원을 소개해준 택시 기사도 밉고, 내 트럭을 싸게 사간 그놈도 밉고……. 하여튼 2, 30가지가 넘게 떠오르던데 자꾸 두드리다보니 이젠 아무 생각도 안 납니다. 마음도 편안하고 허리도 편안합니다."

3년이 지난 지금도 동생의 허리는 여전히 멀쩡하다.

| 사례 ④ | **허리 디스크 수술이 실패한 환자**

어느 날 60대 초반 여성이 허리 통증으로 왔다. 허리가 욱신거리고 다리가 당기고 발바닥이 화끈거리는 것이 전형적인 디스크였다. 물어보니 디스크로 판정받고 수술해서 수술은

잘되었는데, 증상은 낫지 않아서 의사도 이유를 몰라 포기한 상태였다. 이에 핵심 주제를 찾기 위해서 물었다.

"살면서 누구 때문에 무슨 일로 힘들었어요?"

그러자 무능력하고 알코올 중독에 폭행까지 하는 남편과 30년 이상 사느라고 고생했던 사연이 죽 나왔다. 그래서 이런 상처들을 주 1회 3달 정도 EFT로 풀어주자 디스크 증상은 점차 좋아지면서 완전히 싹 나았다. 그 밖에 화병과 우울증까지 나아서 마지막에 이분이 이렇게 말했다.

"허리 고치러 왔더니 화병까지 고쳐주네요! 요즘은 사는 게 즐겁고, 행복이 뭔지 알겠어요."

| 사례 ⑤ | 척추가 압박 골절이 된 환자

어느 날 40대 후반 남성이 척추 압박 골절로 찾아왔다. 몇 달 전에 농기구를 들다가 허리가 뒤로 꺾이면서 척추가 압박되어서 골절되었다. 즉시 병원에 가니 당연히 수술을 권했는데, 일을 못하게 될까봐 수술을 안 받아서 병원에서 쫓겨났다고 했다. 몇 달이 지나 크게 아프지는 않은데 허리를 쓰면 너무 아파서, 농사일도 못하고 있었다. 그는 나의 책 〈EFT로 낫지 않는 통증은 없다〉를 보고서 찾아왔는데, 압박 골절도 EFT로 되냐고 내게 물었다.

"몇 달이 지났으니 골절은 나았을 테고, 통증만 EFT로 잡으면 되겠네요."

그런데 한 가지 문제가 있었다. 경제 사정 때문에 딱 한 번밖에 치료를 못 받는다고 하는 것이 아닌가. 어쨌든 핵심 주제를 찾기 위해 물었다.

"요새 힘든 일이 무엇인가요?"

그러자 부부 사이가 나빠서 별거하고 있고, 이혼 위기에 있다는 이야기가 나왔다. EFT로 1시간 동안 이런 것들을 다뤘다. '그런데 겨우 1시간 동안 EFT를 해서 과연 허리가 얼마나 좋아질까?' 하는 의문을 갖고 있던 차에 몇 달이 지난 뒤 마침 EFT 워크숍에 참여한 그에게 이런 말을 들었다.

"이제 멀쩡하게 다 나았습니다. 감사합니다."

어느 날 60세 여성이 만성 허리 통증으로 왔다. 젊을 때부터 허리가 아팠는데, 3년 전에 허리를 삔 이후로는 30분도 앉거나 서 있을 수가 없었다. 허리 전문 병원에서 수술할 정도는 아니라고 해서 시술만 몇 번 받았는데 전혀 효과가 없다고 했다. 방문 직후에는 앉지를 못해서 누워서 EFT를 받아야 했다. 살면서 힘들었던 것들을 묻자 아들만 좋아하던 엄마, 너무 무서웠던 아버지, 남편의 거듭된 사업 실패로 빚쟁이로 살았던 일 등에 대해서 말했다. 그래서 차근차근 이런 기억들을 EFT로 지워나갔다. 그러자 처음에는 누워서 치료받던 그녀가 나중에는 앉아서 거뜬히 치료받게 되었고, 몇 달 뒤에는 당연히 일상생활도 잘할 수 있게 되었다.

EFT 워크숍 2단계에서 있었던 사례다. EFT의 중요 기법인 핵심 주제 찾기를 학습하고 참가자들 간에 상호 실습하는 시간이었다. 40대 후반인 한 여성이 불과 30여 분 정도의 실습이 끝나자 놀라워하면서 앞으로 나와 자신의 사례를 발표했다. 자초지종을 들어보니, 몇 년간 허리가 너무 아파서 아침마다 허리를 굽혀야 하는 세수 대신 샤워를 택할 정도였다. 게다가 허리에 힘이 너무 없어서, 단 2~3일만 요대를 하지 않으면 쓰러질 지경이었다. 그분은 지금도 요대를 차고 있다면서 직접 풀어 보여주었다. 많은 요통 환자를 보아왔지만 그중에서도 증상이 심각한 편이었다.

그런데 더 놀라운 것은 그런 요통이 불과 30분 정도의 상호 실습 시간 만에 사라졌다고 하는 것이 아닌가! 그러면서 요대를 풀고 직접 허리를 굽혀 바닥에 손끝을 대는 모습까지 보여주었다. 그녀는 몇 년 만에 처음으로 통증 없이 허리를 굽혀 바닥을 짚는 기적을 경험하게 된 것이다. 어찌 보면 약장수가 만병통치약을 팔기 위해 연출한다고밖에 보이지 않을 것 같았다. 40명의 참가자 모두 어안이 벙벙해졌고, 본인도 그 이상으로 황당해하는 것 같았다.

"처음에는 어떻게 EFT를 적용하셨지요?"

"처음에는 시킨 대로 증상 자체에 대해서 적용했지요. '나는 허리가 아프고 힘이 없고 굽힐 수가 없지만, 마음속 깊이 받아들입니다'로 두드리니까 조금 편안해지긴 했는데, 더 이상 진전이 없었어요."

"그럼 그다음에는 어떻게 하셨어요?"

"실습 상대자가 허리 아픈 데 대해 어떤 생각이 드는지 물어봐서, 가만히 생각해보니까 그동안 저는 너무 오래 아파서 체념 반 위로 반으로 '병고(病苦)를 약으로 삼아라' 하는 생각을 많이 했었어요. 불교를 믿으니까 불경의 말씀을 되뇌었던 거죠."

"그건 〈보왕삼매론〉에 나오는 이야기죠. 그래서 또 어떻게 하셨어요?"

"그래서 '나는 병고를 약으로 삼으라는 말로 몇 년간 참고 견뎠지만, 마음속 깊이 받아들입니다'로 두드렸더니 생각이 사라지고 많이 편안해지는 게 느껴졌어요. 통증은 아직 반 정도 더 남은 것 같았고요."

"그래서요?"

"그러다 허리와 관련된 사건이 하나 생각났어요. 사실 허리가 처음 아프게 된 원인이 교통사고 때문이거든요."

그러면서 그녀는 교통사고의 자초지종을 늘어놓았다. 몇 년 전에 신호를 기다리느라 정차해 있는데, 갑자기 뒤에서 다른 차가 들이받아서 심한 충격을 받았다. 이 충격으로 근 1달간 업무와 가사도 돌보지 못하고 병원에 입원해 있어야 했다. 그런데 그 사고 가해자는 목사였다. 명색이 성직자란 사람이 피해자인 자신이 이렇게 고통받고 있는데도 단 한 번의 사과, 병문안, 심지어는 위로 전화조차 없었다고 했다.

"명색이 목사이고 성직자라는 사람이 사람을 다치게 해놓고, 이렇게 큰 고통을 줬으면서도 보험 처리만 땡 해놓고 어떻게 그리 나 몰라라 할 수가 있죠? 사과나 위로는커녕 전화 한 통 없었어요. 그게 성직자가 할 짓이에요? 보통 인간으로서도 할 짓이에요? 이런 식으로 엄청난 분노가 치밀었는데, 이것에 대해 EFT를 하고나니 그 사건이 잘 기억나지도 않고 마음이 편안해지면서 갑자기 허리도 나아버렸어요."

"결국 허리 통증의 중요 원인은 목사에 대한 분노였군요!"

그녀는 그런 사람이 성직자가 되어서 용서와 사랑을 설교한다는 것이 이해도 용납도 되지 않았다는 말도 했었다. 그분을 1년 뒤 다시 만나게 되었는데, 허리는 여전히 건강했다.

그분이 허리를 꾸벅 숙여 인사하면서 내게 말했다.

"선생님 덕분에 제 허리, 아직도 건강합니다. 감사합니다."

| 사례 ⑧ | 디스크가 파열되었던 요추 통증

내가 한의사들을 대상으로 EFT 워크숍을 할 때의 일이다. 어느 한의사가 찌푸린 얼굴로 허리 통증을 호소하면서 자신에게 EFT를 해달라고 했다. 정황을 물었더니, 2년 전에 한의 원에 출근하려고 침대에서 일어나는데 멀쩡하던 허리가 끊어지듯 뚝 하더니 불덩이가 확 퍼지는 느낌이 들어 주저앉았다고 했다. 그래서 응급차로 실려가 디스크 파열로 진단받아 즉각 수술하고 몇 주간 꼼짝도 못하면서 끔찍한 고통으로 고생했단다. 그러다 다 나아서 한 동안은 괜찮았는데, 최근 1주일 새 슬슬 수술받은 부위가 뻐근해서 다시 아플까봐 두렵다 고 했다.

"그럼 지금 증상은 어떤지 말해보세요."

(공포에 질린 얼굴로) "허리가 무척 뻐근하고, 왼쪽 다리 뒤쪽으로 저린감이 있네요."

우선 이 증상에 대해 EFT를 적용했는데, 그 와중에 그가 디스크가 터지던 날의 상황이 떠오른다고 말했다. 이윽고 그때의 상황과 몸의 느낌을 자세히 설명하기 시작했다.

"어? 말을 하다보니 그때의 장면이 다 보이고 감각까지 생생하게 다 느껴져요. 진짜 디스 크가 터지는 것 같아요. 허리에서 불이 나고, 양쪽 다리가 모두 저리고 터지는 것 같아요. (공포에 질려서) 이거 진짜 재발하는 것 아니에요?"

타점을 두드리면서 관련된 기억을 떠올리면 무의식의 억압된 기억에 쉽게 접근하게 되므 로 그 상황이 이처럼 실제 그대로 재현되는 경우가 많다. 나는 이 한의사가 이런 말을 하는 동안에 계속 손날점과 연속 두드리기 타점을 번갈아가며 20분 정도 두드렸다. 그러자 점차 그의 안색이 풀어지고 긴장감도 줄어들었다.

"자, 이제는 어떠세요? 그때의 장면과 느낌이 아직 떠오르나요?"

(약간 멍해져서) "어, 신기하네. 이제는 안 떠올라요."

"그럼 다시 좀 전의 허리 증상은 어떠세요? 아직 아프고 불편한가요?"

(이리저리 허리를 돌리다 놀라고 환해진 얼굴로) "정말 모든 증상이 사라졌어요."

김병준 코치: 허리가 아파서 제대로 앉아 있지 못하는 고교 포수가 있었다. 이 선수도 포수의 입스 증상으로 고생하고 있었는데, 아무리 물리 치료를 받아도 나아지지 않았다.

"언제부터 허리가 아프기 시작했어요?"

"훈련하면서 조금씩 아프기 시작했어요."

"그때 심하게 스트레스받았던 것 있어요?"

"입스 증상으로 항상 스트레스였죠. 특히 그날은 스카우터들이 와서 지켜보고 있는데 투수한테 제대로 공을 못 돌려줘서 정말 짜증 나고 답답했습니다. 그러다가 라운딩 돌린다고 (공을 1루에서 3루까지 던져서 돌림) 일어나서 던지려는데 허리가 약간 삐끗하면서 아프기 시작했어요."

"그 뒤에는요?"

"아파서 좀 쉬고 싶었어요. 그런데 기본적인 공도 제대로 못 던지는데 쉬면 눈치 보이고 이런 저를 스스로 용납할 수 없어서 아파도 참고 계속 던졌습니다. 그렇게 훈련 끝나고 숙소에 눕자마자 허리가 정말 끊어질 듯이 아프기 시작했어요."

그래서 당시 심하게 스트레스받으며 공을 던졌던 기억을 EFT로 다뤘다.

- 기본적인 공도 제대로 못 던져서 너무 창피하고 스트레스받았지만, 그런 나를 이제는 마음속 깊이 받아들인다.
- 그런 나를 용납할 수 없어 아파도 무조건 참고 훈련했지만, 그런 나를 이제는 마음속 깊이 받아들인다.
- 그때 허리가 삐끗하고 아프던 느낌이 아직도 생생하지만, 그런 나를 이제는 마음속 깊이 받아들인다.

이렇게 입스 증상으로 고생했던 기억을 지우고 그 자리에서 허리 통증을 확인하니 수치가 거의 0으로 떨어졌다. 이리저리 허리를 숙이고 돌려가며 확인했는데 전보다 훨씬 가벼워지고 유연해져서 선수도 깜짝 놀랐다. 얼마 뒤에 동계 훈련을 1달 동안 갔다 왔는데 허리가 완전히 괜찮았다고 말했다. 물론 이 선수의 입스 증상도 거의 다 사라졌다. 이렇게 입스로 감정에 휘둘려 연습하다가 부상이 생겨 심각한 통증을 겪는 선수들이 꽤 많았고, 이런 선수들에게 EFT를 하다보면 통증뿐만 아니라 입스 증상도 함께 해결되었다.

| 사례 ⑩ | EFT로 허리와 인생을 고치다

'브레인 마스터' 블로그의 이야기: 요즘 자꾸 EFT에 관한 책들이 눈에 들어온다. 나의 인생은 EFT를 알기 전과 후로 나뉜다 해도 과언이 아니다. 10여 년 전 나는 크게 힘든 일을 하는 것도 아니고, 많지 않은 나이에도 늘 몸이 좋지 않았다. 나의 개인적인 EFT 치유 사례만으로 책을 써도 400쪽 정도 나올 만하다. 그중에서 정말 극적으로 나은 허리 통증은 아무리 생각해도 늘 신기할 따름이다.

당시 허리 아픔 정도의 고통지수는 0-10 기준으로 9.9 정도였다. 똑바로 눕지도 못했고, 서 있을 때는 손으로 어딘가 지탱해서 허리로 가해지는 힘을 분산해야만 했을 정도였다. 결국 매우 유명하다고 입소문이 난 '정형외과 주사 요법'을 하기로 예약했다. 그즈음 EFT를 알게 되었는데 혹시나 하는 마음에 그 예약을 취소했다. 솔직히 내 몸에 약물이 들어가는 것이 왠지 불쾌했다. 그렇게 EFT에 관한 정보를 습득하고 워크숍에 참석하고 여러 책을 사보면서 나의 허리에 담긴 유의미한 정보를 알게 되었다.

그리하여 중요한 것을 깨달았다! 내 허리에는 굉장한 상처가 된 과거의 경험이 고스란히 남겨져 있고, 그것을 표현하고자 하는 중요한 욕구가 있고, 몸의 언어로 해주는 이야기가 들어 있다는 것이다. 몇 날 며칠 EFT를 하면서 세상에 태어나서 진심으로 울어보았다. 그 후 이상하리만큼 허리는 매우 유연해졌다. 13년쯤 지난 지금도 좁아진 디스크는 여전하다. 몇 달 전 허리가 약간 불편하여 검사했다.

그렇지만 일상생활에 지장을 주는 통증은 거의 없다. 〈EFT로 낫지 않는 통증은 없다〉라는 책은 몸의 문제를 스스로 낫게 하는 묘수를 알려주고 있다. 결론적으로 내 몸의 문제를 만든 것이 나라면, 해결책도 나는 알고 있다! 최근 읽은 생채식 책에 이런 말이 나온다. '병은 사람을 고쳐야 낫는다.'

어느 날 60대 남성이 요통 때문에 나를 찾아왔다. 그는 20여 년 전에 큰 교통사고로 척추 골절이 되어 수술을 받았고, 수술은 잘되었는데도 전혀 몸이 낫지 않았다. 발바닥이 늘 찌릿찌릿하고 다리가 당기는 것이 주 증상이었고, 이것 때문에 일할 수 없어서 거의 20년째 일도 그만둔 상태였다. 그래서 몇 년 간격으로 무려 5번이나 수술을 더 받았다. 처음 2번은 허리 쪽으로 수술했고, 나중에는 더 이상 허리 수술할 데가 없어서 배 쪽으로 3번 더 수술을 받았지만 모두 아무 효과가 없었다.

좌절과 상심의 세월을 보내던 그는 마침 내 책 〈EFT로 낫지 않는 통증은 없다〉를 보고 저 먼 충청도에서 서울까지 나를 찾아온 것이었다. 그는 가난한 집안 5남매의 넷째로 태어났고, 학비가 부족해서 고등학교도 늦게 들어가서 졸업하자마자 제약사 영업 사원으로 일했다. 분명히 어렸을 때 애정 결핍도 심했고, 가난해서 받은 상처도 심각했는데, 이런 이야기들만 나오면 자꾸 회피하려고 했다. 그는 〈EFT로 낫지 않는 통증은 없다〉를 보고서 쌓인 감정을 풀어야 병이 낫는다는 원리를 이해했지만, 정작 이를 실천할 용기는 없었던 것이다.

몇 회 지지부진한 상담을 하고서 나는 마침내 말했다.

"제 책 읽어보셔서 아시겠지만 감정을 직면하고 풀어야 병이 낫습니다. 다음부터는 감정을 좀 더 직면해보셔야 해요!"

그리고 그는 이 말을 듣고 병원에 오지 않았고, 이것이 마지막 상담이 되었다. 이런 식으로 차라리 아플지언정 감정을 직면하지 않으려고 하는 사람들을 종종 보는데, 감정을 억압하고 회피하면 병이 절대로 낫지 않는다.

어느 날 고 3 여고생이 척추 협착증으로 인한 요통을 치료하려 와서 나는 정말로 깜짝 놀랐다. '어른에게만 생기는 척추 협착증이 왜 이런 어린 친구에게 생겼지? 이럴 수도 있나?' 놀란 기색을 감추고 좀 더 자세히 물어보았다. 그녀는 중학생 때 이미 요추 디스크 탈출증이 생겼고, 몇 년 지속되어 이제 척추 협착증 진단을 받은 것이었다. 고 3이라서 공부를 해야 하는데, 30분도 앉아 있기 힘들어했다. 허리 통증이 있다고 하면 제일 먼저 묻는 질문이 있다. "무엇이 그렇게 버티기 힘들었나요?" 그녀에게도 이 질문을 했고, 역시나 정답이 나왔다. 부모님은 소통이 안 되어서 늘 서로에게 냉랭하고 자주 싸웠고, 아빠와 대학생 오빠의 사이도 늘 안 좋았다. 그녀는 이런 상황에서 이 집안의 심리적 도우미와 돌보미 역할을 하고 있었다. 마음속은 늘 책임감과 부담감이 너무도 컸다. '내가 엄마 아빠 사이를 좋게 해야 해. 내가 우리 집안 분위기를 책임져야 해. 내가 잘해야 우리 집이 쪼개지지 않고 유지돼. 나는 엄마도 아빠도 위로해야 해.' 그녀의 성격은 실제로 밝고 명랑하고 공감 능력이 가득해서 누구나 호감을 느끼게 만들었다. 결국 과다하게 밝고 착하고 책임감이 강했고, 이것이 모두 그녀의 허리를 망가뜨리고 있었던 것이다.

- 비록 나는 엄마와 아빠가 헤어져서 우리 집이 쪼개질까봐 너무 두렵고, 내가 엄마 아빠를 위로해야 우리 집이 유지된다고 느끼지만 깊이 완전히 나를 받아들입니다.
- 비록 나는 내가 우리 집 분위기를 살리고 유지하지 못하면 우리 집이 쪼개질까봐 너무 두렵지만 깊이 완전히 나를 받아들입니다.
- 비록 나는 모든 책임이 내게 있는 것 같아서 너무 버겁고 힘들고 버티기 힘들지만 깊이 완전히 나를 받아들입니다.

그녀와의 상담에서 썼던 수용 확언이다. 그녀의 책임감과 부담감을 EFT로 지워주고 풀어주니, 매주 한 번씩 상담할 때마다 상태가 좋아졌다. 2달 뒤에는 한두 시간 거뜬하게 앉아서 공부할 수 있을 정도가 되었고, 고 3이라서 이 정도에서 상담은 중단되었다.

허리를 치유하는 즉석 EFT와 치유 확언

두려움과 부담감 버리기

수용 확언
- 비록 나는 가족을 책임져야 한다는 부담이 크지만 깊이 완전히 나를 받아들입니다.

- 비록 나는 집세와 생활비와 카드값과 대출과 기타 온갖 나갈 돈을 생각하면 너무 두렵고 부담스러워서 허리가 휘지만 깊이 완전히 나를 받아들입니다.
- 비록 나는 해야 할 일이 너무 어렵고 많고 버거워 허리가 휘청이지만 깊이 완전히 나를 받아들입니다.

연상어구

온 가족을 책임져야 한다. 모두 내 책임이다. 나갈 돈이 너무 많다. 그 돈 다 벌려면 쉴 수가 없다. 이번 달 실적 채우려면 발바닥이 닳도록 뛰어야 한다. 해야 할 일이 너무 어렵고 많다. 일은 많고 책임질 가족도 많고 나갈 돈은 많아서 이거 다 해내려면 허리가 휘청인다. 삶과 돈벌이의 무게가 내 허리를 찍어 누른다.

분노 버리기

수용 확언

- 비록 나는 화가 나서 허리에 힘이 들어가지만 깊이 완전히 나를 받아들입니다.
- 비록 나는 그 사람의 그 행동에 너무 화가 나고 잊을 수가 없어 허리가 당기고 뻣뻣하지만 깊이 완전히 나를 받아들입니다.
- 비록 나는 그 상황이 너무 어처구니가 없어서 화를 식힐 수가 없지만 깊이 완전히 나를 받아들입니다.

연상어구

- 열받아 죽겠네. 그 인간 도대체 왜 그래. 어떻게 나한테 이럴 수가 있어. 도대체 왜 이런 일이 생기는 거야. 도대체 나한테 왜 이래. 니가 뭔데 나한테 이래. 왜 맨날 되는 일이 없는 거야. 왜 맨날 짜증 나는 사람과 일만 내 앞에 닥치는 거야.

관심과 인정을 받고 싶은 마음을 치유하기

수용 확언

- 비록 나는 챙겨달라는 말을 못해서 이렇게 꺾인 허리로나마 보살핌받고 싶은 속내를 표현하지만 깊이 완전히 나를 받아들입니다.
- 비록 나는 내가 얼마나 힘든지 스스로 말할 수 없어서 꺾인 허리로 그 고통을 표현하지만 깊이 완전히 나를 받아들입니다.
- 비록 내 허리는 '나 이렇게 아파. 나 너무 힘들어. 나 좀 챙겨줘'라고 표현하지만 깊이 완전히 나를 받아들입니다.

연상어구

나 힘들어. 나 아파. 허리가 이렇게 꺾였잖아. 허리가 맨날 이렇게 아프잖아. 나 좀 챙겨줘. 나 좀 보살펴줘. 챙겨달라는 말을 못하니 허리가 나 대신 몸으로 말을 한다. 힘들어서 못하겠다는 말을 못하니 허리가 나 대신 몸으로 말을 한다. 말은 못해도 나 너무 힘들어. 말은 못해도 나 좀 챙겨줘. 말은 못해도 내 마음 좀 알아주고 챙겨줘.

쉬고 싶은 마음과 좌절감 치유하기

수용 확언

- 비록 나는 더 이상 버틸 수 없어서 허리가 꺾여버렸지만 깊이 완전히 나를 받아들입니다.
- 비록 목구멍이 포도청이라 스스로 이 일을 그만둘 수도 없고 그렇다고 힘들어서 더 할 수도 없어서 내 허리가 못 버티고 터지고 꺾여버렸지만 깊이 완전히 나를 받아들입니다.
- 비록 허리가 이렇게 아프니까 아무것도 할 수 없어서 쉴 수도 있으니까 차라리 잘됐다는 느낌도 들고 다시 시작할 엄두도 용기도 나지 않지만 깊이 완전히 나를 받아들입니다.

◈ 치골(두덩뼈) 통증, 골반뼈 통증, 골반 피로 골절 ◈

관련된 관용적 표현

97쪽을 보라.

심리적 원인

- 성 트라우마가 있다. 성에 대한 수치심, 두려움, 혐오감이 있다.
  성추행, 성폭행 또는 성적 학대를 당했다. 주로 여자에게 많다.

- 나는 나의 성 기능에 자신감이 없다. 나는 고개 숙인 남자다.
  성기능 장애, 발기 부전 등이 있다. 주로 남자에게 많다.

- 나는 임신과 출산에 문제가 있다. 나는 임신과 출산에 자신감이 없다.
  자꾸 유산하거나 임신이 안 된다.

- 나는 남성(여성)으로 못나고 매력이 없다.
  배우자나 상대가 바람을 피운다. 상대가 나와의 관계를 거부한다.

- 나의 골반에는 문제가 있다. 내 골반이 이상하다.

자궁절제술, 전립선암 진단, 전립선 수술 또는 요실금 등이 이런 스트레스를 일으킬 수 있다.

심리적 원인을 찾는 질문

- 증상이 시작될 무렵에 당신은 어떤 상황에서 어떤 스트레스를 받았나?
- 증상이 시작될 무렵에 당신의 삶은 어떤 상태였나?
- 증상이 시작될 무렵에 당신은 어떤 감정을 많이 느꼈나?
- 당신이 평생 많이 한 생각과 많이 느낀 감정은 무엇인가?
- 이 증상이 있어서 혹 좋은 점이 있다면 무엇인가?
- 증상이 생길 무렵에 어떤 일이 있었나?
- 그 일을 겪을 때에 무슨 생각과 감정을 느꼈나?
- 언제 어떤 상황에서 증상이 심해지는가?
- 이 증상이 사라지면 안 되는 이유가 있다면 무엇인가?
- 당신의 엄마 뱃속 트라우마는 무엇인가?

치유 확언

- 나는 당당한 남자다.
- 나는 잘 임신하고 잘 출산한다. 나는 임신 유지도 잘 된다.
- 나는 점점 더 멋있고 매력 있는 여자(남자)가 된다.
- 내 골반은 건강하고 튼튼해진다.

◈ 꼬리뼈 통증 ◈

관련된 관용적 표현

99쪽을 보라.

　　　　치유의 혁명, 심신의학 EFT

- 앉을 수 없다. 앉아서 버티는 것이 힘들다.

  너무 오래 앉아 있는 것이 트라우마가 되면 이런 스트레스를 받는다. 예를 들어서 억지로 앉아서 공부하는 것이 너무 힘들어서 그 뒤로 오래 앉는 것이 힘들다.

- 성적 수치심이 있다. 성 트라우마가 있다.

  굴욕적인 후배위 성교를 경험했다. 성교통이 심해서 성행위가 싫다.

- 비뇨 생식기 질환으로 엉치뼈와 꼬리뼈 부위에 문제가 있다고 느낀다.

  치질, 만성 설사, 질 건조증, 질염 등이 있다.

심리적 원인을 찾는 질문

- 증상이 시작될 무렵에 당신은 어떤 상황에서 어떤 스트레스를 받았나?
- 증상이 시작될 무렵에 당신의 삶은 어떤 상태였나?
- 그 일을 겪을 때에 무슨 생각과 감정을 느꼈나?
- 언제 어떤 상황에서 증상이 심해지는가?
- 이 증상이 사라지면 안 되는 이유가 있다면 무엇인가?

치유 사례

| **사례 ①** | **가만히 두고 보느라 생긴 꼬리뼈 통증**

40대 여성이 윗집에서 누수가 되어 본인의 집 천장에 물이 차는데도 3주째 아무 조치를 하지 않아서 엄청 스트레스를 받았다. 그녀는 미움받을지도 모른다는 두려움이 많아서 한마디하고 싶은데도 무작정 앉아 기다리다가 갑자기 꼬리뼈에 통증이 생겼다. 상담 중에 그녀가 이런 상황과 꼬리뼈 통증을 호소해서 '가만히 앉아서 버티는 것이 힘들다'가 원인이라고 말했고 함께 EFT를 했다.

- 비록 나는 매일 물이 새는 것을 가만히 앉아서 두고 보는 것이 너무 답답하고 열불이 나지만 깊이 완전히 나를 받아들입니다.

- 비록 당장 쳐들어가서 대판 싸우고 싶은데 싸우는 게 두려워서 참고 앉아 있는 게 너무 짜증 나지만 깊이 완전히 나를 받아들입니다.

이렇게 간단히 EFT를 하고 1주일 뒤에 만났더니 거의 다 나았다고 했다. 그전에는 앉는 것도 침대에 눕는 것도 버거워서 끙끙거렸는데 이제는 아주 편하다고 했다.

치유 확언

- 나는 잘 앉는다. 나는 앉아서 버틸 수 있다.
- 내 엉치뼈와 꼬리뼈는 건강하고 튼튼해진다.
- 나는 성적 수치와 트라우마를 다 내려놓고 나를 있는 그대로 받아들이고 사랑한다.

◆ 좌골(궁둥뼈) 통증, 엉덩이 통증, 변형성 고관절증, 대퇴골두 괴사 ◆

엉덩이와 관련된 관용적 표현

100쪽을 보라.

심리적 원인

- 앉을 수 없다. 앉고 싶지 않다. 앉으면 안 된다.
  골반의 주 기능이 앉기다.
- 차지할 수 없다.
  앉는다는 것은 차지한다는 뜻이다.
- 끝까지 앉아서 버텨낼 수 없다.
  우리는 앉아서 버틴다.
- (어떤 자리에) 앉을 수 없다. 앉으면 안 된다.

자리에 앉는다는 것은 자리를 맡고 차지한다는 뜻이다.

- 이것은 짊어지기에는 너무 많아. 나는 감당할 수 없어. 나는 이것을 극복할 수 없어.
  예상치 못하거나 지속되는 요구 때문에 자신이 처한 상황을 견딜 수 없다.

- 나는 다리를 잘 쓸 수 없다.
  골반의 고관절에는 다리가 부착된다. 다리는 인체를 떠받치며, 고관절은 인체에서 가장 큰 관절이다.

- 나는 다리를 잘 쓰지 못한다. 나는 빨리 걷지 못한다. 나는 빨리 달릴 수 없다.
  주로 고관절 증상이 심한 경우에 해당한다. 고관절은 다리가 골반에 부착되는 부위다.

심리적 원인을 찾는 질문

- 증상이 시작될 무렵에 당신은 어떤 상황에서 어떤 스트레스를 받았나?
- 증상이 시작될 무렵에 당신의 삶은 어떤 상태였나?
- 이 증상이 있어서 혹 좋은 점이 있다면 무엇인가?
- 증상이 생길 무렵에 어떤 일이 있었나?
- 언제 어떤 상황에서 증상이 심해지는가?
- 이 증상이 사라지면 안 되는 이유가 있다면 무엇인가?
- 당신의 엄마 뱃속 트라우마는 무엇인가?

치유 사례

| 사례 ① | 오도 가도 못하게 만드는 엉덩이 통증

한 70세 여성이 원인 불명의 엉덩이 통증을 호소하며 왔다. 5개월 전부터 오른쪽 엉덩이가 아파서 잘 걸을 수도 없고, 정형외과에서 온갖 치료와 검사를 받았는데 효과가 없었다. 게다가 통증의 원인을 찾지 못해서 허리 쪽에 수술까지 받아보았는데도 갈수록 심해졌다. 원인도 병명도 못 찾고 이제는 가만히 앉아 있기만 해도 아파서 그녀는 이대로 거동불능이 될까봐 거의 공황 상태 수준의 공포를 느꼈다. 이 말을 듣고 그녀가 아프기 전에 어떤 일을 겪었는지 물어보았더니, 90대 노모가 몇 년째 누워만 계시다가 이제 거의 숨만 붙어 있는 상태라고 했다.

그녀는 주중에는 매일 어머니에게 가서 보살피면서, 몇 년 동안의 병간호에 지치기도 했고, 날마다 죽어가는 어머니를 보는 것에서도 극심한 이별의 두려움과 노화의 두려움을 느끼고 있었다. 본인도 이제 70세가 되어서 과거와 달리 어머니의 모습이 더 이상 먼 일로 느껴지지 않게 된 것이다. '죽어도 어머니한테 가기 싫은데 죽어도 가야만 한다.' 결국 이 모든 것이 합쳐져서 자신이 의식하지는 못해도 이런 마음을 갖고 있었고, 결국 이 마음이 엉덩이 통증으로 나타난 것이다.

이에 나는 매주 한두 번씩 두 달 동안 이런 지친 마음, 이별의 두려움, 노화의 두려움 등을 EFT로 지워주었다. 그러자 공황 장애 수준의 두려움을 일으키던 통증도 의식하지 않는 수준으로 약해졌다. 그러자 그녀는 이제 안심이 되는지 더 이상 오지 않았다.

치유 확언

- 나는 앉을 수 있다. 앉고 싶다. 앉아도 된다.
- 나는 차지할 수 있다.
- 나는 끝까지 앉아서 버텨낼 수 있다.
- 나는 (어떤 자리에) 앉을 수 있다. 앉아도 된다.
- 나는 감당할 수 있다. 나는 이것을 극복할 수 있다.
- 나는 다리를 잘 쓴다. 나는 빨리 걷는다. 나는 다리를 잘 쓸 수 있다. 나는 빨리 달릴 수 있다.

관련된 관용적 표현

101쪽을 보라.

심리적 원인

- 자존심 상한다. 수치심을 느낀다.
- 좌절감을 느낀다.
- 나는 절대로 무릎 꿇을 수 없어. 나는 절대로 굴복할 수 없다.
- (축구나 농구처럼 무릎을 많이 쓰는 선수들에게 많은 사례) 나는 무릎을 잘 쓰지 못한다. 나는 운동을 잘하고 싶지만 잘하지 못한다. 나는 운동을 잘할 수 없다. 나는 운동을 잘해야 한다.
- 나는 앞으로 잘 나아갈 수 없다. 뭔가가 내 다리를 붙잡고서 못 가게 막고 있다.
- 나는 잘 걸을 수 없다. 나는 잘 돌 수 없다.

심리적 원인을 찾는 질문

- 증상이 시작될 무렵에 당신은 어떤 상황에서 어떤 스트레스를 받았나?
- 증상이 시작될 무렵에 당신의 삶은 어떤 상태였나?
- 증상이 시작될 무렵에 당신은 어떤 감정을 많이 느꼈나?
- 그 일을 겪을 때에 무슨 생각과 감정을 느꼈나?
- 언제 어떤 상황에서 증상이 심해지는가?
- 이 증상이 사라지면 안 되는 이유가 있다면 무엇인가?
- 당신의 엄마 뱃속 트라우마는 무엇인가?

| 사례 ① | **무릎 안쪽 인대 염좌**

2024년 1월 1일 어떤 환자가 카톡으로 내게 질문을 했다.

"좋은 밤입니다. 제가 어제 스키를 타다가 넘어지면서 왼쪽 무릎이 바깥쪽으로 꺾여 무릎 안쪽 인대가 늘어나 정월 초하루부터 깁스를 했습니다. 마지막으로 잘 내려가야지 생각하고 거의 다 내려와서 보드 타는 사람과 충돌은 안 했지만 서로 부딪칠까봐 놀라서 넘어지면서 무릎이 꺾였어요. EFT를 해야겠는데 이미 다친 다리가 빠르게 회복되도록 하려면 어떻게 해야 할까요? 고견 부탁드립니다."

"일단 증상으로 수시로 EFT를 하면 됩니다."

내가 답했다.

하루 뒤에 이분으로부터 답변이 왔다.

"안녕하세요. 스키 타다 넘어져 무릎을 다치고 어제 EFT 관련 요청 드렸는데요. EFT 15분 하고 바로 목발 없이 걷게 되었습니다. 너무 아파서 움직이기도 어렵고, 목발 없이 걷지도 못하고, 온종일 힘들었는데, 제 아내가 보더니 '이게 말이 돼?' 하더니, 어이없다는 듯 저를 쳐다보며 '신기하다! 신기하다!' 하고 있습니다. 저 역시 너무 신기하네요! 통증도 40퍼센트 정도 줄었습니다. 감사합니다."

| 사례 ② | **부종이 심각한 무릎 관절염과 발목 관절염**

어느 날 50대 여성이 왔다. 양 무릎 관절이 마치 물에 불은 찐빵처럼 퉁퉁 부은 상태였고, 양 발목도 퉁퉁 부었고, 양 엄지발가락은 새끼발가락 쪽으로 30도 정도 심하게 휙 틀어져 있었다. 육안으로만 봐도 한마디로 처참했다. 양 무릎은 이외에도 퇴행성 관절염이 심각했고, 양 발목은 피하 출혈까지 생겨서 핏줄과 피멍이 선명하게 보였고, 정상적인 보행이 불가능해서 어기적어기적 걸어야 했다. 저런 걸음으로 몇십 미터나 갈 수 있을지 걱정될 정도였고 실제로 오래 걷지도 못했다.

정황을 물어보니 한두 달 뒤 무릎 수술을 할 거라고 했다. 한동안 일반적인 침뜸과 한약으로 치료해보았지만, 아니나 다를까 별 효과가 없었다. 그래서 나는 EFT를 해보기로 했다.

과연 이렇게 구조적으로 망가진 것도 치료가 될까 약간 의구심이 들었지만, 특별한 노력이 더 드는 것도 아니므로 한번 시도해보기로 했다.

"다리가 아파서 못 걸을 때 어떤 기분이 들어요?"

"내 친구들은 다 잘 걷는데, 나만 이러니 정말 자존심이 상하죠."

그래서 "나는 자존심이 상하지만, 마음속 깊이 진심으로 받아들입니다"를 수용 확언으로 해서 몇 분 두드렸더니 욱신거리던 무릎과 발목이 많이 편안해졌다고 했다. 나는 편안해진 정도로 만족하고, 더 이상 확인하지 않고 원장실로 다시 들어가버렸다. 그리고 이분은 이후로 한두 달 정도 안 보이다가 어느 날 다시 내원했다.

"그동안 뭐하셨기에 이렇게 오랫동안 안 보이셨어요?"

"중국 여행 갔다 왔어요."

(너무나 놀라고 어이가 없어서) "네? 그 다리로 어떻게요?"

"원장님이 그렇게 두드려준 후에 다리가 나았어요. 걸을 수 있던데요. 그래서 중국에 갔는데, 원래 중국 가면 많이 걸어야 하잖아요. 몇 킬로미터씩 걸어도, 물론 맨 뒤에서 쫓아가기는 했지만, 걸을 만했어요. 원장님, 정말 고마워요."

"그럼 수술은요?"

"이젠 괜찮은 것 같아서 그냥 취소했어요."

나는 이분의 무릎과 발목과 발을 다시 관찰해보았다. 부기가 약간 빠지고 피멍이 사라지긴 했지만, 그렇다고 틀어진 엄지발가락이 제자리로 돌아온 것은 아니었다. 겉모양은 과거와 큰 차이가 없는데 어떻게 된 것일까! 이 사례는 몇 년간 EFT를 하면서 내가 경험했던 사례 중에서도 가장 극적인 사례였다.

물론 EFT로 모든 통증이 이런 식으로 한 번에 팍 사라지지는 않지만 이런 일은 꽤 자주 일어난다. 그래서 '5분의 기적 EFT'라고 부르는 것이다.

| 사례 ③ | "7년 동안 내 왼쪽 무릎을 잘라내고 싶었어요"

언젠가 30세 가량 된 아가씨가 무릎 통증을 호소하며 나를 찾아왔다. 7년 동안 왼쪽 무릎이 아팠는데, 병원의 검사로는 아무 이상도 없고 따라서 치료법도 없었다. 심지어 무당까지 찾아갔는데 척 보자마자 묻지도 않고 신통하게 왼쪽 무릎이 아픈 것을 맞추더란다. 하지만 정작 치료에 관해서는 '날 때부터 악기(惡氣)가 들어서 어쩔 수 없다'라며 그냥 돌려보냈다고 했다.

왼쪽 무릎은 시시때때로 아프다가도 괜찮아지곤 해서 도무지 종잡을 수가 없었는데, 한 번 아프면 너무나 쑤시고 아려서 '무릎을 칼로 그냥 콱 잘라내고 싶다'라고 자꾸 생각할 정도였다. 지금 생각해보면 그 악명 높은 '복합 부위 통증 증후군'이었던 것 같다. 그런데 병원도 무당도 포기한 이 환자가 과연 심신의학과 EFT로 치료가 될까? 어쨌든 그녀는 나와 12회 정도 상담을 했고, 그 과정을 통해서 통증을 일으키는 육사감생(육체 증상, 관련 사건, 관련 감정, 관련 생각)의 요소들을 찾아서 EFT로 지워나갔다.

1. 증상과 관련된 사건

- 아버지의 심각한 가정폭력 때문에 온 가족이 평생 불안과 공포에 시달렸다.
- 엄마는 이런 아버지 밑에서 사느라 평생 우울증에 시달렸고, 심지어 자살 시도를 한 적도 있었다.
- 그녀 자신은 이런 아버지 밑에서 기가 죽어서 학교에서도 종종 친구와 선배에게 온갖 괴롭힘을 당했다.
- 아버지가 종종 때렸고, 항상 비난하고 비판하고 윽박질렀다.

2. 증상에 관련된 감정

아버지에 대한 공포와 증오는 상상을 초월할 정도여서, 그녀는 아버지를 마치 철천지원수 보듯 했다. 엄마에 대해서는 불쌍함과 도와주지 못한 데 따른 무기력감을 느꼈는데, 이로 인해 그녀는 심각한 우울증을 겪고 있었다. 학교와 사회에서는 항상 괴롭힘과 따돌림을 당해 대인공포증과 대인기피증이 심각했다. 30세의 나이에도 불구하고 그녀는 연애를 한 번도 한 적이 없었다.

3. 관련된 생각

- 과거의 경험으로 인해 '인생은 무의미하고 괴롭다'라는 믿음이 너무 강했고, 자살 충동도 보였다.
- '사람들은 모두 나를 싫어한다. 사람들은 모두 나를 비난한다. 나도 사람들이 싫다'라는 믿음이 강했다.
- 그녀는 가족에게도 친구나 선배에게도 제대로 된 사랑을 받은 적이 별로 없어 '나는 내가 싫다'라는 자아상이 강했다.

이렇게 12회를 상담하는 동안 그녀의 무릎은 일진일퇴가 있기는 했지단 점차 나아갔고, 11회 상담을 하고 거의 두세 달 지난 후에 마지막 상담을 했을 때 그녀는 이렇게 말했다.

"이제 통증도 없어요. 이제 무릎은 다 나았어요."

드디어 완치된 것이다. 그동안 그녀의 성격도 많이 변화했다. 조금씩 더 웃게 되었고, 직장에서 항상 주위를 의식하던 버릇도 줄어서 상당히 당당해졌다. 그녀는 육사감생 모델로 무릎과 인생을 같이 고쳤던 것이다.

문득 그녀와의 상담 중에 있었던 일이 떠오른다. 그녀는 종종 꿈 이야기를 내게 했는데, 그 꿈이 그녀의 병에 대한 정보를 알려주는 경우가 많았다.

"꿈에 고양이 두 마리를 봤어요. 오랫동안 그 두 마리를 키워온 것 같아요. 한 마리가 다른 한 마리를 오랫동안 너무 괴롭혀서 내가 내보내줬어요. 그 고양이가 뭘까요?"

(타점을 두드려주면서) "그 고양이가 무얼까?" (몇 분간 질문을 반복한다) "그 고양이가 무얼까? 혹시 떠오르는 것이 있나요?"

"나의 비참한 과거네요. 그런데 허전함이 느껴지네요."

"아쉬운가요?"

"네. 고양이의 뒷모습이 아른거리네요."

"과거를 내려놓기 아쉬워하는군요."

"이런 과거를 내려놓으면 그럼 나는 누구죠? 어떻게 살죠? 혼란스러워요."

결국 그 고양이는 평생 우울하게 살아와서 만들어진 우울한 자아의 상징이었고, EFT로 성격이 긍정적으로 변화하면서 과거의 나를 버리는 데서 오는 정체성 혼란을 느꼈던 것이다. 나는 이 정체성의 혼란도 EFT와 확언으로 해결해주었고, 그만큼 그녀는 밝아진 자신을 더 깊이 받아들이게 되었다.

정신분석 사례에서도 이런 일이 많이 나타나는데, 이렇게 무의식은 종종 꿈으로 자신의 상태를 표현해주곤 한다. 나는 종종 그렇게 말한다. 사실상 통증처럼 꿈도 무의식이 나에게 보내는 신호다.

| 사례 ④ | 십자 인대가 2번이나 끊어진 무릎 통증

김병준 코치: 어느 날 무릎 십자 인대가 전방, 후방으로 2번이나 끊어진 회원이 찾아왔다. 수술과 재활 기간이 끝나고 근력 운동으로 무릎 근육을 키우러 왔는데 부상에 대한 생생한 두려움이 너무 커서 무릎의 가동 범위가 아주 제한되어 있었다. 나는 EFT가 드디어 효과를 발휘할 수 있겠구나 하는 직감이 들었고, 조심스레 EFT를 소개하고 적용해보았다. 인대가 끊어지는 순간의 뚝, 하는 생생한 소리, 엄청난 통증으로 그 자리에서 주저앉았던 느낌, 두 번째 인대가 또 끊어졌을 때 느낀 엄청난 좌절감, 다시는 축구를 할 수 없다는 절망 등 통증과 관련된 여러 기억을 영화관 기법으로 하나씩 지웠다. 마침내 회원이 아무 생각이 안 난다고 할 때 공을 쥐어주면서 가볍게 차보라고 했다. 그 순간 선수 자신도 모르게 있는 힘껏 공을 차버려서 창문이 부서질 것 같은 소리가 나 직원들이 놀라 뛰어들어 왔다. 분명 EFT를 하기 전까진 공을 제대로 맞추지도 못할 만큼 무릎을 펴는 것을 두려워했던 선수였다. 하지만 다쳤을 때의 생생한 기억을 EFT로 지우니 언제 그랬냐는 듯 공을 있는 힘껏 찰 수 있게 된 것이다. 본인도 깜짝 놀라면서 말했다.

"이렇게 힘을 줘서 공을 찬 것이 다친 뒤 몇 년 만에 처음이에요. 미세하게 남아 있던 통증도 다 사라졌어요. 너무 감사합니다."

| 사례 ⑤ | 무릎 통증으로 인한 달리기 불능

김병준 코치: 체육대학교 입시를 준비하는 고교 보디빌더 선수가 있었다. 전국대회에서 나름 상도 탈 만큼 우수한 성적을 내고 있었고, 체대 실기 전형을 준비하고 있었다. 이 선수

는 무릎이 아파서 제대로 멀리뛰기를 할 수가 없었는데, 통증에 대한 두려움도 아주 컸다.

"아픈 것도 있지만, 뛰거나 착지하는 순간에 통증이 올까봐 너무 아찔하고 두려워요."

병원과 한의원에서 약도 먹고 침도 맞고 재활로 근육도 계속 풀었지만, 통증이 지속되니 큰 스트레스를 받고 있었다.

"언제부터 그랬어요?"

"무릎이 아프기 시작한 건 2달 정도 되었어요."

"그때 특별한 일이 있었어요?"

"아뇨. 그냥 운동하다보니 조금씩 아프기 시작하다가 어느 순간 심해졌어요."

"음, 그럼 보디빌딩은 언제부터 했어요?"

"2년 가까이 된 것 같아요."

"운동하면서 힘들었고, 몸을 혹사시키며 했죠?"

"네. 엄청요."

"생각나는 상황이 있으면 말해줘요."

"성인 보디빌더 형들 사이에서 운동했어요. 모든 것은 정신력에 달렸다고 이에 마우스피스를 끼면서까지 운동했습니다. 다 아픈 거라고, 다 참으면서 하는 거라고, 그게 보디빌딩의 기본이라고요. 그래서 PT 선생님이랑 보디빌더 형들한테 아프다고 말도 제대로 못하고 끝까지 참아가면서 운동을 했어요."

"자, 그런 내 모습을 한번 천천히 바라봐요. 그리고 어떤 마음이 드는지 느껴보세요."

(생각하다가 갑자기 펑펑 울면서) "너무 참혹하네요."

"자, 한번 따라 해봐요."

- 무릎이 아파서 제대로 다리를 뻗지도 못하고 참으면서 운동했고 그 통증이 너무 커서 울기도 했지만, 그런 나를 마음속 깊이 받아들이고 사랑한다.
- 아픈데 말도 못하고 울면서 억눌러왔다. 안 아픈 사람은 없다고, 아픈 걸 참는 게 당연하다고 혼나면서 운동했다. 그 끔찍한 통증을 참느라 너무 괴로웠지만, 이제는 마음속 깊이 나를 받아들인다.

몸을 완전히 혹사시키고 통증을 참으면서 운동했던 자신의 모습을 보니 너무 불쌍하고 참혹해 보였다. 선수는 그런 자신을 EFT로 위로하면서 펑펑 눈물을 흘렸다.

"아픈 무릎을 살아 있는 생명체라고 생각해봐요. 어떤 생각이 들어요?"

"아프다고 비명 지르는 것 같아요. 너무 혹사시켜서 미안하네요."

아플 때마다 자신의 몸에 비난과 원망을 퍼부었던 것을 생각하며 이런 감정도 EFT로 풀었다. 겉으로는 강한 척해도 속으로는 한없이 여린 마음을 가진 선수였다.

"지금은 좀 어때요?"

(펑펑 울고 난 후) "당시의 제가 웃고 있어요."

"뭐라고 말하는 것 같아요?"

"알아줘서 고맙다고 하는 것 같아요."

이외에도 발을 디디는 순간에 통증이 찾아올 것 같은 두려움, 이런 상태로 입시를 치르는 것에 대한 불안함 등 여러 감정을 EFT로 계속 지웠다.

"훨씬 가볍고 괜찮아요. 통증이 약간 남아 있긴 하지만 그냥 넘길 수 있는 수준인 것 같아요. 진짜 무릎에서 바윗덩어리 하나가 빠져나간 것 같네요. 정말 감사합니다."

바로 다음 날부터 훨씬 가벼운 마음으로 운동할 수 있게 되었고, 다시 얼마 지나지 않아 그는 대학에 합격했다는 소식도 내게 알렸다.

| 사례 ⑥ | 학원 강사의 무릎 통증

한 40대 남자 학원 강사는 3년째 양 무릎이 아팠다. 은근히 뻐근하기도 하고, 당기기도 하고, 심하면 욱신욱신 아렸다. 병원에서 검사를 받아도 큰 이상은 없었고, 그냥 진통제만 줄 뿐이었다. 그러다 그가 나의 EFT 워크숍에 참가해서 자신의 무릎 통증을 고쳐달라고 말했다.

"아플 무렵에 무슨 일이 있었나요?"

"그 당시에 지방에서 제가 인기 강사여서 야망을 품고 서울로 올라왔지요. 그런데 기대만큼 서울에서는 인기가 없어서 자존심이 많이 상했습니다."

이에 우리는 다음과 같이 EFT를 했다.

- 비록 나는 서울에 와서 학생 없는 강의실에서 강의하니까 너무 자존심이 상하지만 깊이 완전히 나를 받아들입니다.
- 비록 나는 벌써 3년째 이렇게 지지부진한 상태에 머물고 있으니 좌절감이 들지만 깊이 완전히 나를 받아들입니다.
- 비록 나는 아침마다 텅 빈 강의실로 출근하기가 너무 싫어서 다리를 질질 끌고가는 기분이 들지만 깊이 완전히 나를 받아들입니다.

이렇게 1시간 정도 EFT를 했고 1주일 뒤 상담 시간에 그가 다시 왔다.

"원장님, 제 무릎이 그 뒤로 하나도 안 아픕니다. 1주일 동안 정말 하나도 안 아팠습니다."

결국 그의 무릎 통증의 원인은 상한 자존심, 학원에 가기 싫은 마음, 좌절감 등이었던 것이다.

| 사례 ⑦ | 3개월 된 만성 무릎 통증

'수수네 숲' 블로그 이야기:

① 대상: 50대 여성

② 증상: 3개월째 만성 무릎 통증을 앓고 있음.

③ 고통지수: 7.5(0-10 기준)

④ 통증의 심리적 원인: 육체노동을 하는데 육체노동이 많아지는 특정 시기에 노동량이 늘어나서 힘들까봐 미리 두려워했고, 그 무렵부터 무릎 통증이 생김. 도수 치료를 받아도 그때만 효과 있을 뿐이고, 이제는 걷기만 해도 통증이 느껴질 정도로 심해짐. 나는 이분에게 통증이 지속되게 만드는 이유가 무엇인지를 물었고, 특정 시기에 강해지는 노동강도를 혼자서 오롯이 감당해야 한다는 압박감을 느낀다는 것을 알아차림. 이때 〈EFT로 낫지 않는 통증은 없다〉 225쪽에 나오는 '통증을 일으키는 핵심 주제를 찾는 열쇠'를 참고하였다.

⑤ 방법: EFT 기본 타점을 두드리며 10분 정도 확언 말하기.

⑥ 확언: 내가 못하면 다른 사람이 한다. 나 아니면 안 돼, 나밖에 할 수 없다는 것은 제한적

신념이다. 내가 아니라도 이 일을 할 수 있는 사람이 있고, 나보다 더 잘하는 사람도 있다. 내가 이 일을 해내지 못하면, 일을 할 수 있는 다른 획기적인 아이디어가 내게 떠오른다. 이제 일을 어렵게 하지 말고, 쉽게 하는 방법을 찾는다. 일을 쉽게 할 수 있는 방법은 무궁무진하다. 꼭 내가 아니어도 된다. 나만 이 일을 할 수 있는 게 아니다. 내가 했기 때문에 다른 사람도 할 수 있다. 다른 사람이 나보다 더 잘할 수 있다. 일을 더 쉽게 하는 방법을 찾게 된다. 오랜 세월 육체노동을 해왔기 때문에 이제는 일을 피하고 싶은 그 마음을 이해하고 받아들인다. 사람인데, 당연히 쉬고 싶고 이제는 나이도 들어서 편하고 싶은 게 당연하다. 그 마음을 인정한다. 이제 쉬운 길로 걷자. 내가 무리하게 수레를 밀려고 하지 말고, 바퀴를 찾아 끼우고 핸들을 달고 오르막길에서 편하게 핸들을 조정하며 쉽게 길을 가자. 이도 저도 안 되면, 물에 띄워서 배를 만들어 둥둥 떠가자. 편하게 간다. 쉽게 간다.

⑦ 결과: 고통지수 0으로 떨어짐.

무릎을 치유하는 즉석 EFT와 치유 확언

증상으로 치유하기

수용 확언

- 비록 굽힐 때마다 무릎이 아프고 당기지만 깊이 완전히 나를 받아들입니다.

- 비록 무릎이 붓고 아려서 펴기도 굽히기도 힘들지만 깊이 완전히 나를 받아들입니다.

- 비록 무릎이 붓고 욱신욱신 아리지만 깊이 완전히 나를 받아들입니다.

연상어구

무릎이 자꾸 붓는다. 무릎이 자꾸 당긴다. 뻑뻑해서 펼 수가 없다. 뻑뻑해서 굽힐 수가 없다. 계단이 무섭다. 언덕길이 무섭다. 내리막길이 무섭다. 펼 때마다 아파서 눈물이 난다. 굽힐 때마다 아파서 눈물이 난다. 무릎이 너무 뻑뻑하고 쑤시고 아린다.

자존심과 고집 버리기

수용 확언

- 비록 나는 무릎을 굽혀야 하는 이 상황이 너무 자존심 상하지만 깊이 완전히 나를 받아들입니다.

- 비록 나는 절대로 무릎을 꿇고 싶지 않지만 깊이 완전히 나를 이해하고 믿고 받아들이고 사랑합니다.

- 비록 나는 억지로 무릎을 꿇어야 해서 자존심 상했지만 깊이 완전히 나를 받아들입니다.

연상어구

삶은 때때로 내게 모욕감을 준다. 먹고 살려면 종종 어린놈에게도, 무식한 놈에게도, 돈밖에 없는 놈에게도 존경하지도 좋아하지도 않지만 친한 척 존경하는 척 좋아하는 척해야 한다. 이렇게 무릎 꿇고서라도 살아야 하나. 너무 자존심 상한다. 내가 왜 무릎 꿇어야 해. 나는 죽어도 무릎 꿇기 싫어. 이렇게 외치지만 목구멍이 포도청이라 자존심은 한구석에 구겨넣고 무릎 굽히고 살아야 한다. 자존심도 무릎도 억지로 굽혀야 한다.

확언

- 태풍이 불면 억센 나무는 꺾이지만 갈대와 대나무는 자신을 굽혀서 살아남는다. 그렇다고 억센 나무가 자존심이 있는 것도 아니고, 갈대와 대나무가 자존심이 없는 것이 아니다. 나는 세상의 풍파에 갈대와 대나무처럼 유연하게 처신해서 풍요롭게 산다.

골병(고생이 뼈에 새겨짐) 치유하기

수용 확언

- 비록 나는 고지식하고 다른 것을 할 줄도 몰라서 무릎이 다 닳도록 고생했지만 깊이 완전히 나를 이해하고 믿고 받아들이고 사랑합니다.

- 비록 나는 먹고 살려고 무릎이 다 닳고 빠질 때까지 고생했지만 깊이 완전히 나를 이해하고 믿고 받아들이고 사랑합니다.

- 비록 나는 역류를 거스르듯 삶의 흐름에 순응하지 못하고 어거지로 살아내느라고 무릎이 다 나가버렸지만 깊이 완전히 나를 받아들입니다.

연상어구

원래 생겨 먹은 게 고지식하고 할 줄 아는 것도 없는데 먹고 살려고 아등바등했다. 돌아보니 내 삶이 그냥 생노가다였다. 등골이 다 빠지고 무릎이 다 닳도록 일을 해야 겨우 살 수 있었다. 일은 많고 재주는 부족하고 인생은 늘 어려운 숙제였다. 책임도 크고 일은 많고 가만히 앉아서 쉴 수가 없었다. 내 골병 든 무릎이 늘 버거웠던 내 삶이다.

확언

- 무조건 고지식하게 열심히만 사는 사람이 골병에 잘 걸린다. 이제 나는 쉽게 산다. 삶에서는 노력보다 운이 더 중요하다. 그래서 나는 나의 운을 믿는다. 나는 운이 좋다. 삶이라는 바다에서 순풍을 받고 달린다.

자기혐오(주로 류머티즘 관절염) 치유하기

수용 확언

- 비록 나는 사랑받지 못한 나 자신이 너무 못났다고 느끼지만 깊이 완전히 나를 받아들입니다.
- 비록 나는 못난 나 자신이 싫지만 깊이 완전히 나를 이해하고 받아들이고 사랑합니다.
- 비록 나는 내가 못나서 사랑받지 못했다고 느끼지만 깊이 완전히 나를 이해하고 믿고 받아들이고 사랑합니다.

연상어구

엄마 아빠는 나를 사랑하지 않았다. 엄마 아빠는 나에게 관심이 없었다. 고슴도치도 제 새끼는 예쁘다는데 나는 얼마나 못났으면 인간인데도 이렇게 사랑을 못 받았을까. 이런 내가 너무 싫다. 이런 내가 혐오스럽다. 이런 나를 보고 있으면 화가 난다. 나 자신에 대한 분노와 혐오가 내 온몸의 관절에서 나 자신을 공격한다. 나는 내가 싫어서 미치겠다.

확언

태양은 만물의 선악과 시비와 미추를 가리지 않고 골고루 빛을 준다. 하늘은 만물의 선악과 시비와 미추를 가리지 않고 골고루 비를 내린다. 오직 사람만이 차별해서 사랑을 준다. 나는 이런 우주의 무차별적인 자비와 사랑과 에너지 속에서 태어났고 지금까지 이 모든 것 덕분에 살아가고 있다. 태양이 온몸을 불살라 내뿜는 에너지 덕분에 지구상의 온 생명이 살아간다. 그러니 이 우주 자체가 사랑이며 자비다. 이제 나는 이 우주의 사랑과 자비에 눈을 뜨고 그것을 느낀다. 저 태양이 나를 위해 오늘도 자신을 불사르고, 저 하늘은 오늘도 나를 위해 비를 내리며, 저 들판의 곡식은 내가 먹을 수 있도록 여물고 있고, 저 야생화들은 내가 보라고 저렇게 아름답게 피어 있다. 온 우주가 나를 위해 존재하고 있다. 그런 우주에 감사하며 나도 소중한 존재임을 자각한다. 나는 소중하다.

◈ 발목 통증, 발목 삠, 발목 염증, 아킬레스건염, 아킬레스건 손상, 발목 측부 인대 손상 ◈

관련된 관용적 표현

102쪽을 보라

　영어에는 '아킬레스의 뒤꿈치(Achilles heel)'라는 관용어가 있는데 심각한 문제를 일으킬 수 있는 작은 약점이나 문제를 말한다. 아킬레스 뒤꿈치란 사실 아킬레스건을 말한다. 이 아킬레스라는 이름은 고대 그리스 신화에서 유래한다. 아름다운 바다의 여신 테티스는 인간인 펠레우스와 결혼하여 아킬레스(아킬레우스)를 낳는다. 테티스는 아들 아킬레우스를 불사신으로 만들기 위해 저승에 흐르는 스틱스강에 그를 담갔는데, 이때 잡고 있던 발목 부위는 물에 잠기질 않아서 발꿈치 부위는 불사신의 몸이 되지 않았다. 그 후 그 유명한 트로이 전쟁 때 아킬레스가 적군의 공주와 결혼식을 올리게 되는데, 이때 트로이의 왕자 파리스가 아킬레우스의 발뒤꿈치를 화살로 쏘아 죽였다고 한다. 그래서 이때부터 '몸에서 유일하게 상처를 입을 수 있는 곳'이라는 점에서 '결정적인 약점(弱點)'을 이야기할 때 자주 인용된다.

사실 이 아킬레스건은 진화상으로 보더라도 사람이 직립보행을 하는 데 있어 중요한 역할을 하고 있다. 실제로 아킬레스건이 절단되면 서 있지 못하게 된다. 그래서 근대까지, 아니 최근에도 형벌이나 조직의 복수 방법으로 아킬레스를 절단하는 끔찍한 일이 벌어진다. 만약에 아킬레스가 완전히 파열되면 보존적인 방법으로는 치료할 수 없고 수술을 받아야만 한다.

심리적 원인

- 나아가고 싶지 않다. 나아갈 수 없다.
- 나는 상승할 수 없다. 나는 높이 오를 수 없다.
- 나는 이 상황에서 벗어날 수 없다. 나는 발목 잡혔다.
- 나는 잘 뛸 수 없다. 나는 찰 수 없다.
- 나는 여기에서 벗어나면 안 된다.

심리적 원인을 찾는 질문

- 증상이 시작될 무렵에 당신은 어떤 상황에서 어떤 스트레스를 받았나?
- 증상이 시작될 무렵에 당신의 삶은 어떤 상태였나?
- 증상이 시작될 무렵에 당신은 어떤 감정을 많이 느꼈나?
- 당신이 평생 많이 한 생각과 많이 느낀 감정은 무엇인가?
- 이 증상이 있어서 혹 좋은 점이 있다면 무엇인가?
- 증상이 생길 무렵에 어떤 일이 있었나?
- 그 일을 겪을 때에 무슨 생각과 감정을 느꼈나?
- 언제 어떤 상황에서 증상이 심해지는가?
- 이 증상이 사라지면 안 되는 이유가 있다면 무엇인가?

● 당신의 엄마 뱃속 트라우마는 무엇인가?

| **사례 ①** | **몇 년째 낫지 않는 발목 염좌**

몇 년 동안 낫지 않는 발목 통증 때문에 한 30대 여성이 찾아왔다. 몇 년 전에 삐었는데, 온갖 치료를 다 받았지만, 오히려 갈수록 심해져서 이젠 자포자기의 심정이라고 했다. 멋을 내기 위해 소위 '킬힐'을 한창 신고 다닐 나이에 발목이 아파 그녀는 운동화만 겨우 신고 조심히 걸어다니고 있었고, 뛰지도 못했다.

이렇게 안 낫는 병에는 반드시 심리적 역전이 있는 법이어서 나는 물었다.

"지금 당장 나으면 어떻게 될까요?"

"억울하죠."

"왜요?"

"아빠 뜻대로 되는 거니까요."

"그럼 본인이 많이 아프면 좋은 게 있나요?"

"딸이 몇 년째 저러고 있는 걸 보면 마음이 아프겠죠. 한편으로는 그게 고소해요."

상담해보니, 이 여성은 너무나 엄격한 아버지 밑에서 자라 아버지에 대한 반감이 무척 컸고 그것이 발목의 통증으로 나타났던 것이다. 자식이 부모에게 할 수 있는 가장 큰 복수는 바로 자신이 '망가지는' 것이기 때문이다.

때때로 심리적 역전은 하나 이상이 발견되기도 한다. 이 여성이 대표적인 경우였다. 나는 아직 심리적 역전이 다 풀어지지 않은 것 같아 이렇게 물었다.

"혹 좋아지면 안 될 또 다른 이유가 있다면 무엇일까요?"

"저는 좋아질 수가 없을 것 같아요."

"왜죠?"

"저는 그곳을 떠나면 천벌을 받는다고 했거든요."

이 여성은 한동안 어떤 열렬한 종교 단체에 가입했는데, 거기서 매번 탈퇴자들은 천벌을 받는다는 식으로 세뇌했다고 한다. 이성적으로는 말도 안 된다고 부정했지만, 같은 말을 반복적으로 듣고 또 실제로 탈퇴한 후에 신세를 망치는 사람들을 몇 명 보고나니 정말로 그런 느낌이 든다고 했다. 이처럼 잘못된 종교적 신념이 심리적 역전으로 작용하여 병을 만드는 경우는 예상보다 많다.

| 사례 ② | 몇 년 동안 낫지 않고 시큰거리는 발목

한의사들을 대상으로 EFT를 강의할 때였다. 시범을 보여주기 위해서 자원자를 구했는데, 한 40대 여성 원장이 손을 들었다. 왼쪽 발목이 몇 년 동안 시큰거리는데 어떤 치료를 해도 안 낫는다고 했다.

"아무리 해도 안 낫는 만성 통증에는 반드시 심리적인 원인이 있어요."

처음에는 증상으로 접근하다가 나는 이미지니어링(imagineering) 기법을 써보기로 했다.

"아픈 발목을 떠올리면 어떤 게 보이고 느껴지나요?"

"발목의 인대가 너덜너덜하고 거칠고 생기가 없는 회색이에요."

그래서 이 말을 그대로 수용 확언으로 만들어 한동안 두드려주었다.

"이제는 뭐가 보이고 느껴지나요?"

"갑자기 일곱 살짜리 애가 보여요. 혼자 움츠려서 울고 있어요. 그러고보니 쟤가 나인 것 같아요. 아빠한테 매일 혼나고 형제들한테도 시달리기만 했어요."

그러면서 이 원장은 마구 흐느껴 울기 시작했다. 나는 그저 타점을 두드려주다가 어느 정도 진정이 된 후에 아빠와 형제들한테 받았던 상처들을 영화관 기법으로 지워주었다.

"자, 다시 발목을 보세요. 어떻게 보이고 느껴지세요?"

"어, 이제 그 애가 울음을 그쳤어요."

우리는 과거의 상처들을 영화관 기법으로 좀 더 지웠다.

"자, 다시 발목을 보세요. 어떻게 보이고 느껴지나요?"

"어, 이제 아이가 다 컸어요. 그리고 갑자기 아이가 나와 하나가 되면서 사라졌어요. 이젠 다시 발목 인대가 보이는데 굵고 튼튼하고 하얀 대리석처럼 생기가 돌아요."

이와 함께 몇 년간 아프던 발목도 다 나아버렸다.

이렇게 이미지니어링 기법을 쓰다보면 종종 성장기에 상처받았던 내 내면의 상징(이미지)

이 보이는데, 이를 '상처받은 내면 아이'라고 부른다.

1달 전쯤 갑자기 오른쪽 발목이 삔 듯이 아파서 조금씩 절뚝거렸다. 특별히 원인이 될 만한 것은 없었고, 그냥 갑자기 증상이 나타났다. 이러다 낫겠지 생각하면서 그냥 두었는데 갈수록 통증이 심해져서 더 절뚝거리게 되었다. 심지어 발목이 심하게 부어서 발목을 세게 삔 것과 똑같은 증상이 되었다. 이렇게 사흘째 되니 절뚝거리면서 걷는 것도 너무 힘들고, 증상이 더 심해지면 아예 걷지도 못할 것 같아서 드디어 EFT를 하기로 했다. 이런 증상을 만들어낸 심리적 원인, 곧 핵심 주제를 찾으려니 마침 내가 요즘 정리해놓은 '각종 육체 증상의 심리적 원인'이 생각나서 들추어보았다.

그중에서도 발목 증상의 심리적 원인은 다음과 같았다.

- 나아가고 싶지 않다. 나아갈 수 없다.
- 나는 상승할 수 없다. 나는 높이 오를 수 없다.
- 나는 이 상황에서 벗어날 수 없다. 나는 발목 잡혔다.
- 나는 잘 뛸 수 없다. 나는 찰 수 없다.
- 나는 여기에서 벗어나면 안 된다.

이렇게 정리된 것을 보면서 도대체 나는 구체적으로 어떤 상황 때문에 이런 생각과 느낌을 받는지 생각해보았다. 요즘 나는 새 책을 쓰고 있었는데, 두어 달 전까지 잘 써지다가 최근에는 답보 상태라서 많이 답답해하고 있었다. 힘이 달려서, 진료가 많아서, 가족을 챙길 일이 많아서, 노느라고 등등의 이유로 최근에 원고를 제대로 못 쓰고 있었고, 이에 무의식적으로 답답함과 조바심을 많이 느끼고 있음을 깨달았다. 그래서 이렇게 EFT를 했다.

- 비록 나는 힘도 달리고, 각종 가족 행사도 많고, 진료도 많아서 원하는 만큼 책을 빨리 쓰지 못해서 답답하고 조바심이 나지만 깊이 완전히 나를 받아들입니다.

- 비록 나는 빨리 새 책을 써서 새로운 분위기를 일으켜서 크게 성과를 내고 싶은데 마음대로 안 되니 뻘밭에 빠져서 전진하지 못하는 것 같고, 온갖 일이 내 발목 잡는 것 같아서 답답하고 짜증도 나지만 깊이 완전히 나를 받아들입니다.

이렇게 10분 정도 사흘째 되는 날까지 아침저녁으로 EFT를 했다. 그리고 자고 일어나니 발목은 씻은 듯이 다 나아버렸다. 흔히 병은 신기루처럼 이유 없이 나타났다가 이유 없이 사라지는 것처럼 보인다. 하지만 병을 만드는 마음까지 보면 모든 병의 인과가 명백히 보인다.

"모든 병은 그저 나타나는 것처럼 보이지만 그 이면에는 명백한 마음의 원인이 있다. 그리고 마음의 원인이 사라지면 질병이라는 결과도 사라진다."

| 사례 ④ | 발목 관절 수술 후유증

발목 염좌로 30대 남자가 내원했다. 환자들이 자주 내원하게 되는 질환 중 하나였다. 그런데 발목에 수술 상처가 크게 나 있었다. 5년 전 오토바이 전복 사고로 발목 안쪽 복숭아뼈에 골절이 생겨 수술받았고, 현재는 고정핀이 박혀 있다고 말하면서 환자의 얼굴이 어두워졌다.

"말씀하시는 도중에 얼굴이 어두워졌는데 그 이유를 물어봐도 될까요?"

"네. 원래 운동을 좋아했는데, 수술한 뒤에는 조금만 서 있어도 발목과 다리가 아파서 힘듭니다. 고물이 된 거 같아요. 화가 납니다."

"병원에서는 뭐라고 하던가요?"

"수술은 성공적이지만, 예전처럼 활발하게 살기는 힘들 거라고 했습니다."

그래서 이런 상황으로 EFT를 했다.

- 나는 비록 발목 수술 후에 핀이 박혀 있어 불편하지만

- 나는 비록 발목 수술 때문에 예전처럼 움직이지 못해 화가 나지만

- 나는 비록 오래 서 있거나 조금만 걸어도 발목과 다리가 아파 쓸모없는 인간이라고

느껴지지만

몇 과정을 실시한 후 다시 물어봤다.

"언제 제일 화가 많이 나세요?"

"사람들과 대화할 때, 말이 잘 안 통할 때 가슴이 답답해지면서 소리를 지르게 됩니다."

"특히 자주 그런 상황이 발생하는 사람이 있나요?"

"네, 직장 동료요. 남의 뒤통수 치는 말을 공공연하게 하고, 제 말은 들으려고도 안 합니다."

분노를 느낀 사람과 상황에 대해서 EFT를 실시한 이후 발목 상태를 확인하니, 많이 부드럽다고 했다.

"음, 수술하신 지 5년이 되었습니다. 그리고 발목에는 핀이 박혀 있고요. 내 발목을 떠올릴 때 원하는 게 뭔가요?"

"예전처럼 잘 걷고 뛰는 거죠."

"그렇게 될 수 있을까요?"

"글쎄요. 병원에서는 힘들 거라고 하던데요."

"그때 기분은 어땠나요?"

"절망적이었죠. 운동하면서 사는 게 낙이었는데."

그에게 물어보니 수술 이후 낙담해서 재활 치료도 거의 받지 않았다고 했다. 다시 수용 확언을 바꾸어서 몇 차례 진행했다.

- 나는 비록 수술 후유증으로 예전처럼 편안한 발목 상태를 회복하는 것이 힘들다는 이야기를 병원에서 들었고, 그때 몹시 절망적이었지만
- 나는 비록 수술 이후 예전처럼 운동하지 못한다는 것에 몹시 화가 났지만
- 나는 비록 나보다 농구 못하던 친구들이 경기하는 모습을 보면 짜증 나고 화가 나지만

다시 발목의 상태를 확인해보니, 더욱 편안하게 느껴진다고 했다. 그래서 말했다.

"지난 5년간 자신의 발목을 위해 한 행동은 뭘까요?"

"음, 글쎄요. 별로 없네요. 일하거나 서 있다가 발목이 아프면, 짜증 내고, 화내고, 치료받고."

"앞으로는 어떻게 되기를 원해요?"

"발목이 나아져서 다시 운동하고 싶습니다."

"그럼 어떻게 하면 좋을까요?"

"음, 허허, 화도 덜 내고, 여기 와서 치료도 받고, 조금씩 발목 강화 운동도 하고. 그렇게 하면 될까요?"

"하하. 대답을 다 해주셨네요. 그렇게 하면 됩니다."

그리고 5회 치료 후에 그는 한강변에서 수술 후 처음으로 30분이나 자전거를 탔다고 웃으면서 말했다. 다시 1달 후에 확인한 결과 약간의 통증이 생기기는 하지만 2시간씩 걸어도 힘들지는 않다고 했다.

| 사례 ⑤ | **살짝 넘어져서 으스러진 발목뼈**

50세 남성이 인조 잔디 위에서 그냥 살짝 발을 헛디뎌서 넘어졌는데 너무 아파서 일어날 수가 없었다. 함께 있던 그의 아내가 일단 응급차를 불러서 병원에 갔는데, 발목뼈가 9조각으로 동강나버렸다고 하는 것이 아닌가! 그래서 일일이 뼈를 찾아서 맞추는 꽤 큰 수술을 받아야 했다. 그는 이 상황이 너무 어이없으면서도 무슨 심각한 문제가 있다는 생각이 들어서 나와 온라인으로 상담하게 되었다.

나는 그의 이런 상황을 듣고서 즉각 물었다.

"사고 전에 나는 세상에 나가고 싶지 않다, 세상에 나갈 수 없다, 그냥 이대로 집에만 있고 싶다 같은 생각을 많이 하지 않았나요?"

"어떻게 아셨어요? 안 그래도 제가 너무 일하기도 싫고, 죽도록 아무것도 하기 싫어서 그런 생각을 엄청 많이 했습니다."

그는 변호사로 성실하고 착한 사람 증후군이 너무 강했다. 그래서 의뢰인들의 요구를 다

만족시키려고 애썼고 잘 거절할 줄 몰라서 항상 살인적인 격무에 시달렸다. 그런데 또 일을 안 하면 가족들을 실망시킬까봐 두려워서 일을 그만두거나 줄이지도 못했다. 결국 그는 일을 안 할 수도 없고 일을 할 수도 없는 딜레마에 말 그대로 발목이 잡혀 있었던 것이다.

치유 확언

- 나는 나아가겠다. 나아갈 수 있다.

- 나는 상승할 수 있다. 나는 높이 오를 수 있다.

- 나는 이 상황에서 벗어날 수 있다. 내 발목은 이제 자유롭다.

- 나는 잘 뛸 수 있다. 나는 찰 수 있다.

- 나는 여기에서 벗어나도 된다.

◈ 족저근막염, 발꿈치뼈 돌기, 지간신경종 ◈

관련된 관용적 표현

104쪽을 보라.

심리적 원인

- 세상에 나가고 싶지 않다. 사람들과 만나고 싶지 않다.

- 앞으로 나아가고 싶지 않다.

- 세상에 발을 디디고 싶지 않다.

- 나는 제대로 설 수 없다.

- 나는 원하는 만큼 빨리 나아가지 못한다. 나는 원하는 만큼 빨리 나아갈 수 없다.

내 지인 하나가 부동산 사업을 크게 벌였다. 2년 동안 온갖 고생을 했으나 좀체 이익은 나지 않고 지지부진한 상황이 계속되었다. 그러자 어느 날 그는 갑자기 족저근막염이 생겼다. 그래서 그에게 요즘 사업이 어떤지 물었다.

"아무리 애를 써도 원하는 만큼 나아가지 못하네요. 원하는 만큼 빨리 나아갈 수가 없어요."

- 증상이 시작될 무렵에 당신은 어떤 상황에서 어떤 스트레스를 받았나?
- 증상이 시작될 무렵에 당신의 삶은 어떤 상태였나?
- 증상이 시작될 무렵에 당신은 어떤 감정을 많이 느꼈나?
- 당신이 평생 많이 한 생각과 많이 느낀 감정은 무엇인가?
- 이 증상이 있어서 혹 좋은 점이 있다면 무엇인가?
- 증상이 생길 무렵에 어떤 일이 있었나?
- 그 일을 겪을 때에 무슨 생각과 감정을 느꼈나?
- 언제 어떤 상황에서 증상이 심해지는가?
- 이 증상이 사라지면 안 되는 이유가 있다면 무엇인가?
- 당신의 엄마 뱃속 트라우마는 무엇인가?

치유 사례

| 사례 ① | 20년 동안 낫지 않는 뒤꿈치 통증

이 사례는 군대에서 다친 뒤로 20년 동안 발뒤꿈치 통증에 시달린 어떤 목사를 당시에 나와 함께 EFT 워크숍을 진행했던 정유진 선생이 치유한 사례다. 이 목사는 20년 동안 뒤꿈치 통증이 심해서 집에서도 쿠션 실내화만 신어야 할 정도였다. 고통지수는 최고점수 10이었다. 양쪽 발 모두 아프다고 해서 왼발부터 EFT를 시도했다고 한다.

정유진 선생:

(중략) 아래 수용 확언으로 시도했는데 바로 왼발 뒤꿈치에 통증이 하나도 없다고 하는 게

아닌가. 그래서 다시 오른발 뒤꿈치를 확인하니 또 통증이 하나도 없다고 했다.

- 나는 비록 왼발 뒤꿈치가 오랫동안 심하게 찌릿찌릿 아프지만, 그런 나 자신을 온전히 받아들이고 깊이 사랑합니다.

그래서 다른 양상 확인을 위해 걸어보라고 했는데, 걷기 시작하자 약간의 통증이 또다시 느껴진다고 했다.

- 나는 비록 걸을 때 오른발 뒤꿈치가 여전히 아프지만, 그런 나 자신을 온전히 받아들이고 깊이 사랑합니다.

이렇게 다시 EFT를 한 후 한참 걸었는데도 환자는 통증이 하나도 없다고 했다. 다른 양상 확인을 위해 앉아서 발뒤꿈치로 바닥을 쿵쿵 두드리게 하자 약간의 통증이 또 느껴진다고 했다.

- 나는 비록 걸을 때 발을 구를 때 발뒤꿈치가 여전히 아프지만, 그런 나 자신을 온전히 받아들이고 깊이 사랑합니다.

이렇게 다시 EFT를 하고나니 보통 정도로 발을 구를 때는 통증이 없으나 더 세게 구르자 조금 아파했다. 그런데 재미있게도 그가 발을 구르는 강도가 점점 더 강해졌다. 그러자 참가자 중 한 사람이 말했다.

"그 정도로 세게 구르면 누구나 다 아픕니다."

이에 나도 말했다.

"발이 너무 오랫동안 아프면 정상적일 때의 느낌을 모를 수 있거든요."

- 나는 세상에 나가겠다. 사람들을 만나겠다.
- 나는 앞으로 나아가겠다. 앞으로 나아간다.
- 나는 세상에 발을 디디겠다.
- 나는 제대로 설 수 있다.
- 나는 원하는 만큼 빨리 나아간다. 나는 원하는 만큼 빨리 나아갈 수 있다.

◆ 무지 외반증, 엄지발가락 통풍, 지간신경종 ◆

104쪽을 보라.

무지 외반증과 엄지발가락 통풍은 엄지발가락에 생기는 병이다. 엄지발가락은 걸을 때 아주 중요한 역할을 한다. 걸음은 한쪽 발의 뒤꿈치가 바닥에 닿으면서 시작되어, 무게 중심이 뒤꿈치부터 발바닥을 거쳐서 엄지발가락 쪽으로 옮겨간다. 몸을 앞으로 이동하는 마지막 과정에서 엄지발가락이 적절하게 구부러지면서 바닥을 튕기듯이 밀어주어야 추진력이 생긴다. 엄지발가락이 체중을 충분히 지지해주지 못하면 무릎이 과도하게 회전하는 동작이 반복되고, 결국 무릎 관절의 연골과 인대 부위가 손상된다.

- 나는 콱 차버리고 싶지만 차버릴 수 없다. 차버리면 안 된다.
- 나는 뛰거나 춤추거나 도약하거나 찰 수 없다.
- 나는 원하는 만큼 빨리 나아갈 수 없다. 나는 원하는 만큼 빨리 나아가지 못한다.
- 콱 밟아서 으깨버리고 싶지만 할 수 없다, 하면 안 된다.

- 증상이 시작될 무렵에 당신은 어떤 상황에서 어떤 스트레스를 받았나?

- 증상이 시작될 무렵에 당신의 삶은 어떤 상태였나?

- 증상이 시작될 무렵에 당신은 어떤 감정을 많이 느꼈나?

- 당신이 평생 많이 한 생각과 많이 느낀 감정은 무엇인가?

- 언제 어떤 상황에서 증상이 심해지는가?

- 이 증상이 사라지면 안 되는 이유가 있다면 무엇인가?

치유 사례

| 사례 ① | **나의 엄지발가락 통풍**

4년 전 나는 잠자는 동안 갑자기 왼쪽 엄지발가락 큰 마디 부위가 삔 듯이 아픈 것을 느꼈다. 하지만 그냥 무시했다. 아침에 일어나니 이 부위가 성난 듯 새빨갛게 퉁퉁 부어올라 있었고, 통증이 어마어마했다. 마치 발가락에 끓는 물을 붓고 바늘로 콕콕 찌르고 빵빵하게 공기를 불어넣는 듯한 기분이 들었다. 너무 아파 정신을 차릴 수가 없었다. 당연히 땅에 발을 디딜 수도 없었고, 손도 못 대고 훅 불기만 해도 아팠다. 정신을 차리고보니 임상에서 익숙하게 보던 통풍 증상이었다.

지하철을 탈 수 없으니 출퇴근 때마다 아내가 태워주었다. 실내에서 몇 발자국 움직이는 것도 끔찍한 고통이었다. 처음 며칠은 고민했다. '병원에 가서 진통제와 요산 억제제를 먹으면서 치료해야 하나? 술도 끊어야 하나?' 원래 통풍은 혈중의 요산이 발에서 뾰족한 결정으로 응결되어 근처 조직을 마구 찌르기 때문에 생기는 것이라서 혈중 요산을 높이는 맥주나 등푸른 생선의 섭취를 줄이고 요산 억제제를 평생 먹는 것이 치료법이다.

그러나 책과 강의와 상담으로 대부분의 병은 마음에서 생긴다고 해놓고 정작 나는 통풍 고치러 병원에 갈 수는 없지 않은가? '이것도 역시 마음에서 온 거야. 마음을 고치면 나을 거야. 그런데 과연 어떤 생각과 감정이 이 병을 일으킨 것일까?' 이렇게 생각하면서도 너무 바쁘고 지쳐서 스스로 EFT를 하지도 못하고 시간이 흘러 나흘째가 되었다. 증상은 여전했고, 도통 나을 기미는 보이지 않았다. 그래서 루이즈 헤이의 〈네 몸을 치유하라〉를 찾아보니, 이 부위의 통증은 '마음대로 통제하고 싶은 욕구, 조바심, 분노'를 의미했다.

내 마음속을 들여다보았다. '빨리 새 책의 원고를 마쳐야 돼' '밀린 강의를 다 해야 돼' '날마다 꽉 찬 환자 치료 일정도 다 소화해야 돼' 이런 생각들이 가득했고, 실제로는 몇 년째 강행군해서 내게는 휴식이 절실하게 필요한 상태였다. 의욕은 넘치는데 나의 체력과 시간은 한계가 있어서 늘 조바심 내며 살고 있었던 것이다. '내가 너무 정신없이 살고 있었구나. 몸이 내게 쉬어 가라고 말하는구나!' 하는 깨달음이 생기고 나자 나는 다음과 같이 확언을 했다.

- 쉬엄쉬엄 천천히 가자. 할 수 있는 만큼 할 수 있는 대로 하자.

그러자 몸과 마음을 위로받는 듯한 편안함과 상쾌함이 확 밀려들었다.

다음 날 아침에 일어나니 마침내 5일 만에 기세등등하던 통풍이 다 사라진 것이 아닌가! 요산 억제제나 진통제를 먹거나 좋아하는 맥주를 줄이지도 않았고, 그저 나의 조바심을 내려놓는 확언을 했을 뿐인데 바로 그날 밤에 다 나아버린 것이다. '그럼 그렇지 제아무리 통풍이라 한들 마음에서 생기는 병임에 틀림없잖아!' 나는 속으로 환호하고 쾌재를 불렀다. 통풍은 이제 나와 상관없는 일 같았다.

그렇게 4년이 지나고 2016년 가을, 다시 유령처럼 스르르 통풍이 찾아왔다. 이번에는 처음보다 통증이 훨씬 더 심했다. 너무 아파서 '유관순 열사가 발톱을 뽑힐 때 이렇게 아팠을까' 하는 생각이 들 정도였다. 게다가 이번 통증은 처음보다 2배나 길게 10일 동안 지속됐다. 이때에는 EFT로 통풍을 고쳐보려고 했는데, 너무 지치고 아파서 도저히 감정에 집중할 수가 없었다. 중이 제 머리 못 깎는다는 말을 이때 실감했다. 그런데도 이번 통풍을 일으키는 핵심 주제는 역시 전처럼 '뜻대로 빨리 나아가지 못하는 데서 온 조바심'이라는 것은 확실히 느꼈다.

그래서 이번에는 '쉬엄쉬엄하자'라고 확언하면서 그저 열심히 쉬었다. 엄지발가락은 아리고, 쑤시고, 빵빵하게 부어서 터질 것 같았고, 맹렬한 통증 속에서 정신은 몽롱했다. 나는 시간만 나면 그저 쉬고 졸았다. 그렇게 맹렬하던 2차 통풍은 10일 만에 마침내 사라졌다. 엄청난 태풍이나 쓰나미가 내 몸을 휩쓸고간 느낌이었다. 통풍을 왜 세상에서 가장 아픈 병이라고 하는지 이해할 수 있었다. 이번에도 역시나 약을 먹거나 식이 조절은 하지 않았다. 통풍의 원인은 마음에 있음을 확신했으니까!

그렇게 10일 만에 2차 통풍이 낫자 비로소 안도했다. 하지만 하루 만에 다시 통풍이 왔다. 특이하게도 과거 2번의 통풍은 자는 동안에 생겼는데, 3차 통풍은 휴일 오후 대낮에 나를 엄습했다. 게다가 왼쪽 엄지발가락 마디가 먼저 부어오르면서 동시에 오른쪽도 슬슬 빨갛게 붓기 시작했다. '큰일 났구나. 이제 양쪽 다 아프면 아예 꼼짝 못하잖아!' 나는 놀라서 속으로 외쳤다. 드디어 이번에야말로 EFT로 이 증상을 꼭 고쳐야겠다고 작심했다.

먼저 조바심과 조급함에 대해서 EFT를 해보기로 했다. EFT로 환자들을 치료할 때 흔히 하던 방식인 일명 '빈칸 채우기'를 내게 해보았다. 다음과 같은 빈칸을 만들어서 빈칸에 들어갈 말을 생각나는 대로 적어보았다.

"나는 마음이 급하다. ……하니까(또는 해서)."

그러자 다음과 같은 생각들이 나왔다.

- 빨리 책 100만 부 팔고, 월소득 4,000만 원이란 목표도 달성하고 싶으니까.

- 가만히 있으면 무슨 일이 생길지 몰라서 안심할 수 없으니까.

- 쉴 줄을 모르니까.

- 남에게 뒤처지기 싫으니까.

- 삼수를 한 뒤로 늘 내가 남보다 2년 뒤졌다는 느낌이 들어서.

- 확실한 결과(현금 수십억 이상의 저축)를 만들어놓지 않으면 안심이 안 되어서.

- 하고 싶은 게 너무 많아서.

- 빨리 확실하게 자리 잡은 모습을 보여서 부모님을 안심시키고 싶어서.

- 늘 목표만 생각하고 여기에 매진하는 삶만 살아와서 다른 방법을 모르니까.

- 늘 나의 한계를 시험하는 것이 최선의 삶이라고 생각하니까.

- 계속 밀어붙여서 상황을 내 맘대로 통제하고 싶으니까.

- 나는 힘에 미쳤어. 무능했던 아버지처럼 살고 싶지 않아. 나는 막강해지고 싶어. 잠

시도 쉬면 안 돼.

확실히 빈칸 채우기의 위력은 엄청났다. 의식하지 못했던 무의식 안의 생각들이 좍 드러났다. 그래서 이런 생각들에 대해서 EFT를 했다. 이런 생각을 하게 된 사건들이 생각나면 그것들을 영화관 기법으로 지웠다. 사실 나는 늘 할 일을 생각하면서 시간에 쫓기는 삶을 살아왔고, 아내에게 늘 성격이 급하다는 말을 들었다. 이렇게 조급함을 지웠는데도 아직 완전히 개운하지 않아서 생각했다. 내 경험상 이렇게 화끈거리는 염증성 통증은 모두 분노가 원인이었다. 그래서 이번에는 내게 물었다. '무엇이 나를 그렇게 분노하게 했었나?' 그러자 20세 될 때까지 동생과 싸웠던 것이 생각났다.

동생은 전형적인 마초 같은 성격이라 늘 내게 대들었고, 또 나는 나대로 '지고는 못 산다'라는 성격의 소유자라, 우리 둘은 한 우리 안에 사는 수컷 호랑이 두 마리와 같았다. 서로 죽일 듯이 기싸움을 한 것이 한두 번이 아니었다. 20년 넘게 잊고 있었던 동생에 대한 분노가 떠오르자 가슴속에서 마치 불길이 확 치솟는 느낌이 들었다. 한참 동안이나 이 분노를 EFT로 지웠다. 그러자 다시 새로운 분노가 떠올랐다. 이것은 내 인생 자체에 대한 분노였다. 가난한 집안에서 태어나 죽도록 고생하고, 부모형제도 다 중병에 걸리고, 대학도 삼수해서 겨우 들어가고……. 20대의 어느 날 이런 생각을 했던 것이 기억났다. '하느님이 있다면 멱살 잡고 물어보고 싶다. 도대체 나한테 우리 가족한테 왜 이래?' 이 분노도 EFT로 지웠다.

그리고 내 몸과 대화하기를 해보았다. 내 양쪽 엄지발가락이 말을 할 수 있다면 무슨 말을 할까? 그러자 이런 생각이 들었다.

- 인생은 속도만큼이나 균형이 중요해.
- 너는 암에 걸린 사업가들이 왜 암에 걸렸는지 몰라? 스티브 잡스(Steve Jobs)가 왜 죽었냐? 너도 이렇게 병 키우다가 암이라도 걸려봐야 정신 차릴래?
- 너는 이미 너무 지쳤어. 최근 몇 년을 봐. 너는 네 몸을 질질 끌고가고 있어.
- 너는 휴식이 필요하고, 일이 아닌 몸의 한계 내에서 당분간 살아야 해.
- 너 자신만 믿지 말고 섭리와 하느님과 인생을 믿고 맡겨봐. 모든 것을 네 눈에 보이

게 통제해야 직성이 풀리지?

- 깜깜한 어둠 속에서도 하느님과 섭리를 믿고 기다려봐. 너는 지금 내맡김이 필요해.
- 네가 균형을 잡기 위해서 지금 제일 필요한 것은 무조건적인 내맡김과 여유야.
- 제일 중요한 게 건강이야. 건강 잃고 성공하면 뭐 해?
- 봐. 건강을 돌보지 않으니까 결국 이렇게 일도 못하잖아.
- 너는 꼭 아파야 정신을 차리니?
- 조바심과 욕심 좀 버려.
- 술도 좀 줄여. 스트레스 푸느라 술 먹느라고 늦게 자잖아.

그래서 나는 내 엄지발가락에게 이렇게 약속했다.

- 일단 통증으로 신호를 줘서 고맙다.
- 네 본뜻은 나의 건강을 지키는 거라는 걸 이해해.
- 일단 11시 전에 자고 1달만이라도 술을 안 마실게.
- 다시 고마워. 제발 빨리 나아줘.
- 내가 무리하면 언제라도 신호를 줘. 내가 알아차리도록.
- 원래 인간은 당해봐야 정신 차려. 미안해.

여기까지 약 3~4시간 동안 EFT를 하고나니 발가락의 압력이 빠지는 느낌이 들었다. '이제 낫겠구나' 하는 느낌이 왔고, 아니나 다를까 확 올라오던 증상이 바로 삭 사라져서 몇 시간 지나니 완전히 멀쩡해졌다. 늘 남의 몸과 마음만 EFT로 고쳐주다가 직접 나 자신에게 의사가 되어 EFT를 해주고 고쳐주는 이런 경험은 상당히 색다르고 좋은 교훈이 되었다. 첫째로 마음이 몸의 병이 되는 과정을 직접 내 몸으로 경험했다. 둘째로 EFT로 내 몸을 고치면서 심신의학을 완전히 확신하게 되었다. 셋째, 몸이 아픈 환자들이 EFT를 할 때 느끼는 당혹감과 의심을 이해하게 되었다.

나의 내담자 중에 50세 기혼 여성이 있는데, 그분은 나의 열렬한 애독자이기도 하다. 대기업 임원인 그녀의 남편이 갑자기 통풍에 걸렸고, 게다가 그녀의 가족은 의료 상황이 좋지 않은 외국에 체류 중이었다. 그래서 책에서 나의 통풍 사례를 보고서 남편에게 그대로 적용해서 무엇에 조바심이 나는지, 무엇 때문에 화가 나는지를 물었고, 이 답변들로 한두 시간 정도 EFT를 해주었다. 그러자 바로 통증이 완화되면서 며칠 뒤에는 완전히 나아버렸다. 그 과정에서 그녀의 남편은 어떤 병원 치료도 받지 않았다.

치유 확언

- 나는 콱 차버리고 싶은 분노를 내려놓는다.
- 나는 뛰거나 춤추거나 도약하거나 찰 수 있다.
- 나는 원하는 만큼 빨리 나아갈 수 있다. 나는 원하는 만큼 빨리 나아간다.
- 나는 콱 밟아서 으깨버리고 싶은 분노를 깨끗하게 버리고 내려놓는다.

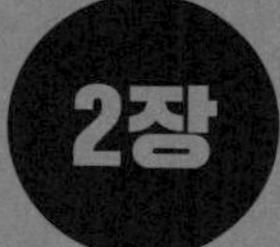

근육

근육(골격근, skeletal muscle)에는 뇌간과 중뇌에 의해 제어되는 내장 기관의 불수의근(평활근)과 대뇌에 의해 제어되는 근골격계의 수의근(골격근, 가로무늬근)이 있다. 근골격계는 인체의 형태를 잡아주고 인체가 움직이고 자세를 유지할 수 있게 해준다. 이 중에서 근육은 힘줄을 통해 뼈와 관절에 연결되며 신경과 혈관이 분포한다. 골격근은 줄무늬 모양으로 된 섬유 다발로 구성되어 있어 줄무늬 근육이라고 불린다.

여기서는 수의근만 다루는데, 이것은 뇌의 두 부분에 의해서 제어된다. 첫째로 대뇌백질(속질, white matter)은 근육의 영양을 담당한다. 둘째로 대뇌피질은 근육의 신경 분포와 신경 자극의 전달을 담당한다. 근육 질환이나 증상에서 이 둘은 종종 동시에 작동한다. 그러나 마비, 경련, 간질 및 파킨슨병 같은 근육 증상은 근육에 분포된 신경의 문제에서 비롯된다. 근육을 수축시키거나 이완시키는 운동 신경 자극은 대뇌의 운동피질(motor cortex)에서 비롯된다.

일단 골격근 질환과 증상의 주원인은 '움직일 수 없다' '꼼짝달싹할 수 없다' 등이다. 이에 더해서 뼈 질환과 동일하게 그 원인은 낮은 자존감 또는 열등감(못났다)과 무능감(못한다), 회피 심리(하고 싶지 않다)이며, 또한 각 부위에만 존재하는 고유 기능과 고유 의미도 있다. 다만 원인은 동일하지만 뼈 질환이 근육 질환보다는 그 심리 상태가 더 심각하다고 볼 수 있다. 근골격계의 모든 증상은 이상의 심리적 원인과 각 부위의 고유 기능과 고유 의미가 결합되어 나타난다. 심리적 원인이 근육에 영향을 미치면 근육 조직에 세포 괴사 또는 손실(대뇌속질이 근육을 영양하는 기능 약화)이 일어나고, 근육 약화나 마비(대뇌 운동피질의 신경 기능 약화)가 일어난다. 특정 부위에 열등감이나 수치심을 느끼면, 예를 들어 '내 왼손은 젬병이야'라고 생각하면, 근육 위축이 일어나기 쉽다. 심리적 원인은 대뇌 운동피질을 약화시켜, 신경 자극이 해당 근육으로 적게 전달되어 근육 기능도 상실된다. 약한 동물은 포식자와 직면할 때 가짜로 죽은 척하는 경우가 많은데, 마비는 바로 이 '죽은 척하기'와 관련 있다. 따라서 마비의 주원인은 죽음의 두려움이나 무력감이다. 약화된 근육 부위는 약하거나 서툴다고 느끼기 쉽다.

미국 클리블랜드 병원의 러너 연구소에서는 국립보건원(NIH)의 지원을 받아서 생각이 근육에 미치는 영향에 관한 대규모 연구를 실시했다.* 이 연구의 목적은 생각(상상)

◆ 〈From Mental Power to Muscle Power-Gaining Strength by Using the Mind〉, Vinoth K. Ranganathan, Vlodek Siemionow Et al, 《Neuropsychologia》 42(2004), 94.

만으로 근육의 힘을 키울 수 있는지를 알아보는 것이었다. 총 30명의 건강한 청년이 이 실험에 참가했다. 갑 집단(8명)은 저항이 걸린 새끼손가락을 편다고 상상했고, 을 집단 (8명)은 저항이 걸린 팔꿈치를 굽힌다고 상상했고, 병 집단(8명)은 대조군으로 아무것도 하지 않았고, 정 집단(6명)은 실제로 새끼손가락 운동을 했다. 훈련은 주 5일, 하루에 15분씩 12주 동안 실시되었다. 그 결과는 놀라웠다. 훈련이 끝났을 때 갑 집단은 새끼손가락의 근력이 35퍼센트 늘었고, 을 집단은 팔 근력이 13.5퍼센트, 정 집단은 새끼손가락 근력이 53퍼센트, 병 집단은 근력의 변화가 전혀 없었다. 한마디로 운동한다고 상상한 사람들의 해당 근육이 실제로 강해진 것이다. 근력이 강해지는 기전에 대해서는 이들이 상상할 때 대뇌 운동피질 뇌파가 아주 활성화되는 모습이 검사기에 측정되었는데, 상상을 통해 대뇌 운동피질에서 해당 근육으로 가는 신호가 강해져서 근육 또한 강화되었다고 연구자들은 결론 내렸다. 이 실험은 마음이 근육에 막강한 힘을 발휘함을 보여준다.

2007년 하버드대학교 심리학자들이 재미있는 실험을 해보았다.[*] 그들은 호텔 청소원 44명을 모아 두 집단으로 나눴다. 한 집단에게는 그들의 청소일이 상당한 양의 운동이 된다고 설명하며 포스터와 유인물 등으로 이를 확실하게 설명하고 보여주었다. 다른 집단에게는 아무 말도 하지 않았다. 4주 뒤에 나타난 결과는 충격적이었다. 업무가 곧 운동이 된다고 믿은 집단은 평균 1킬로그램의 체중이 빠지고, 혈압이 10퍼센트 떨어지고, 체지방과 체질량 지수와 허리 치수도 줄었다. 물론 이런 설명을 듣지 않은 집단은 당연히 아무런 변화가 없었다. 결국 동일한 일을 했음에도 생각의 차이만으로 이런 생리적 변화가 일어난 것이다.

정리하면 근육 증상에는 기본적으로 다음과 같은 심리적 원인 또는 의미가 있다.

- (각 근육의 역할대로) 움직일 수 없다. 움직이면 안 된다. 움직이고 싶지 않다.
- 너무 두려워서 몸이 얼어붙었다. 몸이 말을 듣지 않는다.
- 어찌해야 할지 모르겠다.
- 근육의 부위별 의미는 뼈와 관절의 부위별 의미와 동일하다.

<Mind Over Muscle: Placebo Boosts Health Benefits of Exercise>, Bower, Bruce, 2007, January 27, Science News Online, 171, (4).

근육계 증상의
고유한 심리적 의미

◈ 얼굴 근육 ◈

관련된 관용적 표현

- 얼굴(낯짝)이 두껍다
- 고통이나 분노로 얼굴이 일그러지다
- 얼굴이 피다
- 얼굴이 반쪽이 되다
- 사장님 얼굴만 쳐다보다
- 얼굴에 다 쓰여 있다
- 얼굴을 고치다
- 얼굴을 내밀다(내놓다, 비치다)
- 얼굴이 굳다
- 얼굴이 싸늘하다
- 창피해서 얼굴이 화끈거린다
- 얼굴을 들다
- 얼굴을 못 든다
- 아버지의 얼굴을 봐서라도 선처해주세요
- 얼굴을 돌리다
- 낯이 깎이다
- 낯이 있다
- 웃는 얼굴에 침 못 뱉는다
- 낯이 익다
- 낯이 뜨겁다

심리적 원인

얼굴은 대체로 체면, 명예, 아름다움을 의미한다.

- 나는 못났다. 나는 못생겼다.

  얼굴은 아름다움을 의미한다.

- 나는 체면을 잃었다. 나는 명예를 잃었다.

  얼굴은 체면이나 명예를 의미한다.

- 나는 얼굴을 들고 다닐 수 없다. 나는 얼굴을 보여줄 수 없다.

  체면이나 명예를 잃거나 수치심을 느낀다.

◆ 목 근육 ◆

관련된 관용적 표현

- 출세했다고 목에 힘주고 다닌다
- 목(모가지)을 걸다
- 모가지 잘리다
- 목에 칼이 들어오다
- 목을 치다
- 목이 뻣뻣해
- 걔는 좀처럼 고개를 안 숙여
- 목에 힘줘(군대에서 얼차려 받을 때)
- 분노로 목에 힘줄이 돋았다
- 그 친구는 좀체 고개 숙이지 않는다
- 그는 그녀를 외면한 채로 고개를 돌리지 않았다
- 그녀는 목을 죽 빼고 온종일 돌아오는 그를 기다린다

심리적 원인

- 나는 화가 난다. 나는 열받았다.

  화가 나면 목에 힘줄과 핏줄이 돋는다.

- 나는 다른 면은 보고 싶지 않아.

  우리는 목을 돌려서 사물의 다른 면을 본다. 편협하고 융통성이 없는 사람은 한 면만 본다.

- 내 뜻대로 할 거야. 내 방식대로 할 거야.

  목을 돌리지 않는 것은 또한 고집이 세고 완고함을 뜻한다. 사고가 유연한 사람은 목도 유연하다.

- 아무에게도 고개 숙이지 않을 거야.

  오만하고 자존심이 센 사람은 늘 목을 세우고 목에 힘을 준다.

- 무슨 일이 생길지 모른다. 늘 긴장해야 한다.

  모든 동물은 긴장하고 사방을 주시할 때 목에 힘을 주고 목을 빼서 사방을 살핀다.

- 나는 고개 돌릴 수 없어. 고개 돌리지 않을 거야.

  다른 면을 보지 않겠다. 외면하겠다.

◈ **턱 근육** ◈

관련된 관용적 표현

턱관절의 주 기능은 저작(씹기)이다.

- 이가 갈린다 ➡ 극심한 분노
- 이가 덜덜 떨린다 ➡ 극심한 두려움과 긴장
- 이를 갈다 ➡ 분노, 원망
- 이를 덜덜 떨다 ➡ 공포
- 이를 악물고 버티다 ➡ 결심, 다짐, 인내
- 악착(이를 악물다는 뜻)같이 일하다 ➡ 모질고 끈질기게 버티다

심리적 원인

- 적을 물어뜯고 싶지만 물 수 없다. 물어뜯고 싶지만 물면 안 된다.

- 문제를 물고 뜯고 씹을 수 없다.

- 너무 긴장되고 무섭다.

- 무조건 참고 버텨야 한다.

- 나는 물거나 뜯으면 안 된다.

- 나는 물거나 뜯을 수 없다.

- 마음대로 입을 열면 안 된다. 마음대로 입을 열 수 없다.

- 나는 입을 좍 벌릴 수 없다. 나는 입을 벌리고 싶지 않다.

◈ 어깨와 위팔 근육 ◈

관련된 관용적 표현

- 어깨를 견주다
- 어깨를 으쓱거리다
- 어깨가 가볍다
- 어깨가 무겁다

- 칭찬받아서 어깨가 올라가다
- 어깨가 움츠러들다
- 어깨가 처지다
- 어깨를 겨루다

- 어깨를 나란히하다
- 어깨를 짓누르다
- 어깨에 걸머지다
- 돈 있다고 어깨에 힘주다

또한 어깨 관절은 팔의 시작 부분이자 팔의 부착 부분으로 팔이 시작되는 기초라고 할 수 있다.

- 팔을 걷어붙이다
- 중풍이 와서 팔을 잘 쓰지 못한다
- 너무 일을 많이 해서 팔이 빠지는 것 같다

- 두 팔을 벌리며 환영하다
- 팔을 굽히다
- 두 팔과 두 다리가 잘린 신세다

- 해야 할 것이 너무 많다. 너무 부담스럽다.

  삶의 무게가 내 어깨를 찍어 누른다. 우리는 모든 짐을 어깨로 지고, 비유적으로 모든 부담도 어깨에서 느낀다.

- 화가 난다. 너무 열받아서 어깨로 콱 받아버리고 싶다.

  모든 동물은 싸우기 전에 어깨를 잔뜩 부풀린다.

- 무섭고 두렵고 긴장된다.

  너무 불안하고 걱정되어서 어깨가 콱 굳어 있다.

- 되는 일도 없고, 나는 아무것도 아니다. 나는 패배자다.

  패배자와 우울한 이의 어깨는 축 처진다.

- (누군가를) 안으면 안 된다. 안을 수 없다. 잡아주면 안 된다. 잡아줄 수 없다.

- (스포츠와 일 등에서) 나는 팔 쓰는 것이 서툴다. 나는 팔로 능숙하게 주어진 일을 수행할 수 없다.

  야구, 핸드볼, 골프, 하키 등 팔을 쓰는 운동에서 성적을 잘 내지 못할 때 이런 생각을 하게 된다.

◈ 위팔 근육과 아래팔 근육 ◈

관련된 관용적 표현

- 팔꿈치로 괴다
- 팔꿈치로 밀치다
- 팔꿈치로 찍다
- 팔꿈치로 사람들을 헤치고 나아가다(elbow one's way through)

- 팔꿈치로 찍어버리고 싶도록 밉고 화가 난다.

- 앞으로 나아갈 수 없다.

  팔꿈치는 앞으로 헤치고 나가는 데 필요하다.

- 일하기 싫다. 더 이상 일할 수 없다.

  팔꿈치가 아프면 일할 수 없다.

- 나는 무능하다. 나는 못한다.

  팔꿈치의 기능이 중요한 활동, 즉 테니스, 스쿼시, 바이올린, 첼로 등에서 나는 무능하고 못한다.

- 나는 (누군가를) 안아줄 수 없다. 잡아줄 수 없다. 안으면 안 된다. 안아줄 수 없다.

◆ 아래팔 근육과 손목과 손의 근육 ◆

관련된 관용적 표현

- 손에 익다
- 손을 거치다
- 손을 끊다
- 손을 내밀다
- 손을 떼다(빼다)
- 손을 멈추다
- 손을 벌리다
- 손을 뻗치다
- 손을 씻다(털다)
- 손버릇이 나쁘다
- 손이 굼뜨다
- 손이 맵다
- 손이 빠르다
- 손이 서투르다
- 손이 여물다
- 손이 크다
- 손이 작다
- 내 손에 걸리면 죽는다
- 손에 땀을 쥐다
- 엄마 손이 닿으면 다 바뀐다

심리적 원인

- 일하기 싫다. 일하고 싶지 않다.

대부분의 일은 손으로 한다. 손에 문제가 생기면 일을 안 할 수가 있다.

- 나는 손이 서툴고 무능하다.

  정밀한 손기술이나 빠른 손이 필요한 일을 하는 사람들(외과 의사, 치과 의사, 보석 세공사, 피아니스트 등)이 이런 스트레스를 받기 쉽다.

◈ 등 근육 ◈

관련된 관용적 표현

- 기득권 세력을 등에 업고 설친다
- 등을 돌리다
- 등이 달다(안타까워하다)
- 등에 찬물을 끼얹는 듯 아찔하다
- 등쳐 먹다
- 등을 떠밀다
- 등 따시고 배부르다
- 등을 토닥여주다
- 뒤(등)를 봐주다
- 여자친구가 없어서 등이 시리다
- 등에 칼을 꽂다
- 수구파들이 러시아에 등을 대다(의지하다)
- 등을 쓰다듬다
- 등에 칼을 꽂다
- 등 따시고 배부르다
- 등 뒤에 아무도 없다
- 등 뒤에 천군만마가 있는 느낌이다
- 화난 개가 등을 잔뜩 웅크리다
- 풀죽어서 등을 웅크리다
- 누군가의 등 뒤를 봐주다(지지하고 격려하다, back someone up)
- 누군가의 등에 칼을 꽂다(배신하다, stab someone in the back)
- 용기, 줏대, 결단력이 없다(have no backbone)

심리적 원인

- 아무도 나를 토닥여주지 않았다. 나는 사랑받지 못했다.

  우리는 격려하거나 사랑을 표현할 때 등을 토닥여준다. 어렸을 때 애정 결핍이나 스킨십 부족을 경험한 많은 사람은 견갑골 사이의 등에서 통증을 호소하는 경우가 많다.

- 내 등에는 문제가 있다. 내 등은 못났다. 내 등은 이상하다.

  폐암 진단을 받거나 폐 수술을 받으면 이런 생각을 잘하게 된다.

- 아무도 나를 받쳐주지 않는다. 나는 외톨이다.

  누군가 내 등 뒤에 있다고 느낄 때 우리는 든든하다.

- 나는 배신당했다.

  등에 칼을 맞은 느낌이다.

- 늘 대비해야 한다. 싸울 준비가 되어 있어야 한다. 강하게 보여야 한다.

  동물들은 위협을 느끼거나 싸울 때에는 등에 힘을 주고 부풀린다.

- 나는 나를 떠받칠 힘이 없다. 나는 무력하다.

  척추의 주 기능은 인체를 떠받치는 것이다.

- 나는 지쳤다. 나는 기가 죽었다. 나는 슬프다.

  패배자의 어깨와 등은 축 처지고 굽어 있다.

◈ 허리 근육 ◈

관련된 관용적 표현

- 허리가 꼿꼿하다
- 허리가 부러지다
- 허리가 끊어지도록 웃다
- 허리가 잘리다
- 허리가 휘다(휘청하다)

- 실세에게 허리를 굽히다
- 허리를 못 펴고 굽실거리다
- 허리 꺾인 호랑이다
- 등골 빠진다
- 등골 빠지게 힘드는(backbreaking)

- 누군가를 도와주다(back somone up)
- 허리뼈가 또는 등골이 빠지다(너무 힘들다,
  break one's back)
- 허리를 굽히다 ➡ 자신을 낮추다, 자존심
  을 죽이다, 굴복하다

허리에 해당하는 영어의 back은 동사로는 support(지지하다, 도와주다)의 의미가 있다.

심리적 원인

- 나 혼자 다 떠받쳐야 한다(책임져야 한다). 하지만 너무 힘들고 지친다. 나 혼자 다 해내야 하는데 못하겠다.

  허리는 우리 몸의 기둥으로 삶의 무게를 짊어지고 떠받치는 곳이다. 가장의 책임을 직장의 책임을, 엄마의 책임을 나 혼자 다 떠맡아 힘들어하고 있다. 삶의 막중한 무게가 내 허리를 찍어 누른다. 사는 게 너무 힘들고 어렵다.

- 이제 더 못 버티겠다. 내가(내 허리가) 부러지고 무너질 것 같다.

  책임이 너무 무겁다고 느낄 때 허리가 아프기 시작하고, 그 무게를 더 못 버티겠다고 느낄 때 허리가 휘거나 부러진다. 허리가 휘거나 부러진다고 느낄 때 실제로 추간판 탈출증(디스크)이나 요추 협착증이 나타난다.

- 나는 허리가 꺾여서 아무것도 할 수 없다.

  우리는 좌절감을 표현할 때 흔히 허리가 꺾였다고 말한다.

- 자존심 상한다. 나는 절대로 자존심을 버릴 수 없다.

  허리를 굽히는 것은 자존심을 버리는 것을 뜻한다. 나는 절대로 허리를 굽힐 수 없다. 나는 자존심을 내려놓을 수 없다. 허리를 숙이고 싶지 않다. 억지로 허리 숙이니 자존심 상한다.

- 나는 절대로 굴복하고 싶지 않다. 억지로 굴복해서 분하다.

  허리를 굽히고 절하는 것은 굴복을 뜻한다.

- 내 허리가 이상하다. 내 허리에 문제가 있다.

  요추 부위와 가까운 장기에 이상이 있다고 느끼거나 이상이 있다고 생각한다. 구체적으로 전립선암, 신장암, 대장암 등의 진단을 받거나 관련된 수술을 받거나 복통이나 생리통이 심하면 이런 스트레스를 받기 쉽다.

관련된 관용적 표현

　엉덩이는 볼기의 윗부분이며 궁둥이는 볼기의 아랫부분인데, 둘 다 볼기를 뜻하는 경우도 많다.

- 엉덩이(궁둥이)가 무겁다
- 엉덩이(궁둥이)가 가볍다
- 엉덩이(궁둥이)가 근질근질하다
- 엉덩이(궁둥이)를 붙이다
- 여자가 엉덩이를 샐룩거리며 남자를 유혹하다
- 할머니가 손자의 엉덩이를 토닥이다
- 그녀의 복숭아 모양의 탐스러운 엉덩이
- 풍만한 궁둥이는 다산의 상징이다

엉덩이의 주기능은 앉기라고 할 수 있다.

- 앉아서 기다리다 ➡ 노력하지 않고 요행만 바라다
- 앉아서 뭉개다 ➡ 제자리에서 발전이 없다
- 앉아서 배기다 ➡ 참고 견뎌내다
- 회장 자리에 앉다 ➡ 회장 직책을 맡다

영어에서 앉기(sit)의 용례를 찾아보았다.

- He was sitting as a temporary judge. ➡ 그는 임시 심판직에 앉아 있다.
- Candidates will sit the examinations in June. ➡ 후보들은 6월에 시험을 볼 것이다.
- We sat out the storm in a cafe. ➡ 카페에서 폭풍이 끝나기를 기다리다.

- We had to sit through nearly two hours of speeches. 우리는 근 2시간 동안 연설을 끝까지 앉아서 들어야 했다.
- They have been sitting on my application for a month now. 그들은 내 신청서를 지금 한 달째 그냥 깔아뭉개고 있다.
- I'm far too busy to sit around here. 나는 너무 바빠서 여기서 빈둥거리고 있을 수 없어.
- We cannot just sit by and watch this tragedy happen. 우리가 그냥 가만히 앉아서 이 비극이 일어나는 것을 구경만 할 수는 없다.

- 성 트라우마가 있다.
  성추행, 성폭행 또는 성적 학대를 당했다.

- 나는 나의 성 기능에 자신감이 없다. 나는 고개 숙인 남자다.
  성기능 장애, 발기 부전 등이 있다.

- 나는 임신과 출산에 문제가 있다. 나는 임신과 출산에 자신감이 없다.
  자꾸 유산하거나 임신이 안 된다.

- 나는 남성(여성)으로 못나고 매력이 없다.
  배우자나 상대가 바람을 피운다. 상대가 나와의 관계를 거부한다.

- 나의 골반에는 문제가 있다. 내 골반이 이상하다.
  자궁절제술, 전립선암 진단, 전립선 수술 또는 요실금 등이 이런 스트레스를 일으킬 수 있다.

- 앉을 수 없다. 앉고 싶지 않다. 앉으면 안 된다.

- 차지할 수 없다.

- 끝까지 앉아서 버텨낼 수 없다.

- (어떤 자리에) 앉을 수 없다. 앉으면 안 된다.

관련된 관용적 표현

- 다리 뻗고 자다
- 다리가 의붓자식보다 낫다
- 다리 부러진 장수 집안에서 큰소리 친다
- 다리야 날 살려라
- 튼튼한 두 다리로 굳게 버티다
- 다리가 후들거리다
- 다리 부러진 안경이나 의자
  → 쓸모없다, 가치를 상실하다

심리적 원인

- 이것은 짊어지기에는 너무 많아. 나는 감당할 수 없어. 나는 이것을 극복할 수 없어. 예상치 못하거나 지속되는 요구 때문에 자신이 처한 상황을 견딜 수 없다.

- 나는 다리를 잘 쓰지 못한다. 나는 빨리 걷지 못한다. 나는 다리를 잘 쓸 수 없다. 나는 빨리 달릴 수 없다.

◈ **슬관절과 정강이 근육** ◈

관련된 관용적 표현

- 무릎을 꿇다
- 무릎을 꿇리다
- 무릎을 치다
- 무릎을 마주하다
- 무릎을 꿇다, 굴복하다, 좌절하다(kneel down)
- 무릎을 꿇리다, 굴복시키다, 좌절시키다 (bring someone to his knees)

- 정강이가 맏아들보다 낫다 ➡ 성한 다리로 어디든 갈 수 있으니 아들보다 낫다
- 정강이를 구둣발로 까다
- 진흙탕에 발이 정강이까지 빠져 움직이기 힘들다
- 바삐 걷다 기둥에 정강이를 찍었다
- 아들은 튼튼하게 잘 자라서 정강이가 굳고 강하다
- 너무 오래 아프다보니 정강이가 비쩍 말라 붙었다

- 자존심 상한다. 수치심을 느낀다.
- 좌절감을 느낀다.
- 나는 절대로 무릎 꿇을 수 없어. 나는 절대로 굴복할 수 없다.
- (축구나 농구처럼 무릎을 많이 쓰는 선수들에게 많은 사례들) 나는 무릎을 잘 쓰지 못한다. 나는 운동을 잘하고 싶지만 잘하지 못한다. 나는 운동을 잘할 수 없다. 나는 운동을 잘해야 한다.
- 나는 앞으로 잘 나아갈 수 없다. 뭔가가 내 다리를 붙잡고서 못 가게 막고 있다.
- 나는 잘 걸을 수 없다. 나는 잘 돌 수 없다.

◆ 발목 및 발 근육 ◆

관련된 관용적 표현

- 발을 동동 구르다
- 발을 끊다
- 발 들여놓을 자리 하나 없다
- 정계에 발을 디디다(들이다)
- 발 붙일 곳이 없다
- 발을 빼다
- 발 뻗고 자다
- 발을 뻗다

- 발이 넓다
- 발을 맞추다
- 발이 묶이다
- 발 벗고 나서다
- 발에 차이다
- 발(바닥)이 닳도록 찾다
- 발이 떨어지지 않다
- 발이 뜸하다
- 도둑이 제 발 저리다
- 발바닥에 불이 나다
- 발바닥을 핥다
- 발목을 잡히다
- 발목을 묶이다
- 발목을 잡다
- 발바닥에 불이 나다 ➡ 부리나케 여기저기 돌아다니다
- 발바닥에 흙 안 묻히고 살다 ➡ 고생하지 않고 살다
- 발바닥을 핥다 ➡ 권력자에게 빌붙어 아부하고 야비한 짓을 하다
- 발바닥이 닳도록 찾다

심리적 원인

- 나아가고 싶지 않다. 나아갈 수 없다.

- 나는 상승할 수 없다. 나는 높이 오를 수 없다.

- 나는 이 상황에서 벗어날 수 없다. 나는 발목 잡혔다.

- 나는 잘 뛸 수 없다. 나는 찰 수 없다.

- 나는 여기에서 벗어나면 안 된다.

- 세상에 나가고 싶지 않다. 사람들과 만나고 싶지 않다.

- 앞으로 나가고 싶지 않다.

- 세상에 발을 디디고 싶지 않다.

- 나는 제대로 설 수 없다.

- 나는 원하는 만큼 빨리 나아가지 못한다. 나는 원하는 만큼 빨리 나아갈 수 없다.

- 콱 밟아서 뭉개버리고 싶지만 할 수 없다. 콱 밟아서 뭉개면 안 된다.

  (특히 이 스트레스는 발뒤꿈치나 앞꿈치에 해당한다.)

- 나는 콱 차버리고 싶지만 차버릴 수 없다. 차버리면 안 된다.

- 나는 뛰거나 춤추거나 도약하거나 찰 수 없다.

각 부위별 근육 증상

◈ **안면통 또는 삼차(3차)신경통** ◈

관련된 관용적 표현

235쪽을 보라.

심리적 원인

짧고 갑작스럽게 휘몰아치고 극심한 찌르는 듯한 통증이 얼굴 아래 부위 어디서든 느껴질 수 있는데, 대부분 코 옆쪽 볼이나 턱에서 주로 느껴진다. 보통 얼굴 한쪽이 아프다. 통증은 보통 몇 초 동안 지속되지만, 최대 2분간 지속되기도 하며, 하루에 100회까지 발생하기도 한다. 이런 통증은 너무 격렬해서 얼굴에 번개가 친다고 말하기도 한다.

- 더 이상 괜찮은 척하기 싫어.

  얼굴의 가장 중요한 기능은 감정 표현이다. 3차신경통은 너무 화가 나고 힘들어서 표정을 더 이상 숨길 수 없고 더 이상 착한 사람이 될 수도 없다는 무의식의 의도를 표현하는 것이다.

- 더 이상 웃지 못하겠어. 더 이상 웃고 싶지 않아.

  얼굴의 중요 기능은 웃음이다. 사람들에게 좋은 모습을 보이려고 늘 웃느라 지친 사람들에게 3차신경통이 잘 나타날 수 있다. 더 이상 감정 노동을 못하겠다는 무의식의 의도가 이런 통증으로 나타난 것이다.

- 화가 나서 미치겠어. 확 패 죽이고 싶어. 다 때려부수고 싶어. 끝장내고 싶어.

  일그러진 얼굴은 고통과 분노의 표현이다. 특히 콕콕 찌르거나 칼로 쑤시는 듯한 격렬한 통증은 패 죽이고 싶을 정도로 분노할 때 생긴다.

- 더 이상 사람들을 보고 싶지 않아.

  3차신경통으로 수시로 얼굴이 일그러지면 사람들을 볼 수도 없고, 보지 않아도 된다.

- 사람들이 내가 얼마나 힘든지 알아줬으면 좋겠다.

  얼굴은 신체 부위 중에서 항상 드러내는 곳으로 남에게 늘 보여줄 수밖에 없다. 그래서 고통 때문에 찡그러진 내 얼굴을 사람들이 보고서 얼마나 힘든지 알아주기를 당신의 무의식은 바란다.

심리적 원인을 찾는 질문

- 당신은 누구 또는 무엇에 그토록 분노하고 화가 나는가?
- 당신이 드러내지 못하고 억누르고 있는 생각과 감정은 무엇인가?
- 당신은 누구를 외면하고 싶은가?
- 이 증상이 나타날 무렵에 당신은 어떤 일을 겪었는가?
- 이 증상이 있어서 혹 좋은 점이 있다면 무엇인가?
- 당신의 엄마 뱃속 트라우마는 무엇인가?

치유 확언

- 나는 나 자신을 안전하게 잘 표현한다.
- 나는 편하게 잘 거절할 수 있다. 거절해도 안전하다.
- 분노란 저 사람이 죽기를 바라면서 내가 마시는 독이다. 이제 나는 이 독을 버린다.
- 이제 나는 내 얼굴을 찌푸리게 만드는 그 일과 사람을 용서하고 마음에서 내려놓는다.

| **사례 ①** | **만성 안면 통증**

어느 날 40대 초반 기혼 여성이 2년 된 만성 안면 통증 때문에 내게 왔다. 2년 전에 성형외과에서 코에 필러를 넣고 만족했는데, 몇 달 뒤 성형 수술 부작용에 관한 기사를 몇 편 보고 나서 자신에게도 문제가 생길까봐 큰 두려움을 느꼈다. 그래서 성형외과에 가서 확인했는데 아무 이상이 없다는 말을 듣고 안심했지만, 1주일이 지나자 다시 의심과 두려움이 확 올라와서 도저히 참을 수가 없어서 이번에는 아예 필러를 제거하는 수술을 받았다. 그리고 한 달 정도는 안심했는데, 잔유물이 있을지 모른다는 두려움에 다시 성형외과에서 재검진했으나 아무 이상이 없었고 그녀도 잠시 안심했다.

그러나 그녀의 의심은 다시 올라왔고, 이번에는 코를 중심으로 화끈거리는 이상 감각까지 생겨서 완전히 공황과 우울감을 느꼈다. 종일 거울을 보면서 코와 얼굴에 집착하게 되었다. '내 코가 괜찮나? 아직 모양은 정상인데 왜 화끈거리지.' 이렇게 집착하게 되자 얼굴의 화끈거림은 얼굴 전체로 퍼졌고, 하얗던 피부도 빨개지고 거칠어졌다. 코에 집착하면 할수록 증상이 심해지고 많아지니까 그녀는 완전히 정신이 나가버렸고, 아이 둘과 남편은 내팽개치고 종일 누워만 있었다. 이 증상 때문에 성형 수술 후유증 환자 카페에도 가입했는데, 이런 환자들이 아주 많다고 했다.

"신경 끄면 낫는다. 신경 쓰면 심해진다."

나는 늘 이 한마디를 강조했는데, 그녀는 전혀 들으려고 하지 않았다.

"실제로 아픈 데 어떻게 신경을 안 써요! 안 아파야 신경을 안 쓰죠."

그녀는 결국 더 이상 내게 오지 않았다. 그녀가 지금은 어떻게 되었는지 궁금하다. 50대 후반의 한 여성은 입술에 필러를 넣고 이런 식으로 반응하다가 결국 구강 전체에 작열감이 확 퍼지면서 결국에는 이가 여러 개 빠져서 부분 틀니까지 해야 했다. 이렇게 두려워서 특정 신체 부위에 집착하는 것은 이상 감각이나 통증을 초래할 뿐만 아니라 실제로 구조적인 문제까지 일으킨다.

◈ 안면 마비, 구안와사 ◈

얼굴과 관련된 관용적 표현

235쪽을 보라.

심리적 원인

- 나는 내색하고 싶지 않다. 나는 감정을 표현하고 싶지 않다. 나는 내색할 수 없다. 감정을 표현하면 안 된다.

  마비란 말 그대로 느끼지 못하고 움직이지 못하는 것이다. 결국 표정 근육을 느끼지 않고 움직이고 싶지 않은 것이다. 심각한 우울증을 앓으면서 이마에 주름살이 깊이 팬 사람들에게 보톡스를 놓아 주름살을 펴주자 우울증이 사라진 사례가 보도된 적이 있다. 이렇게 표정과 감정은 서로 일치한다.

- 나는 사람들 앞에서 체면을 잃었다. 완전히 망신당했다.

  얼굴은 체면과 미모를 상징한다. 마비된 얼굴은 체면이나 자존심을 잃었음을 뜻한다.

- 나는 못났다. 나는 추하다.

  얼굴은 미모를 상징한다.

- 나는 내가 싫다. 나는 내가 죽도록 싫다.

  자기혐오가 심한 사람은 얼굴에 문제가 잘 생긴다. 얼굴은 자신의 상징이기 때문이다.

- 나는 세상도 사람도 피하고 싶다.

  얼굴에 문제가 생기면 사람을 피할 수 있다.

심리적 원인을 찾는 질문

- 당신은 왜 자신이 싫은가?
- 당신은 왜 당신이 못났다고 생각하는가?
- 당신은 왜 무엇을 내색하면 안 되는가?
- 당신은 무슨 일로 누구에게 자존심을 상했나?
- 이 증상이 생길 무렵에 당신은 무슨 일을 겪었는가?

- 이 증상이 있어서 혹 좋은 점이 있다면 무엇인가?
- 당신의 엄마 뱃속 트라우마는 무엇인가?

치유 확언

- 나는 나인 것이 좋다. 나는 그냥 나다워도 된다.
- 나는 나를 안전하게 표현한다. 나를 표현해도 괜찮다.
- 나는 나를 있는 그대로 사랑하고 받아들인다.

◈ 안면 경련 ◈

관련된 관용적 표현

235쪽을 보라.

심리적 원인

- 두렵고 무섭다. 긴장된다.
  두려움은 표정근을 경직시킨다.
- 화가 난다.
  분노는 표정근을 경직시킨다.
- 감정을 드러내면 안 된다. 감정을 표현하면 안 된다.
  감정을 내색하지 않도록 표정근을 경직시킨다.

심리적 원인을 찾는 질문

- 당신은 무엇이 두렵고 무서운가?
- 당신은 무엇 때문에 누구에게 무슨 일로 화가 나는가?

- 당신은 왜 무엇 때문에 감정을 드러내지 못하는가?

- 이 증상이 있어서 혹 좋은 점이 있다면 무엇인가?

- 당신의 엄마 뱃속 트라우마는 무엇인가?

치유 확언

- 내 굳은 얼굴을 풀고 이제 나는 활짝 웃는다.

- 나는 잘 울고, 잘 웃는다. 나는 자연스럽게 감정을 표현한다.

◈ 체머리, 요두증 ◈

증상 설명

파킨슨병과 머리 떨림은 다른 질환이다. 중추 신경의 문제 때문에 생긴 파킨슨병은 머리가 지속적으로 떨리지만, 체머리 또는 풍두선은 긴장감, 불면증, 우울증 같은 만성 스트레스로 생기는 신경성 질환이다. 그래서 평소 안정적인 상황에서는 별다른 증상이 발견되지 않다가 심한 스트레스를 받거나 긴장감이 고조되면 머리 떨림 증상이 나타나기도 한다. 또 나이가 들고 뇌 기능이 저하되어 나타나기도 한다.

스트레스를 받거나 긴장하면 머리가 왜 떨릴까? 평소 스트레스를 받거나 긴장하게 되면 온몸에 힘이 들어가며 목이 뻣뻣해지고 목 근육은 굳는다. 이때 굳은 목 근육을 풀기 위해 머리가 떨리는 증상을 체머리라고 한다. 그러나 모든 사람이 스트레스를 받고 긴장을 하였다고 머리를 떨지는 않는다. 예민하고 소심하여 긴장을 잘하고 스트레스를 잘 받는 사람에게 이러한 증상이 잘 나타난다.

심리적 원인

- 무슨 일이 생길지 몰라서 긴장을 풀 수 없다. 긴장을 풀면 안 된다.

- 늘 큰일 날까봐 무섭다. 끝장날까봐 무섭다.
- 생각하고 싶지 않다. 부정하고 싶다.
- 어떤 기억이나 생각을 부정하고 싶거나 잊고 싶을 때에 우리는 머리를 가로젓는다. 체머리에는 이런 무의식의 의도도 담겨 있다.

심리적 원인을 찾는 질문

- 당신은 무엇을 두려워하는가?
- 당신은 어떤 무서운 일이 생길까봐 긴장하는가?
- 당신은 이 증상이 생길 무렵에 어떤 일을 겪었는가?
- 이 증상이 있어서 혹 좋은 점이 있다면 무엇인가?

오래전에 체머리를 심하게 앓는 50대 여성이 왔다. 그녀는 어렸을 때 폭력을 행사하는 아버지 밑에서 늘 불안했고, 아버지 같은 남자는 절대로 안 만나겠다고 다짐하곤 했다. 그런데 그녀의 다짐과는 달리 매번 폭력적인 남편을 만나 이혼을 세 번이나 했고, 심지어 마지막 남자는 죽이겠다는 협박을 하면서 그녀를 스토킹까지 했다. 그래서 전화번호와 주소도 바꾸고 숨기면서 살고 있었고, 이런 불안과 공포가 당연히 그녀의 체머리 증상을 일으킨 것이다.

치유 확언

- 두려움을 버려도 안전하다. 두려움이 문제를 해결해주지 않는다.
- 나는 하느님의 사랑과 보호를 받는다. 하느님이 나를 지켜준다.
- 나는 그 기억과 생각을 받아들이고 내려놓는다.

전신 근육 증상

심리적 원인

루게릭병(ALS)에 걸리면 근육의 움직임을 시작하고 조절하는 신경세포인 운동 뉴런이 서서히 죽어간다. 도대체 왜 운동 뉴런이 죽어가는지는 아무도 모른다. 그런데 루게릭병 환자들을 조사한 연구에 의하면 루게릭병을 앓는 사람은 그들을 남과 완전히 다르게 만드는 두 가지 패턴을 평생 가지고 있다. 첫째는 엄격한 유능함으로 결코 도움을 요청하지 않고 혼자 해내는 능력이며 둘째는 부정적인 감정을 철저히 억압하는 것이다. 그들은 두려움, 불안, 슬픔을 습관적으로 억압하고 있으며 무조건 밝게 보이려는 성향을 가져서 심지어 자신의 이 심각한 병에 대해서도 웃으며 얘기할 정도였다.[*]

또 ALS를 앓는 사람들의 생애를 보면 변함없이 어린 시절에 심각한 정서적 박탈 또는 감정 결핍이 있다. ALS 환자의 성격을 특징 짓는 것은 끊임없는 자기 추진력, 도움의 필요성을 인정하기를 꺼리는 것, 육체적이든 정서적이든 고통을 거부하는 것이다. 이러한 모든 행

◆ 〈When the Body Says No〉 by Gabor Maté, https://a.co/c6txWtA

동과 심리적 대처 메커니즘은 질병 발병 훨씬 이전의 모습이다. 전부는 아니지만 대부분의 ALS를 앓는 사람들이 가진 눈에 띄는 친절함은 자기 자신과 타인의 기대에 부합해야 한다는 무의식의 표현이다. 보통 사람들은 성격이 자연스럽게 표출되는 데 반해 루게릭병 환자들은 주위에서 기대하는 역할에 갇혀 있다.* 그들의 이런 모습은 기본적으로 버려지는 두려움이 깔린 것이다. 그들에게 삶은 요구가 무한정 올라가는 끝없는 시험이나 숙제다. 그들의 내면 심리는 다음과 같다.

- 요구나 부탁을 하면 남들이 싫어하니까 버려진다.
- 좋은 모습만 보여야 버려지지 않는다.
- 무조건 열심히 해서 인정받아야 한다.
- 나는 무조건 좋은 사람이 되어야 한다.

그러다 마침내 육체적 한계에 도달하면 다음과 같은 심리가 형성된다.

- 더 잘해야 하는데 죽어도 더 이상 못하겠다.
- 안 할 수도 없고 더 잘할 수도 없다.
- 꼼짝달싹할 수 없는 공포를 느낀다.
- 꼼짝달싹할 수 없다. 꼼짝달싹해서도 안 된다. 움직일 수 없다. 움직여서는 안 된다.
- 죽어도 하기 싫은데 결국 시키는 대로 할 수밖에 없다.

루게릭병의 '루 게릭(Lou Gehrig)' 선수는 사실상 미국의 야구선수 베이브 루스와 쌍벽을 이루는 당대 최고의 타자였으며, 기록상으로 최초의 루게릭병 환자다. 그의 삶 자체가 전형적인 루게릭병 환자의 심리 상태를 보여준다. 그는 7년 연속 올스타로 선정되고, 아메리칸

〈When the Body Says No〉 by Gabor Maté, https://a.co/djPYWeB

리그(MLB) MVP 2회, 타격 트리플 크라운까지 달성한 뛰어난 타격 솜씨뿐 아니라 탁월한 근성과 내구성까지 지닌 선수였다. 그의 별명 '철마(The Iron Horse)'가 이를 잘 표현하고 있다. 이런 활약에 힘입어 1939년 미국 야구 명예의 전당에 입성했으며, 양키스는 그의 유니폼 번호 4번을 이후 누구에게도 주지 않기로 했다.

이는 메이저 리그 역사상 최초의 영구결번이다. 1995년 칼 립켄 주니어가 경신하기까지 56년을 이어져온 그의 2,130경기 연속 경기 출장 기록이 깨진 것은 마지막 시즌인 1939년 이었다. 당시 그는 근위축성 측색 경화증이라는 희귀병을 진단받았다. 그는 은퇴로부터 2년이 채 되지 않아 숨을 거두고 만다. 은퇴식 당시에 그가 한 연설에서 그는 자신을 '지구상 에서 가장 운이 좋은 남자(the Luckiest Man on the Face of the Earth)'라고 표현했다. 그는 1903년 독일인 이민자 하인리히와 크리스티나의 네 아이 중 둘째로 태어났다. 아버지 하인리히는 판금 노동자로 일했으나, 알코올 중독으로 실직 상태일 때가 빈번했다. 그래서 가족의 수입 원이자 아이들의 훈육 담당은 주로 어머니의 몫이었고, 그녀는 가정부로 일하며 아이들을 열심히 키웠다.

내 지인은 루게릭병 진단을 50세 무렵에 받았다. 그의 아버지는 알코올 중독자로 폭력을 늘 행사했고 어머니는 애정이 없는 차가운 사람이었다. 어렸을 때의 트라우마가 갱년기에 접어들자 결국 이렇게 터져버린 것이다. 그는 이 진단을 받고서도 절망하지 않고 병의 원인 이 마음에 있음을 깨닫고 마음을 치유하는 작업을 꾸준히 하였다. 그 결과 몇 년 만에 그는 성격도 바뀌었고, 루게릭병도 나았다. 대표적인 루게릭병 환자인 스티븐 호킹의 가정도 사 랑이 없는 아주 삭막한 가정이었다.

심리적 원인을 찾는 질문

- 당신은 왜 감정을 억압하는가?
- 왜 당신은 좋은 사람이 되어야 하는가?
- 증상이 시작될 무렵에 당신의 삶은 어떤 상태였나?
- 증상이 시작될 무렵에 당신은 어떤 감정을 많이 느꼈나?
- 당신이 평생 많이 한 생각과 많이 느낀 감정은 무엇인가?

- 언제 어떤 상황에서 증상이 심해지는가?
- 이 증상이 사라지면 안 되는 이유가 있다면 무엇인가?
- 당신의 엄마 뱃속 트라우마는 무엇인가?

| **사례 ①** | EFT로 일으킨 앉은뱅이의 기적*

2005년 소피아 케이어라는 EFT 전문 시술자에게 치료받기 전까지 50대 초반의 행크 해들리는 최악의 상황에 있었다. 그는 10세 때 8미터 높이의 건초 저장고에서 떨어지면서 시멘트 바닥에 엉덩방아를 찧어 척추에 직접 손상을 입었다. 이 결과로 평생 척추 전체에 16번 이상의 수술을 받아야 했고, 척추 여기저기에 박힌 철심 때문에 금속탐지기를 통과하지 못할 정도였다.

게다가 그는 당시에 암과 다발성 경화증(중추신경계의 신경 수초가 손상되어 신경 기능에 이상이 생기는 불치병)까지 생기는 바람에 완전히 삶의 희망을 잃고 이미 두 번의 자살 시도까지 한 상태였다. 그 당시 그는 5년 동안 휠체어에 앉아 있었으며 전혀 걸을 수 없었고, 장애인 연금에 의존해서 살고 있었다. 극심한 통증으로 매일 한 움큼씩 모르핀 같은 마약성 진통제를 복용해야 했다.

바로 이와 같은 최악의 상태 속에서, 그는 기적처럼 소피아와 인연이 닿아 넉 달간 열심히 타점을 두드렸다. 그 결과 그는 휠체어를 벗어났고, 얼마간 목발을 짚다가 완전히 보행이 자유로워져서 팔벌려 뛰기를 할 수 있는 정도가 되었다. 이후 직장을 구해서 연금 생활을 벗어났다. 통증이 사라져 진통제도 완전히 끊었다. 몇 년이 지난 현재까지도 그는 건강하게 생활하고 있으며, EFT가 밥 먹고 화장실 가는 것만큼이나 당연한 습관이라고 말한다.

소피아는 행크의 육체적 증상보다는 주로 그가 가진 삶의 상처와 부담감, 그리고 병에 대한 부정적인 감정에 대해서 EFT를 적용했고 그 결과는 보다시피 탁월했다. 여기서도 부정

➡ https://www.youtube.com/watch?v=OlsTjaHJdZY&t=128s

적 감정과 육체 증상과의 관련성이 잘 드러난다. 먼저 그가 가진 인생의 문제에 대해 적용한 몇 개의 수용 확언은 아래와 같다.

- 나는 손자들과 놀 수 없어서 슬프고 화가 나지만
- 나는 아내에게 더 잘할 수 있어야 한다고 느끼고 이런 일이 그녀에게 너무 부당하고 그녀가 더 나은 삶을 살아야 한다고 느끼지만
- 나는 실패자라고 느끼지만
- 나는 형제들이 아무도 관심을 주지 않아서 그 여자(어머니를 의미함. 어머니에 대한 원망이 무척 큰 상태임)를 혼자서 돌보느라고 진이 빠지지만

소피아가 신체 증상과 이에 수반되는 공포감을 처리하는 데 사용한 수용 확언이다.

- 나는 다발성 경화증이라는 진단을 받았지만, 나는 이 병을 받아들이지 않고 건강하고 튼튼하기를 선택합니다.
- 나는 다리가 이렇게 아프고 힘이 없지만, 나는 아픔에서 벗어나 강해지기를 선택합니다. 나는 안전합니다. 나는 거리낌없이 나 자신입니다.
- 의사들이 다발성 경화증에는 치료법이 없다고 말하지만, 나는 오히려 축복으로 여기고 그 말들을 내려놓습니다. 나는 다발성 경화증에서 자유롭기를 선택합니다.
- 나는 내가 나아서 휠체어와 목발을 벗어던지면 사람들이 사기꾼이라고 욕할까봐 걱정이 되지만
- 내가 회복하더라도 경제적으로는 생존이 힘들까 두렵지만
- 나는 이 증상과 통증이 돌아올까봐 걱정이 되지만
- 나는 이 치료가 지속성이 있을까 확신이 들지 않지만

치유 확언

- 나는 이제 안전하다. 이제 이 공포를 내려놓는다.

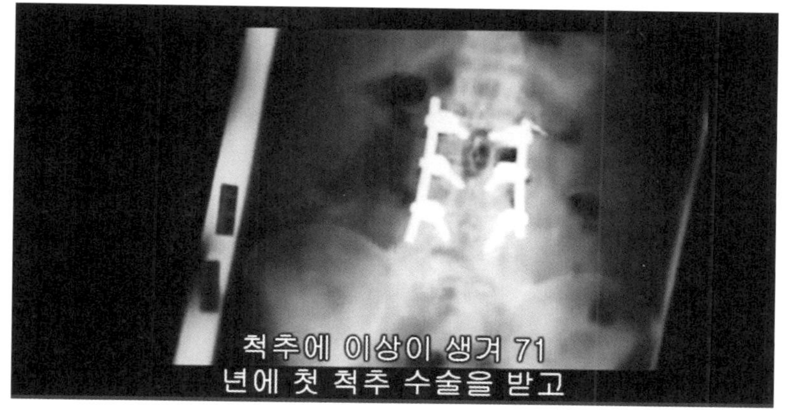

행크 해들리의 척주 방사선 사진으로 철심이 선명하게 보인다.

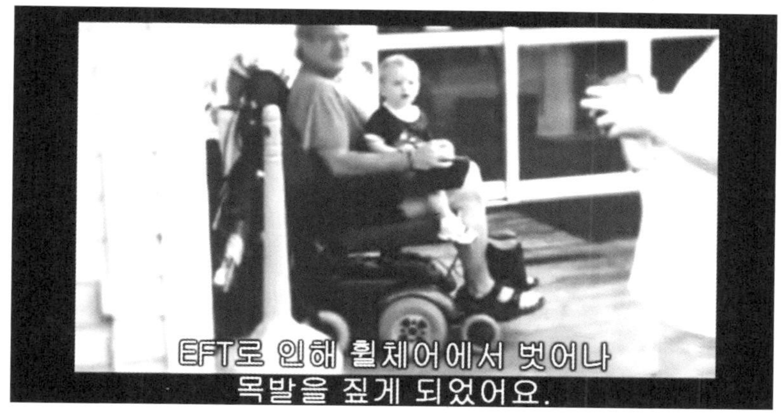

휠체어 생활을 할 때의 행크 해들리 모습

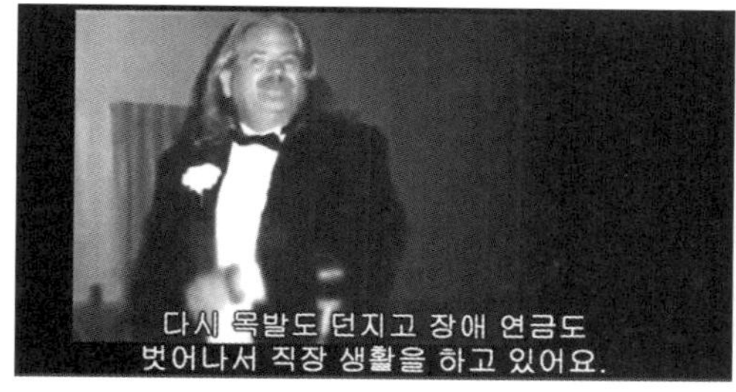

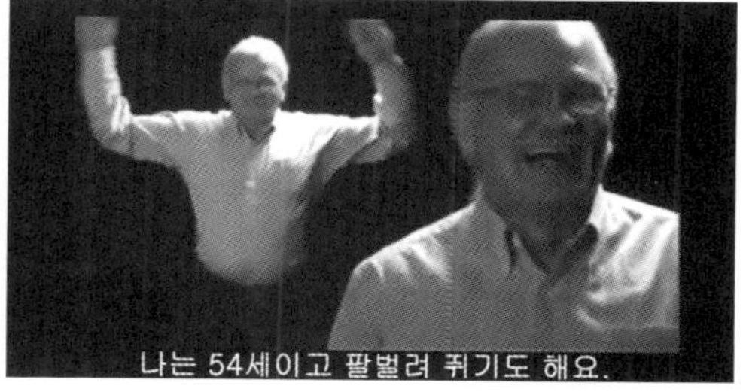

행크 해들리가 치료를 받으면서 휠체어를 벗어나 목발을 짚다가,
나중에는 완전히 보행이 자유로워져 팔벌려 뛰기를 하는 모습

- 나는 전지전능한 하느님의 사랑과 보호 아래 안전하다.
- 이제 나는 자유롭다. 이제 움직여도 된다.
- 이제 나는 내 마음대로 해도 된다. 내 마음대로 할 수 있다.
- 나는 그냥 나다워도 된다. 나는 그냥 나다.
- 모든 감정은 정당하다. 나는 이제 내 감정을 직면하고 푼다.

◈ 근육 경련, 쥐가 남, 강직 ◈

심리적 원인

뼈와 관절의 각 부위 의미와 동일하다.

심리적 원인을 찾는 질문

- 증상이 시작될 무렵에 당신은 어떤 상황에서 어떤 스트레스를 받았나?
- 증상이 시작될 무렵에 당신의 삶은 어떤 상태였나?
- 증상이 시작될 무렵에 당신은 어떤 감정을 많이 느꼈나?
- 언제 어떤 상황에서 증상이 심해지는가?
- 이 증상이 사라지면 안 되는 이유가 있다면 무엇인가?
- 당신의 엄마 뱃속 트라우마는 무엇인가?

치유 확언

- 나는 내 근육에 깃든 두려움과 분노를 내려놓는다. 이제 내 근육은 이완된다.
- 힘 빼도 된다. 힘 빼도 안전하다. 힘 뺄 수 있다.

심리적 원인

- 어디로 들어가야 할지 모르겠다. 어디로 나가야 할지 모르겠다.

- 빠져나갈 수 없다.

- 따라잡을 수 없다.

- 빨리 나아갈 수 없다. 달릴 수 없다.

심리적 원인을 찾는 질문

- 증상이 시작될 무렵에 당신은 어떤 상황에서 어떤 스트레스를 받았나?

- 증상이 시작될 무렵에 당신의 삶은 어떤 상태였나?

- 증상이 시작될 무렵에 당신은 어떤 감정을 많이 느꼈나?

- 당신이 평생 많이 한 생각과 많이 느낀 감정은 무엇인가?

- 이 증상이 있어서 혹 좋은 점이 있다면 무엇인가?

- 증상이 생길 무렵에 어떤 일이 있었나?

치유 확언

- 나는 어디로 들어가야 할지 안다. 어디로 나가야 할지 한다.

- 나는 빠져나갈 수 있다.

- 나는 따라잡을 수 있다.

- 나는 빨리 나아갈 수 있다. 달릴 수 있다.

심리적 원인

- 간질은 극단적인 형태의 동결 반응이다.

- 도망갈 수도 싸울 수도 없다. 나는 아무것도 할 수 없다.
  생각하고 싶지 않다. 느끼고 싶지 않다.

- 움직일 수 없다. 움직이면 안 된다. 움직이고 싶지 않다.
  너무 두려워서 몸이 얼어붙었다. 몸이 말을 듣지 않는다.

심리적 원인을 찾는 질문

- 증상이 시작될 무렵에 당신은 어떤 상황에서 어떤 스트레스를 받았나?

- 증상이 시작될 무렵에 당신의 삶은 어떤 상태였나?

- 증상이 시작될 무렵에 당신은 어떤 감정을 많이 느꼈나?

- 증상이 생길 무렵에 어떤 일이 있었나?

- 그 일을 겪을 때에 무슨 생각과 감정을 느꼈나?

- 언제 어떤 상황에서 증상이 심해지는가?

- 이 증상이 사라지면 안 되는 이유가 있다면 무엇인가?

- 당신의 엄마 뱃속 트라우마는 무엇인가?

치유 확언

- 나는 도망갈 수 있다. 나는 무엇이든 할 수 있다.

- 나는 제대로 생각하고 느끼고 판단한다.

- 나는 움직일 수 있다. 움직여도 된다. 움직이겠다.

- 호랑이한테 물려가도 정신만 차리면 산다. 나는 내 정신을 잡는다.

- 나는 안전하다, 나는 고요하다, 내가 통제하고 있다. I am safe, I am calm, I am in control.

- 나는 뜻이다. 나는 힘이다. 나는 사랑이다. 나는 용서다. 나는 젊음이다. 나는 건강이다.

나는 지혜다. 나는 삶의 기쁨이다. 나는 아름다운 모든 것이다. 모든 것이 나에게 달려 있다. 모든 것이 내 손 안에 있다. I am the will. I am the power. I am the love. I am the forgiveness. I am the youth. I am the health. I am the wisdom. I am the joy of living. I am everything beautiful. Everything depends on me. Everything lies in my hands.

◈ 파킨슨병 ◈

심리적 원인

파킨슨병의 전형적인 증상은 근육 떨림, 근육 강직 및 느린 움직임 및 앞으로 기울어진 자세다.

- 온몸이 떨리도록 무섭다.

  근육의 떨림은 커다란 두려움이다.

- 너무 무서워서 몸이 얼었다.

  너무 두려워서 근육이 굳었다.

- 조신해야 한다. 신중해야 한다. 함부로 움직이면 안 된다.

  느린 움직임은 신중함의 표현이다.

- 감정을 표현하면 안 된다. 감정을 느끼면 안 된다. 내색하면 안 된다.

파킨슨병 환자들은 표정이 감소하여 마치 가면을 쓴 것 같고 감정의 표현이 없는 '가면안'이라고 부르는 얼굴 모양을 가지게 된다. 파킨슨병 환자들은 강력하게 감정을 억압하고 있다.

심리적 원인을 찾는 질문

- 증상이 시작될 무렵에 당신은 어떤 상황에서 어떤 스트레스를 받았나?

- 증상이 시작될 무렵에 당신의 삶은 어떤 상태였나?

- 증상이 시작될 무렵에 당신은 어떤 감정을 많이 느꼈나?

- 당신이 평생 많이 한 생각과 많이 느낀 감정은 무엇인가?

- 이 증상이 있어서 혹 좋은 점이 있다면 무엇인가?

- 증상이 생길 무렵에 어떤 일이 있었나?

- 그 일을 겪을 때에 무슨 생각과 감정을 느꼈나?

- 언제 어떤 상황에서 증상이 심해지는가?

- 이 증상이 사라지면 안 되는 이유가 있다면 무엇인가?

- 당신의 엄마 뱃속 트라우마는 무엇인가?

치유 사례

| 사례 ① | EFT로 파킨슨병이 호전되다

해외 사례: 게리 크레이그가 400명의 청중이 지켜보는 무대 위에서 데이브에게 EFT를 하는 동안 얼마 지나지 않아서 손떨림이 완전히 사라졌다. 이를 게리는 이렇게 설명했다. "풀지 못한 감정이 우리 몸에서 질병으로 나타난다는 것을 데이브가 잘 보여주고 있어요. 동영상에서 보이듯이 그를 학대했던 아버지를 언급하자마자 데이브의 손떨림은 극심해져서 영상으로도 잘 보여요. 그러나 잠시 EFT를 하고나니 바로 손떨림이 멈추었어요."

석 달 뒤에 동영상으로 촬영된 세미나에서 다시 게리가 데이브에게 EFT를 해주었는데 이때 그는 엄청난 발전을 보여주었다. 그의 자세는 완전히 바뀌었고, 사는 게 훨씬 행복하고 재미있다고 말했다. 손떨림은 이제 일상생활에 지장이 없는 수준으로 줄었고, 복시도 사라졌으며 숨 쉬는 것도 훨씬 편해졌다.

데이브는 복잡한 투약 일정을 따르고 있었으며 무려 15종류의 약을 먹고 있었고 이 약들은 심각한 부작용을 일으키고 있었다. 의사는 그가 약을 먹으나 안 먹으나 죽을 거라고 예

◆ https://www.emofree.com/serious-diseases/parkinson-disease/parkinsons-eft-article.html

상했고, 이에 그는 모든 약을 다 끊어버렸다. 그래서 EFT 세미나에 참가했을 때에는 약을 먹지 않은 상태였으므로 그의 이런 발전은 모두 약과는 상관이 없었다.

미국 파킨슨 협회의 사명은 "이 병의 증상을 완화하고 원인을 찾는 것"이다. EFT로 병을 고친다고 명확히 주장하지는 않지만, 10년 이상 수많은 사람이 온갖 심각한 질환에서 효과를 보았다는 사례를 올리는 것을 보면 이 자가 요법이 훌륭한 치유법의 하나임을 알 수 있다.

치유 확언

- 이제 나는 내 감정을 허용한다. 감정을 느껴도 된다. 감정을 표현해도 된다.
- 내 온몸을 굳히는 모든 긴장과 두려움을 녹인다.
- 내 온몸의 긴장과 두려움이 봄눈 녹듯이 녹아내린다.
- 하느님의 무한한 사랑을 믿는다. 나는 안전하다.
- 나는 안전하다, 나는 고요하다, 내가 통제하고 있다. I am safe, I am calm, I am in control.
- 나는 뜻이다. 나는 힘이다. 나는 사랑이다. 나는 용서다. 나는 젊음이다. 나는 건강이다. 나는 지혜다. 나는 삶의 기쁨이다. 나는 아름다운 모든 것이다. 모든 것이 나에게 달려 있다. 모든 것이 내 손 안에 있다. I am the will. I am the power. I am the love. I am the forgiveness. I am the youth. I am the health. I am the wisdom. I am the joy of living. I am everything beautiful. Everything depends on me. Everything lies in my hands.

◈ 근육 긴장, 근육 경화증, 근육통, 섬유근통, 섬유근육통, 근육 좌상, 근육 파열, 근섬유 파열 ◈

심리적 원인

부위별 의미를 참고하라.

- 증상이 시작될 무렵에 당신은 어떤 상황에서 어떤 스트레스를 받았나?

- 증상이 시작될 무렵에 당신의 삶은 어떤 상태였나?

- 증상이 시작될 무렵에 당신은 어떤 감정을 많이 느꼈나?

- 그 일을 겪을 때에 무슨 생각과 감정을 느꼈나?

- 언제 어떤 상황에서 증상이 심해지는가?

- 이 증상이 사라지면 안 되는 이유가 있다면 무엇인가?

- 당신의 엄마 뱃속 트라우마는 무엇인가?

치유 사례

| 사례 ① | **양쪽 종아리의 터질 듯한 통증**

어느 날 50대 여성이 찾아왔다. 며칠 동안 양쪽 종아리가 터질 듯이 아프고, 양발도 화끈거려서 잠을 못 잤다면서 내원했다. 처음에는 일단 증상 자체에 대해서 EFT를 해보았지만 아무런 변화가 없었다. 이에 핵심 주제를 찾아야겠다는 생각이 들어서 아프기 전에 무슨 일이 있었는지를 물었다. 그러자 그녀가 대답했다.

"글쎄, 요즘 들어 왜 이렇게 안 되는지 몰라요."

좀 더 자세히 물어보았다. 그녀는 보험 영업을 하는데 요즘 실적이 워낙 신통찮아서 스트레스가 많다고 했다. 그래서 말을 그대로 옮겨서 수용 확언을 만들었다.

- 나는 요새 온종일 돌아다녀도 계약 한 건도 안 되고, 도리어 보험 해약 요청만 들어와서 사는 게 너무 힘들고 짜증 나지만

이것으로 1회전을 하자 효과는 극적이었다. 짜증이 가득하던 얼굴에 채 10분도 되지 않아서 살짝 미소가 떴다.

"아휴, 사는 게 이럴 때도 있죠, 뭐. 하루 이틀 해본 것도 아니고."

그와 동시에 증상도 싹 사라졌고, 며칠 뒤에 다시 확인했는데 잠도 잘 자고 있다고 했다.

| **사례 ②** | **몸살로 인한 근육통**

몇 해 전 여름, 비가 연속으로 내릴 때 대자리 위에서 이불도 안 덮고 그냥 자다가 몸살에 걸려서 1주일 동안 고생한 적이 있다. 며칠 꾹 참다가 도저히 안 되어서 "나는 온몸이 으슬으슬 춥고 힘도 없고 온몸이 쑤시지만, 마음속 깊이 진심으로 받아들입니다"를 수용 확언으로 해서 두드렸는데 별 효과가 없었다. 그런데 그 와중에 몸살 걸린 날 새벽의 높은 습도와 대나무의 냉기 때문에 웅크린 자세로 자던 나의 모습이 떠올랐다. 동시에 그때의 냉기가 갑자기 온몸에 느껴졌고, 마치 그때로 되돌아가 온전히 다시 느끼는 기분이 들었다. 그래서 "그날 새벽에 방 안이 너무 축축하고 대자리가 너무 서늘했지만, 마음속 깊이 진심으로 받아들입니다"를 수용 확언으로 해서 두드렸더니 증상이 즉각 소실되었다. 이와 함께 웅크리고 자는 나의 모습도 완전히 사라져서 더 이상 떠오르지 않았다.

| **사례 ③** | **왼쪽 사타구니 통증**

어느 날 20대 후반 대학원생 여성이 왼쪽 사타구니 쪽에 큰 통증을 느껴서 찾아왔다. 1주일째 밤마다 아파서 잠을 못 잔다고 했다. 다리를 움직이면 콱 결리고, 가만히 있어도 욱신거린다고 했다. 첫날은 가볍게 침을 놓았고, 한 20분쯤 지난 후 침을 뽑으면서 다시 확인해보니 괜찮다면서 1주일 만에 웃음을 지었다. 그래서 나는 이 정도면 다 나았겠지 하고 안심했다. 그런데 다음날 이 여성은 더 격심한 통증을 호소하면서 공포에 질린 얼굴로 아침부터 나를 찾아왔다.

"언제부터 다시 이렇게 아팠죠?"

"침 맞고 낮에는 좋았는데요, 밤에 다시 아프기 시작했어요."

"잠자리에서 무슨 생각을 했나요?"

"혹 저번 1주일처럼 다시 아파서 잠을 못 자면 어떡하나 하는 생각이 들어서 무척 두려웠어요."

"혹시 이렇게 아파본 적이 처음인가요?"

"네."

"그래서 이런 통증이 재발할까 봐 계속 조마조마하지 않았나요?"

"네, 사실은 하루 내내 무서웠는데, 밤이 되니까 더 무서워졌고 그러다가 결국 더 심하게 아파졌어요."

이에 '나는 또 아플까 봐 너무 무서웠지만, 마음속 깊이 진심으로 받아들입니다'를 수용 확언으로 해서 EFT를 해주었다. 이렇게 몇 분이 지나자 많이 편안해 보였다.

"지금은 어떤지 사타구니를 움직여보세요."

"정말 괜찮을까요? 여기 오는 데도 너무 아파서 진땀을 흘리면서 택시 타고 겨우 왔어요."

(부드럽지만 단호하게) "괜찮을 테니 살짝 움직여봐요."

(조심조심 살짝 다리를 움직이면서) "어, 괜찮네. (이번에는 다시 좀 더 큰 동작으로) 어, 정말 다 나았네. (활짝 웃으면서) 신기하네요. 선생님, 어떻게 이런 일이 있죠?"

이렇게 종종 아픔에 대한 두려움이 아픔을 지속시키거나 재발시키기도 한다. 나는 많은 사람이 질병에 대한 두려움 때문에 도리어 질병에 걸리는 모습을 너무도 많이 본다.

| 사례 ④ | 류머티즘 근염, 섬유근육통, 근막동통 증후군

몇 년 전에 온몸의 관절과 근육이 1년째 다 아프다고 호소하는 40대 초반 미혼 여성이 왔다. 여러 병원을 전전했고, 류머티즘 근염, 섬유근육통, 근막동통 증후군 등의 진단을 받았는데, 의사들이 사실상 정확한 진단을 내리지 못했다고 했다. 그녀는 온몸의 근육과 관절이 다 아파서 늘 하던 설거지나 살림도 제대로 못하고, 평소에 하던 학원 강사 일도 절반 이상 줄여서 겨우 해내고 있었다. 나에게 왔을 때는 무릎에 물이 차서 부어 있었고 발목과 발가락도 아파서 잘 걷지도 못했다. 다양한 근육과 관절이 여기저기서 이렇게 붓고 아픈데 병명도 불확실하고 치료도 되지 않아서 절망과 두려움에 빠진 상태에 있었다. 그녀는 그전까지 건강했고 특별히 아픈 데가 없었기 때문에 이런 상황이 더욱더 고통스러웠다.

언제부터 아팠냐는 질문에 남동생 결혼식 이후로 아프다고 해서, 그때 무슨 생각이 들었냐고 물었다.

"이제 나만 남았네."

그녀가 말했다. 자세한 상황을 물어보니 그녀는 여여여남남 중의 둘째딸인데 막내 남동생이 먼저 결혼했고 바로 그 위의 남동생도 그때 결혼을 해서 이제 자기 혼자만 미혼으로 남은 상태라고 했다. 또 다들 결혼해서 자주 만나기 어려워졌고, 평소에 이 남동생과 친밀한 관계였는데 이 동생마저 결혼하고 나니 많이 외로웠다고 했다. 상황을 들어보니 전형적인 '또딸이'가 아닌가! 게다가 아버지가 장남이었고, 이제는 돌아가신 할아버지와 할머니를 모시고 살았다고 했으니, 그녀가 태어났을 때 또딸이라고 얼마나 부모님과 할아버지와 할머니가 실망을 많이 했을지 짐작이 갔다.

몇 달간 상담했는데 그녀가 살면서 받았던 상처를 나열하면 다음과 같다.

- 부모님이 사이가 안 좋아서 늘 싸웠다.
- 아버지가 장손인데 할아버지가 돌아가시고 나서 고모와 작은아버지들 사이에서 재산 다툼이 생겨서 많이 힘들었다.
- 형제 중에서 공부를 제일 잘한 편인데, 고 3 때 극심한 불안과 공포감이 생겨서 시험을 망쳤고, 죽어도 가고 싶지 않은 대학에 가게 되어서 절망했다.
- 어렸을 때부터 아무에게도 마음을 열지 못하고, 늘 혼자여서 외로운데 아무에게도 다가가지 못했다.
- 제대로 연애를 해본 적도 없고, 한 남자를 사귈 뻔했지만 마음을 열고 다가가지 못하고 흐지부지 끝나서 어느새 40세가 넘어버렸다. 여전히 남자를 만날 용기가 없어서 그냥 혼자 살 생각을 한다.

그녀가 고 3 때 극심한 불안과 공포로 시험을 망친 것은 이때 엄마 뱃속 트라우마가 극심하게 올라왔기 때문일 것이다. 이미 날 때부터 가족을 실망시킨 또딸이는 '또다시 실망시키면 버림받는다'라는 신념을 갖게 되는데, 대입 시험을 볼 때 이 신념이 가장 큰 위력을 발휘하게 된다. 실제로 그녀의 부모님은 입시 결과에 너무 실망했고, 그녀도 죽고 싶을 만큼 괴로웠다고 했다. 그녀는 평생 남자는 물론 동성 친구도 거의 친하게 사귀지 못했는데, 또딸이라서 태어나자마자 거부당한 트라우마가 남아서 또다시 버림받을까봐 두려워서 아무에게도 마음을 열지 못하고, 다가가지 못했던 것이다.

그녀가 가지고 있던 신념들을 나열하면 다음과 같다.

- 나는 쓸모있어야 한다. 쓸모없으면 버림받는다.
- 나는 부족하고 못났다. 나는 내가 부끄럽고 창피하다. 이런 못난 나를 들키게 될까 봐 누구와도 친해질 수 없다.
- 아무도 나를 환영하지 않는다. 남자들은 나를 좋아하지 않는다.
- 다들 나를 거부할 거야. 그러니 아무에게도 다가갈 수 없어.
- 결국 나 혼자 남게 될까봐 두려워.
- 아무에게도 요구하면 안 돼. 요구하면 나를 싫어할 거야.
- 있는 듯 없는 듯 조용히 있어야 해. 아무에게도 미움받으면 안 돼.

이런 신념은 앞에서 설명한 또딸이 증후군이나 낙태 생존자 증후군에 해당한다. 나는 몇 달에 걸쳐서 그녀가 그동안 받았던 이런 상처들을 EFT로 지우고, 부정적 신념도 지워나갔다. 그러다 마침내 그녀의 또딸이 증후군, 곧 엄마 뱃속 트라우마를 치유하기로 했다. 나는 대체로 엄마 뱃속 트라우마 치유를 상담의 마지막 순서에 둔다. 대체로 너무 일찍 엄마 뱃속 트라우마에 접근하면 내담자의 저항과 거부감과 고통이 크기 때문이다. 그녀에게 엄마 뱃속에 있는 태아의 모습을 떠올려보라고 하자 그녀가 갑자기 울부짖었다.

"내가 딸인 게 왜 죄가 되나요? 내가 딸로 태어나고 싶어서 태어난 게 아니잖아요. 엄마 아빠가 나를 만든 거잖아요! 나도 이렇게 태어나고 싶지 않아요."

이렇게 또딸이의 좌절과 분노와 슬픔과 두려움이 터져나왔고, 그녀는 한참 동안 울음을 멈추지 못했다. 이렇게 몇 회 상담으로 엄마 뱃속 트라우마가 치유되자 거의 5개월 만에 그녀의 마음은 평화로워졌고, 그칠 줄 모르던 통증도 90퍼센트 정도 호전되었다. 물이 차서 부어오르던 무릎도 깨끗하게 나았다.

| 사례 ⑤ | 섬유근통

언젠가 한 여의사가 나를 찾아왔다. 공황장애를 몇 년간 앓아왔는데, 지금 가장 심각한 문제는 1년이 넘은 섬유근통이었다. 참고로 섬유근통이란 몸의 여러 부위가 극심하게 아픈 불치의 증상이다. 어떤 섬유근통 환자는 자신의 통증을 나에게 이렇게 설명한 적이 있다.

"마치 몸에다 말뚝을 박는 듯이 아파요." 이 정도로 섬유근통은 고통스럽다. 그녀도 목에서 극심한 통증을 느꼈는데, 어떤 강력한 진통제도 듣지 않고 나름대로 유명한 병원들을 다녔어도 전혀 효과가 없어 나를 찾아왔다고 했다.

"구체적으로 어떻게 아픈가요?"

"일단 목이 너무 아파요. 전문의 시험을 봐야 하는데, 책상에서 10분도 목을 들고 있을 수가 없어서 종일 누워만 있어요. 한쪽 다리도 저리고 마비되는 느낌이 있어서 걸을 때마다 신경 쓰여요."

우리는 주 1회씩 상담을 진행하면서 처음 몇 회 동안 증상과 관련된 사건을 찾아서 지워나갔다. 주로 시어머니의 충격적인 폭력과 무심한 남편에 대한 기억들이 많았다. 그렇게 몇 회를 하면서 이런 기억들을 지웠지만, 증상은 그다지 호전되지 않았다. 상당히 큰 심리적 역전이 있는 듯했다.

"요즘은 어때요?"

"그냥 그대로예요."

"평소에 무슨 생각을 많이 하나요?"

"너무 아프다, 정말 나을 수 있을까, 평생 이렇게 아파야 한다면 그냥 죽고 싶다…….' 뭐 이런 생각들요."

"또 다른 생각은요?"

"멀쩡한 사람들을 보면 '왜 나만 이렇게 아프지?' 하는 생각이 들어요. 사람들이 부럽고, 그냥 또 막 죽고 싶어요. 심지어는 어떻게 편안하게 죽을까 하는 생각도 자구 해요."

나는 그녀에게 긍정적인 생각이 중요함을 매번 역설했는데도 그녀는 계속 저항했다. 그래서 두세 달 동안 10회 정도 치료를 했는데 결과가 지지부진했다.

이에 나는 결단을 내려야겠다고 생각했다.

"요즘은 컨디션이 어때요?"

"그대로예요."

"아직도 부정적인 생각을 많이 하나요?"

"네, 나도 모르게 자구 해요."

(정색하고 비장한 얼굴로) "부정적인 생각이 병의 원인이고, 그것을 고치는 것이 분명한 치료법이라고 말했죠?"

"네. 그런데 정말 이 병이 나을 수 있을까요? 저를 담당했던 의사 선생님도 불치라서 장담할 수 없다고 했고, 의학 서적을 아무리 보아도 이 병은 불치가 맞거든요."

의사들은 종종 자신의 진단에 자신의 발목이 잡히기도 한다. 환자들에게 무심코 불치라는 진단을 내리다가 정작 자신이 그런 병에 걸리게 되어 "왜 이 병이 불치냐!"라고 울부짖게 되는 것이다. 의학적인 정설로 섬유근통은 뚜렷한 치료법이 없는 불치병이 맞다. 자기가 만든 덫에 자기가 걸리고, 자기가 만든 진단에 자기가 걸리는 역설적인 상황에 이 여의사 역시 빠져 있었던 것이다.

(무섭고 심각한 얼굴로) "가볼 수 있는 곳은 다 가보았죠? 거기서 다 안 된다고 했죠? 나는 분명히 처음부터 나을 수 있다고 했죠? 그러니 안 낫는 이유는 거기서 물어보시고, 나한테는 낫는 방법만 묻고 실천하세요."

"그래도 정말 나을 수 있을까요?"

식자우환(識字憂患)이란 속담이 있듯이, 의사들의 직업적 신념과 '불치병은 낫지 않는다'라는 믿음은 정말 뿌리 뽑기가 힘들다. 그리고 이 신념이 바뀌지 않는 한 병은 절대로 낫지 않는다. 그래서 나는 확고하고 단호하게 말했다.

"나는 분명히 된다고 말했죠? 나에게는 어떻게 하면 되는지만 물으세요. 자꾸 정말 되느냐고 물으면서 내가 시키는 대로 하지 않을 거라면, '안 된다'라고 하는 병원에 가서 '안 되는' 치료를 받으면서 '안 나으면' 됩니다. (당황하고 혼란스러워하는 환자에게 다시 반복해서) '안 된다'라고 하는 병원에 가서 '안 되는' 치료를 받으면서 '안 나으면' 됩니다."

(내가 몇 번이나 반복해서 강조하자 그 분명하고 단호한 어조에 충격을 받은 듯이) "네, 이젠 시키는 대로 노력하겠습니다."

이렇게 10여 회 상담을 받고서야 이 여성은 직업적 신념을 버릴 준비가 되었다. 나는 다음과 같은 수용 확언을 만들어주면서 날마다 수시로 손날점을 두드리면서 말하게 했다.

- 나는 너무 아파서, 안 나을까 봐, 평생 이렇게 살아야 될까봐, 너무 무섭고 힘들고 고

통스럽지만, 어쨌든 이제부터는 무조건 깊이 진심으로 나를 이해하고 믿고 사랑합니다. 이제는 무조건 어쨌든 건강해지고 편안해지는 것을 선택합니다.

1주일이 지나고 우리는 확언의 결과를 확인하게 되었다. 1주일 만에 확실히 증상이 줄어들어서 이제는 앉아서 텔레비전을 볼 정도가 되었다. 이후로 확언을 하면서 약 20회에 걸친 4개월의 상담이 끝났을 때, 그녀의 목 통증은 확실히 사라져서 책상에 앉아 공부할 수 있게 되었고, 운 좋게 전문의 시험에도 붙었다고 했다. 이렇게 내 몸은 내 말을 잘 듣는다.

| 사례 ⑥ | EFT는 최상의 근육 이완제

김병준 코치: EFT는 근육을 풀고 피로를 풀어주는 최상의 도구다. 한번은 광배근이 심하게 뭉쳐 통증이 생기고 가동 범위도 제한된 동료 트레이너가 찾아왔다. 팔꿈치를 얼굴 옆에 붙여서 안쪽으로 모으는 광배근 가동 범위 검사를 했을 때 오른쪽이 제대로 붙지 않았다.

"오른쪽 광배근을 마음속으로 떠올리면 어떻게 보여?"

"약간 보랏빛이 돌면서 회색 바위처럼 뭉쳐 있는 모습이 떠올라."

"그 모습 보니 어떤 생각이 들어?"

"그 부위가 항상 뭉쳐서 마사지하면 엄청 아프고, 왜 이렇게 안 풀리나 싶어서 짜증도 나고, 광배근 운동할 때 통증도 약간 있어서 그런 것들 때문에 스트레스를 자꾸 받지."

그래서 이렇게 EFT를 했다.

- 나는 광배근 부위가 회색빛이 돌고 바위처럼 단단하게 뭉쳐 있는 것처럼 느껴지고 운동할 때마다 항상 뻐근하고 뭉친 느낌이 들어 짜증도 많이 났지만, 그런 나를 마음속 깊이 받아들이고 완전히 사랑한다.

2회전 정도 두드리고 확인해보았다. 확연하게 차이가 날 정도로 광배근 가동 범위와 유연성이 눈에 띄게 좋아졌다. 나는 이 과정 전체를 영상으로 찍고 있었는데, 총 시간이 20분도 걸리지 않았다. 그 뒤로 그는 수시로 나에게 달려와 EFT를 해달라고 졸라댔다. EFT를 하면 할수록 목, 어깨, 극상근, 광배근, 허리 등 다른 뭉친 근육도 풀리고 통증도 줄어서 운동에 더욱 집중할 수 있게 되었다.

이외에도 파워 리프트 선수로 활동하고 있는 이태환 트레이너 또한 EFT를 아주 잘 활용하고 있다. 그가 EFT를 어떻게 사용하고 있는지 한 번 살펴보자.

"EFT와 교정 운동으로 웬만한 몸의 피로나 근육 통증은 다 풀 수가 있어요. 그리고 운동한 뒤에 휴식해야 근력과 근육이 생기는데, EFT는 그런 휴식의 질을 확실히 높여줍니다. EFT를 하면 회복 속도가 하루 정도 더 빨라요. 최고 중량을 들 때 저는 항상 먼저 EFT를 합니다. 그러면 한계 중량과 한계 횟수를 초과해서 들 수가 있어요. 파워 리프트나 역도 선수들한테도 EFT를 많이 알려주는데, 다들 회복도 빨라지고, 들 수 있는 무게도 확실히 늘어난대요. 그래서 항상 EFT를 알려줘서 고맙다고 합니다. EFT는 정말 저에게 없어서는 안될 도구가 되었어요."

이태환 트레이너는 항상 최고 무게를 들기 전에 EFT 하는 영상을 나에게 보내주곤 했다. 확실히 EFT로 근력과 근육량이 빠르게 늘었고, 이제 그는 EFT 전도사 중 한 명이다. 대한민국 역도 경량급에서 뛰어난 성적으로 수많은 대회에서 메달을 딴 고양시청 소속 전 국가대표 고석교 선수에게 EFT를 한동안 알려주었다. 그 역시 몇 개월 동안 꾸준히 실천하고 이런 후기를 보냈다.

"두드리기 전과 후의 차이가 확실히 느껴질 만큼 EFT는 훈련 습관이 되었습니다. 우선 EFT를 하면 워밍업이 빠르게 됩니다. 이미지 트레이닝에도 많은 도움이 됩니다. 역도라는 특성상 항상 통증을 달고 살아야 하지만, 그 통증으로 감정 조절이 힘들 때는 EFT가 상당한 도움이 됩니다. 고강도 훈련에서 호흡을 안정시키고 심리적인 안정을 되찾는 데도 효과가 좋다보니 집중력이 높아져서 기대하는 만큼의 훈련 성과를 내고 있습니다. 시합에서도 항상 EFT를 하면서 마인드 컨트롤 하고 집중하는 데 큰 효과를 보고 있습니다."

나도 웬만한 운동은 다 좋아하기 때문에 운동 전후 각 근육과 조직을 이완시키고 스트레칭하는 데 EFT를 꼭 활용한다. 자기 전에도 항상 EFT로 그날의 스트레스를 다 푼다. 또한 아직까지도 틈틈이 내적 평화 과정(지금까지 살면서 상처받은 일들을 죽 적어 놓고 EFT로 지워나가는 과정)을 한다. 그러면 바로 자극이 풀리는 부위가 뒷목과 어깨이고, 이 부위에는 웬만해선

피로가 거의 쌓이지 않는다. 그뿐만 아니라 허리, 햄스트링, 무릎, 종아리 등 조금이라도 뭉치고 피로가 쌓인 부위가 있으면 EFT를 하고, 그러면 기포가 터져나가는 느낌이 들면서 다 풀리며, 더불어 여러 작은 통증도 다 사라진다. 또한 하루에 30분 이상씩 스틱과 볼 등의 도구를 이용해 몸 전체를 풀어서 소소한 피로나 통증도 없는 편이다. 또한 트레이너 생활을 하면서 회원들에게 단순 근육 마사지를 했을 때와 EFT를 적용했을 때를 비교하면 EFT가 훨씬 더 빠르고 쉽게 근육을 이완시킨다는 것을 알 수 있었다.

"여러 방법으로 근육을 풀고 강화해주는 트레이너에게 EFT가 정말 많은 도움이 됩니다. 통증 부위의 연축된 근육이 빠르게 풀릴 뿐만 아니라 손상된 부위도 몇 번 두드리고 나면 신기할 정도로 나아 있습니다. 통증이 사라져도 그에 대한 트라우마나 두려움이 더 큰 문제가 될 때가 많거든요. EFT는 선수들의 마음과 통증을 동시에 고칠 수 있는 최고의 방법이라고 생각합니다."

다른 트레이너들의 의견도 마찬가지라 여기서 소개하겠다.

신동재 재활 전문 트레이너, 핏오짐 대표: "EFT를 하면 신기할 정도로 목과 어깨의 긴장이 풀려요. EFT를 하고 자면 확실히 다음 날 회복 속도가 다릅니다. 운동과 PT 수업, 헬스장 운영까지 하면서 스트레스를 크게 받는 제게 EFT는 없어서는 안 될 중요한 도구입니다. 또한 일반인들도 이상하게 통증이 안 낫는 경우가 많아요. 분명 병원 검사상으로나 기타 측면에서 이유가 없는데도 아파하고 심리적 고통을 겪는 경우가 많습니다. 그대 EFT를 소개하고 함께 두드리다보면 통증이나 여러 부정적 감정이 신기하게 사라지는 경우가 많습니다."

백인근 트레이너, 고포잇짐 팀장: "왜 EFT가 피로회복과 스트레칭에 최적의 도구인지 그 이유를 간단히 정리해볼게요. 첫째, EFT를 꾸준히 하면 운동으로 피로해진 근육과 조직이 빠르게 회복되어서 통증과 가동 범위와 유연성이 눈에 띄게 좋아집니다. 들째, EFT는 마사지 받을 때 느끼는 그런 통증이 없어서 아주 편안합니다. 셋째, EFT는 장요근처럼 촉지하기 힘든 심부 근육까지 자연스럽게 풀어주지요. 넷째, 물리적인 도구와 공간과 사람이 필요한 기존의 방법보다 훨씬 간편하고 경제적입니다."

어느 날 고 2 중퇴 여고생이 왔다. 그녀는 고 1 겨울부터 전신 근육통, 호흡 곤란, 무력감이 너무 심해서 도저히 학교를 다닐 수 없어서 1학기도 마치지 못하고 중퇴했다. 이 상태로 1년 동안 아무것도 할 수 없어서 집에만 있었다. 일단 상태를 파악하려고 도대체 어디가 얼마만큼 어떻게 아픈지 그림으로 표시해보라고 했더니 다음과 같이 그렸다.

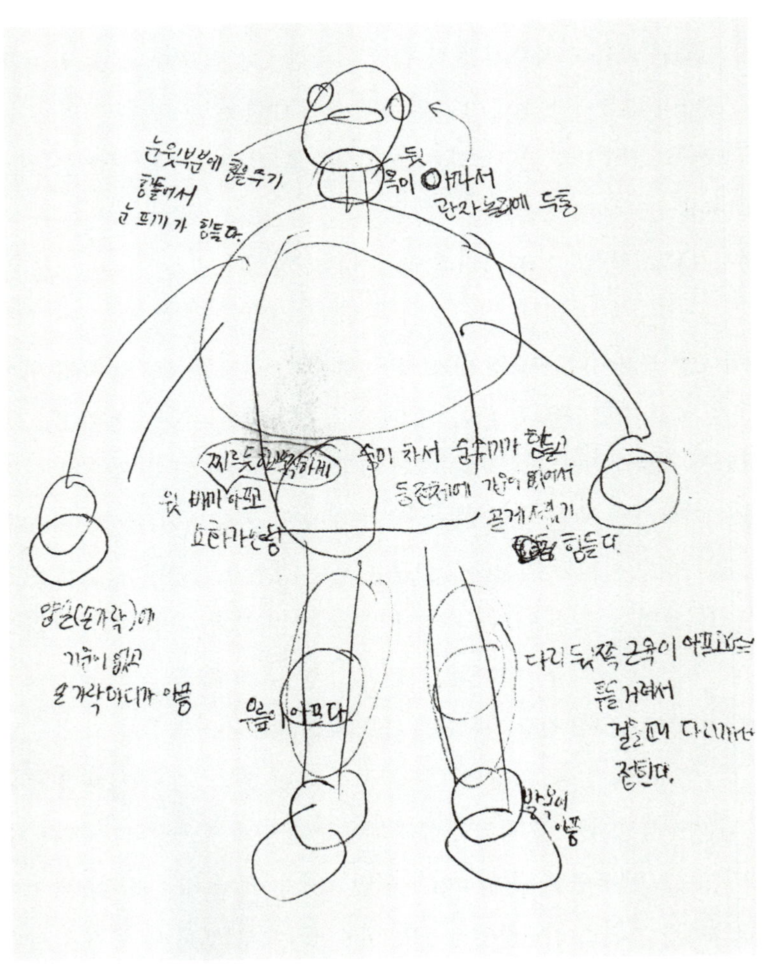

여고생 환자가 그린 섬유근통 그림

증상도 다양했다.

- 눈 윗부분에 힘을 주기 힘들어서 눈 뜨기가 힘들다.
- 뒷목이 아파서 관자놀이에 두통이 생긴다.
- 찌르는 듯하고 묵직하게 윗배가 아프고 소화가 안 된다.
- 숨이 차서 숨쉬기가 힘들고 등 전체에 기운이 없어서 곧게 서 있기 힘들다.
- 양손 손가락에 기운이 없고 손가락 마디가 아프다.
- 무릎이 아프다.
- 다리 뒤쪽 근육이 아프고 후들거려서 걸을 때 다리가 접힌다.
- 발목이 아프다.

이렇게 증상도 너무 많고 복잡한데, 그녀는 감정을 잘 표현하지도 못했다. 육체 증상이 없었다면 그냥 심각한 우울증이라 할 만큼 우울증도 심했다. 차츰차츰 탐색하듯이 질문하다 보니 너무나도 많은 문제가 나왔다. 아빠가 심각하게 아프고, 엄마와 아빠 사이의 갈등도 심하고, 엄마도 최근에 우울증이 생겼고, 오빠도 만성 통증으로 일상생활이 불가능했고, 그녀와 엄마 사이의 갈등도 심각했다. 게다가 그녀는 학교에서 촉망받는 학생이었는데, 공부를 포함한 모든 것에서 인정받으면서도 더 잘해서 계속 인정받아야 한다는 강박 관념이 너무 강했다. 그녀의 치료는 상당히 더뎠다. 부정적인 감정을 허용하고 표현할 줄 몰랐기 때문이다. 그러나 어쨌든 나를 믿고 마음을 열어주어서 더디어도 치료는 꾸준히 진행되었다. 5개월 정도 지나자 그녀는 대폭 좋아져서 주 1회 치료를 격주 치료로 바꿨고, 2달 정도 더 치료하자 완치되어서 완전히 정상 생활을 하게 되었다.

| 사례 ⑧ | 섬유근육통

'여행 언니' 블로그: "안녕하세요. 저는 약 2년 동안 섬유근육통 진단을 받기 전까지 온갖 병원을 전전했어요. 근육과 인대를 강화해준다는 주사를 수백 대 이상 맞았고, 엑스레이는 100번 정도, MRI는 부위별로 총 9번을 찍었네요. 한 3년 반 고생하다가 다행히 나았답니다. 류머티즘 내과 교수님이 평생 안 낫는 병이니까 진통제 먹고 통증을 잘 조절하며 사는 걸 목표로 하라고 했어요. 진료실을 나와 펑펑 울었던 기억이 아직도 생생한데 다 나았습니다. 통증이 사라진 지 이제 7년이 지났고 그 후로 다시 아픈 적은 없었어요.

처음부터 온몸이 아픈 것은 아니었고 허리를 삐끗하는 것에서부터 시작했어요. 한의원에 가서 침을 맞고 정형외과에서 치료를 받아도 통증은 사라지지 않고 점점 심해졌어요. 그래서 MRI를 찍었는데 제 허리는 너무 멀쩡하다고 해서 다행스러우면서도 절망스러웠답니다. 그럼 난 도대체 왜 계속 아픈 걸까? 처음에 골반에서 시작한 통증이 척추를 타고 허리 위로 올라오더니 나중에는 목 디스크 증상에 턱관절 통증까지 왔어요. 누우면 목이 아프고 팔이 저려 비스듬히 앉아서 자는 날이 많았고 턱이 굳고 입이 안 벌어져서 숟가락도 입에 넣기 힘들 정도로 턱이 굳었답니다. 딸기 하나가 입에 안 들어가서 잘게 잘라 먹으니 그 모습을 보신 엄마가 속상해하시던 기억이 문득 나네요.

그때부터 병원 쇼핑이 시작되었습니다. 정형외과, 통증의학과, 신경외과, 한의원 등 갈 수 있는 병원은 전부 찾아다녔고, 섬유근육통 환자 인터넷 카페에도 가입해서 열심히 글을 읽어봤어요. 온통 절망적인 이야기뿐이더군요. 오래 시달린 사람들은 거의 우울증이 함께 온 듯 보였어요. 고관절, 골반, 허리, 등, 경추, 턱관절 모두 MRI 결과는 정상이었어요. 혹시 신병인가 싶어 무당도 찾아가고, 카이로프랙틱, 정골 요법, 필라테스 등등 좋다는 건 다 해봤지만 하고나면 잠시 호전을 보이다가 도루묵이었어요. 그러다가 친구의 권유로 결국 류마티스 내과에 갔다가 섬유근육통 진단을 받았어요.

그래서 어떻게 나았는지 조금 이상하게 들리겠지만, 그냥 마음을 다스려서 나았어요. 마음을 정화하는 기법은 여러 가지가 있는데 이 중 제가 처음 접했던 것이 EFT, 감정자유 기법이에요. 〈EFT로 낫지 않는 통증은 없다〉라는 책을 처음에 읽고 큰 충격을 받았어요. 아, 이렇게 병을 고치기도 하는구나. 반신반의하는 기분도 들었지만 한번 시도해보기로 했지요. EFT를 하면서 당장 체감되는 큰 효과를 항상 얻은 건 아니었어요. 하지만 오랫동안 아프면서 불안감으로 가득했던 마음을 진정시키고 용기를 얻는 데 큰 도움을 받았습니다. 실제로 통증이 경감된 경우도 많았어요. 섬유근육통이나 원인을 알 수 없는 만성 통증이라면 이런 방법도 시도해보면 어떨까 싶어서 소개해드립니다. 저는 이런 방법으로 나았거든요.”

- 이제 나는 내 감정을 허용한다. 감정을 느껴도 된다. 감정을 표현해도 된다.

- 내 온몸을 굳히는 모든 긴장과 두려움을 녹인다.

- 내 온몸의 긴장과 두려움이 봄눈 녹듯이 녹아내린다.

- 하느님의 무한한 사랑을 믿는다. 나는 안전하다.

- 나는 안전하다, 나는 고요하다, 내가 통제하고 있다. I am safe, I am calm, I am in control.

- 나는 뜻이다. 나는 힘이다. 나는 사랑이다. 나는 용서다. 나는 젊음이다. 나는 건강이다. 나는 지혜다. 나는 삶의 기쁨이다. 나는 아름다운 모든 것이다. 모든 것이 나에게 달려 있다. 모든 것이 내 손 안에 있다. I am the will. I am the power. I am the love. I am the forgiveness. I am the youth. I am the health. I am the wisdom. I am the joy of living. I am everything beautiful. Everything depends on me. Everything lies in my hands.

◈ 근이영양증, 근위축, 근무력증 ◈

심리적 원인

부위별 의미를 참고하라.

각 증상에는 다양한 원인이 있을 수 있다. 첫째 활동 부족이다. 평소에 잘 걷다가도 고관절 골절로 침대에 갇혀서 1달 생활하다보면 못 걷게 되는 노인들이 종종 있다. 둘째 강력한 두려움은 근육을 마비시키고 위축시킨다. 셋째 부위별 의미에 해당하는 열등감, 무력감, 회피 심리다. 넷째 영양 부족이다.

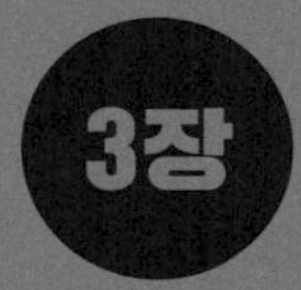

3장

혈관계

혈관

관련된 관용적 표현

- 핏줄이 당기다 ➡ 혈연의 친밀감을 느끼다
- 우리는 같은 핏줄이다
- 이마에 벌건 핏줄이 서다
- 눈에 핏줄을 세우고 달려들다

혈관의
부위별 심리적 원인

- 내 집을 지켜야 한다. 내 집을 잃을지도 모른다. 내 집을 지킬 수 없다. 내 집을 잃었다.
  이사하거나 홍수가 나거나 이혼해서 내 집을 잃었다. 또는 재난이나 파산 같은 경제적 문제로 집을 잃을지도 모른다.

- 내 것을 지켜야 한다. 내 것을 잃을지도 모른다. 내 것을 지킬 수 없다. 내 것을 잃었다.
  내게 가치 있는 것들, 곧 차나 보석, 증서, 수집품 등을 뜻한다.

- 내 일자리를 지켜야 한다. 내 일자리를 잃을지도 모른다. 내 일자리를 지킬 수 없다. 내 일자리를 잃었다.
  부도, 실직, 명퇴 등의 원인으로 사업체나 직장을 잃는 것과 관련이 있다.

- 내 능력(기술)을 지켜야 한다. 내 능력을 잃을지도 모른다. 내 능력을 지킬 수 없다. 내 능력을 잃었다.
  손을 다쳐서 손기술을 쓸 수 없게 되거나 특허나 사업상의 기밀을 탈취당했다.

- 내 사람을 지켜야 한다. 내 사람을 잃을지도 모른다. 내 사람을 지킬 수 없다. 내 사람을 잃었다.
  동료나 가족이나 배우자나 친구를 사고나 다툼 등의 원인으로 잃었다.

사고, 질병, 수술 등을 겪고 나서 걷기에 어려움을 겪는 사람은 열등감(나는 걷지도 못해), 무능감(걸을 수 없어), 회피 심리(걷고 싶지 않아)를 느끼고, 이것이 다리(대퇴 동맥) 또는 발(경골동맥)에 증상을 일으킬 수 있다.

◈ 복부 대동맥 ◈

복부 대동맥은 복부 부위에 복통, 변비, 크론병, 대장암 등이 있거나 이와 관련해서 진단이나 수술을 받게 되면, 이와 관련된 열등감, 무능감, 회피 심리, '그쪽에 뭔가 잘못되었다'라는 두려움을 느낄 수 있다.

◈ 흉부 대동맥, 신장 동맥, 골반 동맥 ◈

위의 열등감, 무능감, 회피 심리, 잘못된 느낌은 가슴을 통과하는 흉부 대동맥과 신장과 골반 부위에 혈류를 공급하는 신장 동맥이나 골반 동맥 같은 다른 동맥에도 동일하게 적용된다.

어깨와 팔에 혈액을 운반하는 쇄골하 동맥의 바깥 부분은 어깨와 팔 증상의 심리적 원인을 참고하면 된다.

◈ **경동맥** ◈

대뇌 동맥과 얼굴과 두피에 혈액을 전달하는 외부 경동맥은 지적 열등감(나는 머리가 나쁘다)과 관련이 있다.

심리적 원인이
혈관에 미치는 작용

심리적 원인의 강도와 지속 시간에 비례해서 해당 부위의 동맥에 국소 괴사(세포 손실)가 발생한다. 혈관 내막이 괴사되는 동안에 동맥벽의 천공을 막기 위해 동맥의 평활근은 두꺼워진다. 그러나 강력한 심리적 원인이 오래 지속되면 혈관벽이 약해져 국소 팽창이나 동맥류를 유발한다. 동맥류가 가장 잘 생기는 부위는 신장 아래의 복부 대동맥 부분이다. 작은 동맥류는 전혀 눈에 띄지 않을 수 있으나, 동맥류가 커질수록 파열의 위험이 더 커진다.

이렇게 손상된 혈관은 칼슘과 콜레스테롤의 도움으로 복구된다. 그런데 심리적 원인이 자꾸 재발하면, 손상과 회복이 중첩되면서 플라크가 내벽에 축적되는 죽상동맥 경화증이 되고, 결국에는 혈관 내강이 작아진다. 시간이 지남에 따라 동맥벽은 굳어지고 탄력을 잃는데, 이것은 동맥 경화증으로 알려진 상태다. 성 기능과 관련된 열등감이 있으면 발기하고 발기를 유지하는 데 필요한 혈류 공급이 성기로 제한되어서 발기 부전이 되기도 한다. 다리에 열등감이나 무력감을 느끼면 다리 쪽 말초 동맥에 플라크가 축적되는데, 이를 종종 '말초 동맥 질환'이라고 진단한다. 이 증상이 있으면 통증이 있고, 걷기가 어렵고, 간헐적 파행도 생긴다.

정맥 손상도 동맥과 비슷하다. 심리적 원인의 강도와 지속 시간에 비례해서 해당 부위의 정맥에 국소 괴사(세포 손실)가 발생한다. 혈관 내벽이 괴사되는 동안에 정맥벽의 천공을 막기 위해 동맥의 평활근은 두꺼워진다.

◆ **동맥 경화증**(대동맥궁, 경동맥, 오름 대동맥 제외)**, 간헐성 파행**(말초 동맥 질환) ◆

심리적 원인

- 더 잘해야 한다. 더 해야 한다.
- (해당 부위가) 압박된 것처럼 갑갑하고 답답하다.
- (해당 부위의 기능을) 할 수 없다. 하면 안 된다. 하고 싶지 않다.
- (해당 부위를) 잘 쓰지 못해서 한심하다.

심리적 원인을 찾는 질문

- 증상이 시작될 무렵에 당신은 어떤 상황에서 어떤 스트레스를 받았나?
- 증상이 시작될 무렵에 당신의 삶은 어떤 상태였나?
- 증상이 시작될 무렵에 당신은 어떤 감정을 많이 느꼈나?
- 당신이 평생 많이 한 생각과 많이 느낀 감정은 무엇인가?
- 인생을 다시 산다면 당신의 인생에서 생략하고 싶은 사람이나 사건은 무엇인가?
- 이 증상이 사라지면 안 되는 이유가 있다면 무엇인가?
- 당신의 엄마 뱃속 트라우마는 무엇인가?

치유 확언

- 하고 싶은 만큼 해도 된다. 하고 싶은 만큼 할 수 있다.
- (해당 부위의 기능을) 할 수 있다. 하면 된다. 하고 싶다. 하겠다.
- 나는 뜻이다. 나는 힘이다. 나는 사랑이다. 나는 용서다. 나는 젊음이다. 나는 건강이다. 나는 지혜다. 나는 삶의 기쁨이다. 나는 아름다운 모든 것이다. 모든 것이 나에게 달려 있다. 모든 것이 내 손 안에 있다. I am the will. I am the power. I am the love. I am the forgiveness. I am the youth. I am the health. I am the wisdom. I am the joy of living. I am everything beautiful. Everything depends on me. Everything lies in my hands.

심리적 원인

생기는 부위에 따라서 말하기(입술), 생각(머리), 듣기(귀)와 관련된 열등감, 무능감, 회피 심리가 증상의 원인이다. 아이에게 나타나는 증상은 항상 부모와 조상 중에서 이런 심리적 원인을 느낀 사람이 있다.

심리적 원인을 찾는 질문

- 부모나 조부모들도 이 증상으로 고통받았나?
- 임신 중에 산모는 어떤 생각을 많이 했나?
- 이상의 원인과 관련된 가족 내 스트레스가 있나? 예를 들어 '우리 집안은 다 말을 못해'라는 스트레스를 받는가?
- 당신의 부모나 조부모 중에서 혹시 이런 열등감, 무능감, 회피 심리가 있었나?

◈ 대동맥류, 복부 대동맥 협착 ◈

심리적 원인

- 피가 충분히 빨리 흐르지 않아. 피가 충분히 잘 흐르지 않아.

심리적 원인을 찾는 질문

- 증상이 시작될 무렵에 당신은 어떤 상황에서 어떤 스트레스를 받았나?
- 증상이 시작될 무렵에 당신의 삶은 어떤 상태였나?
- 증상이 시작될 무렵에 당신은 어떤 감정을 많이 느꼈나?
- 당신이 평생 많이 한 생각과 많이 느낀 감정은 무엇인가?

- 이 증상이 사라지면 안 되는 이유가 있다면 무엇인가?
- 당신의 엄마 뱃속 트라우마는 무엇인가?

치유 확언

- 나는 내 몸의 지혜를 믿는다. 내가 두려움과 분노를 버리면 내 몸의 지혜가 스스로 완벽히 치유할 것이다.
- 나는 뜻이다. 나는 힘이다. 나는 사랑이다. 나는 용서다. 나는 젊음이다. 나는 건강이다. 나는 지혜다. 나는 삶의 기쁨이다. 나는 아름다운 모든 것이다. 모든 것이 나에게 달려 있다. 모든 것이 내 손 안에 있다. I am the will. I am the power. I am the love. I am the forgiveness. I am the youth. I am the health. I am the wisdom. I am the joy of living. I am everything beautiful. Everything depends on me. Everything lies in my hands.

◈ 면부 혈관 확장증(주사비, 딸기코, 주사) ◈

심리적 원인

- 가족들이 나를 거부한다. 가족들이 나를 싫어한다.
- 나는 못났다.
- 나는 내가 싫다.

심리적 원인을 찾는 질문

- 당신이 가족 안에서 많이 받는 느낌은 무엇인가? 왜 그렇게 느끼는가?
- 당신은 왜 언제부터 자신을 싫어하는가?

- 나는 가족과 잘 소통하며 가족 안에서 사랑하고 사랑받는다.
- 나는 나를 있는 그대로 이해하고 사랑한다.
- 나는 하느님의 성스러운 자식이다. 나는 하느님이 창조하신 그대로다.

◈ 레이노 증후군 ◈

심리적 원인

- 차가운 것을 만지고 싶지 않다. 차가운 것을 만지면 안 된다.

심리적 원인을 찾는 질문

- 증상이 시작될 무렵에 어떤 상황에서 당신은 어떤 스트레스를 받았나?
- 언제 어떤 상황에서 증상이 심해지는가?
- 이 증상이 사라지면 안 되는 이유가 있다면 무엇인가?

치유 확언

- 나는 차가운 것을 만질 수 있다.
- 내 손은 점점 따뜻해진다.

심리적 원인

- 애쓰고 긴장해야 한다. 긴장을 풀면 안 된다.
- 나는 항상 나도 남도 압박해야 한다.

  집에서는 정상 혈압인데 병원에만 가면 혈압이 치솟는 사람들이 있다. 이를 백색 고혈압이라고 하는데, 이런 사람들의 심리가 주로 여기에 해당한다.

심리적 원인을 찾는 질문

- 증상이 시작될 무렵에 당신은 어떤 상황에서 어떤 스트레스를 받았나?
- 증상이 시작될 무렵에 당신의 삶은 어떤 상태였나?
- 증상이 시작될 무렵에 당신은 어떤 감정을 많이 느꼈나?
- 언제 어떤 상황에서 증상이 심해지는가?
- 이 증상이 사라지면 안 되는 이유가 있다면 무엇인가?
- 당신의 엄마 뱃속 트라우마는 무엇인가?

치유 사례

| 사례 ① | EFT 하기 전후의 혈압 변화

홍성우(체험자): 내 몸으로 임상 실험을 해봤다. 우리 집 식구가 유전적으로 혈압이 좀 높다. 전후 수치를 체크했는데 물론 하루 터울이 있었지만, 전 혈압 135, 후 혈압 116였다. 효과가 분명했다. 감사합니다. 이런 걸 알게 해준 유나방송과 원장님께 감사드립니다. 물론 하던 운동은 계속하겠다.

 EFT로 고혈압을 치료하는 의사

마이클 발렌티, 독일 의사: 이번에 소개하는 흥미로운 고혈압 치료 사례는 질병이 처음 생길 무렵으로 돌아가는 것이 늘 중요하다는 것을 보여주고, 또한 고혈압이라는 병의 이면에는 분명한 감정적 배경이 있음을 보여준다.

C 씨는 그의 주치의가 휴가 중이라 내게 고혈압 약을 재처방받기 위해서 왔다. 나는 그의 네 가지 약물 목록을 보고서는 물었다.

"약이 네 개라! 너무 많아요. 혈압이 얼마죠?"

그의 혈압을 재었더니 220/140이었다.

"아주 높아요. 다시 병원에 가보셔야 할 듯한데요."

그러자 그가 말했습니다.

"아뇨, 늘 그래요."

"늘요? 언제부터요?"

그러자 그는 20년 전부터 늘 그랬으며 약을 먹어도 내려가지 않는다고 했다. 그래서 그는 병원에 가지 않을 것이며 가봤자 쓸데없는 약만 더 줄 거라고 했다. 그래서 내가 말했다.

"그러면 제가 뭔가 하나 시도해봐도 될까요!"

그에게 언제 혈압 문제가 생겼냐고 물었다. 그가 설명하기로는 20년 전 그는 배를 타며 일하고 있었다. 어느 날 선장이 불러서 갔더니 자신의 아들이 자메이카에서 아프다는 말을 들었고, 곧장 비행기를 타고 그곳으로 갔다. 아픈 아들과 3주를 보내고 아들이 조금 차도를 보이자 다시 배로 돌아왔다. 그때부터 혈압이 높았다. 그 뒤로부터는 약을 써도 늘 혈압은 그대로였다고 했다.

그의 이야기를 바탕으로 나는 EFT를 했다. 다음과 같은 주제로 3, 4회씩 두드렸다.

- 나는 비록 선장에게 불려가서 아들이 심하게 아프다는 말을 듣고 충격을 받았지만

◆ https://eftuniverse.com/cases/medical-doctor-uses-eft-for-asthma-high-blood-pressure-and-pneumonia/

- 나는 아들 곁에 죽 있을 수 없어서 죄책감을 느꼈지만
- 나는 배에서 일하느라 아들 곁에 있을 수가 없었지만

이런 식으로 말하면서 두드린 뒤에 다시 혈압을 재었더니 140/90이었다. 하지만 그래도 나는 약을 처방해주었다. 내 EFT 치료 효과가 얼마나 지속될지 알 수가 없었다. 하지만 2주 뒤에 그 사람을 술집에서 만났는데, 이제 혈압이 좋아졌다고 말했다.

다른 무수한 고혈압 사례에서도 감정적 문제가 관련되어 있다는 게 드러나는데, 고혈압이 발생할 무렵 환자의 인생에서 힘들었던 사건을 찾아보면 원인이 드러나고, 대체로 인간관계 문제가 많다는 것을 알 수 있다.

치유 확언

- 쉽게 해도 된다. 쉽게 할 수 있다.
- 힘 빼도 잘된다. 힘 빼고 해도 된다.
- 하느님께 내맡기고 내가 할 수 있는 만큼만 한다.

◆ 하지 정맥염(혈전성 정맥염), 하지 정맥 혈전증, 하지 정맥류 ◆

심리적 원인

- 족쇄를 차고 갇힌 것 같다. 여기서 벗어날 수 없다.

심리적 원인을 찾는 질문

- 증상이 시작될 무렵에 당신은 어떤 상황에서 어떤 스트레스를 받았나?
- 증상이 시작될 무렵에 당신의 삶은 어떤 상태였나?

- 증상이 시작될 무렵에 당신은 어떤 감정을 많이 느꼈나?

- 언제 어떤 상황에서 증상이 심해지는가?

- 이 증상이 사라지면 안 되는 이유가 있다면 무엇인가?

치유 확언

- 나는 여기서 벗어나도 된다. 나는 여기서 벗어날 수 있다.

- 나는 뜻이다. 나는 힘이다. 나는 사랑이다. 나는 용서다. 나는 젊음이다. 나는 건강이다. 나는 지혜다. 나는 삶의 기쁨이다. 나는 아름다운 모든 것이다. 모든 것이 나에게 달려 있다. 모든 것이 내 손 안에 있다. I am the will. I am the power. I am the love. I am the forgiveness. I am the youth. I am the health. I am the wisdom. I am the joy of living. I am everything beautiful. Everything depends on me. Everything lies in my hands.

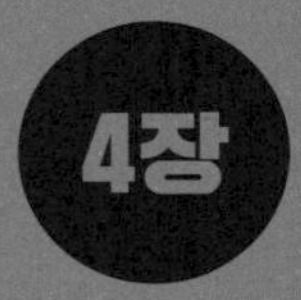

비장, 림프계

림프계는 림프관, 림프절, 비장 같은 림프 기관으로 이루어져 있다. 혈액 순환계와 함께 작용하는 림프관은 혈관처럼 신체의 모든 조직에 분포하는 일종의 순환계다. 림프계는 조직액인 림프를 운반하지만, 혈액의 순환계와는 달리 열린 계다. 모세혈관에서 나온 조직액이 조직과 세포에 영양을 공급하고나면, 림프 모세관으로 다시 모이고, 이렇게 모인 림프액은 림프절에서 운반하거나 제거된다. 또한 림프계는 면역계의 방어 역할에 있어서 중요한 역할을 담당하는데, 림프절과 흉선, 편도 등에서는 림프구를 생산하여 모아놓았다가 림프액을 통해 들어온 세균이나 세포 부산물을 제거한다.

림프계는 혈액으로부터 여과되어 나온 조직액을 다시 혈액으로 되돌려 보내는 기능, 소장에서 흡수한 지방을 혈액으로 운반하는 기능, 병원체나 이물질을 제거하는 면역학적인 방어의 기능을 가지고 있다. 림프관의 경로에서 작은림프관이 큰림프관과 연결되는 연결 부위에 림프절이 형성되어 있는데, 림프가 림프절을 통과하는 동안에 림프에 있는 항원이 림프절 내의 림프구에 의해 면역학적으로 처리되고, 그 후에 활성화된 림프구가 림프에 섞여서 나가게 된다.

림프계 각 부위 증상의 심리적 원인은 골격계 각 부위 증상의 원인과 거의 유사하나 좀 더 그 강도가 약하다고 볼 수 있다. 림프계 증상은 림프계의 기능과 관련되어서 더럽고 부담되고 불쾌한 것을 씻어내지 못하는 스트레스와 관련이 있다.

비장, 림프계의 증상과 질병

◈ **임파선염(림프절병증), 감염성 단핵구증,
림프관염, 악성 림프종, 호지킨 림프종** ◈

심리적 원인

- 발생 부위의 기능과 관련이 많다.

  83쪽을 참고하라.

- (발생한 부위에 있는 무언가를) 제거할 수 없다. 정화하거나 씻어낼 수 없다.

  가장 제거하고 싶고 씻어내고 싶은 것은 암이다. 따라서 암이 생기면 그 주변 림프절에 암이 잘 생긴다.

심리적 원인을 찾는 질문

- 증상이 시작될 무렵에 당신은 어떤 상황에서 어떤 스트레스를 받았나?
- 증상이 시작될 무렵에 당신의 삶은 어떤 상태였나?
- 증상이 시작될 무렵에 당신은 어떤 감정을 많이 느꼈나?
- 이 증상이 사라지면 안 되는 이유가 있다면 무엇인가?

치유 확언

- 나는 이 부위를 깨끗하게 치유할 수 있다.

- 내 안의 완벽한 의사가 내 몸을 온전하게 완전히 치유한다.

- 나는 뜻이다. 나는 힘이다. 나는 사랑이다. 나는 용서이다. 나는 젊음이다. 나는 건강이다. 나는 지혜이다. I am the will. I am the power. I am the love. I am the forgiveness. I am the youth. I am the health. I am the wisdom.

◈ 비호지킨 림프종 ◈

심리적 원인

- 뭔가 해야 하는데 아무것도 할 수 없다. 손발이 묶인 느낌이다. 할 수 있는 것이 없다.

  어떤 일이나 상황에 대해서 무력감을 느끼는 것이다. 예를 들면 부모의 이혼 상황에서 아무것도 할 수 없는 아이, 인구 소멸 지역에서 가게를 하는 자영업자 등의 심정이 이에 해당한다.

- 도저히 못 보겠다. 도저히 못 겪겠다. 도저히 못하겠다.

  이것은 자신에게 바로 닥쳐올 위협이나 위험한 상황을 직면하는 것과 관련된 두려움과 공포다. 자동차 정면 충돌 상황이나 큰 개가 정면에서 갑자기 달려드는 상황, 시비가 붙어 맞붙어 싸우게 되는 상황처럼 직접적인 위협에 노출되는 상황이 여기에 해당한다. 또한 갑작스러운 세무 조사나 은행의 조기 상환 요구 같은 추상적인 위협이나 위험도 여기에 해당할 수 있다. 갑자기 뒤통수를 세게 맞는 듯한 갑작스럽고 충격적인 소식도 이에 해당할 수 있는데, 가장 흔한 것은 암 진단을 받는 것이다.

심리적 원인을 찾는 질문

- 증상이 시작될 무렵에 당신은 어떤 상황에서 어떤 스트레스를 받았나?
- 증상이 시작될 무렵에 당신의 삶은 어떤 상태였나?
- 증상이 시작될 무렵에 당신은 어떤 감정을 많이 느꼈나?
- 당신이 평생 많이 한 생각과 많이 느낀 감정은 무엇인가?
- 이 증상이 사라지면 안 되는 이유가 있다면 무엇인가?
- 당신의 엄마 뱃속 트라우마는 무엇인가?

- 전지전능한 사랑의 하느님, 저를 치유하고 인도하소서.

- 내가 나의 일을 하면 하늘이 나를 돕는다.

- 판단을 내려놓고 하느님께서 나를 통해 일하시도록 한다.

- 어차피 보아야 한다면 보겠다. 어차피 겪어야 한다면 겪겠다. 어차피 해야 한다면 하겠다.

◆ 림프 부종, 하지 셀룰라이트, 림프 사상충증 ◆

심리적 원인

- 내 다리와 엉덩이는 예쁘지 않다. 나는 내 다리와 엉덩이가 마음에 들지 않는다.

심리적 원인을 찾는 질문

- 증상이 시작될 무렵에 당신은 어떤 상황에서 어떤 스트레스를 받았나?

- 증상이 시작될 무렵에 당신의 삶은 어떤 상태였나?

- 증상이 시작될 무렵에 당신은 어떤 감정을 많이 느꼈나?

치유 확언

- 나는 나를 있는 그대로 받아들이고 사랑한다.

- 사랑은 무조건이며 무차별이다. 나는 나를 사랑한다.

지라(비장)는 가장 중요한 림프 기관으로서 전신의 림프 기관 중량의 약 25퍼센트를 차지한다. 감염이나 염증에 반응하여 비장이 커질 수 있는데, 촉진에서는 비장을 만질 수 없으나 영상학적으로는 감지되는 정도까지 커질 수 있다. 커진 비장은 특이하지 않은 소견으로 간주된다. 지라의 중요한 기능은 면역세포의 기능을 돕는 옵소닌과 결합된 세균이나 항체로 둘러싸인 세포 같은 입자를 혈류로부터 제거하는 것이다. 이러한 기능은 비장을 절제한 환자들이 세균성 패혈증에 걸리기 쉽다는 점에서 뚜렷하게 나타난다. 또한 이러한 제거 기능은 자가면역성 혈소판 감소증이나 용혈성 빈혈 환자에게서 항체로 둘러싸인 혈소판이나 적혈구가 비장에 축적되어 파괴되는 것과 관련되어 있다. 비장은 또한 수명이 다하거나 형태 변환이 잘 되지 않는 적혈구를 제거함으로써 적혈구의 질을 유지하는 역할을 한다.

지라는 우리 몸을 침범하는 세균이나 외부 단백질을 제거하는 면역 기능을 담당하며 노화된 적혈구, 혈소판을 포함하는 여러 혈액 세포를 제거한다. 또한 적혈구와 림프구를 만들고 저장하였다가 필요할 때 내보내는 저장고 역할을 한다. 단핵세포의 절반을 저장함으로써 우리 몸에서 상처를 입는 부위가 발생하면 상처 부위로 단핵세포가 이동하여 상처의 치유를 돕도록 한다.[*]

간단히 정리하면 비장의 주요 기능은 두 가지로, 첫째 오래되거나 손상된 혈액세포를 제거하는 것, 둘째 응급 출혈 상황을 위해 혈액세포(특히 혈소판)를 저장하는 것이다.

심리적 원인

- 내 피가 문제가 있어. 피가 부족해. 피가 나 어떡해. 피가 안 멎으면 어떡해.

   피와 관련된 다양한 걱정과 두려움이 이에 해당하는데 주로 출혈 상황이 많다. 부상, 체내 출혈(뇌출혈 등), 생리 등의 원인에 의한 심한 출혈뿐만 아니라 대변, 소변 또는 질 분비물에 피가 비칠 때에 느끼는 극심한 공포가 이에 해당한다. 혈액암 진단, HIV 검사 양성 진단, 투석과 수혈, 걱정스러운 혈액 검사 결

---

[*] 네이버 지식백과, 지라[spleen] (서울대학교병원 신체기관 정보)

과, 항응고제 복용 등도 이런 생각을 일으킨다. 이것은 비장의 적색 속질에 영향을 준다.

- 무언가를 제거하거나 처리해야 하는데 잘 못한다. 무언가를 제거하거나 처리할 수 없다.
  해야 할 과제, 미납 세금, 박사 과정을 마치게 할 박사 논문, 마감 기간이 도래한 저술 등을 끝내지 못할
  때 드는 생각과 감정이다. 비장의 백색 속질에 영향을 준다.

심리적 원인을 찾는 질문

- 증상이 시작될 무렵에 당신은 어떤 상황에서 어떤 스트레스를 받았나?
- 증상이 시작될 무렵에 당신의 삶은 어떤 상태였나?
- 그 일을 겪을 때에 무슨 생각과 감정을 느꼈나?
- 언제 어떤 상황에서 증상이 심해지는가?
- 이 증상이 사라지면 안 되는 이유가 있다면 무엇인가?
- 당신의 엄마 뱃속 트라우마는 무엇인가?

치유 확언

- 내 피는 충분하고 완전하다.
- 내 몸 안의 완전한 지혜가 피를 잘 순환시키고 보충하고 관리한다. 나는 내 몸의 지혜를
  믿는다.
- 해야 할 모든 일은 쉽다, 간단하다, 할 만하다, 할 수 있다.
- 나는 안전하다, 나는 고요하다, 내가 통제하고 있다. I am safe, I am calm, I am in control.

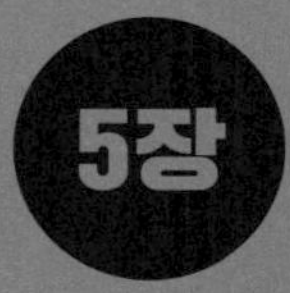

혈액 질환

혈액의 역할

혈액을 원심 분리기로 분리하면 혈장과 혈액세포로 나뉘는 것을 확인할 수 있다. 몸무게의 약 8퍼센트 정도를 차지하는 혈액은 55퍼센트의 혈장과 45퍼센트의 혈액세포(혈구)로 이루어져 있다. 혈장은 물과 영양분, 호르몬 등이 섞인 노란 액체이며, 혈액세포는 혈장 속을 떠다니는 적혈구나 백혈구 같은 세포를 말한다. 혈액세포는 뼈 내부의 골수에서 생성된다. 골수에는 모든 혈액세포를 만드는 혈액 형성 줄기세포가 포함되어 있다.

혈액은 다음과 같은 역할을 한다. 첫째로 물질을 운반한다. 혈액은 산소뿐 아니라 단백질, 비타민 등 생존에 꼭 필요한 물질을 온몸에 전달하는 운반 역할을 담당한다. 또한 세포 활동으로 생긴 이산화탄소를 받아서 허파를 통해 배출시키고, 노폐물을 간이나 콩팥으로 보내 분해하거나 오줌 등을 통해 몸 밖으로 내보낸다.

둘째로 면역 기능을 한다. 혈액에 세균이나 바이러스 같은 침입자가 들어오면 혈액세포인 백혈구가 이들을 막는다. 백혈구는 식세포 작용으로 세균을 삼켜서 분해하고, 한 번 침입한 세균에 대해서는 대항하는 항체를 생산하여 같은 병에 다시 걸리지 않도록 한다.

셋째로 체온을 조절한다. 우리 몸의 여러 기관은 일할 때 열을 발생시키는데, 혈액은 우리 몸의 열이 한쪽에 치우치지 않도록 몸속을 돌며 열을 골고루 분배한다. 또 환경에 따라 우리 몸의 체온을 조절하기도 하는데, 주위 온도가 높아지면 피부 가까이로 흘러 공기 중에 열을 발산하고 낮아지면 몸 안쪽에 모여 체온을 보존하는 것도 혈액의 역할이다.

관련된 관용적 표현

- 피가 끓다 ➡ 감정이 끓어오르다.
- 피를 토하다 ➡ 의분을 터뜨리다.
- 피가 거꾸로 솟다
- 피가 거꾸로 돌다
- 피가 뜨겁다
- 피가 되고 살이 되다
- 피가 마르다
- 피를 말리다
- 피도 눈물도 없다
- 피를 보다
- 피를 부르다
- 피로 물들이다
- 피로 피를 씻다
- 피에 굶주리다
- 피를 빨아먹다
- 피와 살을 바치다
- 누군가의 피를 끓게 하다(make somebody's blood boil)
- 두려움으로 누군가의 피를 싸늘하게 식게 만들다(make somebody's blood run cold)
- 화가 나서 피가 거꾸로 솟다(somebody's blood is up)
- 누군가의 피를 보려고 하다(be out for somebody's blood)

심리적 원인

- 싸우고 싶지 않다. 싸우는 것이 무섭다.

  우리는 싸우고 싶을 때 피가 끓는다고 말한다. 빈혈인 사람의 피는 끓지 않으며, 그는 싸우려고 하지도 않는다.

- 나는 가치가 없다. 나는 중요하지 않다. 나는 아무것도 아니다.

  사랑받는 것은 에너지를 받는 것이다. 사랑받지 못한 아이는 자신이 가치가 없다고 생각하며, 굳이 살고 싶어 하지도 않는다. 또 적혈구도 백혈구도 주로 납작뼈(flat bones)의 골수에서 형성된다. 뼈는 열등감, 무능감, 무력감이 심하면 병들고, 골수는 뼈의 일부분이다.

- 굳이 열심히 살고 싶지 않다. 살아도 그만 죽어도 그만이다.

  삶의 열정 부족은 적혈구의 결핍으로 나타난다. 적혈구가 부족하거나 혈색소인 헤모글로빈이 부족하면 피가 연해지고 힘이 부족해진다. 빨간색은 에너지와 싸움을 상징하는데, 이것은 피의 중요한 의미이기도 하다.

심리적 원인을 찾는 질문

- 증상이 시작될 무렵에 당신은 어떤 상황에서 어떤 스트레스를 받았나?
- 증상이 시작될 무렵에 당신의 삶은 어떤 상태였나?
- 증상이 시작될 무렵에 당신은 어떤 감정을 많이 느꼈나?
- 언제 어떤 상황에서 증상이 심해지는가?
- 이 증상이 사라지면 안 되는 이유가 있다면 무엇인가?
- 당신의 엄마 뱃속 트라우마는 무엇인가?

치유 확언

- 역사의 절반은 전쟁이고 인생의 절반은 갈등이다. 피할 수 없다면 싸운다. 나는 잘 싸울 수 있다.

- 나는 가치가 있고 소중하다. 나는 하느님의 성스러운 자식이다. 나는 하느님이 창조하신 그대로다.

- 사랑이 삶의 의미이자 에너지다. 나는 사랑하고 사랑받는다.

- 나는 뜻이다. 나는 힘이다. 나는 사랑이다. 나는 용서이다. 나는 젊음이다. 나는 건강이다. 나는 지혜이다. 나는 삶의 기쁨이다. 나는 아름다운 모든 것이다. 모든 것이 나에게 달려 있다. 모든 것이 내 손 안에 있다. I am the will. I am the power. I am the love. I am the forgiveness. I am the youth. I am the health. I am the wisdom. I am the joy of living. I am everything beautiful. Everything depends on me. Everything lies in my hands.

◈ 백혈구 감소증, 백혈병, 급성 또는 만성 골수성 백혈병, 만성 호중구성 백혈병, 만성 호산구 백혈병, 진성다혈구증, 비만 세포 백혈병, 림프모구 백혈병, 림프성 백혈병, 털세포 백혈병 ◈

심리적 원인

- 모두 내 책임이다. 내가 모두 챙겨야 한다. 더 이상 챙길 여력이 없다.

  책임감 강한 큰아들이나 큰딸의 심리 상태다. 백혈구는 인체의 모든 염증 부위에 불려가서 이물질이나 세균이나 불필요한 조직의 분해를 돕는다. 이런 백혈구의 역할은 국가에 비유하면 늘 막중한 부담과 책임을 지는 경찰, 군대, 소방대라고 할 수 있고, 이런 역할이 이상의 심리 상태와 밀접하게 관련된다.

- 나는 가치가 없다. 나는 중요하지 않다. 나는 아무것도 아니다.

  사랑받는 것은 에너지를 받는 것이다. 사랑받지 못한 아이는 자신이 가치가 없다고 생각하며, 굳이 살고 싶어 하지도 않는다. 또 적혈구도 백혈구도 주로 납작뼈의 골수에서 형성된다. 뼈는 열등감, 무능감, 무력감이 심각하면 병들고, 골수는 뼈의 일부분이다.

  지인의 24개월 조카가 갑자기 백혈병에 걸렸다. 이 아이는 부부 교사의 세 아들 중 막내였다. 이들 부부는 처음에 아이가 감기에 걸려서 힘이 없다고 생각했는데 사실 백혈병으로 죽어가고 있었던 것이다. 그래서 아이가 스트레스받은 상황을 알아보니, 엄마가 복직해서 3개월 넘게 아이는 아침 일찍 어린이집에 보내졌다고 했다. 아이는 아마도 이런 상황에서 '나는 버려져서 쓸모가 없다'라고 느꼈을 것이다.

40대 후반 기혼 남성이 공황 장애를 치료하러 내게 왔다. 그는 몇 가지 자영업을 시도하다가 다 실패하고 부모에게 생활비를 받아 생활하고 있었다. 그의 부모는 사랑이 없고 무척 억압적이었으며 돈으로 아들을 통제하고 있었다. 그는 이런 부모를 혐오하면서도 어쩔 수 없어서 그들에게 의존해야 하는 자신을 가장 혐오하고 있었다. 그의 표현에 따르면 자신은 쓸모없고, 죽어 마땅하고, 버러지 같고, 세상에서 제일 혐오스러운 존재였다. 1달 정도 상담하다가 갑자기 연락이 끊겼는데 몇 달 뒤에 성인 백혈병에 걸려서 사경을 헤매고 있다고 들었다. 심각한 자기혐오가 결국 이렇게 백혈병이 된 것이다.

- 증상이 시작될 무렵에 당신은 어떤 상황에서 어떤 스트레스를 받았나?
- 증상이 시작될 무렵에 당신의 삶은 어떤 상태였나?
- 증상이 시작될 무렵에 당신은 어떤 감정을 많이 느꼈나?
- 인생을 다시 산다면 당신의 인생에서 생략하고 싶은 사람이나 사건은 무엇인가?
- 언제 어떤 상황에서 증상이 심해지는가?
- 이 증상이 사라지면 안 되는 이유가 있다면 무엇인가?
- 당신의 엄마 뱃속 트라우마는 무엇인가?

만약 소아백혈병이라면 부모가 다음 질문을 해보라.

- 우리 아이는 왜 자신이 버려졌다고 느끼는가?
- 우리 아이는 왜 자신이 쓸모없다고 느끼는가?
- 우리 아이는 왜 사랑받지 못한다고 느끼는가?

- 할 수 있는 만큼 할 수 있는 대로, 되는 만큼 되는 대로, 해도 된다. 다 된다. 더 잘된다.
- 나는 내 페이스대로 간다.
- 나는 소중하다. 나는 무한히 사랑받고 사랑할 자격과 권리가 있다.
- 나는 하느님의 성스러운 자식이다. 나는 하느님이 창조하신 그대로다.

◆ 악성 빈혈 ◆

심리적 원인

- 혈액 생성을 위해서 충분한 양의 비타민 B12(코발라민)가 필수다. 코발라민은 위장 단백질의 도움으로 장내 박테리아에 의해 음식에서 생성되며 소장을 통해 흡수된다. 따라서 일반적인 빈혈의 원인과 위궤양의 원인이 결합해 발생할 수 있다.

- 싸우고 싶지 않다. 싸우는 것이 무섭다.

  우리는 싸우고 싶을 때 피가 끓는다고 말한다. 빈혈인 사람의 피는 끓지 않으며, 그는 싸우려고 하지도 않는다.

- 나는 가치가 없다. 나는 중요하지 않다. 나는 아무것도 아니다.

  사랑받는 것은 에너지를 받는 것이다. 사랑받지 못한 아이는 자신이 가치가 없다고 생각하며, 굳이 살고 싶어 하지도 않는다. 또 적혈구도 백혈구도 주로 납작뼈의 골수에서 형성된다. 뼈는 열등감, 무능감, 무력감이 심각하면 병들고, 골수는 뼈의 일부분이다.

- 굳이 열심히 살고 싶지 않다. 살아도 그만 죽어도 그만이다.

  삶의 열정 부족은 적혈구의 결핍으로 나타난다. 적혈구가 부족하거나 혈색소인 헤모글로빈이 부족하면 피가 연해지고 힘이 부족해진다. 빨간색은 에너지와 싸움을 상징하는데, 이것은 피의 중요한 의미이기도 하다.

위궤양의 심리적 원인은 다음과 같다.

- 내 거 왜 건드려. 내 영역 침범하지마. 내 경계를 침범하지마.

  이 감정은 자신의 영토, 영역, 경계가 침범당하거나 존중받지 못해서 분노하고 비난하고 용서하지 못하는 상태다. 자신의 영토나 영역이 침범되어서 화난다. 구체적으로 말하면 가정에서의 분쟁, 직장, 학교, 유치원, 놀이터, 양로원처럼 자신이 소속된 곳에서 생기는 갈등이나 다툼으로 생기는 스트레스다. 또는 더 크게 마을 또는 국가 같은 확장된 영역에서 생기는 갈등이나 다툼으로 생기는 스트레스도 이에 해당한다. 때때로 자신의 자존심, 업무 범위, 재산 등이 침해되는 것과 이웃이 일으키는 소음 같은 추상적인 영역 침범 등도 여기에 해당할 수 있다.

- 나는 누구인가? 나는 어디에 속해야 하나? 나는 어디에도 속하지 못해.

  이 감정은 정체성 장애 또는 소속감 갈등과 관련된 스트레스라고 할 수 있다. 이것은 문자 그대로 또는 비유적으로 자신의 소속을 정하지 못하는 것과 관련된다. 원하지 않던 이사, 전학, 전직, 유학, 입대, 입학 등이 이런 감정을 일으킬 수 있다. 불안한 느낌, 어디에 속해야 할지 모르는 느낌, 관계, 가족, 직장, 조직 또는 사회 전체에서 자신의 자리를 찾지 못하는 것이 이에 해당한다. 그리고 신념, 종교, 성 정체성, 파트너를 정하지 못하는 일도 해당할 수 있다.

- 나는 어떡해야 하나? 나는 무엇을 선택해야 할지 모르겠다.

  어떤 선택을 해야 할지, 어디로 가야 할지 모른다. 선택 장애나 결정 장애나 우유부단함이 바로 이에 해당한다.

- 감내할 수 없다. 참을 수 없다. 받아들일 수 없다. 어떤 상황이나 사람을 소화할(해결하거나 처리할) 수 없다.

  말 그대로 소화할 수 없는 음식이 이에 해당하지만, 비유적으로 받아들이거나 소화할 수 없는 상황도 해당한다. 너무 억울한 일, 너무나 버거운 사람, 너무나 부당한 상황, 도저히 처리할 수 없는 업무 등이 모두 해당한다.

심리적 원인을 찾는 질문

- 증상이 시작될 무렵에 당신은 어떤 상황에서 어떤 스트레스를 받았나?

- 증상이 시작될 무렵에 당신의 삶은 어떤 상태였나?

- 증상이 시작될 무렵에 당신은 어떤 감정을 많이 느꼈나?

- 언제 어떤 상황에서 증상이 심해지는가?

- 이 증상이 사라지면 안 되는 이유가 있다면 무엇인가?

- 당신의 엄마 뱃속 트라우마는 무엇인가?

- 역사의 절반은 전쟁이고 인생의 절반은 갈등이다. 피할 수 없다면 싸운다. 나는 잘 싸울 수 있다.
- 나는 가치가 있고 소중하다. 나는 하느님의 성스러운 자식이다. 나는 하느님이 창조하신 그대로다.
- 사랑이 삶의 의미이자 에너지다. 나는 사랑하고 사랑받는다.
- 나는 뜻이다. 나는 힘이다. 나는 사랑이다. 나는 용서이다. 나는 젊음이다. 나는 건강이다. 나는 지혜이다. 나는 삶의 기쁨이다. 나는 아름다운 모든 것이다. 모든 것이 나에게 달려 있다. 모든 것이 내 손 안에 있다. I am the will. I am the power. I am the love. I am the forgiveness. I am the youth. I am the health. I am the wisdom. I am the joy of living. I am everything beautiful. Everything depends on me. Everything lies in my hands.

◆ 각종 출혈 증상(코피, 쉽게 멍듦), 혈우병 ◆

- 가족들이 너무 괴롭혀서 거리를 두고 싶다. 그들에게서 벗어나 나의 길을 가야 한다.
- 너무나 끔찍한 고통을 겪어서 차라리 피 흘리며 죽고 싶다.

  본인이 이런 생각을 했거나 유전 질환인 경우에는 조상 중에 이런 생각을 한 사람이 있다.

- 증상이 시작될 무렵에 당신은 어떤 상황에서 어떤 스트레스를 받았나?
- 증상이 시작될 무렵에 당신의 삶은 어떤 상태였나?

- 증상이 시작될 무렵에 당신은 어떤 감정을 많이 느꼈나?
- 당신이 평생 많이 한 생각과 많이 느낀 감정은 무엇인가?
- 언제 어떤 상황에서 증상이 심해지는가?
- 이 증상이 사라지면 안 되는 이유가 있다면 무엇인가?
- 당신의 엄마 뱃속 트라우마는 무엇인가?

치유 확언

- 나는 나의 길을 간다. 나는 나의 길을 갈 수 있다.
- 나는 삶을 선택한다. 죽음은 변화이지, 소멸이 아니다.
- 나는 뜻이다. 나는 힘이다. 나는 사랑이다. 나는 용서이다. 나는 젊음이다. 나는 건강이다. 나는 지혜이다. 나는 삶의 기쁨이다. 나는 아름다운 모든 것이다. 모든 것이 나에게 달려 있다. 모든 것이 내 손 안에 있다. I am the will. I am the power. I am the love. I am the forgiveness. I am the youth. I am the health. I am the wisdom. I am the joy of living. I am everything beautiful. Everything depends on me. Everything lies in my hands.

◈ 혈전성향증 ◈

심리적 원인

- 우리끼리 꼭 뭉쳐야 해. 우리끼리 단합해서 서로 지켜줘야 해.
  다른 나라에 이민 가서 사는 가족들이 이런 생각을 하기 쉽다.

심리적 원인을 찾는 질문

- 당신은 왜 언제부터 이런 생각을 하는가?
- 증상이 생길 무렵에 무슨 일이 있었나?

- 우리는 단합과 자립의 균형을 찾는다.

- 우리는 뭉칠 수 있고 자립할 수 있다.

- 우리는 서로 지킬 수 있다.

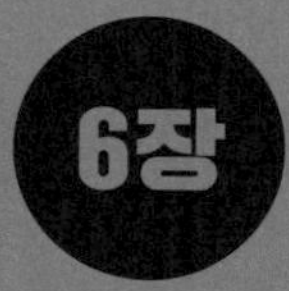

6장

피부, 털, 손톱, 발톱

피부와 손발톱의 기능

- 피부로 느끼다
- 피부가 곱다
- 그녀는 피부 미인이다
- 피부가 뒤집어지다
- 약을 잘못 먹어서 피부에 두드러기가 나다
- 살갗이 부드럽다
- 살갗이 희다
- 살갗에 소름이 돋다
- 살갗이 쓸리다
- 살갗이 팽팽하다
- 가죽만 남다, 가죽과 뼈뿐이다
- 그 작자는 얼굴 가죽이 두껍다
- 아름다움은 그저 피부 한 층에 지나지 않아(Beauty is only skin deep)

피부는 두 개의 주요 층, 즉 표피와 진피로 구성된다. 상대적으로 두꺼운 진피의 기능은 손상과 공격으로부터 유기체를 보호하는 것이다. 표피의 멜라닌세포는 피부와 모발에 색을 주는 색소 멜라닌을 만드는 세포다. 멜라닌은 눈의 홍채와 섬모체에서도 생성된다. 멜라닌은 자외선으로부터 피부를 보호하는 효과적인 빛의 흡수제 역할을 한다. 피지선과 땀샘은 진피에 박혀 있다. 음핵과 음경 귀두는 표피층으로 덮여 있고 진피층은 없다.

피부의 주요 역할은 다음과 같다.

- 육신의 최전선으로 외부나 남과 접촉한다.
- 육신의 최전선으로 내가 아닌 것으로부터 육신을 보호한다. 내가 아닌 것은 세균, 오염 물질, 너무 높거나 낮은 온도의 대상 등을 포괄한다.
- 땀으로 노폐물을 배설하고 온도를 조절한다.
- 남에게 보여주는 아름다움의 상징이다.
- 피부는 유일하게 밖으로 드러나는 기관으로 각각의 부위와 관련된 무의식의 의도를 표현한다.

이상의 피부 기능과 의미 때문에 피부 질환을 일으키는 대략적인 심리적 원인은 다음과 같다.

- 나를 만져주고 안아줘. 떨어지고 싶지 않아. 나는 (사랑하는 사람으로부터) 떨어져 있어.
- 나에게서 떨어져. 나에게 붙지마. 하지만 그(그것)로부터 떨어질 수 없어.
- 나를 봐줘. 내가 아프다는 것을 알아줘. 나 좀 챙겨줘.
- 나는 못났어.
- 나는 세상에 나가고 싶지 않아. 나는 사람들을 만나고 싶지 않아.
- 나는 맞고, 찔리고, 찢겼다.
- 나는 깨끗하지 않다. 나는 더럽혀졌다.

일단 피부는 근골격계와 마찬가지로 부위에 따른 원인과 의미가 있다. 이에 관해서 구체적인 것은 83쪽을 보라. 여기서 대략 부위별 의미를 설명하면 다음과 같다.

   치유의 혁명, 심신의학 EFT

- **두피**: 나는 머리가 좋지 않아, 나는 머리를 쓰고 싶지 않아.

- **얼굴**: 나는 예쁘지 않아. 나는 내가 싫어.

- **손**: 나는 일하고 싶지 않아. 나는 손을 잘 쓸 수 없어.

- **발**: 나는 벗어날 수 없어. 나는 벗어나면 안 돼.

- **남녀 생식기**: 성 트라우마, 성적 수치심, 성적 열등감 등.

스킨십은 사실 한국식 영어로 영어에는 존재하지 않으며, 영어로는 터치(touch)에 해당한다. 스킨십의 필요성을 보여주는 연구는 방대하다. 인간 발달 관점에서 우아는 말 그대로 인간의 손길 없이는 생존할 수 없다. 출생 후 첫 시간 동안에도 피부 대 피부 접촉이 신생아의 온도, 심박수 및 호흡을 조절하고 울음을 줄이는 데 도움이 되는 것으로 나타났다.[*] 스킨십은 또한 산모의 이완 호르몬을 증가시키고 옥시토신의 방출을 돕는다. 한 저명한 연구에서 연구자들은 인력이 부족하여 식사만 제공하는 루마니아 고아원에서 아이들의 감각 박탈을 조사했다(Carlson & Earls, 1997).[**] 저자들은 스킨십이 부족한 아이들은 연령대에 비해 코르티솔 수준이 아주 낮고 거의 성장하지 않았다는 점을 발견했다. 심지어 10세 아이가 5세처럼 보이기도 했다.

피부 바로 아래에는 뇌의 미주 신경에 신호를 보내는 파치니 소체(pacinian corpuscle)라고 불리는 압력 수용체가 있어서, 여기서 보내는 신호는 심장 박동을 늦추고 혈압을 낮출 수 있다. 대뇌피질의 여러 부분은 사람이 스킨십을 경험할 때 호르몬을 방출한다.[***] 포옹과 마찬가지로 접촉은 면역 체계를 강화하며 통증을 줄이고 수면에 도움을 줄 수 있다. 스킨십은 기본적인 육체 경험이며 자아 성장에 도움을 준다.[****]

---

[*] Ferber, Feldman & Makhoul (2010). The development of maternal touch across the first year of life, Early Human Development. Volume 84, Issue 6.

[**] CARLSON, M. and EARLS, F. (1997). Psychological and Neuroendocrinological Sequelae of Early Social Deprivation in Institutionalized Children in Romania. Annals of the New York Academy of Sciences, 807: 419-428

[***] Touch for socioemotional and physical well-being: A review. Developmental Review, 30(4), 367-383. doi.org/10.1016/j.dr.2011.01.001

[****] Gillmeister, H., Bowling, N., Rigato, S., & Banissy, M. J. (2017). Inter-individual differences in vicarious tactile perception: A view across the lifespan in typical and atypical populations. Multisensory Research. 30(6), 485-508. DOI: 10.1163/22134808-00002543

미국의 심리학자 해리 할로(Harry Harlow)의 원숭이 실험은 아마도 스킨십의 필요성을 역설하는 가장 유명한 예일 것이다. 할로 교수는 애착을 설명할 수 있는 실험을 만들었다. 그는 우선 두 개의 대리모를 만들었는데, 하나는 부드러운 양모로 만든 가짜 엄마 인형이었고, 다른 하나는 철사로 만든 차가운 가짜 엄마 인형이었다. 그리고 철사 엄마에게만 우유병을 놓아두었다. 아기 원숭이의 행동을 관찰한 결과는 놀라웠다. 아기 원숭이는 우유가 필요할 때만 차가운 철사 엄마에게 가고, 평소에는 따뜻한 양모 엄마에게 꼭 붙어 있는 것을 연구자들은 발견했다. 또 갑작스럽게 아기 원숭이를 놀라게 했을 때에는 즉시 양모 엄마에게 가서 안정을 찾을 때까지 떨어지지 않았다. 심지어 양모 엄마에게서 떼어놓기 위해 뾰족한 것을 설치해도 아기 원숭이는 죽어가면서까지 양모 엄마로부터 떨어지려고 하지 않았다. 아기 원숭이는 단순히 먹이를 얻는 것으로는 철사 어미와 아무런 관계도 형성하지 않았다.

할로의 실험 이후, 여러 연구가 인간이 접촉을 박탈당했을 때 발생하는 놀라운 수의 건강 악화 결과를 밝혀냈다. 불안, 우울증, 스트레스와 스킨십 사이의 상관관계는 크고, 스킨십 부족은 이런 증상을 초래한다. 스킨십은 우리의 중추 신경을 안정시키고 심장 박동을 늦추는 것으로 밝혀졌다. 인간의 손길은 또한 스트레스 호르몬인 코르티솔 수준뿐만 아니라 혈압도 낮춘다. 스킨십은 다른 사람들과의 정서적 유대감을 촉진하는 것으로 알려진 옥시토신의 방출을 유발한다. PET 스캔을 사용한 연구에 따르면, 사람의 손을 잡으면 뇌가 스트레스에 반응하여 안정된다는 사실이 밝혀졌다. 그 효과는 사랑하는 사람의 손을 잡고 있을 때 가장 크지만, 낯선 사람일지라도 여전히 효과가 있다.

심리적 원인

- 나를 만져주고 안아줘. 떨어지고 싶지 않아. 나는 (사랑하는 사람으로부터) 떨어져 있어.

신생아는 인큐베이터에 들어가거나 입양되면 스트레스를 받는다. 유아는 늘 엄마와 떨어지지 않고 꼭 붙어 있기를 원한다. 엄마와 떨어지는 경험은 아이에게 늘 이런 스트레스를 줄 수 있다. 또한 아이들은 혼나거나, 처벌받거나, 학대당할 때도 부모와 떨어지는 느낌을 받는다. 또 더 많은 관심을 받는 새로운 형제자매가 태어날 때, 부모가 이혼할 때, 좋아하는 친구를 볼 수 없을 때, 좋아하는 인형이나 반려동물과 헤어져야 할 때도 이런 느낌을 받는다. 엄마가 직장에 복귀할 때, 아이가 어린이집이나 유치원이나 학교에 갈 때, 또는 보모 등에게 맡겨질 때도 이런 스트레스를 경험한다.

마찬가지로 노인은 양로원으로 옮겨가거나 평생의 배우자나 동반자가 사망한 뒤에 자신의 무리 또는 집단에서 떨어졌다고 느낀다. 이혼 위기를 겪거나 주말 부부가 되거나 사랑하는 사람이 죽을 수도 있다는 두려움 역시 분리되는 느낌을 유발한다. 친한 사람과 의견 다툼이 생기면 우리는 거부당하는 느낌을 받을 수 있고, 이 거부당하는 느낌이 스트레스를 또 유발한다.

누군가와의 접촉이나 접촉을 잃는 것에 대한 두려움(이혼 위협, 어려운 장거리 또는 주말 관계, 사랑하는 사람이 떠나거나 죽을 수 있다는 두려움), 또는 의견 불일치나 사람에 의해 거부감을 느끼는 두려움은 갈등을 불러일으킬 수 있다. 반려동물도 주인이 떠나거나 죽거나 우리에 갇힐 때 이런 스트레스를 겪는다.

만지거나 몸에 밀착하고 싶은데 더 이상 만질 수 없거나 만질 수 없는 대상도 이에 해당한다. 악기, 키보드, 테니스 라켓, 골프 클럽, 좋아하는 차의 운전대를 못 만지게 되거나 늘 피부에서 그 감촉을 느끼고 싶은 결혼반지나 애착 베개를 사용하지 못하게 되는 것도 여기에 해당한다.

내가 쓴 피부병의 원인을 보고서 한 카페 회원이 이렇게 말했다.

"둘째아들이 저한테 스킨십을 하는 걸 좋아했는데 '너는 이제 많이 자랐으니까 엄마를 그렇게 아무 데나 만지면 안 돼'라고 말했던 게 생각나네요. 제 가슴과 팔뚝을 만지는 아이에게 화를 낸 후로 점차 스킨십이 줄어들었어요. 그 뒤에 아이가 서서히 아토피가 온 것 같아요. 너무 미안하네요. 시간을 되돌리고 싶은 마음이 드는데, 아이와 이 부분을 잘 풀어나가면 좋겠어요."

- 나에게서 떨어져. 나에게 붙지마. 하지만 그(그것)로부터 떨어질 수 없어.

  예를 들어 위협적인 상사나 선생님, 짜증 나는 동료나 학교 친구, 또는 학대하는 부모나 배우자로부터 떨어지고 싶지만 떨어질 수 없다. 또한 이것은 피부에 접촉하는 경험과 관련 있을 수도 있다. 예를 들어 마스크, 산소 마스크, 헬멧, 모자, 의류, 신발, 꽉 끼는 스타킹, 젖은 기저귀 등을 몸에서 떼어내고 싶은데 그러지 못할 때 스트레스를 받는다.

- 나를 봐줘. 내가 아프다는 것을 알아줘. 나 좀 챙겨줘.

  피부는 우리 몸에서 유일하게 밖으로 드러나는 장기다. 따라서 모든 피부병은 바로 눈에 보이니까 주변의 관심을 받게 된다.

- 나는 못났어.

  예쁜 피부는 그 자체로 아름다움이 된다. 자신이 못났다고 생각하는 사람은 피부병이 생기기 쉽다.

- 나는 세상에 나가고 싶지 않아. 나는 사람들을 만나고 싶지 않아.

  피부병이 있으면 사람들을 만나지 않을 수 있다. 사람과 세상을 피하고 싶으면 피부병이 잘 생긴다.

심리적 원인을 찾는 질문

- 증상이 시작될 무렵에 당신은 어떤 상황에서 어떤 스트레스를 받았나?

- 증상이 시작될 무렵에 당신은 어떤 감정을 많이 느꼈나?

- 당신이 평생 많이 한 생각과 많이 느낀 감정은 무엇인가?

- 이 증상이 있어서 혹 좋은 점이 있다면 무엇인가?

- 언제 어떤 상황에서 증상이 심해지는가?

- 이 증상이 사라지면 안 되는 이유가 있다면 무엇인가?

- 당신의 엄마 뱃속 트라우마는 무엇인가?

치유 사례

| 사례 ① | **아들의 습진**

　어느 체험자의 소감: "독립해서 혼자 사는 아들이 전신에 진균성 습진이 생겨 치료 중이라는 말을 들었어요. 아마 며칠 잠을 못 자서 면역력이 떨어져서 그런 것 같다고 하더군요. 잠을 못 잔 이유를 찾으려고 게임을 하는지, 침구 세탁은 하는지 물어봤어요. 사실은 여자친구와 헤어져서 스트레스 때문에 그런 것 같다고 하더군요. 그런데 우리는 원장님에게 배워서 알잖아요. 피부에 나타나는 증상의 원인은 자기혐오라는 것을요. 여자친구가 한 번 떠났다가 돌아와 다시 사귀게 되었는데 또다시 아들의 상황 때문에 헤어지게 된 것 같아요. 원장님께 EFT를 잘 배운 덕분에 아들의 마음을 깊이 제대로 알 수 있게 되었고, 아들의 마음으로 대리 EFT를 하니 제 마음은 어느 정도 가벼워졌는데, 아들도 가벼워졌으리라 믿습니다. EFT 덕분에 오늘 아침은 감사함이 마음에 가득합니다."

| 사례 ② | **10년도 넘은 접촉성 피부염, 사라지다**

　30대 초반 여성 바이올린 연주자를 치료한 적이 있다. 그녀는 10년 이상 바이올린이 목에 닿았던 부위에 접촉성 피부염이 생겼는데, 늘 진물이 나고 헐어 있었다. 바이올린 연주자라서 바이올린을 멀리할 수 없으니 목은 좋아질 수가 없었다. 그녀는 상담도 받고 EFT 워크숍에 참가해서 많은 상처를 지웠다. 대체로 염증은 분노의 육체적 표현이고, 피부는 자아의 상징이다. 따라서 피부염을 일으키는 무의식적 생각은 '나는 내가 싫고, 나는 예쁘지 않다'에 가깝다. 그녀 역시 무능하고 못난 엄마에 대한 분노와 폭력적인 아버지에 대한 분노, 자신에 대한 분노(열등감)가 마음속에 가득했다.

　그중에서도 특히 아버지에 대한 미움이 너무나 컸다. 병을 일으키는 심리적 원인은 이렇게 단순하지만, 그것을 지우는 과정은 무척 길고 험난했다. 그녀는 2달 정도 EFT 치료를 받고, EFT 워크숍에도 참가했다. 때로는 아버지를 죽이고 싶을 만큼 미워하기도 하고, 다 포기하기도 하고, 그러면서도 다시 자신을 다잡아서 무려 2년 만에 아버지에 대한 미움을 버리게 되었다. 그러자 물 새는 수도꼭지처럼 늘 진물이 흐르던 목의 피부염이 흔적도 없이 깨끗이 나았다. 피부만 나은 것이 아니라, 아버지와의 관계도 개선되어서 이제는 그 어느 가족보다 다정한 부녀가 되었다. 참고로 스테로이드는 전혀 쓰지 않았다.

| 사례 ③ | **20세 여성의 극심한 아토피**

어느 날 20세 여성이 아토피로 병원에 왔다. 그녀의 아토피는 내가 본 것 중에서 가장 심각했다. 몸 여기저기 피부가 헐어서 새빨간 속살도 보이고, 진물도 줄줄 흐르고, 소보로빵처럼 두꺼운 딱지도 두텁게 앉아 있었다. 딱지가 앉은 곳은 피부가 썩어 문드러지는 것 같았고, 진물이 나는 곳은 심한 화상을 입어 피부가 다 벗겨진 것처럼 보였다. 그녀의 아토피는 아기 때부터 시작되었고, 최근 몇 년간 유독 심하다고 했다. 그녀의 어머니는 자연요법 신봉자라 식이요법 외에 스테로이드는 쓰지 않고 있었다.

그녀는 간섭이 심한 어머니에 대한 분노가 많았고, 자기혐오가 심했다. 또 오빠에 대한 살인적인 분노가 있었고, 따돌림을 당해서 친구들을 싫어하고 친한 친구도 없었다. 염증이 심한 만큼 확실히 분노와 혐오감이 컸다. 약 6개월 동안 주 1회씩 이런 감정들을 지웠다. 처음 한 달은 아토피가 꿈쩍하지 않더니 그다음에는 줄기 시작했고, 나중에는 확 좋아지다가 갑자기 또 나타나기도 했다. 원래 피부병이란 하루 만에도 다 낫고 하루 만에도 다 생길 수 있는 종잡을 수 없는 병이다. 하지만 결국 마지막 2달 동안에는 안정되어서 마지막 달에는 모든 염증이 사라지고 살짝 다른 피부색 부위만 남아서 치료를 마쳤다.

| 사례 ④ | **20대 후반 여성의 전신 아토피**

어느 날 20대 후반 여성이 5년 된 극심한 아토피 때문에 나를 찾아왔다. 온몸을 보니 살갗이 접히는 부위가 헐거나 두꺼운 딱지로 덮여 있었다. 게다가 얼굴에도 아토피가 심해서 눈물이 맺히는 눈가와 침이 흐르는 입가도 새빨갛게 헐고 딱지가 앉아 있었다. 20대 후반에 한창 미모를 자랑하면서 연애할 시기에 피부가 이런 것을 보니 안쓰러웠다. 피부는 자아(나)

를 의미하고, 염증은 분노 또는 혐오를 의미한다. 나는 내가 싫고 밉기 때문에 나를 상징하는 피부에 분노와 혐오감이 염증을 일으키는 것이다.

또 피부는 남에게 보이는 곳이기 때문에 피부에 문제가 생기면 부모가 알게 되니, '엄마 아빠! 나 아프니까 좀 챙겨줘'라는 의미도 있다. 맞벌이로 부모가 바쁜 가정의 아이들이 종종 아토피에 걸리는 것이 바로 이 때문이다. 역시나 그녀는 어렸을 때 극심한 애정 결핍을 경험했다. 아버지는 너무 가부장적인 폭군이었고, 어머니는 이런 아버지와 사느라 우울증이 생겨 그녀가 어렸을 때 정서적으로 그녀를 잘 돌봐줄 수 없었다. 나는 이런 상처들을 몇 달 동안 EFT로 지웠고, 일진일퇴를 거듭하긴 했지만 아토피는 마지막에는 흔적만 남을 정도로 깨끗해졌다. 참고로 스테로이드나 식이요법은 쓰지 않았다.

| 사례 ⑤ | 20년 된 극심한 복숭아 알러지, 사라지다

나는 중학생 때 갑자기 복숭아 알러지가 생겼다. 그때부터 복숭아를 먹기는커녕 만지지도 못했다. 복숭아를 먹으면 목이 붓고 간지러워 목이 막히고, 피부에 닿으면 발진이 생기고 미치도록 간지러웠기 때문이다. 그렇게 복숭아를 멀리한 지 20년 정도 되고 EFT를 한 지도 몇 년 될 무렵에 과일 가게에서 복숭아를 보게 되었는데, 무섭기는커녕 도리어 이런 생각이 들지 않는가! '맛있겠는데!' 이런 생각이 드는 스스로에게 놀라서 일부러 각오하고 복숭아를 만져보았는데, 아무렇지 않았다. 복숭아를 사서 한 입 먹었는데, 아무런 증상이 나타나지 않았다. 그 뒤로는 매년 여름마다 복숭아를 상자째 사서 먹고 있다.

앞서 말한 대로 피부는 나를 의미하고 염증은 분노나 혐오감을 의미한다. 자신이 싫으면 자가면역성 아토피가 되고, 남이 싫으면 면역 과민인 알러지가 된다. 곧 내 무의식에 많이 쌓여 있던 타인에 대한 분노와 혐오감이 EFT로 줄면서 저절로 복숭아 알러지가 사라진 것이다. 사실 나는 아주 까칠한 성격이라 남에게 관대하지 못했고, 원칙에 어긋나는 일에 분노도 많았다. EFT를 하면서 이런 성격이 바뀌어서 관대하고 너그러운 성격이 되었고, 자아를 상징하는 피부의 과민함도 같이 줄어든 것이다. 한마디로 성격이 덜 까칠해지니 피부도 덜 까칠해진 것이다!

어느 체험자의 소감: 40대 후반 주부가 왔다. 화장하고 나면 30분 후부터 얼굴이 가려워지고, 온종일 화장한 채 있는 경우에는 저녁이나 다음날 무렵이면 얼굴이 붉은색 반점으로 얼룩져서 고생한다고 했다. EFT에 대한 간략한 설명을 한 후 동의를 구하고 두드렸다.

- 나는 비록 화장을 하면 얼굴이 가렵고 빨개지지만 나는 나 자신을 사랑하고 내 몸을 아끼며 깊이 그리고 완전히 받아들입니다.

"처음 증상이 나타난 게 언제였나요?"

"3년 정도 됐나 그래요."

"그때 화장할 때 마음이 어땠어요? 그냥 생각나는 대로 말해주면 됩니다."

"그냥 화장하는 게 어색하다고 느꼈던 거 같아요. 오래돼서 기억이 잘 안 나네요."

"화장한 얼굴이 좋으세요? 안 한 얼굴이 좋으세요?"

"뭐 이 얼굴에 별 차이 있겠어요. 게다가 나이를 먹어서 별로 티도 안 나요. 하하."

- 나는 비록 내 얼굴이 이전과 달리 나이도 먹고 주름도 늘고 화장도 잘 안 받지만 나는 내 모습을 사랑하고 아끼며 깊게 받아들입니다.

"지금 이걸 하면서 어떤 느낌이 드나요? 이전에 느꼈던 생각도 상관없습니다."

"흠, 그냥 후회, 답답함?"

- 비록 나는 후회와 답답함을 느끼지만 깊이 완전히 나를 받아들입니다.
- 비록 나는 화장을 하면 얼굴이 가렵고 오래 두면 붉어지지만 이제 아무리 화장해도 너무나 정상적인 내 얼굴을 선택합니다.

"화장하고 오세요. 그러고나서 다시 증상을 살펴볼게요."

환자가 20분 후에 화장하고 나온 상태로 1시간 동안 이런저런 얘기를 나눴다.

"어떠세요? 가렵거나 다른 증상 있나요?"

"흠, 아뇨. 잘 모르겠어요. 이맘때쯤이면 가려워서 꼭꼭 누르고 있어야 하는데……."

"그렇군요. 일단 그대로 저녁때까지 두시고 나중에 저랑 통화하시죠."

저녁 늦게 전화했으나 아무 이상이 없다며 내일까지 그냥 둬보겠다고 했다. 다음 날 다시 전화했다.

"아직도 아무렇지 않아요, 하하. 그러니까 제 알러지가 심리적인 거였나요?"

이 여성은 1달 뒤에도 화장 때문에 불편한 증상은 없다고 좋아했다.

| 사례 ⑦ | 화폐상 습진

어느 체험자의 소감: 2007년은 내게 참 힘든 한 해였다. 피부에 좁쌀만 한 게 나면서 개인 병원에서 건선이라고 했는데, 약을 먹어도 낫지 않아 대학병원에서 조직 검사를 받은 결과 화폐상 습진으로 진단받았다. 치료가 어렵다고 했다. 그때부터 양약을 끊고 화폐상 습진으로 유명하다는 서울의 모 한의원에서 약을 받아다 먹기 시작했다. 그런데 그 후 얼굴을 제외한 온몸에서 진물이 흐르고 딱지가 앉았다 떨어지기 시작했다. 한의원에 문의하니 양약이 해독되는 과정이라고 했다.

6개월 정도 하루도 빠지지 않고 한약을 먹었다. 내 피부가 완전히 분해되는 느낌이 들었다. 손이 피부에 닿기만 하면, 옷이 피부에 스치기만 하면, 몸에 맞지 않는 음식을 먹기만 하면, 여지없이 그 부위에 둥그렇게 발진이 생겼다. 내 몸은 구약성경에 나오는 욥과 비슷한 상태였다. 어떤 사람은 딱지가 앉아 있는 부분을 보고 소보로빵 같다고도 했다. 가려워서 잠은 거의 못 자고, 앉지도 눕지도 서지도 못할 정도였다. 발바닥, 손바닥, 손가락까지 온통 진물이 흐르고 딱지가 앉았다. 그러다가 조금 좋아지면서 물을 많이 마시고 한약은 하루에 한 봉만 먹었다.

2008년부터 약을 완전히 끊고 음식을 조절하고, 면옷을 입으면서 어느 정도 괜찮아졌다. 하지만 미미하게 여드름 같은 습진이 올라왔다가 없어지고 모기에 물린 것처럼 부풀어올랐다가 사라지기를 반복했다. 그러다 얼마 전 샤워하면서 평소에 쓰지 않던 비누를 사용한 탓이었는지, 맨 처음 화폐상 습진을 앓을 때처럼 손과 다리, 어깨, 등, 허리, 엉덩이 등에 발진이 빨갛게 무섭게 올라오기 시작했다. 재발하지 않을까 너무 두려웠다. 그때 마침 읽고 있던 책이 통증을 포함한 많은 병이 마음이 원인임을 설명한 〈TMS 통증치료혁명〉이었다.

그래서 초조한 마음을 가라앉히고, 내 마음 분석을 시작했다. 자신감이 생기고 마음에서 두려움이 조금씩 사라지는 걸 지켜보면서 동시에 이 병을 살펴보기 시작했다. 그런데 이 병의 가장 큰 특징은 심한 가려움이다. 특이하게도 손가락 부분이 너무 가려워 발진이 툭툭 올라오다가도 "이제 그만! 네가 두렵지 않아. 난 너를 지켜보고 있어"라고 하면 슬그머니 없어지는 것이었다. 피부 상황에 맞게 수용 확언을 만들어서 EFT를 하고, 또 긍정 확언을 많이 했다.

- 난 이제 두렵지 않아.
- 너를 지켜보고 있어.
- 더 이상 너에게 휘둘리지 않을 거야.
- 나의 피부세포는 튼튼하다.
- 내 면역계도 건강하다.
- 내 피부는 건강하다.
- 나 자신을 사랑한다.
- 이런 내가 자랑스럽다.
- 어떤 음식, 어떤 옷, 어떤 상황도 나에게 영향을 미치지 못한다.
- 아주 빠른 속도로 비행기보다 빠르게 회복된다.

그러자 정말 신기하게 빠른 속도로 올라오던 화폐상 습진 상처에서 진물이 멈추고, 빨갛게 딱지가 앉기 시작했다. 이제는 딱지가 돌처럼 딱딱하게 굳어서 자연스럽게 떨어질 날만 기다린다. 이렇게 간단히 말하지만, 사실 이 과정 동안 스트레스를 많이 받았고 화가 났다. 참 재미있었던 것은 내가 내 마음을 알아차리고 수용 확언과 긍정 확언을 하니 발진과 가려움이 쑥 올라오다가도 사르르 사라지는 것이었다. 이런 찰나에 생리가 시작되면서 또 상습적으로 따라오던 두통이 시작되는 걸 보고 "나는 이제 너를 안다. 두렵지 않다"라고 하자 신기하게도 또 멈췄다. 아침, 점심, 저녁에 EFT를 20~30분 정도 하면서, 스스로의 마음을 분석하고 내면을 통찰한 것이 많은 효과가 있었던 것 같다. 이 과정에서 증상을 일으키는 마음의 원인을 알게 되었다.

 극심한 급성 발작성 두드러기

어느 체험자의 소감: 이번 주에 어머니 생신이 있어서 경남 사천에 내려왔다. 어제 통영에 가서 굴 정식을 온 가족들과 함께 먹고, 통영 수산시장 좌판에서 능성어를 회로 떠와서 저녁에 소맥과 함께 먹었다. 12시쯤 잤는데, 새벽 4시쯤에 발작하듯이 온몸이 가려워서 벅벅 긁기 시작했다. 한두 시간쯤 비몽사몽으로 긁으면서 잤는데, 아침에 일어나 확인해보니 등, 배, 엉덩이, 팔 등 여러 곳에 빨간 두드러기가 우둘투둘 돋아 있었다.

워낙 두드러기가 심해서 피부의 상당 부분이 붉은빛으로 얼룩덜룩했다. 처음에는 간지러워서 정신없이 긁기만 하고 EFT를 할 정신도 여유도 없었는데, 잠시 심호흡하면서 타점을 몇 분간 두드리니 마음이 조금 진정되었다. 두드러기의 심리적 원인은 혐오감과 거부감인데, 나는 사실 어제 좌판에서 생선회를 내오는 과정이 조금 지저분하다는 느낌을 받았다. 아무래도 좌판의 특성상 일반 업소만큼 깔끔할 수는 없었고, 회를 사오면서도 '혹시나 회에서 비린내가 나면 어떡하나?' 생각했다. 그런데 막상 먹을 때에는 너무 닷있고 아무 냄새도 안 나서 그냥 다 먹고 잤다.

그래서 일단 이것으로 EFT를 했다.

- 비록 나는 좌판에서 회를 만드는 과정이 지저분하게 느껴져서 회에서 비린내가 나지 않을까 걱정하고 찝찝했지만 깊이 완전히 나를 받아들입니다.
- 비록 좌판에서는 회와 회를 만들고 남은 잔여물이 바닥에 나란히 놓여 있어서 너무 더러워 보였지만 깊이 완전히 나를 받아들입니다.

그다음에 내가 과거에 비슷한 느낌을 받은 적이 있나 생각해보았다. 약 40년 전 내가 초등학교 다닐 때에는 학교 앞에서 떡볶이나 오뎅을 좌판에서 많이 팔았다. 그 당시에는 위생 관념이 없어서 하나의 간장 그릇에 여러 사람이 침 묻은 오뎅을 찍어먹곤 했다. 나는 그것이 혐오스러워서 한 번도 오뎅을 사 먹은 적이 없다. 이 기억도 EFT로 다뤄보았다.

- 비록 나는 온갖 사람이 자신의 침이 묻은 오뎅을 하나의 간장 종지에 찍어서 먹는 것을 보니 혐오스러웠지만 깊이 완전히 나를 받아들입니다.

이렇게 EFT를 하고나니 내가 어렸을 때 남의 집에 가서 음식을 잘 안 먹었다는 것이 기억났다. 내 어린 마음에 남이 만든 음식은 더러울 수도 있고, 믿을 수도 없다고 느껴졌다. 이런 기억도 EFT로 다루어보았다.

- 비록 나는 남이 만든 음식은 더러울 수도 있고, 믿을 수도 없고, 그 더러움이 나를 해칠 수도 있다는 생각이 들어서 먹지 않으려고 했지만 깊이 완전히 나를 받아들입니다.

이렇게 EFT를 하니 나의 에고는 남의 것은 항상 더럽고 자신을 해칠 수 있다는 믿음을 갖고 있음을 깨닫고 다시 EFT를 했다.

- 비록 나의 에고는 남과 남의 것은 무조건 더럽고 위험하다고 생각하면서 싫어하고 혐오하고 거부하지만 깊이 완전히 나를 받아들이고 사랑합니다.

이렇게 EFT를 하고나서 이번에는 '기적 수업'의 용서 작업을 확언으로 해보았다.

- 남과 남의 것은 더럽고 위험하다는 혐오감과 거부감은 환상이니 모두 용서합니다.
- 이 혐오감과 거부감은 에고의 환상이며 실재가 아니니 모두 용서합니다.
- 모든 육신의 병은 에고의 두려움과 분노가 만든 환상이며 실재가 아니니 이제 다 용

서하므로 이 두드러기는 사라집니다.

이렇게 아침 7시쯤 한 20분 정도 EFT와 확언을 하고나니 극심한 가려움이 조금 진정되는 느낌이 들었고, 오후에는 차차 가라앉다가 저녁에는 완전히 나아버렸다.

"EFT로 용서하면 모두 치유되고 해결된다."

치유 확언

- 나는 무한히 사랑하고 사랑받을 자격과 권리가 있다.
- 나는 스킨십을 허용한다. 나는 사랑하는 사람을 기꺼이 안아준다. 나는 기꺼이 안긴다.
- 나는 나를 잘 챙긴다.
- 나는 나를 있는 그대로 사랑하고 받아들인다.
- 나는 너를 용서하고 축복하며 떠나보낸다. 이제 우리의 인연은 여기까지다. 우리는 각자 서로의 길을 간다.

◈ 마비감, 따끔거림, 피부의 각종 이상 감각, 신경병증, 다발성 신경병증 ◈

심리적 원인

- 나를 만져주고 안아줘. 떨어지고 싶지 않아. 나는 (사랑하는 사람으로부터) 떨어져 있어.

신생아는 인큐베이터에 들어가거나 입양되면 이런 스트레스를 받는다. 유아는 늘 엄마와 떨어지지 않고 꼭 붙어 있기를 원한다. 엄마와 떨어지는 경험은 아이에게 늘 스트레스를 줄 수 있다. 또한 아이들은 혼나거나, 처벌받거나, 학대를 당할 때도 부모와 떨어지는 느낌을 받는다. 또 더 많은 관심을 받는 새로운 형제자매가 태어날 때, 부모가 이혼할 때, 좋아하는 친구를 볼 수 없을 때, 좋아하는 인형이나 반려동물과 헤어져야 할 때도 이런 느낌을 받는다. 또한 엄마가 직장에 복귀할 때, 아이가 어린이집이나 유치원이나 학교에 갈 때, 또는 보모 등에게 맡겨질 때도 이런 스트레스를 경험한다.

마찬가지로 노인들은 양로원으로 옮겨가거나 평생의 배우자나 동반자가 사망한 뒤에 자신의 무리 또는 집단에서 떨어졌다고 느낀다. 이혼 위기나 주말 부부나 사랑하는 사람이 죽을 수도 있다는 두려움도 누군가와 떨어지는 느낌을 유발한다. 친한 사람과 의견 다툼이 생기면 우리는 거부당하는 느낌을 받을 수 있고, 이 거부당하는 느낌이 이런 스트레스를 또 유발한다.

누군가와의 접촉이나 접촉을 잃는 것에 대한 두려움(이혼의 위협, 어려운 장거리 또는 주말 관계, 사랑하는 사람이 떠나거나, 떠나거나, 죽을 수 있다는 두려움) 또는 의견 불일치로 인해 사람에 의해 거부감을 느끼는 두려움은 갈등을 불러일으킬 수 있다. 반려동물도 주인이 떠나거나 죽거나 우리에 갇힐 때 이런 스트레스를 겪는다.

늘 만지거나 몸에 밀착하고 싶은데 더 이상 만질 수 없거나 만질 수 없는 것도 이에 해당한다. 악기, 키보드, 테니스 라켓, 골프 클럽, 좋아하는 차의 운전대를 못 만지게 되거나 늘 피부에서 그 감촉을 느끼고 싶은 결혼반지나 애착 베개를 못하게 되는 것도 이에 해당한다.

- 나에게서 떨어져. 나에게 붙지마. 하지만 그(그것)로부터 떨어질 수 없어.

예를 들어 위협적인 상사나 선생님, 짜증 나는 동료나 학교 친구, 또는 학대하는 부모나 배우자로부터 떨어지고 싶지만 떨어질 수 없다. 또한 이것은 피부에 접촉하는 것과 관련이 있을 수도 있다. 예를 들어 마스크, 산소 마스크, 헬멧, 모자, 의류, 신발, 꽉 끼는 스타킹, 젖은 기저귀 등을 몸에서 떼어내고 싶은데 떼어내지 못할 때 이런 스트레스를 받는다.

- 증상이 시작될 무렵에 당신은 어떤 상황에서 어떤 스트레스를 받았나?

- 증상이 시작될 무렵에 당신은 어떤 감정을 많이 느꼈나?

- 언제 어떤 상황에서 증상이 심해지는가?

- 이 증상이 사라지면 안 되는 이유가 있다면 무엇인가?

치유 확언

- 나는 무한히 사랑하고 사랑받을 자격과 권리가 있다.

- 나는 스킨십을 허용한다. 나는 사랑하는 사람을 기꺼이 안아준다. 나는 기꺼이 안긴다.

- 나는 너를 용서하고 축복하며 떠나보낸다. 이제 우리의 인연은 여기까지다. 우리는 각자 서로의 길을 간다.

- 나는 뜻이다. 나는 힘이다. 나는 사랑이다. 나는 용서이다. 나는 젊음이다. 나는 건강이다. 나는 지혜이다. 나는 삶의 기쁨이다. 나는 아름다운 모든 것이다. 모든 것이 나에게 달려 있다. 모든 것이 내 손 안에 있다. I am the will. I am the power. I am the love. I am the forgiveness. I am the youth. I am the health. I am the wisdom. I am the joy of living. I am everything beautiful. Everything depends on me. Everything lies in my hands.

◈ 사마귀, 발바닥 사마귀, 생식기 사마귀(콘딜로마, 곤지름), 전염성 연속종(물사마귀), 티눈 ◈

심리적 원인

- (증상이 생긴 부위에서) 무언가를 접촉하고 싶지 않다.

- (증상이 생긴 부위에서) 무언가를 접촉하고 싶지만 접촉할 수 없다.

- (증상이 생긴 부위에서 수행하는 기능을) 잘할 수 없다. 하고 싶지 않다.

- (증상이 생긴 부위가) 못나고 부끄럽고 창피하다.

- 증상이 시작될 무렵에 당신은 어떤 상황에서 어떤 스트레스를 받았나?
- 증상이 시작될 무렵에 당신의 삶은 어떤 상태였나?

치유 사례

| 사례 ① | 발 사마귀

어느 체험자의 소감: 발 사마귀를 EFT로 치료한 내 경험을 공유해본다. 어느 날부터인지 걸을 때마다 발에 불편한 느낌이 들어서 발을 봤는데 발에 사마귀가 나 있었다. '그냥 사라지겠지' 하고 놔두었는데 1년 이상 지속되어서 그냥 병원에 갔다. 병원에서는 냉동 치료를 해주었는데, 엄청 차가운 무언가를 사마귀가 난 곳에 뿌려서 일부러 얼려서 죽이는 치료였다. 치료 자체가 엄청 아프기도 했고, 진짜 문제는 발에 물집이 크게 잡혀서 다음날 걷지도 못하고 일하지도 못했다는 것이다.

걷지도 못하고 일도 못하니 이 치료를 받을 수가 없었다. 그런데 더 큰 문제가 발생했다. 냉동 치료 후에 급작스럽고 엄청나게 그 주변으로 사마귀가 퍼져버렸다. 사진으로만 봐도 작은 사마귀를 포함해서 10개가 넘었다. 이렇게 되니 병원 치료를 받지 말아야겠다고 생각했다. 그때 한참 최인원 원장님이 쓰신 〈5분의 기적 EFT〉를 보고 있던 터라 여기에 적용해보기로 했다.

처음에는 발 사마귀 증상 자체에만 적용했다.

- 나는 발 사마귀가 있지만
- 나는 걸을 때마다 불편하지만

이렇게 EFT를 했는데 전혀 효과가 없었다. 그래서 속으로 원장님을 '사기꾼'이라고 욕했다. 그런데 다른 방법은 없고 해서 그냥 EFT를 좀 더 해보기로 했다. 이번에는 증상 자체가 아닌 '왜 이 사마귀가 이렇게나 많이 나타났을까?' 생각하다가 루이즈 헤이의 책을 봤더니 발 사마귀 원인이 '미래에 대한 불안감'이라고 했다.

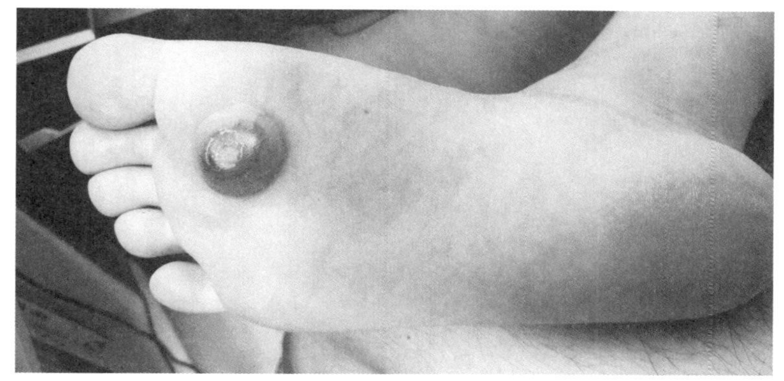

치료 전의 모습

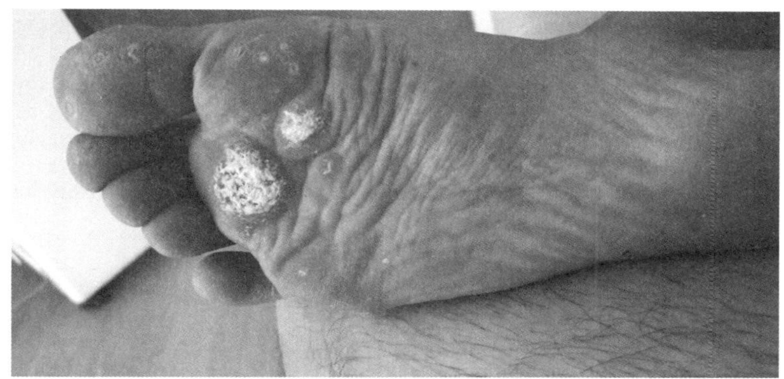

냉동 치료 후의 모습

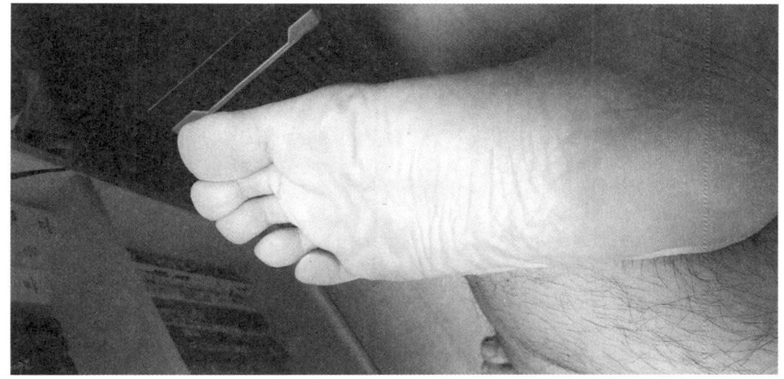

EFT 수행 이후의 모습

그래서 '아, 이거구나!'라고 느꼈다. 왜냐하면 그때 군대에서 전역하고 미래에 대한 걱정을 엄청나게 했다. 대학도 자퇴하고, 자격증도 없고, 어떤 분야에 재능이 있는 것도 아니고, 인맥이 있는 것도 아니었기 때문이다. 이런 미래에 대한 불안감, 두려움, 걱정을 전부 EFT로 지웠더니 1~2주 안에 사마귀가 다 사라졌다. 원장님, 진심으로 감사드립니다!

치유 확언

- 어차피 해야 한다면 할 수 있다. 할 만하다. 그냥 하겠다.
- 나는 나를 있는 그대로 인정하고 사랑하고 받아들인다.
- 나는 뜻이다. 나는 힘이다. 나는 사랑이다. 나는 용서이다. 나는 젊음이다. 나는 건강이다. 나는 지혜이다. 나는 삶의 기쁨이다. 나는 아름다운 모든 것이다. 모든 것이 나에게 달려 있다. 모든 것이 내 손 안에 있다. I am the will. I am the power. I am the love. I am the forgiveness. I am the youth. I am the health. I am the wisdom. I am the joy of living. I am everything beautiful. Everything depends on me. Everything lies in my hands.

◈ 발의 각질 과다 ◈

심리적 원인

- 거친 세상으로부터 나를 보호하도록 강해져야 한다.
- 거친 땅은 세상이며, 발바닥은 그것을 경험하는 나 자신이다.

심리적 원인을 찾는 질문

- 당신은 세상이 어떤 곳이라고 보는가?
- 당신은 왜 세상을 그렇게 보는가?

- 하느님을 믿는다. 하느님의 전지전능함이 나를 통해 발휘된다.
- 내 힘이 아니라 하느님이 나를 통해 해결하신다.
- 판단을 내려놓고 하느님께서 나를 통해 일하시도록 한다.

◈ 피부색소 이상, 백반증 ◈

심리적 원인

원인은 위에 나온 다양한 피부 증상의 원인과 동일하지만 특히 당사자는 스트레스를 느끼게 하는 상황이 주관적으로 가혹하거나 억울하거나 부당하다고 생각한다. 구체적으로는 사랑하는 사람이 죽거나 자신이 학대당하는 것 등이 이런 상황에 해당한다.

- 나를 만져주고 안아줘. 떨어지고 싶지 않아. 나는 (사랑하는 사람으로부터) 떨어져 있어.

  신생아는 인큐베이터에 들어가거나 입양되면 스트레스를 받는다. 유아는 늘 엄마와 떨어지지 않고 꼭 붙어 있기를 원한다. 엄마와 떨어지는 경험은 아이에게 늘 이런 스트레스를 줄 수 있다. 또한 아이들은 혼나거나, 처벌받거나, 학대당할 때도 부모와 떨어지는 느낌을 받는다. 또 더 많은 관심을 받는 새로운 형제자매가 태어날 때, 부모가 이혼할 때, 좋아하는 친구를 볼 수 없을 때, 좋아하는 인형이나 반려동물과 헤어져야 할 때도 이런 느낌을 받는다. 엄마가 직장에 복귀할 때, 아이가 어린이집이나 유치원이나 학교에 갈 때, 또는 보모 등에게 맡겨질 때도 이런 스트레스를 경험한다.
  마찬가지로 노인은 양로원으로 옮겨가거나 평생의 배우자나 동반자가 사망한 뒤에 자신의 무리 또는 집단에서 떨어졌다고 느낀다. 이혼 위기를 겪거나 주말 부부가 되거나 사랑하는 사람이 죽을 수도 있다는 두려움 역시 분리되는 느낌을 유발한다. 친한 사람과 의견 다툼이 생기면 우리는 거부당하는 느낌을 받을 수 있고, 이 거부당하는 느낌이 스트레스를 또 유발한다.
  누군가와의 접촉이나 접촉을 잃는 것에 대한 두려움(이혼의 위험, 어려운 장거리 또는 주말 관계, 사랑하는 사람이 떠나거나 죽을 수 있다는 두려움), 또는 의견 불일치나 사람에 의해 거부감을 느끼는 두려움은 갈등을 불러일으킬 수 있다. 반려동물도 주인이 떠나거나 죽거나 우리에 갇힐 때 이런 스트레스를 겪는다.
  늘 만지거나 몸에 밀착하고 싶은데 더 이상 만질 수 없거나 만질 수 없는 것도 이에 해당한다. 악기, 키보드, 테니스 라켓, 골프 클럽, 좋아하는 차의 운전대를 못 만지게 되거나 늘 피부에서 그 감촉을 느끼고 싶은 결혼반지나 애착 베개를 못하게 되는 것도 이에 해당한다.

- 나에게서 떨어져. 나에게 붙지마. 하지만 그(그것)로부터 떨어질 수 없어.

  예를 들어 위협적인 상사나 선생님, 짜증 나는 동료나 학교 친구, 또는 학대하는 부모나 배우자로부터 떨어지고 싶지만 떨어질 수 없을 때 이런 감정을 느낀다. 또한 이것은 피부에 접촉하는 것과 관련이 있을 수도 있다. 마스크, 산소 마스크, 헬멧, 모자, 의류, 신발, 꽉 끼는 스타킹, 젖은 기저귀 등을 몸에서 떼어내고 싶은데 떼어내지 못할 때 이런 스트레스를 받는다.

- 나를 봐줘. 내가 아프다는 것을 알아줘. 나 좀 챙겨줘.

  피부는 우리 몸에서 유일하게 밖으로 드러나는 장기다. 따라서 모든 피부병은 바로 눈에 보이니까 주변의 관심을 받게 된다.

- 나는 못났어.

  예쁜 피부는 그 자체로 아름다움이 된다. 자신이 못났다고 생각하는 사람은 피부병이 생기기 쉽다.

- 나는 세상에 나가고 싶지 않아. 나는 사람들을 만나고 싶지 않아.

  피부병이 있으면 사람들을 만나지 않을 수 있다. 사람과 세상을 피하고 싶으면 피부병이 잘 생긴다.

심리적 원인을 찾는 질문

- 증상이 시작될 무렵에 당신은 어떤 상황에서 어떤 스트레스를 받았나?
- 증상이 시작될 무렵에 당신은 어떤 감정을 많이 느꼈나?
- 당신이 평생 많이 한 생각과 많이 느낀 감정은 무엇인가?
- 이 증상이 있어서 혹 좋은 점이 있다면 무엇인가?
- 언제 어떤 상황에서 증상이 심해지는가?
- 이 증상이 사라지면 안 되는 이유가 있다면 무엇인가?
- 당신의 엄마 뱃속 트라우마는 무엇인가?

치유 확언

- 나는 무한히 사랑하고 사랑받을 자격과 권리가 있다.
- 나는 스킨십을 허용한다. 나는 사랑하는 사람을 기꺼이 안아준다. 나는 기꺼이 안긴다.

치유의 혁명, 심신의학 EFT

- 나는 나를 잘 챙긴다.

- 나는 나를 있는 그대로 사랑하고 받아들인다.

- 나는 너를 용서하고 축복하며 떠나보낸다. 이제 우리의 인연은 여기까지다. 우리는 각자 서로의 길을 간다.

◈ 피부암(흑색종, 무색소성 흑색종, 결절 악성 흑색종) ◈

심리적 원인

- 나는 맞고, 찔리고, 찢겼다.

  이것은 실제로 물리적으로 공격받은 상처다. 동물에게 물리거나 차이는 것, 싸우다가 맞는 것, 운동하면서 신체 일부분을 공이나 경기 도구로 맞는 것 등이다. 그 밖에도 수술, 바늘 생검, 혈관 주사, 예방접종 등의 진료 과정도 공격으로 인식될 수 있다. 비유적으로 거친 말과 큰 소리를 동반하는 비난이나 저주나 협박 같은 폭언도 공격으로 인식될 수 있다. 또 이것이 외모 공격이라면 얼굴을, 지능 공격이라면 머리를, 신의를 저버리는 것이라면 등을 공격받는다는 느낌을 줄 수 있다. 성차별적 발언, 성적 비난 또는 성적 취향에 대한 공격은 보통 생식기 부위나 하복부를 공격한다. 불쾌한 말을 듣는 것은 귀의 피부에 가장 많이 영향을 미친다. 가혹하게 비난받는 것, 차별, 명예 훼손, 인격 자체가 의심받는 것은 몸 전체에 영향을 미칠 수 있다. 또한 여드름이나 외과적 흉터는 해당 부위에 심각한 신체 열등감을 일으켜서 이런 스트레스를 유발할 수 있다.

- 나는 깨끗하지 않다. 나는 더럽혀졌다.

  예를 들어 끈적거리는 발이나 땀 냄새나 요실금 증상은 나는 깨끗하지 않다는 느낌을 준다. 먼지, 대변, 소변, 구토, 타액, 피, 땀 또는 정액 등과 같은 혐오스러운 것과 접촉했을 때 나는 더럽혀졌다고 느낀다. 비유적으로 더러운 말을 면전에서 또는 간접적으로 듣는 것도 이런 스트레스를 유발할 수 있다. 또 술 취한 사람, 냄새나는 사람 또는 성병 같은 전염병을 앓고 있는 사람처럼 거부감을 주는 사람과의 신체적 접촉도 이 스트레스를 유발할 수 있다. 이 스트레스를 느끼는 부위, 곧 깨끗하지 않거나 더럽다고 느끼는 부위에 증상이 나타난다. 골암 때문에 한 여성이 상완에 암 수술을 받았고, 그곳에 갈색 흉터가 생겼다. 그녀는 그것에 미친 듯이 집착해서 날마다 확인하고 한탄하고 좌절했고, 몇 달 뒤에 실제로 그곳에 흑색종이 생겼다.

- 당신은 증상이 생긴 부위와 관련해서 어떤 트라우마가 있는가?
- 당신은 증상이 생긴 부위와 관련해서 어떤 수치심이나 열등감이 있는가?
- 증상이 시작될 무렵에 당신은 어떤 상황에서 어떤 스트레스를 받았나?
- 증상이 시작될 무렵에 당신의 삶은 어떤 상태였나?
- 증상이 시작될 무렵에 당신은 어떤 감정을 많이 느꼈나?
- 이 증상이 있어서 혹 좋은 점이 있다면 무엇인가?
- 증상이 생길 무렵에 어떤 일이 있었나?

치유 사례

| 사례 ① | **꼬리뼈 피부 종양**

어느 날 40대 남성인 치과 의사가 왔다. 그는 오랫동안 꼬리뼈 위쪽에 엄지손가락 끝마디만 한 혹이 있었는데, 워낙 오래된 것이고 게다가 그때까지 의사들은 단순한 혹이라고 했기 때문에 별로 신경 쓰지 않았다. 그러다 차에서 내리다가 이 혹이 차문에 걸려서 찢어지는 바람에 병원에 가서 제거 수술을 받고, 간 김에 조직 검사도 받았다. 피부 섬유성 육종의 가능성이 있으니 정기적인 관찰과 재검이 필요하다는 전문의의 소견이 나왔다. 이것이 18개월 전인데 이 진단을 받자마자 그는 완전히 공황 상태에 빠져서, 매일 죽음의 공포와 처자식만 남겨두고 갈지 모른다는 슬픔에 빠져서 폐인처럼 지내다 나에게 왔다.

그에게 살면서 힘들었던 일을 물었다. 어렸을 때 엄마와 떨어져서 할머니에게 맡겨져서 자랐던 것, 임신까지 했던 여자친구를 차버린 죄책감, 삼수까지 했으나 원하는 대학에 가지 못한 좌절감, 너무나 권위적인 아버지에 대한 두려움과 부담, 아버지에게 시달리는 엄마에 대한 미안함 등을 EFT로 죽 지웠다. 2달 정도는 매주 한 번 EFT를 하다가 나머지 2달 정도는 한 달에 2번 정도 했다. 그 과정에서 공포와 불안과 슬픔이 싹 사라지면서 그는 웃음과 활기를 되찾았다. 문제는 마지막 검사 결과였다. 다행히 검사는 이상 없음으로 나왔다. 원래 이상 없던 것이었을까, 아니면 EFT를 하는 동안에 세포가 바뀐 것일까? 과연 암세포가 정상세포로 바뀐 것인지, 아니면 원래 정상이었는지 확인할 수는 없다. 하지만 암 초기에는 이렇게 세포의 성격이 바뀌거나 암세포가 사라지는 경우가 흔히 있는 것으로 보인다.

| **사례 ②** | **목에 난 혹**

어느 체험자의 소감: 내 어머니는 50대 중반 여성이고, 평소 딸인 내가 치유된 영향 때문에 EFT에 대한 신뢰가 있었다. 하지만 몸소 체험한 EFT의 효과는 미미한 수준이었다. 그러던 중 결정적으로 EFT의 효과성에 대해 어머니가 강하게 신뢰할 만한 일이 생겼다. 어느 날 어머니가 자고 일어나니 뒷덜미 오른편에 엄지 첫째 마디 크기의 혹이 나 있었다. 혹을 만지면 '아야' 하고 신음이 나올 정도로 아파했고, 2~3일 지나도 사이즈가 줄어들 기미가 보이지 않아 결국 병원에 내원하게 되었다. 병원에서도 이리저리 검사해봤지만 딱히 병명을 진단하기 모호하다며, 항생제와 소염제를 며칠 복용해본 후 차도가 없다면 바로 CT 촬영을 해야 한다고 했다. 평소 병원이라면 치를 떠는 분이고, CT 촬영을 권유받은 터라 증세가 가볍지 않을 수 있다는 불안감에 어머니의 스트레스가 컸다. 그래서 나는 EFT를 권유했다. 그 자리에서 혹에 대한 수용 확언을 같이 하며 30분간 EFT를 진행했다.

그날 눈에 띄는 차도는 없었지만, 바로 다음 날 놀라운 일이 벌어졌다. 자고 일어나니 혹을 눌러도 통증을 느끼지 않게 된 것이다. 어머니는 혹이 치유될 수 있겠다는 믿음이 생겼고, 그날도 30분간 같이 수용 확언을 하며 EFT를 진행했다. 다시 다음 날 자고 일어나니 놀랍게도 혹이 지우개로 지운 듯 사라져 있었다.

항생제와 소염제 등 아무것도 복용하지 않았고, 오직 EFT로만 치유된 것이다. 급성으로 생긴 혹이 치유되는 데 걸린 시간은 단 2박 3일이었다. 그 이후 어머니는 EFT에 대한 굳건한 믿음이 생겼고, EFT로 많은 치유를 경험하고 있다. 사실 EFT는 나보다 부모님이 먼저 알게 됐지만, 나는 처음부터 EFT의 효과를 믿었고, 누구보다 빠르게 치유를 경험했다. 나의 치유됨을 바로 옆에서 목격하자 부모님도 EFT를 받아들이게 됐고, 지금은 나보다 EFT를 더 많이 활용하고 있다.

치유 확언

- 나는 그 상처를 용서하고 내려놓는다.

- 나는 하느님의 성스러운 자식이다. 나는 하느님이 창조하신 그대로다. 하느님이 나를 보는 눈으로 나를 본다.

◈ 여드름 및 여드름 유사 증상 ◈

관련된 관용적 표현

86쪽을 보라.

심리적 원인

- 나는 못났다.

  얼굴은 나의 상징이며, 나는 못났다는 생각이 얼굴에 다양한 증상을 만들어낸다.

- 나는 내가 싫다. 나는 나를 받아들일 수 없다.

  얼굴은 나의 상징이므로 나를 혐오하면 얼굴이 못나진다.

- 나는 나를 숨기고 싶다. 나는 내가 부끄럽다.

  얼굴을 드러내지 않는다는 표현에서 알 수 있듯이 얼굴에 문제가 생기면 얼굴을 숨길 수 있다.

한 여성 환자는 집에서나 학교에서나 늘 외모와 성격에 관한 열등감과 수치심이 너무 컸고, 그것이 이렇게 사춘기 때에 심각한 화농성 여드름으로 나타났다. 그런데 왜 하필 여드름은 사춘기 때에 심하게 나타날까? 그것은 사춘기가 아이들이 이성에 눈을 뜨면서, 여성이나 남성으로서 자신의 외모를 심각하게 의식하기 시작하는 때이기 때문이다. 이때 외모 열등감이 심하면 여드름이 심하게 오래 나타난다.

중학생 때까지 공부도 잘하고 운동도 잘해서 인기도 많고 늘 인정받던 남학생이 특목고에 갔다. 특목고에서 그는 성적 경쟁에 뒤처져서 존재감이 아예 없었고, 열등감과 자기혐오와 수치심이 폭발했다. 그러자 1학년 1학기 말부터 좁쌀처럼 자잘하게 나던 여드름이 콩알만 한 화농성 여드름이 되어서 온 얼굴을 덮어서 얼굴이 온통 시뻘개졌다. 게다가 여드름이 아문 자리에는 곰보 자국처럼 온통 패인 자국이 심하게 남았다.

어느 날 내게 얼굴을 완전 성형으로 턱까지 깎은 한 여대생이 내게 왔다. 그녀는 대인기 피증과 자기혐오가 극심했는데, 성형으로 얼굴이 바뀌었는데도 외모에 자신감이 전혀 없었다. 그녀는 딸딸 중의 둘째 딸로 태어날 때부터 또딸이라는 이유로 환영받지 못했고, 성격도 활달한 언니와 달리 예민해서 주변에서 미움도 많이 받았다. 그러다가 초 5가 되어 사춘기에 접어들자 극심한 화농성 여드름이 온 얼굴을 덮었고, 중학생 때까지 여드름이 그치지 않았다. 여드름이 너무 심해서 주변 아이들이 '얼굴에 구더기가 들끓는다'라고 놀렸고, 피부과에서 각종 치료를 받아도 결코 좋아지지 않았다.

심리적 원인을 찾는 질문

- 여드름이 심각해진 때가 언제이며 그때 무슨 상황을 겪었는가?
- 당신은 당신을 얼마나 좋아하는가?
- 당신은 당신을 얼마나 싫어하는가?
- 당신은 왜 당신 자신을 싫어하는가?
- 이 증상이 있어서 혹 좋은 점이 있다면 무엇인가?
- 당신의 엄마 뱃속 트라우마는 무엇인가?

치유 확언

- 나는 나다. 나는 나인 것이 좋다. 나는 나인 것이 괜찮다.
- 나는 나다워도 된다.
- 나는 나를 있는 그대로 어쨌든 무조건 받아들이고 사랑한다.
- 나는 나를 점점 받아들이고 사랑하고 그만큼 내 얼굴도 예뻐진다.

◈ 대상포진, 무좀, 발톱 무좀, 조갑주위염, 나병, 선페스트 ◈

심리적 원인

- 나를 만져주고 안아줘. 떨어지고 싶지 않아. 나는 (사랑하는 사람으로부터) 떨어져 있다.

  신생아는 인큐베이터에 들어가거나 입양되면 이런 스트레스를 받는다. 유아는 늘 엄마와 떨어지지 않고 꼭 붙어 있기를 원한다. 엄마와 떨어지는 경험은 아이에게 늘 이런 스트레스를 줄 수 있다. 또한 아이들은 혼나거나, 처벌받거나, 학대를 당할 때에도 부모와 떨어지는 느낌을 받는다. 또 더 많은 관심을 받는 새로운 형제자매가 태어날 때, 부모가 이혼할 때, 좋아하는 친구를 볼 수 없을 때, 좋아하는 인형이나 반려동물과 헤어져야 할 때에도 이런 느낌을 받는다. 또한 엄마가 직장에 복귀할 때, 아이가 어린이집이나 유치원이나 학교에 갈 때, 또는 보모 등에게 맡겨질 때에도 이런 스트레스를 경험한다.

  마찬가지로 노인들은 양로원으로 옮기거나 평생의 배우자나 동반자가 사망한 뒤에 자신의 무리 또는 집단에서 떨어졌다고 느낀다. 이혼 위기나 주말 부부나 사랑하는 사람이 죽을 수도 있다는 두려움도 이런 떨어지는 느낌을 유발한다. 친한 사람과 의견 다툼이 생기면 우리는 거부당하는 느낌을 받을 수 있고, 이 거부당하는 느낌이 스트레스를 또 유발한다.

  누군가와의 접촉이나 접촉을 잃는 것에 대한 두려움(이혼의 위협, 어려운 장거리 또는 주말 관계, 사랑하는 사람이 떠나거나, 떠나거나, 죽을 수 있다는 두려움) 또는 의견 불일치로 인해 사람에 의해 거부감을 느끼는 두려움은 갈등을 불러일으킬 수 있다. 반려동물도 주인이 떠나거나 죽거나 우리에 갇힐 때 이런 스트레스를 겪는다.

  늘 만지거나 몸에 밀착하고 싶은데 더 이상 만질 수 없거나 만질 수 없는 것도 이에 해당한다. 악기, 키보드, 테니스 라켓, 골프 클럽, 좋아하는 차의 운전대를 못 만지게 되거나 늘 피부에서 그 감촉을 느끼고 싶은 결혼반지나 애착 베개를 못하게 되는 것도 이에 해당한다.

- 나에게서 떨어져. 나에게 붙지마. 하지만 그(그것)로부터 떨어질 수 없어.

  예를 들어 위협적인 상사나 선생님, 짜증나는 동료나 학교 친구, 또는 학대하는 부모나 배우자로부터 떨어지고 싶지만 떨어질 수 없다. 또한 이것은 피부에 접촉하는 것과 관련이 있을 수도 있다. 예를 들어 마스크, 산소 마스크, 헬멧, 모자, 의류, 신발, 꽉 끼는 스타킹, 젖은 기저귀 등을 몸에서 떼어내고 싶은데 떼어내지 못할 때 이런 스트레스를 받는다.

- 나를 봐줘. 내가 아프다는 것을 알아줘. 나 좀 챙겨줘.

  피부는 우리 몸에서 유일하게 밖으로 드러나는 장기다. 따라서 모든 피부병은 바로 눈에 보이니까 주변의 관심을 받게 된다.

- 나는 못났어.

  예쁜 피부는 그 자체로 아름다움이 된다. 자신이 못났다고 생각하는 사람은 피부병이 생기기 쉽다.

- 나는 세상에 나가고 싶지 않아. 나는 사람들을 만나고 싶지 않아.

  피부병이 있으면 사람들을 만나지 않을 수 있다. 사람과 세상을 피하고 싶으면 피부병이 잘 생긴다. 특히 무좀이 이에 해당한다.

- 나는 맞고, 찔리고, 찢겼다.

  이것은 실제로 물리적으로 공격받은 상처다. 동물에게 물리거나 차이는 것, 싸우다가 맞는 것, 운동하면서 신체 일부분을 공이나 경기 도구로 맞는 것 등이다. 그 밖에도 수술, 바늘 생검, 혈관 주사, 예방접종 등의 진료 과정도 공격으로 인식될 수 있다. 비유적으로 거친 말과 큰 소리를 동반하는 비난이나 저주나 협박 같은 폭언도 공격으로 인식될 수 있다. 또 이것이 외모 공격이라면 얼굴을, 지능 공격이라면 머리를, 신의를 저버리는 것이라면 등을 공격받는다는 느낌을 줄 수 있다. 성차별적 발언, 성적 비난 또는 성적 취향에 대한 공격은 보통 생식기 부위를 공격한다. 불쾌한 말을 듣는 것은 귀의 피부에 가장 많이 영향을 미친다. 가혹하게 비난받는 것, 차별, 명예 훼손, 사람의 진실성 자체가 의심받는 것은 몸 전체에 영향을 미칠 수 있다. 여드름이나 외과적 흉터는 해당 부위에 심각한 신체 열등감을 일으켜서 또한 스트레스를 유발할 수 있다.

- 나는 깨끗하지 않다. 나는 더럽혀졌다.

  예를 들어 끈적거리는 발이나 땀 냄새나 요실금 증상은 나는 깨끗하지 않다는 느낌을 준다. 먼지, 대변, 소변, 구토, 타액, 피, 땀 또는 정액 등과 같은 혐오스러운 것과 접촉했을 때 나는 더럽혀졌다고 느낀다. 비유적으로 더러운 말을 면전에서 또는 간접적으로 듣는 것도 이런 스트레스를 유발할 수 있다. 또 술 취한 사람, 냄새나는 사람 또는 성병 같은 전염병을 앓고 있는 사람처럼 거부감을 주는 사람과의 신체적 접촉도 이 스트레스를 유발할 수 있다. 이 스트레스를 느끼는 부위, 곧 깨끗하지 않거나 더럽다고 느끼는 부위에 증상이 나타난다. 한 20대 여성은 혐오하는 남성에게 가슴이 만져지는 성추행을 당했는데, 한 달 뒤에 가슴에 대상포진이 생겼다.

심리적 원인을 찾는 질문

- 당신은 증상이 생긴 부위와 관련해서 어떤 트라우마가 있는가?
- 당신은 증상이 생긴 부위와 관련해서 어떤 수치심이나 열등감이 있는가?
- 증상이 시작될 무렵에 당신은 어떤 상황에서 어떤 스트레스를 받았나?
- 증상이 시작될 무렵에 당신의 삶은 어떤 상태였나?

- 증상이 시작될 무렵에 당신은 어떤 감정을 많이 느꼈나?

- 이 증상이 있어서 혹 좋은 점이 있다면 무엇인가?

- 증상이 생길 무렵에 어떤 일이 있었나?

치유 확언

- 나는 무한히 사랑하고 사랑받을 자격과 권리가 있다.

- 나는 스킨십을 허용한다. 나는 사랑하는 사람을 기꺼이 안아준다. 나는 기꺼이 안긴다.

- 나는 나를 잘 챙긴다.

- 나는 나를 있는 그대로 사랑하고 받아들인다.

- 나는 너를 용서하고 축복하며 떠나보낸다. 이제 우리의 인연은 여기까지다. 우리는 각자 서로의 길을 간다.

- 나는 그 상처를 용서하고 내려놓는다.

- 나는 하느님의 성스러운 자식이다. 나는 하느님이 창조하신 그대로다. 하느님이 나를 보는 눈으로 나를 본다.

◈ 내향성 발톱 ◈

관련된 관용적 표현

- 권력의 발톱에 걸리지 않기가 그리 쉬운가?
- 그들은 독재의 억센 발톱에 계속 저항하였다
- 늑대는 날카로운 발톱으로 여우를 공격하였다
- 짐승의 발톱과 송곳니는 공격용으로 쓰이기 때문에 매우 날카롭다

- 앞으로 나아갈 수 없다.

- 앞으로 나아가고 싶지 않다. 앞으로 나아가면 안 된다.

- 확 할퀴고 싶지만 할퀼 수 없다.

- 증상이 시작될 무렵에 당신은 어떤 상황에서 어떤 스트레스를 받았나?

- 증상이 시작될 무렵에 당신의 삶은 어떤 상태였나?

- 증상이 시작될 무렵에 당신은 어떤 감정을 많이 느꼈나?

- 이 증상이 있어서 혹 좋은 점이 있다면 무엇인가?

| 사례 ① | 1등을 놓쳐서 생긴 내향성 발톱

나는 고 1 2학기 때 오른쪽 엄지발가락의 극심한 내향성 발톱 증상으로 몇 달 고생한 적이 있다. 한두 달 이상 내향성 발톱 때문에 절뚝거리며 통학하다가 결국은 더 참을 수가 없어서 동네 병원에서 발톱의 반을 잘라내는 수술을 받고서야 나았다. 그전에도 그 이후에도 이런 증상을 겪은 적이 없다. 그때를 제외하고 내 발톱은 한 번도 내향성으로 자란 적이 없다. 그렇다면 도대체 그때 무엇 때문에 나는 이 증상을 겪게 된 것일까? 30여 년 훨씬 넘은 일이지만 나는 아직도 그 증상이 왜 생겼는지 종종 궁금했다.

그러다가 그때를 생각하면서 심리적 원인을 찾는 질문을 해보니 정답이 딱 떠올랐다. 나는 중학생 때까지는 늘 반에서 1등만 하다가 고등학교에 진학했는데, 거기선 1등은 못하고 늘 4등 안에서만 맴돌았다. 그때까지 나는 반에서 1등을 놓쳐본 적이 거의 없었기 때문에 이 상황을 견딜 수가 없었다. 어떻게든 1등을 해보려고 아무리 죽도록 애를 써도 1등은 늘 저만치 앞서 있었다. 게다가 그때 1등 하던 친구가 얄미워서 나는 어떻게든 그 친구를 확 밟아버리고 싶었지만 그럴 방법도 전혀 없었다.

- 비록 그때 나는 아무리 죽도록 애를 써도 1등에 다가갈 수 없었지만 깊이 완전히 나를 받아들입니다.
- 비록 그때 나는 1등 하는 친구가 얄미워서 한 번 확 밟아버리고 싶었지만 깊이 완전히 나를 받아들입니다.

이렇게 EFT를 하고나니 그때의 답답함, 분노, 짜증, 좌절감이 확 느껴지면서 사라졌다. 생각해보니 그때의 내향성 발톱이 40대에는 통풍으로 나타났다는 깨달음도 얻었다. 두 증상 모두 앞으로 빨리 나아갈 수 없다는 생각이 원인이다. 이런 것을 보면 해소되지 않은 부정적인 감정들은 인생의 고비에서 다양한 형태의 증상으로 나타나는 것을 알 수 있다.

치유 확언

- 나는 앞으로 나아갈 수 있다.
- 나는 앞으로 나아가도 된다.
- 나는 그를 용서하고 마음에서 내려놓는다.
- 나는 확 할퀴고 싶은 분노를 내려놓는다.
- 사랑과 평화가 모두 치유한다.
- 사랑과 평화가 모두 해결한다.

◈ 손톱 물어뜯기 ◈

관련된 관용적 표현

손톱과 발톱은 상통한다.

- 권력의 발톱에 걸리지 않기가 그리 쉬운가?
- 그들은 독재의 억센 발톱에 계속 저항하였다
- 늑대는 날카로운 발톱으로 여우를 공격하였다
- 짐승의 발톱과 송곳니는 공격용으로 쓰이기 때문에 매우 날카롭다
- 고양이 발톱에 할퀴어지다

손톱 물어뜯기는 강박증의 일종이다. 스트레스가 심해지면 이 증상도 심하게 나타난다. 이 증상은 어린이나 청소년에게서 많이 나타나는데, 상대적으로 약한 위치에 있어서 보복하거나 공격할 수 없는 심리적 상태를 나타낸다.

- 상대방을 물어뜯으면 안 된다. 상대방을 물어뜯을 수 없다.
- 상대방을 할퀴면 안 된다. 상대방을 할퀼 수 없다.

- 증상이 시작될 무렵에 당신은 어떤 상황에서 어떤 스트레스를 받았나?
- 증상이 시작될 무렵에 당신의 삶은 어떤 상태였나?
- 증상이 시작될 무렵에 당신은 어떤 감정을 많이 느꼈나?
- 이 증상이 있어서 혹 좋은 점이 있다면 무엇인가?
- 어떤 상황에서 증상이 심해지는가?

| 사례 ① | **자꾸 두드리니 손톱 물어뜯기가 사라지다**

20대 초반인 이 여성은 3년째 손톱 물어뜯기를 하고 있었고, 내게 이 습관을 고치고 싶다고 했다. 그래서 나는 손톱을 물어뜯고 싶을 때마다 말없이 타점을 두드려보라고 했다. 그

녀는 1주일 동안 내 말대로 실천했고, 그동안 손톱을 물어뜯는 일은 10퍼센트 이하로 줄었다. 그후 그녀는 1달 동안 손톱을 물어뜯고 싶은 충동이 생길 때마다 두드리기를 했고, 그 결과 이 습관은 완전히 사라졌다. 1달 뒤 그녀의 손톱을 확인해보니 아주 예쁘고 말끔했고, 심지어 매니큐어까지 발라져 있었다. 그녀는 처음으로 이렇게 예쁜 손톱을 갖게 되었다고 기뻐했다.

| 사례 ② | 강박증이 사라지니 손톱 물어뜯기도 사라지다

고 2 남학생이 강박증 때문에 왔다. 그는 엄격한 부모님 밑에서 외동아들로 컸고, 부모가 맞벌이를 해서 아기 때부터 일찍 어린이집에 맡겨져서 분리 불안 증세도 심했다. 그의 어머니는 교사였는데 냉랭하고 비판과 지적이 많았다. 게다가 그의 아버지도 마찬가지로 완고하고 엄격했다. 분리 불안과 어머니 아버지의 양육 태도가 강박증의 토대가 되었음은 분명했다. 우리는 4달 동안 그가 아버지와 어머니에게서 받은 상처를 치유했고, 늘 낯선 이에게 맡겨졌던 분리 불안의 상처도 치유했다. 그 과정에서 그의 강박증은 사라졌고, 손톱 물어뜯는 버릇도 함께 사라졌다.

치유 확언

- 나는 용서한다.
- 사랑과 평화가 모두 치유한다. 나는 사랑과 평화를 선택한다.
- 나는 무력감과 분노를 모두 버리고 내려놓는다.
- 나는 뜻이다. 나는 힘이다. 나는 사랑이다. 나는 용서이다. 나는 젊음이다. 나는 건강이다. 나는 지혜이다. 나는 삶의 기쁨이다. 나는 아름다운 모든 것이다. 모든 것이 나에게 달려 있다. 모든 것이 내 손 안에 있다. I am the will. I am the power. I am the love. I am the forgiveness. I am the youth. I am the health. I am the wisdom. I am the joy of living. I am everything beautiful. Everything depends on me. Everything lies in my hands.

심리적 원인

- 공격당하거나, 상처받거나, 노출되거나, 불안하다고 느낀다.

심리적 원인을 찾는 질문

- 당신은 왜 무엇을 두려워하는가?
- 증상이 나타날 때 당신은 무슨 생각을 하고 어떤 느낌을 갖는가?

치유 확언

- 나는 안전하다, 나는 고요하다, 내가 통제하고 있다. I am safe, I am calm, I am in control.
- 나는 뜻이다. 나는 힘이다. 나는 사랑이다. 나는 용서이다. 나는 젊음이다. 나는 건강이다. 나는 지혜이다. 나는 삶의 기쁨이다. 나는 아름다운 모든 것이다. 모든 것이 나에게 달려 있다. 모든 것이 내 손 안에 있다. I am the will. I am the power. I am the love. I am the forgiveness. I am the youth. I am the health. I am the wisdom. I am the joy of living. I am everything beautiful. Everything depends on me. Everything lies in my hands.
- 판단을 내려놓고 하느님께서 나를 통해 일하시도록 한다.
- 전지전능한 사랑의 하느님이 나를 지켜주고 안내해주고 지탱해준다.

◆ **튼살, 지방 부종, 셀룰라이트** ◆

심리적 원인

- 나는 (특정 부위가) 못생겨서 부끄러워.

  자신이 못났다고 생각하고 부끄러워하는 부위에 이상의 증상이 잘 생긴다.

- 당신은 그 부위를 어떻게 생각하는가?
- 당신은 그 부위를 왜 그렇게 생각하고 느끼는가?

치유 확언

- 나는 나를 있는 그대로 사랑하고 받아들인다.
- 나는 하느님의 성스러운 자식이다. 나는 하느님이 창조하신 그대로다. 하느님이 나를 보는 눈으로 나를 본다.

◈ 지방종 ◈

심리적 원인

- 나는 (특정 부위가) 못생겨서 부끄러워.

  자신이 못났다고 생각하고 부끄러워하는 부위에 지방종이 잘 생긴다.
- 나는 (특정 부위가) 보호되어야 해.

  자주 부딪쳐서 다치는 부위에 지방종이 잘 생긴다.

심리적 원인을 찾는 질문

- 언제부터 이 증상이 생겼고, 그 무렵에 무슨 생각과 감정을 많이 느꼈나?
- 당신은 그 부위를 보면 어떤 생각과 감정이 드는가?

치유 확언

- 나는 나를 있는 그대로 사랑한다. 나의 사랑은 나를 점점 더 예쁘게 만든다.

심리적 원인

- 나는 (특정 부위가, 대체로 다치거나 수술한 부위가) 못생겨서 부끄러워.
  자신이 못났다고 생각하고 부끄러워하는 부위에 이 증상이 잘 생긴다.
- 삶이나 상황은 참을 수 없을 정도로 어렵다.
- 나는 약해서 나를 보호할 것이 필요하다.

심리적 원인을 찾는 질문

- 언제부터 이 증상이 생겼고, 그 무렵에 무슨 생각과 감정을 많이 느꼈나?
- 당신은 그 부위를 보면 어떤 생각과 감정이 드는가?

치유 확언

- 나는 나를 있는 그대로 사랑한다. 나의 사랑은 나를 점점 더 예쁘게 만든다.
- 나는 뜻이다. 나는 힘이다. 나는 사랑이다. 나는 용서이다. 나는 젊음이다. 나는 건강이다. 나는 지혜이다. 나는 삶의 기쁨이다. 나는 아름다운 모든 것이다. 모든 것이 나에게 달려 있다. 모든 것이 내 손 안에 있다. I am the will. I am the power. I am the love. I am the forgiveness. I am the youth. I am the health. I am the wisdom. I am the joy of living. I am everything beautiful. Everything depends on me. Everything lies in my hands.
- 판단을 내려놓고 하느님께서 나를 통해 일하시도록 한다.

심리적 원인

- 나는 (특정 부위가, 대체로 다치거나 수술한 부위가) 못생겨서 부끄러워.

  자신이 못났다고 생각하고 부끄러워하는 부위에 이 증상이 잘 생긴다.

- (수술 전에) 수술받는 것이 두렵다. (수술 뒤에) 수술 결과가 두렵다.

심리적 원인을 찾는 질문

- 언제부터 이 증상이 생겼고, 그 무렵에 무슨 생각과 감정을 많이 느꼈나?

- 당신은 그 부위를 보면 어떤 생각과 감정이 드는가?

치유 확언

- 나는 나를 있는 그대로 사랑한다. 나의 사랑은 나를 점점 더 예쁘게 만든다.

- 내 안에는 완전한 지혜가 있다. 나는 이 지혜가 나를 완전히 치유하도록 내맡긴다.

◆ **농양, 모낭염, 종기** ◆

심리적 원인

- 나는 (특정 부위가, 대체로 다치거나 수술한 부위가) 못생겨서 부끄러워.

  자신이 못났다고 생각하고 부끄러워하는 부위에 이 증상이 잘 생긴다.

- 나는 깨끗하지 않다. 나는 더럽혀졌다.

  예를 들어 끈적거리는 발이나 땀 냄새나 요실금 증상은 나는 깨끗하지 않다는 느낌을 준다. 먼지, 대변, 소변, 구토, 타액, 피, 땀 또는 정액 등 혐오스러운 것과 접촉했을 때 나는 더럽혀졌다고 느낀다. 비유적으로 더러운 말을 면전에서 또는 간접적으로 듣는 것도 이런 스트레스를 유발할 수 있다. 또 술 취한 사람, 냄새나는 사람 또는 성병 같은 전염병을 앓고 있는 사람처럼 거부감을 주는 사람과의 신체적 접촉도 이 스트레스를 유발할 수 있다. 이 스트레스를 느끼는 부위, 곧 깨끗하지 않거나 더럽다고 느끼는 부위에 증상이 나타난다. 골암 때문에 한 여성이 상완에 암 수술을 받았고, 그곳에 갈색 흉터가 생긴다. 그녀는 그것에 미친 듯이 집착해서 날마다 확인하고 한탄하고 좌절했고, 몇 달 뒤에 그곳에 흑색종이 생겼다.

심리적 원인을 찾는 질문

- 언제부터 이 증상이 생겼고, 그 무렵에 무슨 생각과 감정을 많이 느꼈나?
- 당신은 그 부위를 보면 어떤 생각과 감정이 드는가?

치유 확언

- 나는 나를 있는 그대로 사랑한다. 나의 사랑은 나를 점점 더 예쁘게 만든다.
- 하느님은 사랑이며, 그 사랑은 무조건이며 무차별이다. 나는 하느님의 사랑의 눈으로 나를 본다. 나는 하느님의 성스러운 자식이다.

◈ 탈모, 원형 탈모 ◈

관련된 관용적 표현

- 머리털이 곤두서다
- 머리를 풀다(긴장을 풀다)
- 머리가 하얗게 새다
- 너무 열받아서 머리에서 김이 나는 것 같다
- 모발이 풍성하다
- 윤기가 도는 머리카락

〈동의보감〉에는 '발자혈지여(髮者血之餘)'라 하여 "머리털은 혈(피를 포함한 전신 체액 또는 영양 물질)의 잉여분이다. 혈이 성하면 머리카락이 윤택하고, 혈이 쇠하면 머리카락이 쇠한다.

혈에 열이 있으면 머리카락이 누렇고, 혈이 상하면 머리카락이 희어진다"라고 했다. 이렇게 머리털은 전신 영양 상태의 표현이라고 볼 수 있다.

- 극심한 스트레스, 압박감, 걱정, 불안, 두려움, 분노.
- 나는 예쁘지 않다. 나는 못났다.
- 나는 세상과 사람들을 피하고 싶다.
- 나는 나를 지탱할 여력이 없다. 더 이상 버틸 수 없다.
- 머리에 무언가를 접촉하고 싶지 않다.
- 머리에 무언가를 접촉하고 싶지만 접촉할 수 없다.
- 머리를 잘 쓸 수 없다. 머리를 많이 써야만 한다. 머리를 쓰고 싶지 않다.
- 나는 머리가 나쁘다.
- 나는 못났다. 나는 못난 남자다.

한 40세 남성은 상담 중에 자신은 15세부터 탈모가 시작되었다고 했다. 그래서 물었다. "나는 못났다 또는 나는 머리가 나쁘다 등의 생각을 많이 했나요?"

"네, 당연하죠. 저는 그때 뚱뚱하고 공부도 제일 못했거든요."

- 탈모가 시작한 때가 언제이며 그때 무슨 상황을 겪었는가?
- 당신은 어떤 것이 두렵고 걱정되는가?
- 당신에게 압박감이나 스트레스를 주는 것은 무엇인가?
- 당신은 누구를 왜 만나기 싫은가?
- 당신은 누구에게 혹은 무엇에 화가 나는가?
- 이 증상이 있어서 혹 좋은 점이 있다면 무엇인가?

| **사례 ①** | **여성 탈모** |

1개월 전에 20대 여성이 문의했다.

"선생님, 여성 탈모도 나을 수 있을까요? 탈모는 신장과 관련이 있다던데, 친할아버지는 신부전으로 돌아가셨어요. 저는 20대 후반인데 벌써 탈모가 있습니다. 정수리만 빠지는 게 아니고 전반적으로 빠지고 있어요. 선생님께서 쓰신 책 보며 EFT 열심히 하고는 있습니다."

나는 가능하다는 답변을 했고, 1달 뒤에 여성은 다시 답장을 보냈다.

"원장님! 정말 EFT는 기적입니다. 탈모 치료가 가능하다는 원장님의 답변을 듣고 확신을 가지고 열심히 탈모에 적용해서 했어요. 자기 전 20~30분 정도 침대에 누워서 매일 두드리고 있습니다. 머리카락이 빠지는 개수가 확실히 많이 줄었어요. 모발에 힘도 느껴지고요. 병원에 가면 탈모 진단을 내리고 약을 복용하라는 말만 할 뿐이고, 약을 아무리 먹어도 효과는 없는 것 같아서 탈모 환자라는 생각에 그냥 우울하고 창피했습니다. 그런데 요즘은 머리카락이 빠진다는 생각보다는 풍성하게 잘 자랄 수 있겠다는 생각을 저도 모르게 많이 하게 되었습니다. 제 마음도 건강해지고 있습니다. 그리고 은연중에 하는 부정적인 생각과 감정들을 빨리 알아차리고 바로 EFT를 적용하고 있습니다. 막힐 때는 원장님께서 쓰신 책을 읽으며 천천히 따라 하기도 하고요! 요즘 하루하루가 기적 같아요."

- 나는 내 머리털에 깃든 걱정(두려움, 불안, 짜증 등)을 다 내려놓고 내 머리는 다시 풍성해진다.
- 나는 여전히 젊고 건강하며 내 머리는 풍성해진다.
- 내 건강 나이는 여전히 청춘이다.
- 나는 지금까지 겪은 모든 삶의 풍파를 용서하고 내려놓는다.
- 나는 이 문제와 상황을 해결할 충분한 여력이 있다.

영어에는 다음과 같은 관용 표현이 있다.

- give gray hair to someone ➡ 직역하면 '누군가의 흰머리를 늘게 한다'라는 뜻인데 실제로는 누군가를 걱정시키고 스트레스를 준다는 뜻
- get gray hair from someone ➡ 직역하면 '누구 때문에 흰머리가 늘었다'라는 뜻인데 실제로는 누구 때문에 걱정하고 스트레스받고 속상하다는 뜻

〈천자문〉은 4언고시에 속하는 한시(漢詩)이자 대표적인 한문 습자 교본으로, 저자는 중국 남북조시대 양무제 시절 학자 주흥사(周興嗣)로 알려져 있다. 그런데 이 책은 또한 '백수문(白首文, 흰머리글)'으로도 불리는데 왜 그럴까? 일설에 의하면 주흥사가 우연한 일로 양무제의 노여움을 사 주살당하게 됐는데, 다만 하룻밤 안에 4자씩 250구절 시를 짓되, 1글자도 같은 글자를 쓰면 안 되는 조건을 맞추면 살려주겠다는 약속을 황제에게 받았다. 이에 주흥사는 마침내 하룻밤 새 천자문을 만들어 바쳤는데, 또한 하룻밤 새에 머리도 하얗게 세었다고 한다. 그래서 사람들이 천자문을 백수문이라고도 부르게 되었다고 한다.

사마천의 〈사기〉에도 하룻밤에 머리가 센 사례가 나온다. 온 집안이 초나라 임금의 미움을 받아 형과 아버지는 이미 살해되고 오자서(伍子胥)만 혼자 살아남아 오나라로 망명하게 되었다. 그는 사람들의 눈을 피해 낮에 잠을 자고 밤에 길을 재촉해 국경인 소관(昭關)에 도착했다. 목적지인 오나라로 가기 위해서는 반드시 통과해야 할 관문이었다. 오자서는 밤새 고민을 했으나 끝내 그곳을 빠져나갈 묘안은 떠오르지 않았다. 초나라에서는 벌써 오자서를 붙잡기 위해 혈안이 돼 있었던 터라, 경계가 무척 삼엄했기 때문이다.

어쩔 수 없이 여차하면 관문의 수비병들을 베어버리고 성을 빠져나가겠다는 생각으로 관문으로 나아갔다. 그런데 그는 아무 제재 없이 성문을 무사히 빠져나갈 수 있었다. 오자서

는 얼마 후 한 강물 앞에 이르러서야 모든 연유를 알게 되었다. 강물에 비친 자신의 모습이 백발이었다. 하룻밤의 극심한 걱정과 고민이 검은 머리를 백발로 만들었고, 수비대들은 그를 할아버지로 여겨 검문하지 않았던 것이다.

- 극심한 압박감, 걱정, 불안, 두려움.
- 극심하지는 않지만 지속적인 걱정과 긴장과 불안.
- 이만큼 살아내느라 고생하고 지쳤다.
- 노화에 대한 믿음: 나는 늙고 약해졌다. 늙는 것이 싫고 두렵다. 늙음은 피할 수 없다.

어느 50대 사업가는 40대 중반에 사업을 하다가 완전히 파산해서 가방 하나만 들고 고시원까지 쫓겨가게 되었다. 그가 야심 차게 인생을 걸고 추진했던 사업이었지만, 그 사업이 망하자 그는 완전히 절망해서 무너졌다. 이렇게 망하는 몇 달 동안 그의 머리카락은 뭉텅뭉텅 빠졌고, 애초에 새치만 조금 있던 머리카락도 완전히 반백이 되어버렸다. 그러나 그가 고시원에 가서 조금씩 마음을 추스르고 휴식을 취하면서 다음 사업의 희망을 갖게 되자 몇 달 만에 머리카락도 다시 나고 반백도 사라져서 원래의 상태로 돌아갔다.

- 흰머리가 늘기 시작한 때가 언제이며 그때 무슨 상황을 겪었는가?
- 당신은 어떤 것이 두렵고 걱정되는가?
- 당신에게 압박감이나 스트레스를 주는 것은 무엇인가?
- 당신은 언제부터 자신이 늙었다고 느꼈는가?
- 이 증상이 있어서 혹 좋은 점이 있다면 무엇인가?

| 사례 ① | **"대리 EFT를 하고나니 흰머리가 확 줄었어요"**

어느 체험자의 소감: 대리 EFT 얘기가 나온 김에 올해 겪었던 체험을 남겨본다. 내 아버지는 작년에 돌아가셨는데, EFT를 알게 된 건 1년이 좀 안 된 것 같다. 선생님 책을 읽고 유튜브 강의를 듣고 따라 하면서 지내다가 올해 처음으로 대리 EFT를 해봤다. 내가 올해 들어서 흰머리가 많이 생겼는데 처음에는 유전인 줄로만 알았다. 그러다 대리 EFT를 하고 시간이 지나 내 머리를 살펴보니 흰머리가 많이 사라져 있었다. 그런데 대리 EFT와 직접 관련 있는지가 애매해서 따로 글을 남기지는 않았지만, 다시 생각해보니 EFT 덕분인 것이 확실하다.

아무튼 대리 EFT를 하면서 느꼈는데, 선생님께서 말씀하신 대로 내 아버지가 하는 줄로만 알았던 생각을 내가 하고 내 동생도 하고 내 어머니도 한다는 걸 알았다. 그러다보니 완전한 내 생각이라는 것이 존재하기는 하는 건가 싶기도 했다. 선생님, 항상 감사합니다.

치유 확언

- 나는 내 머리털에 깃든 걱정(두려움, 불안, 짜증 등)을 다 내려놓고 내 머리는 검어진다.
- 나는 여전히 젊고 건강하며 내 머리는 검어진다.
- 내 건강 나이는 여전히 청춘이다.
- 나는 지금까지 겪은 모든 삶의 풍파를 용서하고 내려놓는다.

◈ 주부 습진, 결절종, 한포진 ◈

심리적 원인

- 일하기 싫다. 일하고 싶지 않다.

  대부분의 일은 손으로 한다. 손에 문제가 생기면 일을 안 할 수가 있다.

- 힘들게 일하는 나를 인정해줘.

  피부병은 눈에 보여서 인정받을 수 있다.

- 못난 내 손이 부끄럽다.

  한 30대 여성은 1년 동안 하기 싫은 일을 억지로 했고, 그러다 마지막 3달 동안에는 거의 물일을 하지 않았는데도 주부 습진이 심하게 생겼다. 그러다 그 직장을 그만두자마자 며칠 안에 주부 습진이 싹 사라졌다. 또 한 30대 중등 교사는 손의 극심한 한포진 때문에 왔는데, 거절을 아예 못해서 온갖 보직과 잡무를 혼자서 다 맡고 있었다. 게다가 나이가 젊어서 다른 동료 교사들에게 감히 일을 맡기지도 못했다. 그렇게 2년 동안 과로하다가 6개월 전부터 양손에 한포진이 생겨서 진물이 줄줄 흐르고 있었다. 그냥 봐도 처참한 지경이었다. 그의 손은 '나 힘들어, 내 고생 좀 알아줘, 나 이제 일 그만하고 싶어'라고 웅변하고 있었다.

심리적 원인을 찾는 질문

- 증상이 시작될 무렵에 당신은 어떤 상황에서 어떤 스트레스를 받았나?
- 증상이 시작될 무렵에 당신의 삶은 어떤 상태였나?
- 증상이 시작될 무렵에 당신은 어떤 감정을 많이 느꼈나?
- 언제 어떤 상황에서 증상이 심해지는가?
- 이 증상이 사라지면 안 되는 이유가 있다면 무엇인가?

치유 확언

- 어차피 해야 한다면 할 수 있다. 할 만하다. 그냥 하겠다.
- 나는 무엇이든 할 자유과 아무것도 안 할 자유가 있다. 나는 그냥 하거나 그냥 안 한다.
- 되는 것도 맞고 안 되는 것도 맞다. 된다고 믿는 사람은 되게 만들고, 안 된다고 믿는 사람은 안 되게 만든다. 나는 된다고 믿고 되게 만든다.

심리적 원인

- 당연히 사고이므로 화상의 심리적 원인은 없다. 다만 여기서는 EFT의 강력한 피부 치유 효과를 보여주는 사례를 소개하고자 한다.

심리적 원인을 찾는 질문

위와 같은 이유로 없다.

치유 사례

| 사례 ① | **일광 화상**

어느 체험자의 소감: 내가 EFT의 효과를 직접 몸으로 체험했던 일을 말하겠다. 6, 7년 전쯤 해외에 나간 적이 있다. 하루는 지인들과 함께 인근 해변으로 수영하러 갔는데 너무 아름다운 풍광에 취해 선크림 바르는 것도 잊고 2, 3시간을 신나게 놀았다. 그리고 집에 돌아왔는데, 온몸이 화끈거리는 것이 심상치 않았다. 아차 싶었다. 원래 피부가 연약한 편이라 어려서부터 여름방학 때 물놀이를 갔다 오면 늘 화상을 입어 고생했던 기억이 났다. 이대로 그냥 방치하면 심한 곳은 물집도 잡히겠고, 껍질도 벗겨지면서 최소한 2, 3주는 고생하겠다 싶었다.

궁하면 통하는 법일까? 그때 갑자기 EFT 생각이 났다. 그래서 즉시 다음과 같이 EFT를 했다.

- 온몸이 화상 입은 것처럼 화끈거리고 뜨겁지만, 그런 나를 온전히 이해하고 사랑합니다.
- 피부가 화상을 입을까봐 걱정이지만, 그런 나를 온전히 이해하고 사랑합니다.
- 온몸 피부에 물집이 잡힐까봐 걱정이지만 온전히 이해하고 사랑합니다.
- 피부가 타서 껍질이 벗겨지면 어떡하나 걱정이지만 온전히 이해하고 사랑합니다.

한 10분 정도 EFT를 하고나서 눈을 감은 채 몸의 상태를 점검해보았다. 아직 화끈거리는 느낌은 있었지만, 물집이 잡히는 그런 불쾌한 화끈거림이 아니었다. 한결 누그러진 상태로 그저 따끔한 느낌으로 줄어든 것 같았다. 결과부터 말하면, 그날 이후 후끈거림은 며칠동안 계속 남아 있었지만 처음보다 훨씬 줄어들었고, 첫날의 후끈거림이 9(0-10 기준)였다면 EFT를 한 뒤에는 2~4 정도였다. 그 후끈거리는 느낌도, 오히려 기분 좋은 상쾌한 그런 후끈거림이었다.

그리고 화상으로 물집이 잡히거나, 껍질이 벗겨지는 일은 전혀 없었다. 오히려 그다음 날부터 거의 매일 하루 2, 3시간씩 수영하러 나갔는데, 그때마다 선크림은 전혀 사용하지 않았고, 일부러 몸을 태울 요량으로 수영하는 내내 그리고 쉬는 시간 내내, 온몸을 햇볕에 노출한 채 지냈다. 귀국해서 검게 탄 피부색이 원래의 모습으로 되돌아오는 데 거의 10개월이 걸릴 정도로 잔뜩 태웠던 것이다. 아무튼 이 경험이 아주 인상적으로 기억에 남아 있다.

| 사례 ② | 펄펄 끓는 물에 덴 상처

어느 체험자의 소감: 개인적으로 우연한 기회에 EFT라는 것을 알게 되었는데, 무척 흥미로웠다. 방법은 단순하고 독특하지만, 효과는 기대 이상이다. 처음에는 '이건 뭐지?'라는 반신반의 관심으로 시작했지만, 직접 실천해보고 효과를 경험한 후 관심도가 급상승했다. EFT로 가장 큰 경험을 한 것은 화상의 상처를 막았던 일이다. 손에서 주전자가 미끄러지면서 펄펄 끓는 물이 손등에 쏟아져내렸다. 바로 찬물을 손에 부었지만, 데인 부분이 조금씩 빨갛게 달아오르는 듯했다. 병원을 가야 할지 망설였지만, 순간 나도 모르게 그 자리에서 즉시 EFT를 실천했다. 당시 EFT를 알게 된 지 1주일도 채 안 되었을 때였다.

간절함에 40분 동안 쉬지 않고 타점을 두드리며 EFT를 실천했다. 그 덕분인지 신기하게도 화상을 전혀 입지 않았다. 수증기가 나올 정도로 펄펄 끓는 물이었는데, 손에는 조금의 생채기조차 나지 않았다. 당시 경험은 기적에 가까운 일이었고, EFT에 대한 신뢰는 급상승했다. 이후 EFT에 대해서 제대로 배우기 위해서 구입해 읽게 된 첫 책이 〈5분의 기적 EFT〉였다.

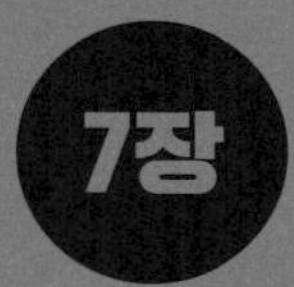

7장

뇌

뇌의 증상과 질병

◈ 교세포 뇌종양
(성상교세포종, 교모세포종, 희소돌기아교세포종, 신경교종) ◈

심리적 원인

교세포는 뇌 용량의 절반을 차지하며 중추신경계의 조직을 지지하는 세포로, 뇌와 척수의 내부에서 신경세포에 필요한 물질을 공급하고 신경세포의 활동에 적합한 화학적 환경을 조성하는 기능을 하는 세포를 일컫는 용어다. 신경세포가 신경 조직의 본질적인 기능을 담당한다면, 신경교세포는 혈관과 신경세포 사이에 위치하여 신경세포 지지, 영양 공급, 노폐물 제거, 식세포 작용 등을 담당한다. 성상교세포와 희소돌기교세포, 소교세포, 상의세포, 슈반세포, 위성세포 등이 이에 속한다.

- 나는 세상과 사람들과 연결되어 있지 않다. 나는 세상과 사람들로부터 단절되어 있다.
- 나는 사람들로부터 아무런 정보도 도움도 보호도 받지 못해서 사는 것이 힘들다.
- 나는 사람들에게 아무런 정보도 도움도 보호도 주지 않는다.
- 나는 사회 구조나 경제 시스템을 감당하거나 처리할 수 없다. 나는 직업이나 안정된 거처나 가족을 만들고 유지할 수 없다.

- 증상이 시작될 무렵에 당신은 어떤 상황에서 어떤 스트레스를 받았나?

- 증상이 시작될 무렵에 당신의 삶은 어떤 상태였나?

- 증상이 시작될 무렵에 당신은 어떤 감정을 많이 느꼈나?

- 당신이 평생 많이 한 생각과 많이 느낀 감정은 무엇인가?

- 인생을 다시 산다면 당신의 인생에서 생략하고 싶은 사람이나 사건은 무엇인가?

- 이 증상이 사라지면 안 되는 이유가 있다면 무엇인가?

- 당신의 엄마 뱃속 트라우마는 무엇인가?

- 나는 나의 내면과 사람들과 하느님과 연결된다. 나와 사람들과 모든 생명과 하느님은 서로 연결된 하나다.

- 전지전능한 사랑의 하느님이 나를 지켜주고 안내해주고 보호해준다.

◆ 뇌실 종양(상의세포종, 맥락총 유두종) ◆

맥락막 신경총(맥락총)은 주로 상의세포로 구성되어 있다. 상의세포의 주요 기능은 동맥혈을 여과하여 뇌척수액(분비 기능)을 생산하는 것이다. 맥락막 신경총의 상의세포는 뇌실의 내벽을 덮고 신경총의 핵심을 둘러싸는 얇은 층(에펜디마, ependyma)을 형성한다. 이 층, 즉 에펜디마는 혈액-뇌척수액 장벽(BCSFB)으로 알려진 중요한 필터 역할을 한다. 혈액-뇌척수액 장벽은 혈액-뇌 장벽(BBB) 외에도 뇌세포(뉴런)의 안정적인 환경을 유지하기 위해 상호작용하는 장벽(인터페이스)이다. 두 장벽은 미생물과 암세포 같은 큰 분자가 뇌로 통과하는 것을 제한하는 동시에 물, 지용성 물질(산소, 이산화탄소), 아미노산과 포도당 같은 분자의 유

    치유의 혁명, 심신의학 EFT

입은 허용한다. 설탕은 뇌의 주 영양분이다. 따라서 뇌척수액은 포도당이 풍부하다. 뇌는 매일 약 150그램의 포도당을 사용하여 신체 에너지의 25퍼센트를 소비한다.

- 내 뇌가 충분히 촉촉하지 않아. 내 뇌가 메말라버린 것 같아.
  고통스러운 필름 끊김(mental blackout) 현상, 단기 기억 상실, 학습 장애는 이런 느낌을 줄 수 있다. 자신이 잘 생각하거나 이해할 수 없다고 믿는다.

- 원하는 것을 얻을 수 없다. 원하지 않는 것을 제거할 수 없다.
  구체적인 예를 들면, 몇 년째 응시한 공무원 시험에서 떨어졌다. 또 원하지 않는 직장에서 오래 일하거나 싫어하는 일을 마지못해서 억지로 오래 하고 있다.

심리적 원인을 찾는 질문

- 증상이 시작될 무렵에 당신은 어떤 상황에서 어떤 스트레스를 받았나?
- 증상이 시작될 무렵에 당신의 삶은 어떤 상태였나?
- 증상이 시작될 무렵에 당신은 어떤 감정을 많이 느꼈나?
- 당신이 평생 많이 한 생각과 많이 느낀 감정은 무엇인가?
- 인생을 다시 산다면 당신의 인생에서 생략하고 싶은 사람이나 사건은 무엇인가?
- 이 증상이 사라지면 안 되는 이유가 있다면 무엇인가?
- 당신의 엄마 뱃속 트라우마는 무엇인가?

치유 확언

- 나의 뇌는 충분히 잘 생각할 수 있다. 나의 뇌는 충분히 잘 작동한다.
- 나는 원하는 것을 얻을 수 있다. 나는 원하는 것을 얻는다.

심리적 원인

송과선은 호르몬을 생산하는 빛을 수용하는 기관이다. 망막과 상호 작용하여 낮에 뇌에서 형성된 세로토닌을 밤에 멜라토닌으로 전환시킨다. 이것은 낮과 밤의 신체 리듬을 제어한다.

- 빛을 포착할 수 없다. 어둠을 없앨 수 없다.
  이 스트레스는 갑자기 긴 어둠을 경험하는 것과 관련이 있다. 예를 들어 지하, 지하 동굴, 터널 등 어두운 장소에서 경험하는 고통이거나, 비유적으로는 빛이 없는 어둠 속에 오래 갇혀 있는 듯한 느낌이다.

심리적 원인을 찾는 질문

- 증상이 생길 무렵에 어떤 일이 있었나?
- 그 일을 겪을 때 무슨 생각과 감정을 느꼈나?

치유 확언

- 나는 마침내 빛을 본다.
- 나는 어둠에서 벗어나 빛을 볼 수 있다.

◈ **뇌졸중(중풍), 허혈성 뇌졸중(일과성 허혈성 발작)** ◈

심리적 원인

마비된 부위의 심리적 원인을 각각 참고하라. 예를 들어 팔이 마비되었으면 팔과 손 증상의 심리적 원인을 참고하라.

- 마음대로 할 수 없다. 마음대로 하면 안 된다.

  움직일 수 없다. 움직이면 안 된다. 움직이고 싶지 않다.

- 얼굴 근육 마비.

  조롱당했다. 체면을 잃었다.

- 어깨와 등의 근육 마비.

  누군가나 무언가를 피할 수 없다.

- 다리와 팔을 구부리고 당기는 근육(내전근) 마비.

  무언가 또는 누군가를 붙잡을 수 없다. 그를 가까이 끌어당기거나 안을 수 없다.

- 다리와 팔을 펴고 펼치는 근육(외전근) 마비.

  누군가 또는 무언가를 피하거나 밀어내거나 피할 수 없다.

- 다리 전체 근육 마비.

  완전히 어쩔 줄 모르겠다. 도망치거나 탈출하거나 따라잡을 수 없다. 충분히 빨리 달릴 수 없다. 높이 오르거나 오르락내리락하거나 춤을 추거나 도약하거나 균형을 잡을 수 없다.

심리적 원인을 찾는 질문

- 증상이 시작될 무렵에 당신은 어떤 상황에서 어떤 스트레스를 받았나?
- 증상이 시작될 무렵에 당신의 삶은 어떤 상태였나?
- 당신이 평생 많이 한 생각과 많이 느낀 감정은 무엇인가?
- 증상이 생길 무렵에 어떤 일이 있었나?
- 그 일을 겪을 때 무슨 생각과 감정을 느꼈나?
- 인생을 다시 산다면 당신의 인생에서 생략하고 싶은 사람이나 사건은 무엇인가?
- 이 증상이 사라지면 안 되는 이유가 있다면 무엇인가?
- 당신의 엄마 뱃속 트라우마는 무엇인가?

| **사례 ①** | **뇌손상으로 인한 식물인간 상태에서 깨어나다**

EFT는 종종 상상할 수 없는 기적을 종종 일으킨다. 이번 사례는 그런 기적이 일어난 사례다. 어느 날 내게 EFT로 치료받은 적이 있는 50대 여성이 나를 찾아와 대뜸 말했다.

"원장님, EFT로 기적이 일어났어요!"

자초지종을 물었다. 몇 달 전에 얼마 전부터 정신 상태가 좋지 못했던 그녀의 70대 어머니가 음식을 먹다가 기도로 넘어가 숨이 막혀서 혼수 상태에 빠졌다. 급히 병원으로 모셔갔으나 상태가 너무 심각해서, 병원에서는 어머니를 곧바로 집중치료실로 모셨고, 얼마 뒤에 담당 의사가 말했다.

"뇌손상이 너무 심각해서 현재 식물인간 상태입니다. 며칠을 못 넘기실 것 같습니다."

이 말을 듣고 그녀는 온몸의 힘이 다 빠져나가는 충격을 받았지만, 잠시 정신을 차리고 오열했다. '이대로 엄마를 보낼 수는 없어. 엄마가 어떻게 살았는데.' 그녀의 어머니는 아버지의 폭언과 폭행과 외도를 결혼 생활 내내 감내했고, 그러다 최근에는 그 후유증으로 갑작스러운 뇌손상 증상이 와서 심각한 치매 증상을 보이다 결국 이렇게 된 것이었다. 그녀는 병원 협조를 얻어서 집중치료실 한켠에 칸막이를 치고 간병인과 둘이서 교대로 24시간 내내 어머니를 지키면서 틈나는 대로 타점을 두드려주었다. 병원에서는 소용없다고 만류했지만 이 덕분인지 어쨌든 어머니는 예상된 며칠을 잘 넘겼다.

이렇게 1달이 되자 갑자기 어머니가 눈을 떴다. 게다가 완전히 원래의 정상적인 상태로 돌아왔다. 기적이 일어난 것이다. 그리고 어머니가 의식불명 상태에서 있었던 일을 말했다.

"검은 옷 입은 사람을 따라서 멀리 길을 떠나고 있는데, 자꾸 뒤에서 네가 부르는 소리가 들리더라. 처음에는 그냥 무시하고 길을 갔는데, 너무 자꾸 불러서 그 사람에게 말했다. '딸이 자꾸 불러서 못 가겠으니 당신 혼자 가시오.' 이 말이 끝나자마자 눈이 떠졌다."

어머니의 경험은 아마도 임사체험이었을 것이다. 아마도 그녀의 엄청난 정성과 EFT의 강력한 효과가 결합해 이런 효과가 난 듯하다. 놀랍고 감동적인 사례였고, 평생 잊지 못할 경험이었다.

게리 크레이그의 이야기: '보이지 않는 치료사(OPTIMAL EFT)' 기법에 대해 배우기 전에, 이사벨 바고스는 몇 달 동안 뇌졸중 피해자인 어머니를 위해 EFT를 지속적으로 적용했다. 결과적으로 그녀의 어머니는 두 사람이 도와주지 않고는 걸을 수 없던 상태에서 시작해서 이사벨의 팔만 잡고 2킬로미터를 걷게 되었다. 이것은 그 자체로 9년 동안 심각한 장애로 고통받던 사람으로서는 놀라운 회복이다. 치료, 재활로 얻을 수 있는 평균 기대치보다 훨씬 높았다.

그런 다음에 보이지 않는 치료사와의 단 한 세션 만에 극적인 새로운 수준의 결과가 발생했다. 그 과정 중 어느 시점에서 이사벨의 어머니는 "내 다리가 다르다"라고 말했다.

"나는 걸으면서 시험해보고 싶어."

그러고나서 그녀는 도움 없이 5킬로미터를 걸었다.

향후 경과 편지는 경과 추적 조치로, 얼마 전 이사벨이 보낸 편지다.

안녕하세요, 게리! 우리 어머니는 어제 넘어졌어요. 보통 넘어진 후 어머니는 걷지 않고 2~3일 동안 집에 머물렀어요. 오늘 '보이지 않는 치료사' 기법을 쓴 5분 후, 어머니는 다시 나가서 다리를 시험해보겠다고 요청했어요. 어머니는 어제 넘어진 것 때문에 조금 긴장했지만 산책하러 나가고 싶은 큰 열망이 있었거든요. 나는 어머니에게 짧은 산책을 하고 싶은지 물었고, 어머니는 아니라고, 멀리 바다를 보고 싶다고 말했습니다. 우리는 다른 날(5킬로미터)과 똑같이 걸었고, 그다음에는 다음 해변을 향해 500미터 더 이동했지요. 꾸준히 회복되어 이제 원래대로 되돌아갈 조짐을 보이지 않습니다. 어머니는 매일 더 나아지고 있습니다. :-)

감사합니다.

신의 축복이 있기를…….

이사벨 바고스로부터

마지막 경과 추적 조치로, 나는 1년 후 이사벨과 이야기했고, 어머니의 뇌졸중 회복 상태가 잘 유지되고 있다는 것을 알게 되었다. 여기 그녀의 어머니가 걷는 비디오가 있다. 완전히 혼자 걷고 있고 약간 절뚝거리고 있다는 것을 주목하자. 이런 종류의 뇌졸중 회복 사례는 기존의 방법을 사용해서는 극히 드물거나, 아예 존재하지 않는다.

| 사례 ③ | 열흘째 차도가 없는 뇌출혈

내 지인의 이야기다. 2024년 2월 80대 아버지가 갑자기 뇌출혈로 쓰러졌는데, 열흘째 호전되지 않는다고 연락하면서 내게 치유 방법을 물었다. 그래서 그 경과를 카톡 대화 형식 그대로 올린다. 참고로 이 대화는 단체 카톡방에서 오갔다.

2월 13일

안녕하세요? 아버지께서 열흘 전에 쓰러지셔서 병원에 계십니다. 1월 3일에 쓰러지셔서 섬망과 경련, 고열까지 있어서 절망스럽습니다. 제가 3일 간호하고 간병인이 1주일, 다시 주말에 제가 있는데 타점을 두드려드리는 게 나을까요, 아니면 확언을 할까요? 집에서는 남편과 제가 확언도 하고 대리 EFT도 하고 있습니다. 뇌출혈이 한 군데 일어났다가 경련이 생긴 뒤에 서너 군데 더 생겼습니다. 수술할 필요는 없고 지켜봐야 한다는데 인지 능력이 오락가락하고 미열과 가래가 있습니다. 운동을 열심히 해온 분인데 다리 근육은 거의 빠졌고 혼자 서지도 못합니다. 등을 만져보니 근육 강직이 있는 것 같습니다. 입원 초기에 경련이 2번 있었고 콧줄과 소변줄을 꽂고 산소호흡기를 달고 있습니다. 처음보다 좋아진 것은 석션 없이 스스로 가래를 뱉어내고 아주 작게 의사 표현은 하고 있습니다. '집에 가고 싶다. 비가 오냐? 싫어.' 정도입니다. 미열이 계속 있는데 원인을 못 찾고 있습니다.

나: 함께 있을 때는 타점을 두드려주고, 떨어져 있을 때는 대리 EFT를 하면 됩니다. 타점 자극이 침술 효과를 발휘해서 뇌세포를 자극해서 재생합니다. 저도 대리 EFT를 하겠습니다.

- 비록 나는 갑자기 내 몸의 통제력과 건강을 상실하고 혼란에 빠져 있지만 깊이 완전히 나를 받아들입니다. 비록 나는 이제 드디어 나도 늙고 병들고 아프고 삶의 종착점에 가까워진다는 자각을 하니 슬프고 두렵고 혼란스럽지만 깊이 완전히 나를 받아들입니다. 비록 나는 내가 완전히 회복할 수 있을지 두렵지만 깊이 완전히 나를 받아들입니다.

2월 15일

아버지가 열이 멈추고 의식이 맑아지고 있습니다. '비가 오냐?' 정도에서 '내 안경이 어디 있냐?'(쓰러지면서 날아간 것 같아요) '핸드폰이 어디 있냐?' 정도까지 말씀하시고 간병인과 교대하는 제게 손을 흔드셨습니다. 아직 산소호흡기와 콧줄과 소변줄을 달고 있지만 '대변이 마렵다. 화장실이 어디냐?'도 말씀하세요. 힘은 없지간 걸을 때 균형도 잡았어요. 진심으로 고맙습니다. EFT해준 덕인 거 같아요. 전에 섬망인지 의식이 열흘간 깜깜했는데 주말 동안 생긴 큰 변화입니다. 가끔 생각나면 더 부탁드려요. 꼭 걸어 나오게 해드리고 싶어요. 진심으로 고맙습니다.

2월 18일

안녕하세요. 아버지 상태가 가족들을 알아보고 의사 표현을 하는 등 눈에 띄게 호전되고 있습니다. 선생님들께 깊은 감사를 드립니다.

2월 24일

대리 EFT해주셔서 고맙습니다. 아버지 상태가 매일 좋아지고 있어서 기쁜 소식 전합니다. 산소줄에 이어 오늘 소변줄도 빼셨어요. 이제 콧줄 빼고 걸을 수 있으면 퇴원할 수 있을 거 같아요. 덕분입니다. 진심으로 깊은 감사를 전해요.

2월 27일

아버지는 유동식을 소화하지 못하고 설사 증세가 있어서 다시 영양주사액을 맞고 있지만 소변줄을 뺀 이후 소변도 대변도 휠체어로 이동해서 가능해졌습니다. 오늘 간병인과 교대했는데 '큰딸!' 하고 부르고 '도대체 내가 여기 왜 와 있니? 기억이 안 나!' '내 패스포트는 어디다 됐니?' '오늘이 27일이라니 믿기지 않아' '저 사람이 간호사야' 등 현실적인 표현을 하셨어요. 손주들이 보낸 문자도 읽으며 웃고, 저는 옆에서 EFT 하고 있습니다. 다음 주 연하 검사에 합격해서 콧줄 뽑으면 한결 더 좋아지실 거 같아요. 너무너무 감사합니다.

3월 3일

아버지가 오늘 콧줄도 빼셨습니다. 고맙습니다. 친구 아버지는 뇌출혈 6시간 만에 돌아가셨다는데, 여기저기서 기도와 미사를 많이 해주었는데 EFT 효과가 제일 컸던 것 같아요. 진심으로 고맙습니다.

3월 21일

제가 피로가 쌓이니 정신이 없어서 이 방에 최근 소식을 쓰는 것을 놓쳤네요. 대리 EFT 효과가 컸던 것 같아요. 신기할 정도로 좋아져서 혼자 걸으시고 식사도 잘하세요. 그런데 출혈 부분이 전두엽 쪽이라서 인지 능력이 아직 완전하지 않고 성격이나 감정 컨트롤에 변화가 올 수 있으니 재활병원에서 치료하라고 권해서 어제 전원하셨어요. 전공의 파업으로 퇴원 일자 5일 앞당겨 나왔습니다. 다리에 힘은 부족하고 계단 보행이 아직 어렵지만, 손잡고 올라가면 4층 정도는 올라가는 정신력과 체력이 생겼어요. 모두 너무 감사해요.

| 사례 ④ | 교통사고 후 뇌손상

2007년 게리 크레이그는 6년 전의 교통사고로 심각한 외상성 뇌손상을 입은 51세 여성 샐리를 치료하게 된다. 당시 그 사고 차량에는 그녀의 부모, 아들, 딸, 남편, 샐리가 타고 있었다. 그녀의 어머니가 운전했고, 조수석의 아버지는 사망했다. 남편, 샐리, 딸은 중환자실에 입원했고, 샐리가 제일 심각하게 부상당했으며, 그녀의 어머니와 아들은 타박상만 입었다. 그녀에게 가장 큰 문제는 균형감 부족과 예민함이었다. 그 밖에도 우울감과 머릿속이 꽉 찬 듯한 압력을 느꼈다. 어지러워서 지팡이를 짚지 않으면 걸을 수가 없었고, 조명이 많고 혼잡한 곳에 가면 너무 예민해져서 정신을 놓게 되었다. 그녀의 주치의는 왼쪽 뇌가 손상(왼쪽 전두엽 경막하 혈종, 왼쪽 두개골 기저부 골절 의심)당해서 어쩔 수 없으니 평생 이렇게 살아야 한다고 진단을 내렸다.

샐리는 게리와 불과 1시간도 안 되는 상담을 하면서 이 증상들이 다 사라졌다. 균형감각이 되살아났고, 예민함도 사라졌고, 만성 두통도 사라졌다. 무려 6년 만에 한쪽 발 뛰기와 달리기를 하게 되었다. 18개월 뒤 다시 확인했을 때도 효과는 여전했다. 이 사례는 극도로 심각했던 증상이 너무 빨리 좋아져서 게리가 저널*에 투고했고, EFT 애호가들 사이에서는 아주 유명한 사례가 되었다. 샐리는 직접 이렇게 말했다.

"믿을 수 없었다! 어떻게 이럴 수 있지? EFT는 이러한 변화를 일으킬 수 있었던 유일한 방법이었다. 정말 대단했다! 그 이후로 여전히 지팡이가 필요 없다. 1년이 넘었고 나는 옛날처럼 현기증에 압도당하지도 않고 지팡이도 필요하지 않다. 내 증상을 치유해준 EFT 상담 이후로 17개월 동안 한 번도 지팡이를 사용하지 않았다."

게리가 쓴 수용 확언은 다음과 같다.

- 비록 나는 머릿속에서 압력을 느끼고, 이 압력이 신체적 요인인지 감정적 요인인지 알 수 없지만 깊이 완전히 나를 받아들입니다.
- 비록 나는 균형감이 없지만 이 증상과 관련해서 무엇이라도 혹시 내가 잘못한 것이 있다면 나를 용서합니다.
- 비록 나는 균형감이 없지만 이 증상과 관련 있을 수 있는 모든 사람을, 사고 당사자들, 사고 가해자들, 치료한 의사들, 관련 변호사들, 상처 주는 말을 한 사람들을 용서

◆ Emotional Freedom Techniques (EFT) For Traumatic Brain Injury. Gary Craig, EFT Founder, Donna Bach, ND, Gary Groesbeck, BCIAC Fellow, and Daniel J. Benor, MD.

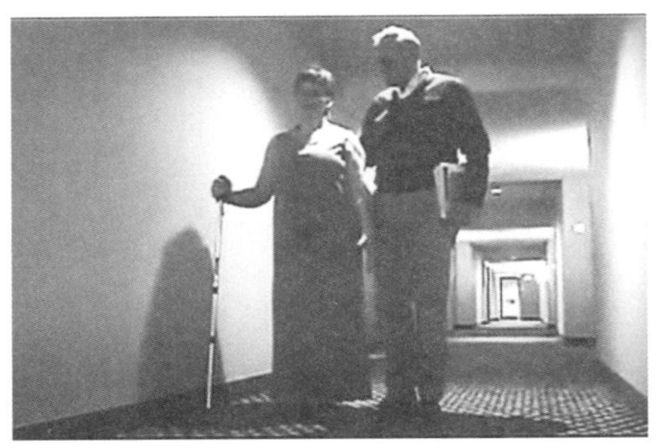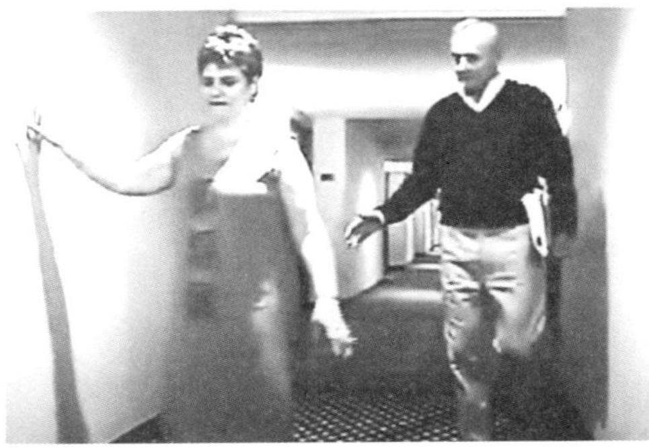

지팡이 없이 걸어보려다 비틀거리는 모습

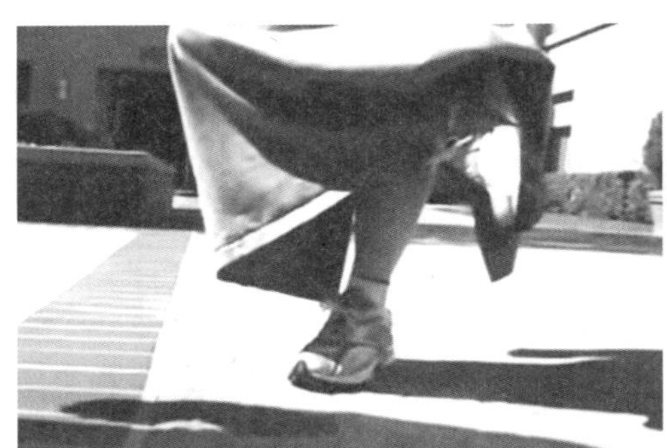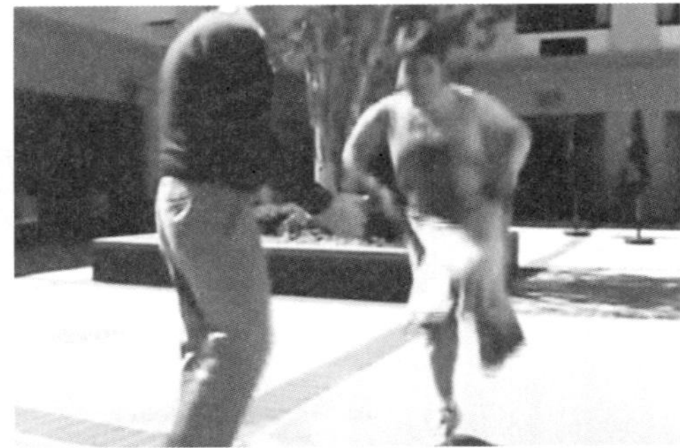

깨금발 뛰기를 하는 모습

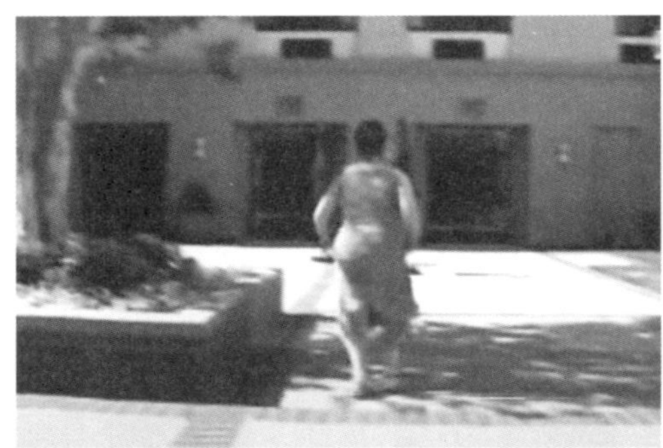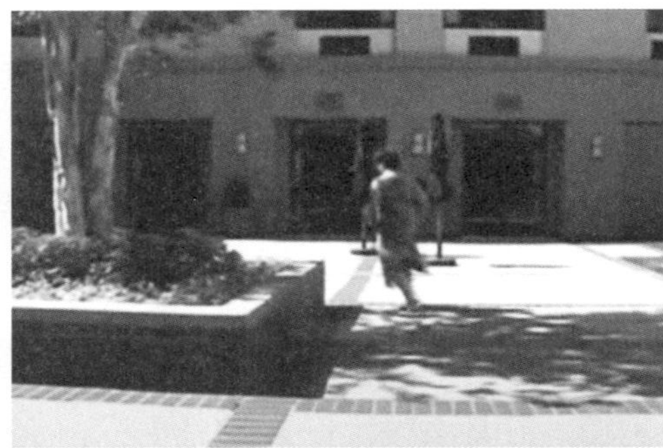

샐리가 나무 둘레를 뛰어서 도는 모습

합니다.

- 비록 나는 무엇이 가능하고 무엇이 불가능한지에 대한 나의 믿음을 갖고 있지만 그 모든 것도 다 내려놓습니다.

보호자가 환자를 위해서 해주는 것이 좋다.

- 하느님, 저를 치유하고 인도하소서.
- 나는 뜻이다. 나는 힘이다. 나는 사랑이다. 나는 용서이다. 나는 젊음이다. 나는 건강이다. 나는 지혜이다. 나는 삶의 기쁨이다. 나는 아름다운 모든 것이다. 모든 것이 나에게 달려 있다. 모든 것이 내 손 안에 있다. I am the will. I am the power. I am the love. I am the forgiveness. I am the youth. I am the health. I am the wisdom. I am the joy of living. I am everything beautiful. Everything depends on me. Everything lies in my hands.

◈ 신경 종양(신경섬유종) ◈

신경수초에 생기는 종양이다.

- 만져지고 싶지 않다. 만져지기 싫다.
  접촉(만져짐)이 고통스럽거나 불쾌하거나 원하지 않는 것이라서 피하는 것이다. 성적 학대나 신체적 학대를 당했을 때 이런 심리가 잘 생긴다. 종양은 말초 감각 자극이 뇌로 전달되는 것을 차단하여 해당 부위의 접촉에 대한 민감한 감각도 상실되거나 감소하는 것이다.

- 통증을 느끼고 싶지 않다

부상, 낙상 또는 타격으로 인한 급성 통증이나 기타 심한 통증이 생기면 이런 심리가 잘 생긴다.

심리적 원인을 찾는 질문

- 증상이 시작될 무렵에 당신은 어떤 상황에서 어떤 스트레스를 받았나?
- 증상이 생길 무렵에 어떤 일이 있었나?
- 이 증상이 사라지면 안 되는 이유가 있다면 무엇인가?
- 당신의 엄마 뱃속 트라우마는 무엇인가?

치유 확언

- 용서한다. 내려놓는다. 이제 나는 거기에서 벗어난다.
- 전지전능한 사랑의 하느님, 저를 치유하고 인도하소서.
- 저항하면 끈질기게 지속된다. 나는 이 통증을 인정하고 받아들인다. 이제 이 통증은 사라진다.

◈ 수두증 ◈

심리적 원인

물 밖에 나온 고기의 마음 상태로 신장병의 원인과 유사하다.

- 나는 버려졌다. 나는 기댈 사람이 없다.

  이런 생각 또는 감정은 한 사람이 쫓겨나고, 배제되고, 아무도 그를 원하지 않고, 거부당하고, 이해받지 못하고, 무시되고, 소외되고, 고립되어 혼자라고 느낄 때 생긴다. 아이들은 보통 어린이집에 들어갈 때, 집단에서(집에서, 놀이터에서, 유치원에서, 학교에서) 사랑받지 못하거나 배제되었다고 느낄 때, 부모가 그들과 충분한 시간을 보내지 않을 때, 더 많은 관심을 받는 새로운 형제자매가 태어날 때, 조부모가 돌아가실 때, 또는 가족 구성원이 떠날 때 이런 감정을 경험한다.

안전감과 심리적 의지처가 사라지면 외로움을 느끼게 된다. 집과 가족을 떠나 간호 시설에서 삶을 끝내는 노인들이나 신생아들이 이렇게 느끼기 쉽다. 또 이런저런 이유로 태어날 때부터 엄마에게서 떨어진 신생아들도, 집에 혼자 남겨진 동물들도 이런 감정을 느끼기 쉽다.

- 끝장났다. 언제 죽을지 모른다.

  물 밖에 나온 물고기는 언제 죽을지 모른다. 이 감정은 죽음의 두려움과 관련된다. 암이나 기타 심각한 질환으로 진단받는 것, 응급실이나 구급차에 있는 상황, 병원에 있는데 제대로 된 도움이나 간호를 받지 못하는 상황 등이 이런 감정을 느끼게 되는 상황의 예다.

- 다 잃었다. 기댈 데가 사라졌다.

  물고기에게 물은 생계의 터전이기도 하다. 따라서 생계 수단이 사라지는 스트레스도 신장에 손상을 준다. 물 잃은 물고기처럼 '나는 모든 것을 잃었다'라는 느낌이 들게 하는 손실이 이런 스트레스 상황이라고 볼 수 있다. 구체적인 예를 들면 직장 상실, 막대한 재정적 손실, 집을 잃는 일, 크게 의지하던 사람을 잃는 일 등이다.

- 나는 피난민이다. 이 세상에 내 자리는 없다.

  이 감정은 뿌리 뽑히거나 피난민이 되는 느낌을 뜻한다. 예상치 못하게 전학, 전근, 유학, 이민, 이사, 입학 등을 하게 되어서 익숙한 상황이나 환경이나 사람들로부터 떨어지게 될 때 이런 감정을 많이 느낄 수 있다.

심리적 원인을 찾는 질문

아이의 입장에서 부모가 다음 질문에 대답해보라.

- 증상이 시작될 무렵에 아이는 어떤 상황에서 어떤 스트레스를 받았나?
- 증상이 시작될 무렵에 아이의 삶은 어떤 상태였나?
- 증상이 시작될 무렵에 아이는 어떤 감정을 많이 느꼈나?

치유 사례

| 사례 ① | 태아 수두증

30대 후반 임신 여성이 5개월 정도 된 태아가 초음파상으로 수두증 소견이 보인다고 해서 내게 왔다. 그녀는 무용과 체조를 가르치는 학원 강사로, 육체적으로는 아주 건강했다. 임신하고서도 아무런 부담을 느끼지 않고 임신 전과 마찬가지로 늘 운동할 정도로 건강했는데, 갑자기 이런 진단을 받고서 거의 공황 상태를 보이고 있었다. 그녀는 태어난 아이가 기형아일까봐 엄청나게 두려워서 어쩔 줄 몰라 했다.

일단 태아를 직접 치료할 수는 없지만 산모를 치유하는 것이 태아에게 도움이 될 거라고 안심시키고 그녀의 어린 시절을 들어보았더니, 전형적인 '물 밖에 나온 물고기' 심리 상태였다. 그녀는 3남매 중 첫째로 태어나서 경제적 상황이 좋지 않아서 혼자 할머니에게 맡겨져 컸다. 그래서 할머니를 엄마처럼 느꼈는데 할머니는 고등학생 때 일찍 돌아가셨고, 중학생 때부터 부모와 함께 살았지만 서로 서먹서먹했다. "나만 이 집 자식이 아닌 것 같았어요"라고 그녀가 말했다.

그러다 교대를 갔는데 적성에 맞지 않아서 4년 내내 방황했고, 그동안 취미로 학원에서 무용을 배우다가 결국은 졸업해서 무용 강사가 되어 학원을 차렸다. 학원은 잘되었으나 본래 전공이 아니어서 또 주변의 질시를 받고 어디에도 소속되지 못했다. 최근 몇 년 동안에는 모 종교 단체에 가입하여 헌신했는데, 요즘에는 거기서 질시를 받아서 또 적응하지 못하고 소외감을 느끼고 있었다. 약 3개월 동안 이런 상처들을 EFT로 꾸준히 지웠다.

약 1년 뒤에 그녀가 다시 와서 소식을 전했다.

"아기는 순산했어요. 걱정을 많이 했는데, 태어나서도 뇌실이 약간 커 보이기는 하지만 아이는 완전히 정상이에요."

치유 확언

아이에게 이렇게 기도해주자.

- 하느님은 전지전능한 사랑이다. 하느님이 나를 치유하고 안내하고 보호하고 지탱해준다.
- 전지전능한 사랑의 하느님, 저를 치유하고 인도하소서!

심리적 원인

80대 이상 노인의 최소 25퍼센트 이상은 치매라고 한다. 결국 치매는 퇴행성 관절염처럼 풀지 못한 모든 삶의 상처와 트라우마가 뇌에 누적된 것이다. 그래서 모든 상처와 트라우마는 치매가 되지만 너무 일찍 치매가 진행된다면 다음의 원인이 크다고 본다.

- 나는 나를 놓아버리고 싶다.
- 이제 다 잊어버리고 싶다. 생각하고 싶지 않다.
- 이제 네가 나를 책임져라. 내가 평생 너 때문에 고생했다.
  보통 남편에 대한 원망이 많은 할머니가 이에 해당한다.

심리적 원인을 찾는 질문

환자의 보호자가 환자 입장에서 다음 질문을 해보라. 그리고 대리 EFT를 해주어라.

- 당신이 평생 많이 한 생각과 많이 느낀 감정은 무엇인가?
- 이 증상이 있어서 혹 좋은 점이 있다면 무엇인가?
- 증상이 생길 무렵에 어떤 일이 있었나?
- 인생을 다시 산다면 당신의 인생에서 생략하고 싶은 사람이나 사건은 무엇인가?
- 언제 어떤 상황에서 증상이 심해지는가?
- 이 증상이 사라지면 안 되는 이유가 있다면 무엇인가?
- 당신의 엄마 뱃속 트라우마는 무엇인가?

치유 확언

- 사랑과 평화가 치유한다.
- 전지전능한 사랑의 하느님, 저를 치유하고 인도하소서.

기능

뇌하수체는 척추동물의 내분비계에서 중심적인 작용을 하는 내분비샘으로 전엽·중엽·후엽의 세 부분으로 되어 있으며, 각각 작용이 다른 호르몬이 분비되고 있다. 전엽에서는 성장 호르몬(STH)·갑상선 자극 호르몬(TSH)·부신 피질 자극 호르몬(ACTH)·여포 자극 호르몬(FSH)·황체 형성 호르몬(LH)·젖분비 자극 호르몬(LTH)의 6종 호르몬이 분비된다. 한편, 중엽에서는 색소 세포 자극 호르몬(MSH)이 분비되는데, 중엽은 사람의 경우 성인이 되면 퇴화하므로 그 기능이 분명치 않다. 후엽에서는 자궁 수축 호르몬(옥시토신)과 항이뇨 호르몬(바소프레신)이 분비된다.

◆ **프로락틴종** ◆

심리적 원인

- 아이나 가족을 부양하지 못한다.
  실업, 파산, 영업 부진 등으로 재정적 어려움에 처했을 때 많이 느낀다.

심리적 원인을 찾는 질문

- 증상이 생길 무렵에 어떤 일이 있었나?
- 그 일을 겪을 때 무슨 생각과 감정을 느꼈나?

치유 확언

- 나는 뜻이다. 나는 힘이다. 나는 사랑이다. 나는 용서이다. 나는 젊음이다. 나는 건강이다. 나는 지혜이다. 나는 삶의 기쁨이다. 나는 아름다운 모든 것이다. 모든 것이 나에게 달려

있다. 모든 것이 내 손 안에 있다. I am the will. I am the power. I am the love. I am the forgiveness. I am the youth. I am the health. I am the wisdom. I am the joy of living. I am everything beautiful. Everything depends on me. Everything lies in my hands.

- 판단을 내려놓고 하느님께서 나를 통해 일하시도록 한다.
- 전지전능한 하느님, 저를 통해서 저를 위해 일하소서.

◈ 거인증(말단비대)을 일으키는 뇌하수체 선종 ◈

심리적 원인

- 너무 작아서 원하는 것을 얻을 수 없다.
  예를 들면 어린아이가 스포츠에서 더 큰 아이와 경쟁하면서 자신의 작음을 한탄한다.
- 너무 작아서 할 일을 해치울 수 없다.
  예를 들면 자녀 또는 청소년이 부모나 성인의 역할을 맡고 있다.

일반적으로 이 스트레스는 너무 작다고 느끼게 만드는 상황에서 유발된다. 관련 상황은 대체로 부모나 친구나 선생님에게 이런 말을 자주 듣는 것이다. 물론 성인도 이런 스트레스를 받을 수 있다.

세계에서 제일 유명한 동기 부여가이자 2미터에 육박하는 거구를 자랑하는 앤서니 로빈스(Anthony Robbins)의 키는 사실 뇌하수체 종양 때문이며, 그는 수술도 받았다. 부모는 그가 7살일 때 이혼했고, 그의 어머니는 그 뒤에도 여러 번 재혼했다. 그는 3남매의 맏이였고, 부모가 그들의 끼니조차 챙기지 않아서 굶는 경우도 많았다고 한다. 그는 자신의 원가정에 대해서 '학대와 무질서'라는 말로 표현했고, 17세에 가출해서 결코 되돌아가지 않았다. 그의 이런 성장 배경을 보면 빨리 어른이 되어서 자신과 동생들을 보호하고 싶었을 것이다.

심리적 원인을 찾는 질문

- 증상이 시작될 무렵에 당신의 삶은 어떤 상태였나?

- 증상이 시작될 무렵에 당신은 어떤 감정을 많이 느꼈나?

- 당신이 평생 많이 한 생각과 많이 느낀 감정은 무엇인가?

- 이 증상이 있어서 혹 좋은 점이 있다면 무엇인가?

치유 확언

- 나는 이 몸으로 모든 것을 다 해낼 수 있다.

- 진정한 힘은 몸의 크기가 아니라 마음에 있다.

- 나의 지능과 마음은 무엇이든 할 수 있다.

◈ 여포 자극 호르몬·황체 형성 호르몬을 분비하는 부위의 뇌하수체 종양 ◈

심리적 원인

- 나는 미성숙하다. 나는 너무 어리다. 나는 빨리 어른이 되고 싶다. 나는 빨리 여자가 되고 싶다.

뇌하수체의 황체 형성 호르몬 및 난포 자극 호르몬을 생산하는 세포와 관련된 심리적 원인은 문자 그대로 또는 비유적으로 '나는 너무 미성숙하다'라는 감정이다. 아이가 자신이 너무 미성숙하다고 느끼는 상황이 지속되면 조기 발달(조기성 사춘기)로 이어진다. 반대로 '나는 어른이 되고 싶지 않다'라는 생각이 지속되면 이 두 호르몬 생성 감소를 유발하여 사춘기 지연을 초래한다.

나에게 누군가 성조숙증의 원인을 물어서 이상의 답변을 해주었더니 그가 답을 달았다.

"감사합니다, 원장님. 아이가 빨리 어른이 되고 싶다고 자주 얘기하긴 했었는데. 아이고, 성장주사를 맞추기는 싫고 난감하네요."

심리적 원인을 찾는 질문

- 증상이 시작될 무렵에 당신의 삶은 어떤 상태였나?
- 증상이 시작될 무렵에 당신은 어떤 감정을 많이 느꼈나?
- 이 증상이 있어서 혹 좋은 점이 있다면 무엇인가?

치유 확언

- 나는 나를 있는 그대로 이해하고 받아들이고 사랑한다.
- 천천히 어른이 되어도 된다.
- 진정한 성장은 육신이 아니라 정신에 있다.

◈ 시상하부 종양 ◈

심리적 원인

시상과 시상하부는 대뇌피질과 중뇌 사이의 뇌 깊숙한 곳에 위치한다. 시상하부는 시상 아래에 위치한다. 시상하부는 자율신경계와 내분비계를 조절하는 센터이며, 수면 리듬, 대사 기능, 음식과 물 섭취(배고픔, 갈증), 체온, 뇌하수체로부터의 호르몬 방출에 영향을 미친다.

- 완전한 포기, 완전한 체념. '그냥 내가 죽었으면 좋겠다'라는 감정.

심리적 원인을 찾는 질문

- 증상이 시작될 무렵에 당신은 어떤 상황에서 어떤 스트레스를 받았나?

- 증상이 시작될 무렵에 당신의 삶은 어떤 상태였나?

- 증상이 생길 무렵에 어떤 일이 있었나?

- 그 일을 겪을 때 무슨 생각과 감정을 느꼈나?

- 인생을 다시 산다면 당신의 인생에서 생략하고 싶은 사람이나 사건은 무엇인가?

치유 확언

- 전지전능한 사랑의 하느님께 저를 맡깁니다. 저를 인도하고 치유하소서!

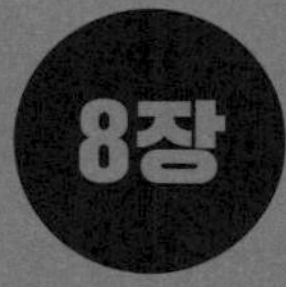

갑상선과
부갑상선

갑상선의 기능

갑상샘은 갑상샘 호르몬을 만들고 저장해두었다가 필요할 때마다 혈액으로 내보내는 일을 한다. 갑상샘 호르몬은 사람에게 없어서는 안 되는 물질로, 인체의 대사 과정을 촉진하여 모든 기관의 기능을 적절히 유지시키는 일을 한다. 예를 들어 열을 발생시켜 체온을 일정하게 유지하거나 태아와 신생아의 뇌와 뼈의 성장 발달에 도움을 주는 역할 등을 한다.

우리 몸을 연탄 난로라고 한다면, 갑상샘 호르몬은 연탄 난로 밑에 있는 공기 통로(불문)와 비슷한 역할을 한다. 불문을 열면 연탄이 빨리 타고 불문을 닫으면 연탄이 천천히 타는 것처럼, 갑상샘 호르몬이 많이 분비되면 우리가 먹은 음식이 빨리 타서 없어지면서 열이 발생한다. 그 결과 몸은 더워지고 땀이 많이 나며 체중이 빠진다. 또한 자율신경이 흥분해서 심장이 빨리 뛰고 위장의 운동 속도가 빨라져 대변을 자주 보거나 설사를 하게 되고 신경이 예민해지고 손이 떨리는 증상이 나타난다. 반대로, 갑상샘 호르몬이 적게 분비되면 우리 몸의 대사가 감소해 춥고 땀이 나지 않고 얼굴과 손발이 붓고 체중이 늘게 된다. 자율신경이 둔해져서 심장이 천천히 뛰고 위장의 운동 속도가 느려져 변비가 생긴다. 정신 활동도 저하되고 말이 느리고 어둔해진다.

심리적 원인

- 빨리 붙잡아야 하는데 할 수 없다. 빨지 차지해야 하는데 할 수 없다.

  원하는 직업, 직위, 승진, 계약, 사업 또는 구매의 기회를 강력히 원하지만 나는 너무 느리고 굼뜨고 둔하다.

- 빨리 해내야 하는데 할 수 없다. 더 많이 해야 하는데 할 수 없다.

  맡은 일을 빨리 해내야 인정받고 생존할 수 있는데, 나는 너무 굼뜨다.

- 빨리 해치워야 하는데 할 수 없다. 빨리 끝내야 하는데 할 수 없다.

  빨리 주식도 손절하고, 맡은 상품도 팔고, 이사를 가려면 집도 빨리 내놓아야 한다. 그런데 나는 늘 빨리 결정하고 행동하지 못해서 일이 진행이 안 된다.

- 빨리 따라잡아야 하는데 따라잡을 수 없다. 나는 너무 느리고 굼뜨다.

  사업가, 판매 대리점, 공급업체, 운동선수, 경매인 등 경쟁이 심한 일을 하는 사람이나, 저널리스트, 제조업체처럼 마감 시간의 압박을 받는 일을 하는 사람이나, 싱글맘이나 투잡을 병행하는 사람들처럼 늘 여러 가지 일을 다 해내느라고 아등바등 쫓기는 사람이 이에 해당한다.

심리적 원인을 찾는 질문

- 증상이 시작될 무렵에 당신은 어떤 감정을 많이 느꼈나?
- 당신이 평생 많이 한 생각과 많이 느낀 감정은 무엇인가?
- 이 증상이 있어서 혹 좋은 점이 있다면 무엇인가?
- 증상이 생길 무렵에 어떤 일이 있었나?
- 그 일을 겪을 때 무슨 생각과 감정을 느꼈나?
- 인생을 다시 산다면 당신의 인생에서 생략하고 싶은 사람이나 사건은 무엇인가?
- 언제 어떤 상황에서 증상이 심해지는가?

| **사례 ①** | **갑상선암, 신수진**

　30대 여성 교사가 건강검진 결과 갑자기 갑상선암이라는 진단을 받고 상담을 신청했다. 첫 병원에서 암으로 판정받은 후 부분 절제 수술을 권유받았고, 다시 다른 병원에서 재검한 결과 암으로 판정받고 갑상선 전체 절제 수술을 권유받았다. 하지만 그녀는 수술보다는 자연 치유를 원했고, 갑작스러운 암 판정에 젊은 나이의 이 여성은 엄청난 두려움과 혼란을 느끼고 있었다. 나는 그녀에게 이런 상황이 도리어 치유와 성장의 기회가 될 수 있다고 말하고 상담에 들어갔다.

　먼저 몸과 마음의 상관성에 관한 책을 추천했고, EFT로 내면 아이를 치유하면서 사랑받지 못한 상처와 쌓인 스트레스를 풀어나갔다. 또한 학교에서 아이들과 겪는 문제를 풀 수 있는 행동 지침과 갑상선암을 치료하기 위한 태도도 알려주었다. 첫 상담에서는 갑상선암에 걸렸다는 사실을 받아들이지 못하는 마음이 가장 큰 문제였다. 그래서 먼저 이런 암에 대한 저항감을 다뤘고 그다음에는 수술받기 싫다는 두려움을 다뤘다. 이렇게 하나씩 하나씩 풀어나갔다.

　나는 상담에서 긍정 확언을 잘 하지 않는다.

　"나는 수술 없이 낫는다."

　이런 확언을 일체 하지 않고 상처받은 내면 아이의 마음을 알아주고 풀어주는 것에만 집중했다. 그렇게 주 1회씩 5번 상담을 마치고 문자가 왔다.

　"오늘 병원 다녀왔는데 교수님이 위치도 안전하고 크기도 작으니 걱정할 것 없다고 1년에 한 번씩 초음파 검사만 받으면 된다고 하네요. 정말 다행이에요."

　분명히 상담받기 전에는 우리나라에서 가장 권위 있는 대학병원 두 곳에서 수술해야 한다고 강력하게 이야기했는데, 상담받으면서 찾아본 다른 병원에서 수술 안 해도 되고 걱정할 필요도 없다고 말한 것이다. 맨 처음에 그녀는 수술을 받으면 평생 약을 먹어야 하고 후유증도 심각할 거라고 걱정을 많이 했는데, 이렇게 자연스럽게 일이 잘 풀려버린 것이다.

- 나는 안전하다, 나는 고요하다, 내가 통제하고 있다. I am safe, I am calm, I am in control.

- 나는 뜻이다. 나는 힘이다. 나는 사랑이다. 나는 용서이다. 나는 젊음이다. 나는 건강이다. 나는 지혜이다. 나는 삶의 기쁨이다. 나는 아름다운 모든 것이다. 모든 것이 나에게 달려 있다. 모든 것이 내 손 안에 있다. I am the will. I am the power. I am the love. I am the forgiveness. I am the youth. I am the health. I am the wisdom. I am the joy of living. I am everything beautiful. Everything depends on me. Everything lies in my hands.

- 판단을 내려놓고 하느님께서 나를 통해 일하시도록 한다.

◆ 갑상선종(갑상선 수치의 이상이 없는 고이터(goiter)) ◆

심리적 원인

- 뭔가 해야 하는데 나는 아무것도 할 수 없다. 손발이 묶인 느낌이다. 내가 할 수 있는 것이 없다.

  어떤 일이나 상황에 대해서 무력감을 느끼는 것이다. 예를 들면 부모의 이혼 상황에서 아무것도 할 수 없는 아이, 인구 소멸 지역에서 가게를 하는 자영업자 등의 심정이 이에 해당한다.

- 도저히 못 보겠다. 도저히 못 겪겠다. 도저히 못 하겠다.

  이것은 자신에게 바로 닥쳐올 위협이나 위험한 상황을 직면하는 것과 관련된 두려움과 공포다. 자동차 정면 충돌 상황이나 큰 개가 정면에서 갑자기 달려드는 상황이나 시비가 붙어 맞붙어 싸우게 되는 상황처럼, 직접적인 위협에 노출되는 상황이 여기에 해당한다. 또한 갑작스러운 세무 조사나 은행의 조기 상환 요구 같은 추상적인 위협이나 위험도 여기에 해당할 수 있다. 또한 갑자기 뒤통수를 세게 맞는 듯한 갑작스럽고 충격적인 소식도 이에 해당할 수 있는데, 가장 흔한 것은 암 진단을 받는 것이다.

심리적 원인을 찾는 질문

- 증상이 시작될 무렵에 당신은 어떤 상황에서 어떤 스트레스를 받았나?

- 증상이 시작될 무렵에 당신의 삶은 어떤 상태였나?

- 증상이 시작될 무렵에 당신은 어떤 감정을 많이 느꼈나?

- 이 증상이 있어서 혹 좋은 점이 있다면 무엇인가?

치유 확언

- 전지전능한 사랑의 하느님, 저에게 힘과 지혜를 주소서!

- 나는 안전하다, 나는 고요하다, 내가 통제하고 있다. I am safe, I am calm, I am in control.

◆ 부갑상선암, 부갑상선 기능 항진증, 고칼슘혈증 ◆

심리적 원인

부갑상샘은 부갑상샘 호르몬을 만들고 분비한다. 부갑상샘 호르몬은 뼈에서 혈액으로 칼슘의 이동을 증가시키고 위장관에서 칼슘의 흡수를 촉진하고, 신장에 작용하여 칼슘의 재흡수를 촉진하며 비타민 D의 합성을 도와준다. 결과적으로 부갑상샘 호르몬은 혈중 칼슘 농도를 증가시킨다. 특히 칼슘은 근육의 이완과 수축에 필수적인 영양소로 근육 내에 칼슘이 부족하면 제대로 된 근육 활동이 일어날 수 없다. 우리는 근육 활동을 통해서 원하는 것이나 대상을 붙잡고, 차지하고, 해치우고, 따라잡는다.

- 빨리 붙잡아야 하는데 할 수 없다. 빨지 차지해야 하는데 할 수 없다.
  원하는 직업, 직위, 승진, 계약, 사업 또는 구매의 기회를 강력히 원하지만 나는 너무 느리고 굼뜨고 둔하다.

- 빨리 해내야 하는데 할 수 없다. 더 많이 해야 하는데 할 수 없다.
  맡은 일을 빨리 해내야 인정받고 생존할 수 있는데, 나는 너무 굼뜨다.

- 빨리 해치워야 하는데 할 수 없다. 빨리 끝내야 하는데 할 수 없다.

빨리 주식도 손절하고, 맡은 상품도 팔고, 이사를 가려면 집도 빨리 내놓아야 한다. 그런데 나는 늘 빨리 결정하고 행동하지 못해서 일이 진행이 안 된다. 빨리 따라잡아야 하는데 따라잡을 수 없다. 나는 너무 느리고 굼뜨다. 경쟁이 심한 일을 하는 사람들이나, 마감 시간의 압박을 받는 일을 하는 사람들이거나, 투잡을 병행하는 사람들처럼 늘 여러 가지 일을 다 해내느라고 아등바등하는 사람들이 이에 해당한다.

심리적 원인을 찾는 질문

- 증상이 시작될 무렵에 당신은 어떤 감정을 많이 느꼈나?
- 당신이 평생 많이 한 생각과 많이 느낀 감정은 무엇인가?
- 이 증상이 있어서 혹 좋은 점이 있다면 무엇인가?
- 증상이 생길 무렵에 어떤 일이 있었나?
- 그 일을 겪을 때 무슨 생각과 감정을 느꼈나?
- 인생을 다시 산다면 당신의 인생에서 생략하고 싶은 사람이나 사건은 무엇인가?
- 언제 어떤 상황에서 증상이 심해지는가?

치유 확언

- 나는 안전하다, 나는 고요하다, 내가 통제하고 있다. I am safe, I am calm, I am in control.
- 나는 뜻이다. 나는 힘이다. 나는 사랑이다. 나는 용서이다. 나는 젊음이다. 나는 건강이다. 나는 지혜이다. 나는 삶의 기쁨이다. 나는 아름다운 모든 것이다. 모든 것이 나에게 달려 있다. 모든 것이 내 손 안에 있다. I am the will. I am the power. I am the love. I am the forgiveness. I am the youth. I am the health. I am the wisdom. I am the joy of living. I am everything beautiful. Everything depends on me. Everything lies in my hands.
- 판단을 내려놓고 하느님께서 나를 통해 일하시도록 한다.

9장

눈

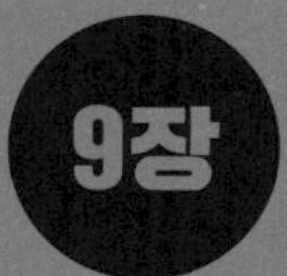

눈의 증상

- 눈에 띄다
- 눈에 어리다
- 눈을 까뒤집다
- 눈을 돌리다
- 눈을 뒤집다
- 눈을 똑바로 뜨다
- 눈을 맞추다
- 눈을 밝히다
- 눈을 붙이다
- 눈을 속이다
- 눈을 씻고 보다
- 눈을 피하다
- 눈이 튀어나오다
- 눈이 높다
- 눈이 돌아가다
- 눈이 뒤집히다
- 눈이 맞다
- 눈이 벌겋다
- 눈이 삐다

- 눈이 시다
- 눈도 깜짝 안 하다
- 눈 둘 곳을 모르다
- 눈도 못 감고 죽다
- 눈 밖에 나다
- 눈에 밟히다
- 눈에 넣어도 아프지 않다
- 성난 눈으로 노려보다
- 눈에 보이는 것이 없다
- 눈에 불을 켜다
- 눈에 쌍심지가 돋다
- 눈에 아른거리다
- 눈에 익다
- 누구의 눈에 잘 보이다
- 눈에 핏발을 세우다
- 눈을 끌다
- 눈을 크게 뜨다
- 눈을 틔워주다
- 눈이 까뒤집히다

- 눈이 낮다
- 눈이 동그래지다
- 눈이 번쩍 뜨이다
- 눈이 빠지게 기다리다
- 눈이 시뻘겋다
- 눈이 시퍼렇게 살아 있다
- 눈이 열리다
- 눈이 캄캄하다
- 눈이 트이다
- 눈이 핑핑 돌아가다
- 눈에 콩깍지가 씌었다
- 눈은 그 사람의 마음을 닮는다
- 눈은 마음의 거울
- 슬픔이 눈을 가린다
- 눈앞이 캄캄하다
- 죽어도 그 꼴 못 본다.
- 무서워서 못 보겠다.
- 눈꼴시다
- 눈 버렸다

눈의 증상과 마음은
어떻게 관련되는가?

차마 눈 뜨고 못 보겠다, 슬픔이 눈을 가린다, 눈에 보이는 게 없다, 눈이 높다, 눈앞이 막막하다, 눈이 낮다, 안하무인, 눈에 불을 켜다, 눈이 뒤집히다, 눈에 콩깍지가 붙었다…….

이 표현들은 우리가 흔히 감정을 표현할 때 쓰는 말이면서 또 말 그대로는 눈의 증상을 표현한 말이다. 혹 이런 감정을 느낄 때 눈에서 진짜 이런 현상이 일어날 수도 있을까? 이와 관련해서 마음과 눈의 관련성을 분명히 보여주는 충격적인 사례가 있다. 일찍이 캄보디아에서는 급진 무장단체 크메르 루주에 의해 엄청나게 많은 사람이 학살당했다. 그중에서 약 200명의 여성은 그들의 가족이 고문당하면서 죽어가는 것을 직접 강제로 봐야 했는데, 그 뒤로 눈이 확 멀어버렸다. 의학적 검사로는 아무런 눈의 이상을 찾을 수 없었는데, 그들은 아무것도 볼 수 없었다. 그녀들은 이렇게 말했다.

"아무것도 볼 수 없을 때까지 울었어요."•

또 이와 관련해서 생각나는 사례가 있다. 어느 날 베체트병(Behcet's disease, 혈관에 염증이 생기는 질환)으로 시력이 상실되어 가고, 소화기 및 여러 장기에 염증이 생겨서 죽어가는 50대 기혼 여성 환자가 왔다. 직감적으로 드는 생각이 있어서 물었다.

"혹시 '못 산다, 못 본다'라는 말을 많이 하지 않으셨나요?"

◆   They cried until they could not see, New York Times magazine, June 23, 1991, Patrick Cook.

"네, 실제로 제가 그 말을 입에 달고 살긴 해요."

그러니 실제로 그 환자는 이렇게 못 보고 못 살게 되는 병에 걸린 것이다. 좀 더 자초지종을 물어보니 그녀의 인생은 기구했다. 남편은 툭 하면 개 패듯이 때렸고 그때마다 그녀는 '이렇게 못 산다'라는 말을 내뱉었다. 또 두 딸 중 하나가 동성애자여서, 딸의 이런 모습을 볼 때마다 '이런 꼴 못 본다'라는 말을 내뱉었다.

또 다른 사례를 말해보자. 오래전 40대 이혼 여성이 초등 3년 여자애를 데리고 내게 치료 받으러 왔다. 그런데 아이는 겨우 그 나이에 노인이나 낄 법한 두꺼운 도수의 안경을 끼고 있었다. 그래서 왜 그렇게 눈이 나쁜지 엄마에게 물어보았다. 그녀가 말한 바에 따르면 그녀는 원래 고아로 힘겹게 살다가 우연히 남자를 만나 결혼했는데, 그 남자가 폭력이 너무 심해서 몇 년 살지도 못하고 이혼했다. 그러다 아이가 초 1이 되었을 무렵 도저히 키울 자신이 없어서 아이에게 고아원에 맡기겠다고 말했더니 며칠 새에 지독한 근시가 생겼다는 것이다. 결국 버려지는 두려움이 이 어린아이에게 극심한 근시를 만든 것이다. 이런 식으로 갑자기 시력이 떨어지는 순간을 물어보면 극심한 두려움을 경험했던 순간들이 많다.

또 나는 지금까지 많은 사람에게 EFT를 가르쳐왔는데, 강의나 상담에서 그저 심리적인 문제들을 EFT로 풀고나면 종종 많은 사람이 이런 말을 하는 것을 듣는다. '갑자기 세상이 환하게 보여요. 눈에 쓰인 것이 벗겨진 듯 맑게 보여요. 침침하던 눈이 밝아졌어요, 갑자기 사물이 뚜렷하게 보여요. 이제 눈이 시원해요.' 눈은 마음의 창이라고 하듯, 마음이 맑아지면 눈도 진짜로 맑아지거나 좋아지는 것일까!

오래전 EFT 창시자 게리 크레이그는 EFT 전문가 캐롤 룩(Carole Look)에게 그녀의 내담자들에게 EFT로 시력을 개선시켜보지 않겠느냐고 권유했다. 처음에는 이 권유에 회의적이었지만, 차츰 룩은 자신의 내담자와 강의 참가자들이 했던 말이 떠올랐다.

"세상이 환해 보여요."

"이제 모든 게 뚜렷하게 보여요."

이에 룩도 자문하게 되었다.

'분노, 슬픔, 죄책감 등이 온갖 신체 질환으로 나타나고, EFT로 이것을 풀어주면 다 좋아지는데, 왜 눈이라고 예외가 될까?'

2005년 가을 그녀는 드디어 400명의 자원자를 모집하여 시력 EFT 실험을 하였다. 8주 과정이 끝났을 때 이 중 120명만이 남았다. 그들 중 82퍼센트는 여성이었고, 80퍼센트는 안경을, 20퍼센트는 렌즈를 끼었으며, 연령대는 30~80대까지 다양했다. 참가자들은 정해진 기준에 따라 맨 처음에 자신의 시력을 평가했고, 매주 주어지는 EFT 과제를 하면서 중간 평가를 하고, 마지막에 최종 시력 평가를 했다. 시력 평가의 지표 항목은 안구 건조, 근거리 시력, 원거리 시력, 안구 피로, 눈의 가려움이나 따가움, 안구 경련, 수정체 부유물(비문증) 등이었고, 이들 지표에 어떤 변화가 있는지 매주 기록하게 했다.

원래 EFT는 개인별로 맞추어 수용 확언을 만들어야 하는데 대규모 실험에서 그럴 수는 없어, 매주 정해진 수용 확언과 연상어구를 이메일로 보내면, 참가자들이 이것으로 매일 5~10분씩 EFT를 하게 했다. 마침내 8주가 지나서 최종 결과가 통계적으로 처리되었을 때 그 결과는 놀라웠다. 끝까지 마친 120명의 평가 결과는 15~75퍼센트 정도가 시력과 증상이 향상되었음을 보여주었다. 물론 이 실험은 대조군이 없는 예비 실험이지만, 그럼에도 이 실험은 간단한 수준의 EFT만으로도 시력 및 눈의 증상에 효과가 있다는 것을 잘 보여주었고, 감정과 눈의 증상이 밀접한 관련이 있음을 일깨워주었다.[◆]

◆ 안검염, 결막염, 눈꺼풀 물사마귀(전염성 연속종), 익상편 ◆

심리적 원인

- 보고 싶어도 볼 수 없다.

  구체적인 예를 들어보면 엄마와 떨어져서 할머니에게 맡겨진 아이는 엄마를 보고 싶어도 볼 수가 없다. 사랑하는 가족을 두고 긴 출장을 가야 하는 가장은 가족들을 눈에서 떼놓고 싶지 않다.

◆　Improve Your Eyesight With EFT, Carol Look, AUTHORHOUSE.

- 보고 싶지 않다. 꼴 보기 싫다.

  구체적인 예를 들어보면 늘 게임만 하는 아들이 보기 싫은 엄마, 늘 백수 상태로 있는 남편이 보기 싫은 아내, 현 대통령이 너무 싫은데 늘 언론에 나와 꼴 보기 싫어 죽을 지경인 50대 남성 등이 있다.

- 학교(직장)에 가고 싶지 않다.

  안검염과 결막염은 눈에 띄는 병이고, 전염성이 의심되므로 학교나 직장에 가지 않을 수 있다.

- 내가 아프다는 것을 알아줘. 나 좀 챙겨줘.

  남의 눈에 띄는 증상은 남에게 자신이 아프다는 것을 호소하는 의미가 있다.

심리적 원인을 찾는 질문

- 이 증상이 생길 때 무슨 일이 있었나?
- 무엇을 보고 싶은데 볼 수 없나?
- 무엇이 보기 싫은가?
- 왜 학교나 직장에 가기 싫은가?
- 이 증상이 있어서 혹 좋은 점이 있다면 무엇인가?

치유 확언

- 나는 보고 싶은 상황과 사람을 볼 수 있다.
- 나는 용서의 눈으로 있는 그대로 본다.
- 나는 쉴 수도 있고, 일할 수도 있다. 나는 선택할 수 있다.

◈ 황색판종 ◈

심리적 원인

- 나는 (특히 눈과 관련해서) 못났다. 나는 예쁘지 않다. 나는 매력이 없다.

구체적인 예를 들면 남에게 못났다는 비난을 받았다, 한 여성이 거울을 보고 눈 주위에 자글자글한 잔주름에 충격받는다, 누군가에게 너는 눈이 참 못났다는 말을 들었다.

- 나는 내가 싫다.

  얼굴 부위는 자기혐오와 관련이 크다. 자신을 혐오하는 사람은 얼굴의 드러나는 면에 문제가 잘 생긴다.

- 나는 늙고 추하다.

  황색판종은 노인에게 많이 나타나는데, 자신이 늙었다는 믿음을 가진 사람에게 잘 나타난다.

심리적 원인을 찾는 질문

- 이 증상이 생길 무렵에 어떤 일을 겪었나?
- 당신은 언제부터 왜 자신이 특히 눈 부위가 못났다고 느꼈나?
- 이 증상이 있어서 혹 좋은 점이 있다면 무엇인가?

치유 확언

- 나는 미추의 판단을 초월하여 나 자신을 있는 그대로 받아들이고 사랑한다.
- 하느님의 눈에 모든 존재는 성스러운 존재이며, 나는 그 성스러움을 본다.

◈ 눈물샘 염증, 눈물샘 종양, 눈물샘 낭포성 섬유종, 안구 건조증, 쇼그렌 증후군, 눈 시림 ◈

심리적 원인

- 보고 싶어도 볼 수 없다. 보고 싶어도 보면 안 된다.

  구체적인 예를 들어보면 엄마와 떨어져서 할머니에게 맡겨진 아이는 엄마를 보고 싶어도 볼 수가 없다. 사랑하는 가족을 두고 긴 출장을 가야 하는 가장은 가족들을 눈에서 떼놓고 싶지 않다. 아이는 TV를 보고 싶어 하지만 부모는 그것을 허용하지 않는다. 여자는 보석 가게의 진열장에 있는 반지로 남편의 관심을 끌지만, 그는 무시한다.

- 보고 싶지 않다. 꼴 보기 싫다.

  구체적인 예를 들어보면 늘 게임만 하는 아들이 보기 싫은 엄마, 늘 백수 상태로 있는 남편이 보기 싫은 아내, 현 대통령이 너무 싫은데 늘 언론에 나와서 꼴 보기 싫어 죽을 지경인 50대 남성 등이 있다.

심리적 원인을 찾는 질문

- 당신은 무엇을 보고 싶어도 볼 수 없나?
- 당신은 무엇을 보고 싶어도 보면 안 되나?
- 당신은 무엇이 보기 싫은가?
- 언제부터 이런 증상이 생겼고 그 무렵에 당신은 무슨 일을 겪고 있었나?
- 이 증상이 있어서 혹 좋은 점이 있다면 무엇인가?

치유 사례

| **사례 ①** | **눈이 좋아진 사격 선수들**

김병준 코치 이야기: 고교 사격부 선수들에게 처음으로 EFT를 소개하고 알려주는데, 항상 눈이 너무 침침하고 뻑뻑해서 제대로 조준을 할 수 없다는 선수가 있었다.

"너무 침침하고 건조해서 눈을 계속 떴다 감았다 해요. 눈알도 아프고요. 이것 때문에 조준할 때 계속 방해를 받아요."

- 나는 눈이 건조하고 따갑지만, 그런 나를 마음속 깊이 진심으로 받아들인다.
- 눈알이 아프고 따가운 느낌이 들지만, 그런 나를 마음속 깊이 진심으로 받아들인다.
- 조준할 때마다 뻑뻑한 느낌이 너무 짜증 나고 싫지만, 그런 나를 마음속 깊이 진심으로 받아들인다.

이렇게 눈의 증상과 관련된 감정을 구체적으로 말하면서 두드렸더니 그 자리에서 눈의 통증과 불편한 느낌이 다 줄었다. 2주 뒤 인천의 시합장에서 이 선수를 만났을 때도 역시 괜찮았다.

"확실히 눈이 편해요. 약을 매일 넣어도 항상 피곤하고 뻑뻑했는데, EFT를 하니 진짜 눈이 많이 밝아지고 피곤함도 덜해요. 그래서 매일 EFT를 하고 있어요."

이 선수와 눈에 대해 EFT를 하는 와중에 다른 한 선수가 물었다.

"선생님, 그럼 EFT 하면 눈도 좋아져요?"

"네, 당연히 좋아지죠."

"에이, 설마?"

"의심되면 지금 한번 해보죠. 해서 손해볼 게 없으니. 하하."

우선 선수들에게 자기 책상 앞에 아무 글자나 새겨진 물건을 놔두게 했다. 안경을 쓰고 있던 선수는 안경을 잠시 벗고 자신이 볼 수 있는 범위에 글자를 두게 했다. 그리고 그 글자를 서서히 멀리하면서 점차 읽을 수 없게 되는 곳에 둔 뒤 EFT를 했다. 선수들이 말했던 단어를 그대로 사용했다.

- 나는 글자가 뚜렷하게 보이지 않지만, 그런 나를 마음속 깊이 이해하고 사랑한다.
- 글자가 안개 낀 것처럼 보이지만, 그런 나를 마음속 깊이 이해하고 사랑한다.
- 글자가 어렴풋이 흐리게 보이지만, 그런 나를 마음속 깊이 이해하고 사랑한다.
- 이렇게 EFT를 한다고 잘 볼 수 있을 거라는 생각이 전혀 들지 않지만, 그런 나를 마음속 깊이 이해하고 사랑한다.

이렇게 2~3회 정도 두드렸고, 선수들에게 글자를 다시 보라고 했다.

"헐, 대박, 보이네!"

8명의 학생이 있었는데, 이 중 3명 정도는 앞에 놓인 글자를 술술 읽어나갔다. 특히 바로 앞에 앉아 있던 학생이 시력 차이가 뚜렷했다.

"아니, 어떻게 이럴 수 있지? 말도 안 돼."

그냥 증상에 대해서만 EFT를 했기 때문에 시력이 잠시 좋아진 선수들도 몇 시간 뒤에 다시 원래 시력으로 돌아갔다. 하지만 그중에 EFT가 효과가 있다는 것을 알고 꾸준히 적용한 선수가 있었는데, 2주 뒤 시합장에서 물으니 이렇게 답했다.

"시력을 정확히 안 재봐서 시력 자체가 좋아진 것은 모르겠어요. 그런데 확실한 건 시야가 많이 밝아져서 조준하는 데 집중이 잘돼요."

내가 사격 선수들에게 시력에 대해서 EFT를 적용했을 때, 10대인 어린 선수는 어른보다 확실히 전후 차이가 뚜렷한 경우가 많았다. 아무래도 사격 선수는 한쪽 눈을 감고 오랫동안 조준해야 하기에 눈에 피로가 많아서 그런지 EFT가 많은 도움이 되었다. 이런 눈의 증상뿐만 아니라 통증과 입스, 기타 심리적인 문제에서도 어린 선수일수록 EFT의 효과는 더욱 극명하게 나타난다.

| 사례 ② | 눈 시림

어느 체험자의 소감: 약 1년 전에 눈 시림 증상이 생겼다. 눈 영양제, 안약, 눈 찜질 등 온갖 방법을 써보았지만, 효과는 그때뿐이었다. 눈 시림은 정말 불편하고 신경이 쓰인다. 그러다 2달 전부터 EFT를 하고 상처받은 어린 나를 만나면서 이것이 증상과 관련 있다는 것을 알게 되었다. 눈이 시려서 눈을 감으면 슬퍼서 눈에서 눈물이 흐르는 느낌이 들고 내가 마치 슬퍼하는 것 같았다. 그냥 그렇게 넘어가다가 마침 오늘 카페에서 EFT를 했다. 눈 시림을 느낄 때 올라오는 감정들에 집중해보니 이런 생각이 툭 올라왔다. '나는 내가 싫어. 나는 없어져도 돼.' 그리고 나를 싫어했던 기억들이 죽 올라왔다.

이런 느낌이 그냥 올라오게 죽 내버려두었더니 증상이 다 사라져버렸다. 그러다 지금 이렇게 글을 쓰다보니 살짝 증상이 다시 올라와서 또 EFT를 했다. '나를 보고 싶지 않아. 내가 싫어. 누가 나 좀 없애줘.' 또 이런 생각이 들어 마음속에서 울고 있는 아이를 안아주자 눈이 또 편해졌다. 이후에 몇 번 더 눈 시림 증상이 있었는데, 아빠와 불화가 있을 때마다 희한하게 멀쩡하던 눈이 시리기 시작했다. 그런데 그 느낌은 정말 공기가 차가워서 눈이 시린 것 같았다. 그때마다 가볍게 EFT를 한 3번 정도 했더니 지금은 완전히 나아졌다.

EFT가 아니라면 이런 놀라운 경험을 어떻게 할 수 있었을지 정말 신기하고 놀랍다! 아빠와의 관계도 EFT를 할수록 해결되고 좋아지고 있다. 나에게는 눈 시림 증상이 사라진 것이 얼마나 의미 있고 대단한 일인지 모른다.

- 나는 내가 원하는 것을 볼 수 있다. 나는 보고 싶은 사람을 볼 수 있다.

- 나는 용서의 눈으로 모든 사람과 모든 상황을 있는 그대로 평화롭게 본다.

◈ 다래끼(맥립종), 콩다래끼(산립종) ◈

심리적 원인

- 끔찍한 것을 보았다. 흉칙한 것을 보았다. 끔찍한 것을 보고 싶지 않다.

  예를 들면 고속도로에서 로드킬당한 강아지를 보았다. 아빠가 엄마를 때려서 엄마의 눈이 통통 부었다.

- 내 눈꺼풀이 더러워졌다.

  예를 들면 초등 저학년 남자아이가 시골의 할아버지가 지저분하고 추하다고 느껴서 싫어했고, 어느 날 이 할아버지가 아이의 눈에 뽀뽀했는데, 그다음 날 아이의 눈에 다래끼가 생겼다.

- 내 눈이 공격받을 것 같다. 내 눈이 위험하다.

  모래, 먼지, 작은 날벌레 등은 눈을 침범할 것 같은 두려움을 준다. 절의 입구에 흔히 있는 사천왕상의 툭 불거진 무서운 눈이나 마구 혼내는 듯한 자태 등도 눈을 공격하는 느낌을 줄 수 있다.

- 나는 못났다. 내 눈은 못났다.

  눈꺼풀은 드러나는 부위로 항상 외모와 관련된다. 자신이 못났다고 믿는 사람은 얼굴에 다양한 증상이 잘 나타난다. 때로는 '너는 눈이 못생겼어'라는 비난이나 지적을 받았을 수도 있다.

치유 사례

| **사례 ①** | 분노로 인해 갑자기 생긴 다래끼

어느 체험자의 소감: 사는 게 너무 힘들어 오늘 심리상담소에서 상담하다가 소장님한테 너무 화가 났다. 상담을 마친 뒤에도 화가 미치도록 나서, 좋아하는 향수 냄새를 맡고 불량식품을 실컷 먹었는데도 화가 안 풀렸다. 그래서 오늘 상담 녹음을 다시 듣는데, 또다시 불

같이 화가 나서, 고래고래 소리 지르고, 욕을 하고, 주먹으로 침대를 내리쳤다. 그냥 반말하고, 욕을 면전에 날리고, 주먹을 한 대 날리지 못한 것이 후회되고 분했다. 막 죽여버리고 싶고, 또 죽고 싶었다. 그렇게 분노가 주체가 되지 않아서 발광하는 사이에 오른쪽 눈이 미친 듯이 간지럽고 압축되면서 부어오르는 느낌이 들었다.

나는 아무리 가려워도 절대 눈을 긁지 않는데, 이번에는 미친 듯 간지러워서 막 긁었다. 그리고 거울로 바로 확인해보니 다래끼가 탱탱하게 부어올라 있었다. 엄청나게 분노하는 그 순간에 분노가 다래끼를 창조하는 것을 나는 분명히 실시간으로 느낀 것이다. 조금 전까지 기세등등하던 분노는 사라지고 이제 신기해서 어안이 벙벙했다. 마음이 몸에 영향을 준다는 것을 이론으로는 알았지만, 분노가 실제로 증상을 창조하는 것을 실시간으로 내 몸으로 경험하니 너무나 신기했다.

심리적 원인을 찾는 질문

- 당신이 보고 싶지 않은 것은 무엇인가?
- 이런 증상이 생길 무렵에 당신은 무슨 일을 겪고 있었나?
- 당신은 당신의 눈에 어떤 위협이나 위험을 느끼는가?
- 당신은 왜 당신의 눈이 못났다고 느끼는가?
- 이 증상이 있어서 혹 좋은 점이 있다면 무엇인가?

치유 확언

- 이제 내가 본 것을 용서하고 내려놓는다.
- 하느님의 보호 속에 내 눈은 안전하다.
- 나는 나인 것이 좋고, 나는 나를 있는 그대로 받아들이고 사랑한다.

심리적 원인

- 사람들이 나를 알아봐줬으면 좋겠다.

  나는 눈에 띄지 않는다. 나는 늘 무시당한다. 다들 나를 본체만체한다.

- 드러나고 싶지 않다. 사람들 눈에 띄고 싶지 않다.

  사람들 눈에 띄면 위험하다. 눈에 띄면 잡힐 수 있고, 들킬 수도 있고, 공격받을 수도 있다. 드러나지 않고 묻어가는 게 안전하고 편안하다.

눈물관 폐색은 유아에게 꽤 흔하다. 이런 증상이 나타난 유아와 신생아는 '나 좀 봐줘' 또는 '이제 나 좀 그만 봐줘'(새아기를 보려고 너무 많은 사람이 와서 힘들어)를 몸으로 표현하는 것이다.

심리적 원인을 찾는 질문

- 당신은 왜 사람들이 당신을 알아봐주기를 원하는가?
- 당신은 왜 사람들의 눈에 띄기를 바라지 않는가?
- 이 증상이 생길 무렵에 당신은 어떤 일을 겪고 있었나?
- 이 증상이 있어서 혹 좋은 점이 있다면 무엇인가?

치유 확언

- 나는 충분히 관심과 사랑을 받을 수 있다. 나는 충분히 관심과 사랑을 받는다.
- 나는 드러나도 안전하다. 나는 하느님의 보호를 받는다. 하느님이 나를 지켜주고 보호해준다.

심리적 원인

- 눈을 감을 수 없다. 눈을 감으면 안 된다. 눈을 감고 싶지 않다.

  잠을 잘 수 없거나 충분한 수면을 취하지 못하는 사람들에게 잘 생긴다. 예를 들면 신생아가 있는 엄마, 마감 시한이 임박한 논문을 작성하는 학생, 야간 교대 근무자, 장거리 트럭 운전사 등이 해당한다. 또 잠을 자려고 하지 않는 아기도 이에 해당한다. 한 70대 노인이 야간 경비원으로 근무하게 되었는데, 아침에 집에 오면 너무 피곤해서 눈이 저절로 감겼다. 그렇게 몇 년을 일하다보니 눈꺼풀 속말림 증상이 생겼고, 결국 그는 일을 그만두었다. 그러자 눈꺼풀의 긴장이 풀리면서 밤마다 편하기 잠을 자게 되었고, 한 달이 지나자 이 증상도 흔적도 없이 사라졌다.

- 제때 눈을 감았어야 했는데 못했다.

  화재나 폭발물에 눈이 직접 노출되어 다칠 뻔하거나 실제로 다쳤다. 용접하면서 불꽃을 응시하다가 시력이 나빠졌다.

심리적 원인을 찾는 질문

- 당신은 왜 눈을 감으면 안 되는가?

- 이 증상이 생길 무렵에 당신에게 어떤 일이 생겼나?

- 이 증상이 있어서 혹 좋은 점이 있다면 무엇인가?

치유 확언

- 나는 원하는 만큼 눈을 감을 수 있고, 감아도 된다.

- 나는 제때 눈 감을 수 있다.

심리적 원인

- 나는 똑똑하게 보이면 안 돼. 똑똑하게 보이면 미움받을 수 있어.

  처진 눈은 멍청하게 보이거나 사람들의 경계심을 푼다. 말똥말똥하고 또렷한 눈은 똑똑하게 보이고 사람들을 경계하게 만든다.

- 세상이 무서워서 조금만 보고 싶어. 보기 싫은 것이 많아서 조금만 보고 싶어.

  눈을 다 뜨면 너무나 많은 것을 보게 된다. 우리는 보기 싫은 것이 많으면 실눈을 뜨게 된다.

- 나는 멍청해. 나는 멍청해 보이는 내가 싫어.

  '나는 멍청하다'라는 자아상은 그에 맞는 신체 모습을 만들어낸다. 처진 눈도 그중 하나다.

- 나는 힘이 없고 약해. 눈을 다 뜨는 것도 힘들어.

  나이 들어서 몸이 약해질수록 눈꺼풀이 처진다. 젊은 사람들도 지치거나 밤근무를 하거나 병약해지면 눈꺼풀이 처진다.

- 나는 눈을 크게 뜨고 제대로 잘 지켜보지 못해서 중요한 것을 놓쳤다.

  구체적인 예를 들면 빨간색 신호등이나 모니터의 중요한 정보나 계약서의 중요한 사항을 놓쳐서 큰 문제를 만들었다. 경찰, 형사, 비행기 조종사, 전문 레이서, 모니터나 기타 장치로 관찰하는 일을 하는 사람들이 이런 스트레스를 받기 쉽다.

심리적 원인을 찾는 질문

- 당신은 왜 언제부터 똑똑하게 보이는 것이 싫었나?
- 당신은 왜 언제부터 세상을 보는 것이 두려웠나?
- 당신은 왜 언제부터 자신이 멍청하고 약하다고 생각했나?
- 이 증상이 생길 무렵에 어떤 일을 겪었나?
- 이 증상이 있어서 혹 좋은 점이 있다면 무엇인가?

- 나는 똑똑해도 돼. 나는 똑똑하게 보여도 안전해.

- 나는 편하게 많은 것을 볼 수 있다. 나는 용감하게 모든 것을 본다.

- 나는 힘이 있다. 나는 모든 것을 제대로 볼 수 있는 힘이 있다.

◈ 안검 경련, 눈꺼풀 떨림, 눈꺼풀 틱 ◈

심리적 원인

- 눈을 감을 수 없다. 눈을 감으면 안 된다. 눈을 감고 싶지 않다.

  잠을 잘 수 없거나 충분한 수면을 취하지 못하는 사람들에게 잘 생긴다. 예를 들면 신생아가 있는 엄마, 마감 시한이 임박한 논문을 작성하는 학생, 야간 교대 근무자, 장거리 트럭 운전사 등이 해당한다. 또 잠을 자려고 하지 않는 아기도 이에 해당한다. 한 70대 노인이 야간 경비원으로 근무하게 되었고, 아침에 집에 오면 너무 피곤해서 눈이 저절로 감겼다. 그렇게 몇 년을 일하다보니 눈꺼풀 속말림 증상이 생겼고, 결국 그는 일을 그만두었다. 그러자 눈꺼풀의 긴장이 풀리면서 밤마다 편하게 잠을 자게 되었고, 한 달이 지나자 이 증상도 흔적도 없이 사라졌다.

- 제때 눈을 감았어야 했는데 못했다.

  화재나 폭발물에 눈이 직접 노출되어 다칠 뻔하거나 실제로 다쳤다. 용접하면서 불꽃을 응시하다가 시력이 나빠졌다.

- 나는 똑똑하게 보이면 안 돼. 똑똑하게 보이면 미움받을 수 있어.

  처진 눈을 가진 사람은 멍청하게 보이거나 사람들의 경계심을 푼다. 말똥말똥하고 또렷한 눈을 가진 사람은 똑똑해 보이고 사람들을 경계하게 만든다.

- 세상이 무서워서 조금만 보고 싶어. 보기 싫은 것이 많아서 조금만 보고 싶어.

  눈을 다 뜨면 너무나 많은 것을 보게 된다. 우리는 보기 싫은 것이 많으면 실눈을 뜨게 된다.

- 나는 멍청해. 나는 멍청해 보이는 내가 싫어.

  '나는 멍청하다'라는 자아상은 그에 맞는 신체 모습을 만들어낸다. 처진 눈도 그중 하나다.

- 나는 힘이 없고 약해. 눈을 다 뜨는 것도 힘들어.

  나이 들어서 몸이 약해질수록 눈꺼풀이 처진다. 젊은 사람들도 지치거나 밤근무를 하거나 병약해지면 눈꺼풀이 처진다.

- 나는 눈을 크게 뜨고 제대로 잘 지켜보지 못해서 중요한 것을 놓쳤다.

  구체적인 예를 들면 빨간색 신호등이나 모니터의 중요한 정보나 계약서의 중요한 사항을 놓쳐서 큰 문제를 만들었다. 경찰, 형사, 비행기 조종사, 전문 레이서, 모니터나 기타 장치로 관찰하는 일을 하는 사람들이 이런 스트레스를 받기 쉽다.

심리적 원인을 찾는 질문

- 이런 증상이 생길 무렵에 당신은 어떤 일을 겪고 있었나?
- 당신은 왜 언제부터 똑똑하게 보이는 것이 싫었나?
- 당신은 왜 언제부터 세상을 보는 것이 두려웠나?
- 당신은 왜 언제부터 자신이 멍청하고 약하다고 생각했나?
- 당신은 무엇을 보는 것이 두려웠나?
- 이 증상이 있어서 혹 좋은 점이 있다면 무엇인가?

치유 확언

- 나는 원하는 만큼 눈을 감을 수 있고, 감아도 된다.
- 나는 똑똑해도 돼. 나는 똑똑하게 보여도 안전해.
- 나는 편하게 많은 것을 볼 수 있다. 나는 용감하게 모든 것을 본다.
- 나는 힘이 있다. 나는 모든 것을 제대로 볼 수 있는 힘이 있다.

심리적 원인

결막염, 각막염, 눈물샘염(누선염), 안검염, 눈둘레근(안륜근)의 염증, 눈물샘 분비 과다 등이 유루증을 일으킬 수 있다. 따라서 이런 증상의 심리적 원인을 종합하면 다음과 같다.

- 보고 싶어도 볼 수 없다. 보고 싶어도 보면 안 된다.

  구체적인 예를 들어보면 엄마와 떨어져서 할머니에게 맡겨진 아이는 엄마를 보고 싶어도 볼 수가 없다. 사랑하는 가족을 두고 긴 출장을 가야 하는 가장은 가족들을 눈에서 떼놓고 싶지 않다. 아이는 TV를 보고 싶어 하지만 부모는 그것을 허용하지 않는다. 여자는 보석 가게의 진열장에 있는 반지로 남편의 관심을 끌지만, 그는 무시한다.

- 보고 싶지 않다. 꼴 보기 싫다.

  구체적인 예를 들어보면 늘 게임만 하는 아들이 보기 싫은 엄마, 늘 백수 상태로 있는 남편이 보기 싫은 아내, 현 대통령이 너무 싫은데 늘 언론에 나와서 꼴 보기 싫어 죽을 지경인 50대 남성 등이다.

- 눈을 감을 수 없다. 눈을 감으면 안 된다. 눈을 감고 싶지 않다.

  잠을 잘 수 없거나 충분한 수면을 취하지 못하는 사람들에게 잘 생긴다. 예를 들면 신생아가 있는 엄마, 마감 시한이 임박한 논문을 작성하는 학생, 야간 교대 근무자, 장거리 트럭 운전사 등이다. 또 잠을 자려고 하지 않는 아기도 이에 해당한다. 한 70대 노인이 야간 경비원으로 근무하게 되었고, 아침에 집에 오면 너무 피곤해서 눈이 저절로 감겼다. 그렇게 몇 년을 일하다보니 눈꺼풀 속말림 증상이 생겼고, 결국 그는 일을 그만두었다. 그러자 눈꺼풀의 긴장이 풀리면서 밤마다 편하게 잠을 자게 되었고, 힌 달이 지나자 이 증상도 흔적도 없이 사라졌다.

- 제때 눈을 감았어야 했는데 못했다.

  화재나 폭발물에 눈이 직접 노출되어 다칠 뻔하거나 실제로 다쳤다. 용접하면서 불꽃을 응시하다가 시력이 나빠졌다.

- 사람들이 나를 알아봐줬으면 좋겠다.

  나는 눈에 띄지 않는다. 나는 늘 무시당한다. 다들 나를 본체만체한다. 나는 사람들에게 보여져서는 안 된다.

- 드러나고 싶지 않다. 사람들 눈에 띄고 싶지 않다.

  사람들 눈에 띄면 위험하다. 눈에 띄면 잡힐 수 있고, 들킬 수도 있고, 공격받을 수도 있다. 드러나지 않고 묻어가는 게 안전하고 편안하다.

- 이런 증상이 생길 무렵에 당신은 무슨 일이 있었나?

- 당신은 이상의 심리적 원인에 해당하는 생각과 감정이 있는가?

- 당신은 왜 언제부터 이상의 생각과 감정을 갖게 되었는가?

- 이 증상이 있어서 혹 좋은 점이 있다면 무엇인가?

- 나는 보고 싶은 것을 볼 수 있다. 나는 원하는 것을 볼 수 있다.

- 나는 모든 사람과 사물과 상황을 용서하고 있는 그대로 본다.

- 나는 원하는 만큼 눈을 감을 수 있고, 감아도 된다.

- 나는 모든 사람에게 환영받고 인정받는다.

- 나는 드러나도 안전하다. 나는 하느님의 보호를 받는다.

◈ 야맹증, 축동(동공 축소 과다) ◈

- 너무 밝아서 원하는 것을 볼 수가 없다.

  실제로 용접 불꽃, 직사광선, 헤드라이트, 탐조등, 스포트라이트, 손전등 등 너무 밝은 빛에 눈이 직접 노출되어서 잠시 실명하거나 사고가 날 뻔하거나 충격을 받은 적이 있다.

- 너무 밝아서 원하지 않는 것을 안 볼 수가 없다. 보기 싫은 것을 안 보고 싶다. 너무 밝아

서 위험하거나 더러운 것을 외면할 수가 없다.

> 아무것도 가진 것이 없는 한 남자가 부잣집 여자와 사랑에 빠져서 결혼을 약속한다. 하지만 남자의 속사
> 정이 드러나고 여자는 남자와 헤어진다. 충격받은 남자는 야맹증이 생긴다.

- 세상이 어두워져서 내가 보이고 싶지 않은 모습이 드러나지 않으면 좋겠다. 세상이나 사
  람들에게 나의 안 좋은 모습을 숨기고 싶다.

> 한 남자가 자신의 절도죄 전과를 숨기고 중소 기업에 취업한다. 그는 자신의 전력이 드러나서 회사에서
> 잘릴까봐 두려워하다가 결국 잘리고 야맹증이 생긴다.

심리적 원인을 찾는 질문

- 이런 증상이 생길 무렵에 당신은 어떤 일을 겪고 있었나?
- 당신이 보고 싶지 않은 것은 무엇인가?
- 당신은 당신의 무엇이 드러나는 것이 두려운가?
- 이 증상이 있어서 혹 좋은 점이 있다면 무엇인가?

치유 확언

- 내 눈은 아무리 밝아도 잘 적응해서 볼 수 있다.
- 나는 이 세상 만물을 있는 그대로 판단 없이 평화롭게 본다.
- 나는 떳떳하다. 나는 떳떳하게 산다.
- 이 증상이 있어서 혹 좋은 점이 있다면 무엇인가?

◆ 광 과민성, 주간맹, 산동(동공 확대) ◆

심리적 원인

- 너무 어두워서 원하는 것을 볼 수가 없어.

이것은 게시판이나 스크린의 중요한 정보, '발조심 하세요' 같은 경고 표시, 도로 표지판 또는 불충분한 빛으로 인해 정보를 놓친 사람과 관련 있을 수 있다. 이것들을 못봄으로써 사고를 냈거나 사고를 낼 뻔했거나 큰 손해를 입고 스트레스를 받았다.

- 너무 어두워서 원하지 않는 것을 막을 수가 없다.

  너무 어두워서 잘 볼 수가 없어서 사고가 나거나 공격당할 뻔한 위험한 상황을 피할 수 없었다. 구체적인 예로 밤길에 운전하다가 교통사고가 날 뻔한 적이 있거나, 한 여성이 어두운 길을 가다가 성폭행당할 뻔한 적이 있다.

- 나는 빛을 못 보고 있다. 나는 사람들의 주목을 못 받고 있다.

  연극계에서 누구나 인정하는 실력 있는 연기자인 이 모 씨는 10여 년째 무명 생활을 하고 있다. 아직 주목할 만한 작품의 주연을 맡지 못해 실력에 비해 인기가 너무 없다. 그러다 그는 주간맹이 생긴다.

심리적 원인을 찾는 질문

- 너무 어두워서 당신이 보고 싶어도 볼 수 없었던 것은 무엇인가?
- 너무 어두워서 당신이 보아야 하는데 볼 수 없었던 것은 무엇인가?
- 당신은 당신이 빛을 못 본다고 생각하는가?
- 이 증상이 생길 무렵에 힘들었던 일은 무엇인가?
- 이 증상이 있어서 혹 좋은 점이 있다면 무엇인가?

치유 확언

- 나는 어둠 속에서도 잘 볼 수 있다. 나는 어둠 속에서도 잘 본다.
- 나는 어둠 속에서도 위험을 잘 감지한다.
- 나는 마침내 빛을 보게 된다. 나는 마침내 빛을 본다.

심리적 원인

- 나는 그것(그 사람)을 보고 싶지 않아. 나는 그것에서 벗어나고 싶지만 벗어날 수가 없어.

  신생아는 태어나자마자 분만실의 형광등 빛에 눈이 부시고 사시가 생긴다. 4세 아이가 동물원에 가서 갑자기 달려드는 호랑이를 보고 깜짝 놀라고, 며칠 뒤에 틱 증세가 나타나면서 사시가 생긴다. 어느 30대 기혼 여성은 날 때부터 가벼운 사시가 있었는데, 그녀는 언니를 둔 둘째 딸로 엄마가 아들을 원해서 낙태 시도를 했었다. 그녀는 엄마 뱃속에서 이런 끔찍한 현실을 직면할 수 없어 사시가 생겼다.

- 나는 그것(그 사람)을 보고 싶지만 보면 안 돼.

  한 학생이 시험 중에 옆자리 학생의 시험지를 몰래 훔쳐보다가 적발되고 사시가 생긴다.

- 나는 그것(그 사람)이 너무 그리워서 보고 싶고 찾고 있어.

  부모가 이혼한 후 아이는 외할머니에게 맡겨진다. 아이는 엄마와 아빠를 그리워하고 사시가 생긴다.

심리적 원인을 찾는 질문

- 당신은 무엇을 외면하고 싶은가?
- 당신은 무엇을 몰래 보고 싶은가?
- 당신은 무엇을 찾고 있는가?
- 이 증상이 생길 무렵에 당신은 무슨 일이 있었나?
- 이 증상이 있어서 혹 좋은 점이 있다면 무엇인가?

치유 확언

- 나는 직면한다. 나는 직면할 수 있다.
- 나는 있는 그대로 볼 수 있는 힘이 있다.
- 나는 원하는 것이나 사람을 찾아서 본다.

심리적 원인

안진(眼振)은 무의식적이고 빠른, 눈의 리듬감 있는 운동을 뜻한다.

- 나는 그것(그 사람)을 보고 싶지 않아. 나는 그것에서 벗어나고 싶지만 벗어날 수가 없어.
- 나는 그것(그 사람)을 보고 싶지만 보면 안 돼.
- 나는 그것(그 사람)이 너무 그리워서 보고 싶고 찾고 있어.
- (어떤 사람이나 상황을) 직면하고 싶지 않다. 외면하고 싶다.
- 어디서 무엇이 나를 공격할지 모르니 모든 것을 다 살펴야 해.

심리적 원인을 찾는 질문

- 당신은 무엇을 외면하고 싶은가?
- 당신은 무엇을 몰래 보고 싶은가?
- 당신은 무엇을 찾고 있는가?
- 이 증상이 생길 무렵에 당신은 무슨 일이 있었나?
- 이 증상이 있어서 혹 좋은 점이 있다면 무엇인가?

치유 확언

- 나는 모든 판단을 내려놓고 있는 그대로 평화롭게 본다.
- 나는 직면할 수 있다. 나는 직면한다.
- 하느님의 보호 아래 나는 안전하다.
- 하느님의 전지전능함이 나를 지켜주고 안내해준다.
- 나는 내가 원하는 것과 사람을 찾아서 본다.

심리적 원인

- 누군가를 보고 싶지만 볼 수 없다.

  이사, 헤어짐, 사망, 입원, 입소 등의 이유로 보고 싶은 사람이나 반려동물을 볼 수 없다.

- 누군가를 보고 싶지만 보면 안 된다.

  손자, 연인, 친구, 학교 친구, 병원에 있는 친척 등을 보고 싶지만 사정상 허용되지 않는다. 예를 들어 코로나19에 걸려서 격리된 어머니를 만나면 안 된다. 중요한 시험을 준비하느라 바쁜 남자친구를 자주 만나면 안 된다.

- 누군가를 절대로 보고 싶지 않은데 볼 수밖에 없다.

  나를 괴롭히는 시어머니를 절대로 못 보겠다. 남편이 자꾸 바람 피우는 것을 절대로 못 보겠다. 지독하게 갑질하는 팀장을 못 봐주겠다.

  결막과 각막, 수정체 증상의 심리적 원인은 거의 동일한데, 가벼운 스트레스이면 결막에, 좀 더 심한 스트레스이면 각막에, 극심한 스트레스이면 수정체에 문제가 생긴다.

심리적 원인을 찾는 질문

- 당신은 보고 싶은데 볼 수 없는 사람이 누구인가?
- 당신이 보고 싶은데 보지 못하는 것은 무엇인가?
- 당신이 보고 싶지 않은 것이나 사람은 무엇이며 누구인가?
- 이런 증상이 생길 무렵에 무슨 일이 있었나?
- 이 증상이 있어서 혹 좋은 점이 있다면 무엇인가?

치유 확언

- 나는 보고 싶은 것과 보고 싶은 사람을 볼 수 있다.
- 나는 보고 싶은 것과 보고 싶은 사람을 보아도 된다.
- 나는 이 일과 이 사람을 용서함으로써 있는 그대로 평화롭게 본다.

심리적 원인

- 누군가를 보고 싶지만 볼 수 없다.

  이사, 헤어짐, 사망, 입원, 입소 등의 이유로 보고 싶은 사람이나 반려동물을 볼 수 없다.

- 누군가를 보고 싶지만 보면 안 된다.

  손자, 연인, 친구, 학교 친구, 병원에 있는 친척 등을 보고 싶지만 사정상 허용되지 않는다. 예를 들어 코로나19에 걸려서 격리된 어머니를 만나보면 안 된다. 중요한 시험을 준비하느라 바쁜 남자친구를 자주 만나면 안 된다.

- 누군가를 절대로 보고 싶지 않은데 볼 수밖에 없다.

  나를 괴롭히는 시어머니를 절대로 못 보겠다. 남편이 자꾸 바람 피우는 것을 절대로 못 보겠다. 지독하게 갑질하는 팀장을 못 봐주겠다.

심리적 원인을 찾는 질문

- 당신은 보고 싶은데 볼 수 없는 사람이 누구인가?
- 당신이 보고 싶은데 보지 못하는 것은 무엇인가?
- 당신이 보고 싶지 않은 것이나 사람은 무엇이며 누구인가?
- 이런 증상이 생길 무렵에 무슨 일이 있었나?
- 이 증상이 있어서 혹 좋은 점이 있다면 무엇인가?

치유 확언

- 나는 보고 싶은 것과 보고 싶은 사람을 볼 수 있다.
- 나는 보고 싶은 것과 보고 싶은 사람을 보아도 된다.
- 나는 이 일과 이 사람을 용서함으로써 있는 그대로 평화롭게 본다.
- 완전한 용서로 우리의 인연이 정리되니 우리는 이제 각자의 길을 간다.

심리적 원인

- 보고 싶은 것을 볼 수 없다.

  사랑하는 사람이나 경매로 잃은 집을 더 이상 볼 수 없다. 또한 볼 것으로 기대했던 사람, 돈, 장난감, TV 프로그램, 휴양지 리조트, 승진 등을 예기치 않게 못 보게 된다.

- 보기 싫은 것을 보고 싶지 않다.

  끔찍한 교통사고로 가족이 죽는 모습을 목격한다. 산재 사고로 동료가 팔이 잘리는 모습을 목격한다. 홍수가 나서 자신의 집이 무너져내리는 모습을 목격한다.

심리적 원인을 찾는 질문

- 당신은 무엇을 보고 싶지 않은가?
- 당신은 무엇을 보고 싶어도 볼 수 없는가?
- 이 증상이 생길 무렵에 당신은 무슨 일을 겪고 있었나?
- 이 증상이 있어서 혹 좋은 점이 있다면 무엇인가?

치유 확언

- 나는 보고 싶은 사람과 보고 싶은 것을 볼 수 있다.
- 나는 완전한 용서로 그 사람과의 인연이 정리되어서 더 이상 보지 않아도 된다.

◈ 유리체 혼탁, 안압 상승(녹내장), 후방 유리체 분리(PVD) 및 출혈, 부유물(비문증) ◈

심리적 원인

- 뒤에서 나쁜 놈이 나를 공격할지 모른다. 뒤를 보는 것이 두렵다.

  도둑놈, 강도, 성폭행범, 갑질하는 상사, 따돌리는 친구, 이간질하는 회사 동료, 국세청, 전처, 부모님 유산을 노리는 형제 등이 나도 모르게 내 뒤에서 나한테 어떤 짓을 할지 모른다.

- 절대로 보고 싶지 않다. 절대로 보지 않겠다.

  혐오하거나 두려워하는 사람과 상황을 절대로 보고 싶지 않다.

심리적 원인을 찾는 질문

- 당신은 무엇을 보는 것이 두려운가?
- 당신은 무엇을 보고 싶지 않은가?
- 이 증상이 생길 무렵에 당신은 어떤 일을 겪고 있었나?
- 이 증상이 있어서 혹 좋은 점이 있다면 무엇인가?

치유 사례

| **사례 ①** | **EFT로 떨어진 안압**

어느 체험자의 소감: 나는 원래 오른쪽 눈의 안압이 높아 녹내장 안약 2가지를 눈에 넣고 있었다. 안압은 보통 20 이하를 안정적이라고 보는데, 나는 약을 쓰면서 20 정도를 오랜 기간 잘 유지하고 있었다. 그러다 올해 들어 우안 안압이 30으로 급격히 올랐다. 안과에서 안압 30은 상당히 높은 수치로 약을 추가로 사용해도 떨어지지 않는다면 수술을 해야 한다고 했다. 너무 겁이 난 나는 미친 듯이 EFT를 하기 시작했다.

EFT로 일단 안압이 높아서 수술하게 될 것 같은 두려움, 시간이 흐를수록 안압이 올라가는 표를 보여주면서 결국은 안압이 오를 거라고 했던 의사의 무서운 말, 임신에 계속 실패해서 쌓인 스트레스와 초조함, 우울감과 지치는 느낌 등을 지웠다. 이렇게 며칠 동안 EFT를 하고 다시 병원에서 재검을 받으니 안압이 20으로 떨어졌다. 처음에는 우연의 일치라고 생각했다. EFT만으로 안압이 떨어질 수는 없다고 생각했으니까.

그러나 이후 한 차례 더 안압이 조금 상승하였을 때, 다시 한번 EFT를 열심히 한 결과 안압이 다시 내려갔다. 스트레스를 많이 받거나, 화가 치밀거나 하면 녹내장 환자들은 안압이 올라가기 때문에 마음의 평정을 유지하는 것이 중요하다고 들었는데, 아마 EFT를 통해 스트레스가 어느 정도 해소되면서 안압이 안정된 게 아닌가 생각한다.

| 사례 ② | 분노로 안압이 올라가고 두통이 생기다

키가 160센티미터가 안 되는 대학 2학년 남학생을 상담한 적이 있다. 그는 중학생 때부터 성장 주사도 맞고 성장 한약도 먹었는데, 키가 전혀 크지 않았다. 그는 작은 키에 대한 열등감이 너무 컸다. 길을 걸으면 주변 사람들이 모두 자기를 무시하는 것 같다고 느껴서, 대학 수업을 듣고 오는 날이면 늘 분노가 치밀어서 뒷골이 지끈지끈 아프다고 했다. 자신의 모습을 남이 보는 것이 너무 싫어서 외출도 거의 하지 않았고, 자신의 모습을 보는 것도 너무 싫어했다. 특히 대학 1학년이 되면서 이런 심정을 크게 느꼈는데, 결국 2학년이 되자 안압이 상승하고 만성 두통이 생겼다.

치유 확언

- 나는 모든 것을 해결할 힘과 지혜가 있어서 다 볼 수 있다. 다 보아도 된다.
- 나는 용서와 자비의 눈으로 있는 그대로 평화롭게 본다.

◈ 정상 안압 녹내장, 시신경 손상, 허혈성 시신경병증 ◈

심리적 원인

- 차마 더 못 봐주겠고 더 못 버티겠다. 사방에서 일이 터져서 내 한계를 시험한다.

한 공무원이 몇 년째 온갖 민원 업무와 휴직 동료를 대신하는 업무와 본 업무까지 하다가 마침내 정상 안압 녹내장이 생겼다. 한 70세 남성은 아내가 파킨슨병에 걸렸는데, 얼마 지나지 않아 함께 사는 어머니마저 치매에 걸렸다. 과부하에 걸린 그는 6개월 뒤에 허혈성 시신경병증에 걸려서 한쪽 눈의 시야가 반으로 줄었다.

- 보고 싶지 않다. 볼 수 없다.

  혐오하거나 두려워하는 것을 보고 싶지 않고, 더 볼 수가 없다.

- 더 못 봐주겠다고 느끼는 상황이나 사람은 무엇인가?
- 이 증상이 생길 무렵에 어떤 일이 있었나?
- 이 증상이 있어서 혹 좋은 점이 있다면 무엇인가?

- 쉬엄쉬엄하고 쉬엄쉬엄 본다.
- 그냥 내가 할 수 있는 만큼만 하면 하늘이 나머지는 해준다.
- 전지전능한 하느님, 저를 치유하고 인도하소서!

◈ 황반 변성 ◈

- 뒤에서 나쁜 놈이 나를 공격할지 모른다. 뒤를 보는 것이 두렵다.

  도둑놈, 강도, 성폭행범, 갑질하는 상사, 따돌리는 친구, 이간질하는 회사 동료, 국세청, 전처, 부모님 유산을 노리는 형제 등이 나도 모르게 내 뒤에서 나한테 어떤 짓을 할지 모른다.

- 미래가 비관적이고 현실도 비참해서 차마 보고 싶지 않다.

나는 회사에서 잘릴 것 같고, 인생은 갈수록 꼬일 것 같고, 일은 갈수록 안 될 것 같다. 나는 잘할 자신도 없고, 이런 나 자신이 싫고 부끄럽다. 총체적인 난국에 빠진 느낌이다.

- 보고 싶은 것을 볼 수 없다.

  사랑하는 사람이나 경매로 잃은 집을 더 이상 볼 수 없다. 또한 볼 것으로 기대했던 사람, 돈, 장난감, TV 프로그램, 휴양지 리조트, 승진 등을 예기치 않게 못 보게 된다.

- 보기 싫은 것을 보고 싶지 않다.

  끔찍한 교통사고로 가족이 죽는 모습을 목격한다. 산재 사고로 동료가 팔이 잘리는 모습을 목격한다. 홍수가 나서 자신의 집이 무너져내리는 모습을 목격한다.

심리적 원인을 찾는 질문

- 당신은 무엇을 보는 것이 싫거나 두려운가?
- 당신은 원하는 무엇을 볼 수 없는가?
- 이 증상이 생길 무렵에 무슨 일이 있었나?
- 이 증상이 있어서 혹 좋은 점이 있다면 무엇인가?

치유 확언

- 나는 나를 보호할 힘과 지혜가 있어서 뒤를 볼 수 있다.
- 안 보인다고 없는 것이 아니다. 어차피 겪어야 한다면 나는 그냥 편하게 다 본다.
- 나는 보고 싶은 것과 보고 싶은 사람을 볼 수 있다.
- 나는 보고 싶은 것과 보고 싶은 사람을 보게 된다.
- 하느님의 전지전능함과 평화가 내 것인데 못할 것이 무엇이며 못 볼 것이 무엇이냐!

심리적 원인

- 뒤에서(내가 볼 수 없는 곳에서, 내가 알지 못하는 곳에서) 뭔가가 나를 덮칠 것 같아서 못 보겠다.

  이 두려움을 떨쳐낼 수가 없고, 머리칼이 곤두설 정도로 두려움이 심하다.

  예를 들면 사랑하는 사람이나 집을 잃는 것에 대한 두려움이나 처벌, 학대, 실업, 부채, 가난, 박해(종교적, 민족적, 정치적)에 대한 두려움이나 암과 관련된(예비 검진, 확진, 치료 과정 등에서 느끼게 되는) 두려움 등이다. 특히 아이들은 가정폭력을 경험할 때 이런 두려움을 잘 느낀다.

심리적 원인을 찾는 질문

- 무엇이 그토록 보기가 두려운가?
- 이 증상이 생길 무렵에 무슨 일이 있었나?
- 이 증상이 있어서 혹 좋은 점이 있다면 무엇인가?

치유 사례

| 사례 ① | **양쪽 망막 손상**

어느 날 양쪽 망막이 손상되면서 시력이 점차 떨어지는 병에 걸린 30대 기혼 여성이 나를 찾아왔다. 계속 진행되면 나중에는 결국 시력까지 잃게 되는 병이었다. 첫 상담에서 어렸을 적 가족 상황을 물었더니 그녀는 부모님이 모두 장사를 하느라고 바빠서 관심과 애정을 별로 받지 못했다며 울먹였다. 이에 나는 직감적으로 물었다.

"지금은 부모님이 관심을 많이 주시나요?"

"네, 눈이 안 보이니 자주 찾아오시고 전화도 거의 매일 하시죠."

"요즘은 부모님에게 사랑과 관심을 받는 것 같나요?"

"네, 요즘은 그런 것 같아요."

"그럼 한 가지 질문을 드릴게요. 지금 당장 눈이 나아서 잘 보이게 되어서 부모님의 관심이 필요 없게 되는 게 더 좋으세요? 아니면 눈이 안 보이더라도 부모님의 관심을 받는 게 더 좋으세요?"

(마구 울먹이면서) "차라리 안 보이더라도 부모님의 관심과 사랑을 더 받고 싶어요."

나는 이 답변을 듣는 순간 잠시 멍해졌다. 어떻게 눈이 안 보이게 된다는데도 부모의 사랑을 선택할 수 있을까! 결국 눈병의 원인과 의도는 오직 애정결핍에 대한 보상이었던 것이다. 그리고 그녀는 결국 몇 번 내원하다가 더 이상 오지 않았다.

| 사례 ② | 쇼그렌 증후군으로 인한 시력 상실

어느 날 나에게 50세 정도의 기혼 여성이 찾아왔다. 그 여성은 몇 년 전부터 쇼그렌 증후군이라는 불치의 자가면역 질환을 앓아 온몸의 장기 여러 곳이 염증으로 파괴되고 있었고 한쪽 눈은 최근에 망막이 갑자기 터져버려서 시력을 상실한 상태였다. 게다가 다른 쪽 눈마저 시력이 자꾸 떨어지고 있었다. 즉, 온갖 장기의 기능이 파괴되면서 서서히 생명력이 떨어지고 있었던 것이다.

그녀의 이런 병력을 듣고서 나는 문득 떠오르는 것이 있어서 물었다.

"혹시 '못 산다' '못 본다' 이런 말 많이 하지 않았어요?"

"그걸 어떻게 아세요? 애들이 말 안 들을 때나 남편이 나한테 폭력 쓰면서 함부로 대할 때마다 '나는 그 꼴 못 본다' '나는 이렇게는 못 산다' 이런 생각이나 말을 많이 했어요. 지금도 맘에 안 드는 일이 생기면 많이 하는 편이죠."

그녀는 이렇게 답하고서도 왜 내가 이런 질문을 했는지, 자신의 답변이 자신의 병과 어떤 상관이 있는지를 바로 알아차리지 못했다. 사실 많은 사람이 그렇다. 그녀는 수십 년간 간직해온 '못 산다' '못 본다'라는 입버릇이 실제로 실현되고 있다는 사실을 깨닫지 못했다.

그런데 그녀는 왜 이런 생각을 하게 되었을까? 상담을 통해서 알게 된 그녀의 과거는 참으로 비참했다. 어렸을 때 너무 일찍 부모님이 돌아가셔서 5남매의 막내였던 어린 그녀는 중학생 때부터 결혼한 언니 집에 살게 되었다. 그런데 형부가 그녀를 자꾸 성폭행하려고 해서 늦게 들어오고 가출을 하다보니 언니 눈 밖에 나게 되었다. 그러나 그녀는 결코 언니에게 이런 사실을 말할 수가 없었다. 사실을 말하면 더 끔찍하고 무서운 일이 벌어질 것 같았기 때문이다. 그러다 결국 고등학교를 졸업할 무렵에 10세나 많은 남자를 만나 바로 결혼했는데, 그 남자는 또 엄청난 폭력을 행사했다. 그녀는 늘 남편에게 맞고 살았고, 딸을 둘 낳았는데 큰딸은 아빠에 대한 반감으로 동성애자가 되었다. 그녀가 평생 겪은 현실은 두 눈으로 보기 힘들 정도로 무섭고 참혹하고 끔찍했다. 그녀는 몇 번 진료받다가 더 이상 오지 않아서 치료는 중단되었다.

| 사례 ③ | 망막색소 변성증

내게 치료받으러 온 60대 남성의 이야기다. 그는 20대에 망막색소 변성증이 시작되어 40세즈음 완전히 시력을 상실했다. 6남매의 넷째였는데 부모님은 모두 이북 피난민이어서 친척도 고향도 없었고, 찢어지게 가난했다. 그런 와중에 그의 어머니는 못 살겠다고 수시로 집을 나갔고, 그때마다 그의 형제들은 울며불며 몇 주일에서 몇 달씩 어머니를 기다렸다. 그런 일이 비일비재했다. 그때마다 그는 엄마를 못 볼까봐 몸서리치게 떨었다. 그는 실명한 지 20여 년이 되었는데도, 여전히 그때 상황이 꿈 속에서 보여 무섭다고 했다. 그래서 내가 말했다.

"눈이 나아서 다시 그 모습을 보게 되면 어떨까요?"

"에이, 무서워서 절대 다시 못 보죠! 꿈에서도 보이면 눈을 감는데요."

치유 확언

- 두려움이 내 눈을 가린다. 이제 무조건 두려움을 버리니 내 눈이 밝아진다.
- 하느님의 성스러운 눈으로 만물을 보니 이제 모두 평화롭게 볼 수 있다.

심리적 원인

- 내 주변에 아무도 보이지 않아. 나는 여기에 속하지 않아.

  나는 소속감이 없다. 나는 여기에 속하지 않는 것 같다. 내가 보이는 곳에 누군가가 있으면 좋겠다.

- 나는 멀리 보고 싶지 않다. 나는 먼 것을 보고 싶지 않다.

  '너는 너무 근시안적이야'라는 말이 있다. 가까운 것만 보고 멀리 보지 못하면, 작고 안전하고 정돈된 세상에 살고 있는 듯한 안정감을 느낄 수 있다.

- 나는 멀리 볼 수 없다. 나는 멀리 보아서는 안 된다.

  너무 통제적이고 가부장적이고 여성 억압적인 환경에서 자란 한 여성은 멀리 있는 사람을 찾아가볼 수도, 멀리 가볼 수도, 먼 미래를 생각할 수도 없었다. 그녀는 10대 초반에 극심한 근시가 생겨서 안경을 써야 했다. 많은 사람에게 먼 미래를 보는 것은 무서운 일이며 그래서 근시가 잘 생긴다.

심리적 원인을 찾는 질문

- 당신은 왜 주변에 아무도 없다고 느끼는가?
- 당신은 왜 멀리 보는 것이 두려운가?
- 당신은 왜 멀리 보면 안 되는가?
- 이 증상이 생길 무렵에 당신은 무슨 일을 겪었나?
- 이 증상이 있어서 혹 좋은 점이 있다면 무엇인가?

치유 사례

| **사례 ①** | **내면의 상처를 지우니 근시가 좋아지다**

어느 체험자의 소감: 최근 머리가 종종 어질어질했지만 원인을 알 수 없었다. 그러다 안경을 쓰면 더하고 벗으면 덜해서 안경에 문제가 있다고 생각했다. 그래서 며칠 지나 안경점에 가서 시력을 측정했더니 양안 시력이 무려 3단계씩 상승했다고 하는 게 아닌가. 거의 20년 동안 내 시력은 변화가 없었고, 그저 난시만 조금씩 추가되곤 했는데 최근 3년 사이에 시

력이 점차 좋아지면서 1년 반 만에 마이너스 시력이 이제는 0.1까지 좋아졌다. 사실 시력과 관련하여 직접적으로 EFT를 하지는 않았다. 시력이 좋아졌으면 하는 의도도 없었다. 다만 EFT를 좀 공부한 분들은 알겠지만 내면의 상처를 지우는 작업들이 세상을 보는 눈을 밝게 한다는 생각이 든다. 이것은 EFT를 하다보면 마음의 평화와 함께 얻는 엄청난 덤이 아닐까.

치유 확언

- 나는 여기에 속한다. 나는 여기에서 환영받는다.
- 나는 용감하고 지혜로워서 멀리 볼 수 있다.
- 이제 내 삶의 주인은 나다. 나는 멀리 본다. 나는 멀리 볼 수 있다.

◆ 원시 ◆

심리적 원인

- 가까운 것을 볼 수가 없다. 가까운 것을 보고 싶지 않다.
  예를 들어 신문, 칠판, 컴퓨터 화면 또는 핸드폰 화면에서 작은 글씨를 읽고 싶지도 않고 잘 읽을 수도 없다.

- 가까운 것을 보면 안 된다. 가까운 것을 보고 싶지 않다.
  예를 들어 가정폭력 같은 눈앞에서 일어나는 일을 보고 싶지 않고, 숙제를 하기보다는 밖에서 놀고 싶다.

- 나는 저 멀리 있는 것을 보아야 해. 저 멀리 있는 것을 보고 싶어.
  저 멀리에 있을지 모르는 위험을 감지하거나, 저 멀리 있을지 모르는 나의 이상을 찾아야 해.

심리적 원인을 찾는 질문

- 왜 당신은 가까운 것을 보고 싶지 않은가?
- 왜 당신은 가까운 것을 보면 안 되는가?

- 왜 당신은 멀리 보아야 하는가?

- 이 증상이 생길 무렵에 당신에게 무슨 일이 있었나?

- 이 증상이 있어서 혹 좋은 점이 있다면 무엇인가?

치유 확언

- 나는 힘과 지혜와 평화가 있어서 가까운 것도 먼 것도 다 볼 수 있다.

- 나는 다 볼 수 있고 다 해결할 수 있다.

- 나는 용서로 모든 것을 있는 그대로 평화롭게 본다.

◈ 노안 ◈

심리적 원인

- 노화에 대한 믿음.

  나는 이제 늙고 쇠약해졌다.

- 여기까지 이만큼 많은 것을 겪고 보느라 지쳤다.

- 미래를 보는 것이 두렵다.

  중년이 되면 중년의 위기를 겪고 이런 생각을 많이 하게 된다. '내 건강이 유지될까? 내가 얼마나 일할
  수 있을까? 부모님은 어떻게 될까? 아이들은 자기 인생을 잘살 수 있을까?'

심리적 원인을 찾는 질문

- 당신은 당신이 늙고 약해졌다고 믿는가?

- 당신은 무엇 때문에 늙고 지쳤나?

- 당신은 왜 미래가 두렵나?

- 이 증상이 있어서 혹 좋은 점이 있다면 무엇인가?

- 노화는 믿음이다. 나도 내 눈도 아직 젊고 건강하다.

- 지금까지 사느라 겪은 모든 상처를 용서하고 내려놓으니 내 눈이 밝아진다.

- 나는 힘과 지혜가 있어서 얼마든지 미래를 잘 대처하고 잘 볼 수가 있다.

◆ 난시 및 복시 ◆

심리적 원인

- 나의 기대에 맞지 않는 현실을 보고 싶지 않다.

  한 소년은 어릴 때부터 똑똑하다는 소리를 들었으나, 이름 없는 대학에 가게 되었다. 그는 자신이 이 대학에 다닌다는 사실을 받아들일 수 없었고, 몇 달 만에 난시가 생겼다.

- 현실을 직면하는 것이 너무 무섭다. 현실을 뚜렷이 보고 싶지 않다.

  한 소녀는 잘사는 집에 태어났으나 고등학생 때 갑자기 집안이 망해서 못사는 동네로 이사했고 그 사실을 친구들에게 숨겼다. 그녀는 처음 경험하는 가난이 너무 무서웠고 그때 난시가 생겼다.

심리적 원인을 찾는 질문

- 당신은 어떤 현실을 왜 보고 싶지 않은가?

- 이 증상이 생길 무렵에 어떤 일이 있었나?

- 이 증상이 있어서 혹 좋은 점이 있다면 무엇인가?

치유 사례

| **사례 ①** | **원인도 치료법도 모르는 복시**

  어느 날 EFT 1단계 워크숍에 60대 사업가가 찾아왔다. 그는 나를 보자마자 대뜸 소리를 질렀다.

"선생님이 그 책 쓴 분 맞으시죠? 제가 EFT로 기적을 경험했습니다."

곧이어 그가 자초지종을 말했다. 몇 달 전 그는 갑자기 모든 사물이 두 개로 보이는 복시 증상이 생겼다. 이 병이 너무 심해서 독서도 운전도 모두 불가능했다. 놀라서 온갖 병원과 의사들을 찾아다녔는데 다들 원인도 모르고 치료법도 없다고 하는 것이 아닌가. 너무 낙담하다가 혹시나 하는 마음으로 서점에서 건강 서적을 뒤져보는데 〈5분의 기적 EFT〉가 보여서 외쳤다.

"그래, 맞아. 내게는 지금 기적이 필요해."

내용을 훑어보니 해서 손해 볼 것은 없다는 마음이 들어서 한 열흘 정도 '나는 모든 것이 두 개로 보이지만 깊이 진심으로⋯⋯'라는 말로 초보적인 EFT를 약 10분씩 했다. 그러자 놀랍게도 사물이 다시 원래대로 하나로 보이는 것이 아닌가!

"아이구, 잘됐네요. 정말 축하드립니다."

나는 이렇게 축하해주었다. 그는 워크숍 7시간 내내 쉬는 시간마다 자신의 경험을 흥분해서 다른 참가자들에게 말했고, 마지막에 꼭 이런 말을 붙였다.

"세상에 어찌 이런 기적이 있을 수가 있어요!"

그러다 워크숍을 마칠 때쯤 대뜸 내게 화내듯 물었다.

"그런데 제가 이런 기적을 경험했는데, 원장님은 왜 반응이 그렇게 시원찮아요?"

"하하, 사실 저는 그런 기적적인 경험을 매번 들어서 이제는 그러려니 합니다. 그래서 제 책 제목이 '5분의 기적'이잖아요."

어느 체험자의 소감: 내게는 10년 이상 친형을 사장으로 두고 있는 거래처 손님이 있다. 나와 유독 친한 사이이기에 말없이 그의 넋두리를 들어주었다. 끝없이 늘어지는 이야기의 결론은 늘 똑같다.

"결국 내 잘못이죠. 내가 참아야죠. 내가 이해해야죠."

그는 아무에게도 미움받으면 안 되는 사람이다. 그런 그가 이제 한계에 도달했는지 형과 헤어질 결심을 내비친다. 그를 위해 EFT를 해주려고 계속 그의 몸을 두드려주는데, 그의 두

서없는 이야기는 산으로 가고 끝이 나지 않는다. 그러다 너무 힘들어서 그에게 두드려주기를 멈추고 EFT 하는 법을 가르쳐주면서 꾸준히 해보라고 했다.

그런데 도리어 신기한 일이 나에게 생겼다. 머리가 너무나 맑아지고, 머릿속이 텅 빈 듯 아무 생각이 들지 않고, 멀리 있는 간판의 글씨가 보이기 시작했다. 원래 난시가 꽤 있어서 보이지 않았다. 그리고 집사람을 봐도, 말썽쟁이 우리 아들을 바라봐도 주위의 누구를 보더라도 텅 비어 있는 느낌이 들었다. 뭐랄까, 이들을 바라보는 나를 내가 보고 있다는 느낌이 맞을 듯하다.

치유 확언

- 나는 용서한다. 그러므로 편안히 잘 본다.
- 내 안에는 무한한 힘과 지혜가 있다. 그러므로 현실을 얼마든지 직면할 수 있다.

'눈을 고치는 EFT' 8주차 과정

나는 세계 최초로 시력 향상 EFT 치료 과정을 만든 캐롤 룩의 프로그램[*]을 참고하되, 한국인의 정서를 고려하여 수용 확언과 연상어구를 모두 새로 만들어서, 말하자면 '한국인을 위한 시력 및 안질환 개선 EFT 프로그램'을 이 책에서 소개하고자 한다.

독자들이 어떤 눈의 문제를 갖고 있든(근시, 원시, 녹내장, 백내장, 황반 변성, 노안 등) 이 프로그램을 수행하면 마음의 평화는 기본이요, 눈도 어쨌든 좋아지는 부수적인 효과를 얻으리라고 생각한다. 몸이 1,000냥이면 눈이 999냥이라고 했는데, 하루 10분 정도 투자해서 이 소중한 눈을 좋아지게 할 수 있다면 그저 한번 해볼 만하지 않은가!

준비하기

먼저 시력 측정 기준을 정한다. 시력을 측정할 기준점이나 대상을 정하는데, 이 기준점은 매일 내가 보고 확인할 수 있는 것이어야 한다. 시력 측정표가 제일 좋은데, 없다면 일정한 거리에서 보면서 매일 확인할 수 있는 것이면 된다. 기준점이 마련되었으면 안경이나 렌즈

Improve Your Eyesight With EFT, Carol Look, AUTHORHOUSE.

를 벗은 채로 다음 평가지에 점수를 매겨본다. 점수를 매기는 기준은 아래와 같다.

	1주차	2주차	3주차	4주차	5주차	6주차	7주차	8주차
한 주 동안 EFT를 한 횟수								
밝기								
색 식별								
색 선명도								
안구 건조감								
근위 시력								
원위 시력								
눈 피로								
눈의 가려움이나 따가움								
눈의 긴장감								
부유물								

X = 나에게는 적용 안 됨, 곧 좋아질 필요가 없음

0 = 변화 없음

1 = 미세한 호전(15% 이내)

2 = 약간의 호전(15−25%)

3 = 꽤 큰 호전(25−50%)

4 = 분명한 호전(50−75%)

5 = 확실한 호전(75% 이상)

1주차: 눈이 좋아지는 것을 막는 내면의 저항 및 제한적 신념 다루기

우선 다음과 같은 질문을 해보자.

- 눈이 좋아져서 나쁜 점이 있다면 무엇일까?
- 눈이 좋아져서 불편해지는 것은 무엇일까?
- 눈이 좋아진다면 가족이나 일에 혹 어떤 불편한 영향이 생길까?
- 내가 분명하게 잘 보면 누가 불편할까?

잠시 이 질문을 마음에 음미한 뒤에 다음과 같이 EFT를 하자. 단 EFT를 할 때는 되도록 안경이나 렌즈를 벗고 맨눈으로 하는 것이 좋다.

1회전

- 나는 비록 마음 한편에서 눈이 좋아지는 것에 저항하지만 마음속 깊이 진심으로 나를 받아들입니다.
- 나는 비록 마음 한편에서 사실상 눈이 좋아지기를 바라지 않지만 마음속 깊이 진심으로 나를 이해하고 받아들입니다.
- 나는 비록 사람과 세상을 뚜렷이 보는 게 두렵지만 이런 나도 있는 그대로 이해하고 사랑하고 믿고 받아들입니다.

내 마음 한편에서는 시력이 좋아지는 것에 저항한다 / 나는 제대로 보고 싶지 않다 / 나는 뚜렷이 보는 게 두렵다 / 나는 잘 보고 싶다고 생각했다 / 그러나 실제로는 아니다 / 이런 온갖 내면의 장애물들이 / 나도 모르게 내 눈을 가리고 있다 / 나는 이런 내면의 장애물들을 어찌할 줄 모르겠다.

이제 이런 내면의 저항을 푼다 / 나는 이런 저항을 극복할 수 있다 / 나는 기꺼이 저항을 푸는 것을 선택한다 / 저항을 풀어도 나는 안전하다 / 나는 저항을 풀 용기를 선택한다 / 나는 사람과 세상을 똑똑히 제대로 보는 것이 좋다 / 내 눈과 내 시력에 감사한다 / 세상 만물이 차츰 뚜렷하게 보임에 감사한다.

2회전

- 나는 이런다고 정말 눈이 좋아질까 의심이 들지만 깊이 진심으로 나를 이해하고 받아들입니다.
- 사실 진짜 좋아져서 못 볼 것을 볼까봐 내심 두렵기도 하지만 마음속 깊이 진심으로 나를 사랑하고 받아들입니다.
- 나는 EFT로 눈이 좋아진다는 게 의심스럽지만 깊이 진심으로 나를 이해하고 받아들입니다.

나는 EFT에 의심이 든다 / 나는 한편으로 눈이 좋아지기를 그다지 바라지 않는다 / 나는 제대로 보는 게 두렵다 / 이 끈질긴 의심 / 속아도 본전인데 / 밑져도 본전인데 / 그냥 몇 분 두드려보면 안 될까 / 하다못해 팔 운동이나 기분 전환이라도 될 거 아니냐.

나는 새로운 가능성에 마음을 연다 / 내면의 저항을 내려놓는다 / 내면의 의심을 거둔다 / 의심과 저항의 성벽이 사라지니 / 나는 훨씬 자유롭다 / 이것만으로도 눈이 밝아지는 것 같다 / 나의 이런 결단에 고맙다 / 나의 이런 용기에 감사하다.

3회전

- 썩은 이를 되돌릴 수 없듯 시력도 되돌릴 수 없다고 나는 생각하지만 깊이 진심으로 나를 이해하고 받아들입니다.
- 나는 이런다고 정말 눈이 좋아질지 의심스럽지만 깊이 진심으로 나를 이해하고 받아들입니다.
- 나는 실제로는 만물을 있는 그대로 다 보는 게 불안하고 무섭지만 깊이 진심으로 나를 이해하고 사랑합니다.

나빠진 시력은 절대로 되돌릴 수 없다 / 그것은 의학 상식에 어긋난다 / 그럼 의학적으로 불치인 사람은 다 죽어야 되고 / 그깟 의학 상식을 지키려고 / 내 눈은 계속 이 모양 이 꼴로 나빠야 되나 / 그거 어기면 지옥에라도 가나 / 새 안경 맞추는 게 귀찮을 것 같다 / 그럼 안경을 눈에 맞추지, 눈을 안경에 맞춰 살 거냐.

이제 나는 새로운 가능성에 마음을 연다 / 어차피 안 돼도 본전이고 / 혹 잘 되면 광명을 본다 / 나는 의학적 예외가 된다 / 나는 세상을 제대로 본다 / 나는 세상을 뚜렷하게 본다 / 나는 밝은 세상을 본다 / 밝은 눈으로 사물을 보니 너무 감사하다.

맨눈으로 10분 정도 매일 1주 동안 이렇게 EFT를 하고 매주 1번씩 기준점이 어떻게 보이는지 확인하고 평가지에 점수를 기록해보라.

2주차: 두려움 다루기

내 인생에서 차마 눈 뜨고 보기 어려웠던 무서운 경험이 있다면 무엇인가? 한두 개만 생각해보라. 단, 너무 충격적인 사건은 혼자 해결하기에 버거우니 가벼운 것을 떠올려라.

1회전

- 나는 그것을 보았을 때 너무 무서워서 다시 보기 싫었지만 마음속 깊이 진심으로 나를 받아들입니다.
- 나는 그것을 보았을 때 너무 무서워 벌벌 떨었지만 깊이 진심으로 나를 받아들입니다.
- 그때의 두려움이 아직 내 눈에 남아 사물을 가리는지 모르겠지만 깊이 진심으로 나를 이해하고 사랑하고 받아들입니다.

그때의 두려움이 아직 내 눈에 맺혀 있다 / 나는 여전히 그것을 보기가 두렵다 / 나는 그것을 보고 싶지 않다 / 그러니 당연히 이렇게 안 보이지 / 괜히 보았다 / 또 보게 될까 두렵다 / 그때의 두려움과 공포가 그 기억이 / 여전히 내 눈을 가린다,

이제 내 눈에 맺힌 두려움을 모두 닦아낸다 / 그 기억을 모두 눈에서 씻어낸다 / 그 일은 모두 끝났다 / 이제 더 이상 과거를 보고 느끼지 않아도 된다 / 그러니 이제 내 눈에서 모든 과거의 두려움을 / 모든 보고 싶지 않은 기억을 다 지운다 / 그러자 편안한 마음으로 환한 세상이 보인다 / 안전하고 평화로운 세상이 보인다.

2회전

- 세상에 험한 일이 너무 많아 나는 세상을 뚜렷이 보는 게 두렵지만 깊이 진심으로 나를 이해하고 사랑합니다.
- 나는 더 넓은 세상을 보는 게 두렵지만 깊이 진심으로 나를 이해하고 받아들입니다.
- 과거의 두려움이 내 눈에 맺혀 세상을 가리지만 나는 나를 있는 그대로 이해하고 받아 들입니다.

나는 제대로 완벽하게 보는 게 너무 두렵다 / 마치 적을 본 타조가 모래 속에 머리를 파묻 듯 / 나는 차마 있는 그대로 보지 못하겠다 / 눈이 밝아지면 더 많은 무서운 것들이 보일지 모른다 / 때로는 덜 보는 것도 좋다 / 눈 가리고 아웅 하고 싶다 / 세상을 보기가 두렵다 / 차마 눈 뜨고 보기가 두렵다.

이제 어쨌든 두려움을 내려놓는다 / 보지 않는다고 없어지지 않는다 / 그러니 어쨌든 나 는 용기를 선택한다 / 지금 바로 다 보지 않아도 된다 / 조금씩 천천히 더 보아도 된다 / 나 는 한 걸음씩 더 직면한다 / 나는 용감하게 세상을 본다 / 세상을 제대로 보는 것이 참 좋다.

3회전

- 나는 두려움을 버리는 게 너무 무섭지만 깊이 진심으로 이런 나도 있는 그대로 이해하 고 사랑하고 받아들입니다.
- 나는 너무 오래 두려움에 빠져 살았지만 마음속 깊이 진심으로 나를 이해하고 받아들 입니다.

 치유의 혁명, 심신의학 EFT

- 이런 두려움이 내 눈에 너무나 오래 쌓여 마치 눈의 일부로 느껴지지만 깊이 진심으로 나를 이해하고 받아들입니다.

또 끔찍한 것을 보지 않을까 / 다시는 그런 것을 보고 싶지 않다 / 내 앞에 있는 것을 보기가 두렵다 / 뚜렷이 보고 싶지 않다 / 제대로 보고 싶지 않다 / 그걸 또 보란 말이냐 / 안 보는 게 낫다 / 차라리 덜 보는 게 낫다.

그런데 눈으로 안 보면 뭣 하나 / 마음으로는 늘 보이는데 / 두려움은 바깥을 가릴 수는 있지만 / 내 안을 가리지는 못한다 / 도리어 내 안의 것들이 더 보인다 / 보아도 보이지 않지만 안 보아도 보인다 / 그러니 나는 그냥 용감하게 본다 / 나는 내가 제대로 보는 세상을 살아갈 힘이 있다.

맨눈으로 10분 정도 매일 1주 동안 이렇게 EFT를 하고 매주 1번씩 기준점이 어떻게 보이는지 확인하고 평가지에 점수를 기록해보라.

3주차: 죄책감 다루기

당신의 과거 사건 중에서 죄책감이 드는 것 한두 개를 골라 생각해보라. 이제 다음과 같이 EFT를 해보라.

1회전

- 나는 그 일에 대해서 그 사람에 대해서 죄책감을 느끼지만 깊이 진심으로 이런 나도 이해하고 인정하고 받아들입니다.
- 나는 이런 죄책감으로 지금까지 나를 벌주며 살아왔지만 깊이 진심으로 나를 이해하고 받아들입니다.

- 아마도 그런 죄책감이 내 눈에 쌓여 내 눈을 가리는지도 모르겠지만 깊이 진심으로 나를 이해하고 받아들입니다.

그 일에 대해 엄청난 죄책감을 느낀다 / 모두 내 탓이다 / 나는 벌받아야 한다 / 나는 용서받지 못할 것 같다 / 나는 용서받을 자격도 없다 / 나 스스로도 내가 용서되지 않는다 / 그냥 평생 이렇게 죄책감을 느껴야 될 것 같다 / 나는 나를 용서할 수 없다.

그런데 내가 나를 벌준다고 세상이 좋아지나 / 그 사람이 좋아지나 / 도둑질은 정해진 형기라도 있는데 / 나의 죄책감에는 형기도 없나 / 이제 먼저 나를 용서한다 / 세상과 사람들이 내게 한 것도 용서한다 / 나를 용서하는 것이 모든 용서의 시작이다 / 나는 이렇게 용서의 첫걸음을 내딛는다.

2회전

- 나는 아직도 죄책감을 버릴 수 없지만 깊이 진심으로 나를 이해하고 받아들입니다.
- 나는 죄책감을 버리면 그냥 안 될 것 같아서 계속 붙잡고 있지만 깊이 진심으로 나를 이해하고 받아들입니다.
- 나는 죄책감을 버리면 너무 뻔뻔해질 것 같지만 깊이 진심으로 나를 받아들입니다.

죄책감이 내 눈을 가린다 / 내 눈에 죄책감이 쌓여 있다 / 나는 벌받아야 한다 / 나는 세상을 볼 자격이 없다 / 죄책감을 버리면 안 될 것 같다 / 이제는 죄책감이 그냥 습관이 되었다 / 내 눈이 나 대신에 벌 받는 것일까 / 이제 죄책감으로 나를 벌주는 것도 지겹다.

이제라도 나는 나를 용서한다 / 나를 용서함으로써 남과 세상을 용서한다 / 나는 나를 꾸준히 용서한다 / 나는 나의 과거를 용서함으로써 새로운 미래를 책임진다 / 모든 용서의 시작은 자기 용서다 / 나는 지금 이 순간만이라도 진심으로 나를 용서한다 / 다시 그 마음으로 남을 용서한다 / 이제 사람과 세상이 아름답게 보인다.

3회전

- 나는 아직도 나를 용서할 수 없지만 깊이 진심으로 나를 이해하고 받아들입니다.
- 나는 그 사람이 여전히 내가 고통받기를 바랄 거라고 생각하지만 깊이 진심으로 어쨌든 이런 나도 이해하고 받아들입니다.
- 나는 미안해서 아직 죄책감을 버릴 수가 없지만 어쨌든 이런 나도 이해하고 받아들입니다.

나는 아직 나를 용서할 수 없다 / 그 사람에게 여전히 미안하다 / 그 사람은 내가 고통받기를 바랄 것이다 / 용서받고 잊는다면 너무 뻔뻔하다 / 그 사람은 아직 고통받고 있다 / 나도 그만큼 고통받아야 한다 / 그래서 죄책감을 벗을 수 없다 / 그래서 세상이 제대로 보이지 않는다.

용서받을 수 없기 때문에 이제 나를 용서한다 / 그것이 진정한 용서니까 / 나는 나를 용서함으로써 참된 용서를 실천한다 / 나는 나를 용서함으로써 참된 용서를 배운다 / 나는 이런 참된 용서를 세상에 퍼뜨린다 / 나는 참된 용서의 씨앗이 된다 / 이제 사랑이 가득한 세상이 보인다 / 이제 평화로운 세상이 보인다.

맨눈으로 10분 정도 매일 1주 동안 이렇게 EFT를 하고 매주 1번씩 기준점이 어떻게 보이는지 확인하고 평가지에 점수를 기록해보라.

4주차: 분노 다루기

분노를 느꼈던 사건이나 사람 둘을 골라보라. 그것들을 생각하며 다음과 같이 EFT를 해보라. 참고로 캐롤 룩의 실험에서 사람들이 가장 많이 느낀 감정은 분노였다. 그래서 분노는 좀 더 많이 다루도록 하겠다.

1회전

- 나는 여전히 그 일과 사람에 대해서 분노를 느끼지만 깊이 진심으로 어쨌든 나를 받아들입니다.
- 나는 너무나 오래 이 분노를 마음속에 담고 살아왔지만 어쨌든 나를 이해하고 사랑합니다.
- 나는 이렇게 화가 나는 것이 너무 당연하지만 어쨌든 나를 믿고 받아들입니다.

나는 그때 그 일에 너무 화가 난다 / 나는 그때 그 사람에게 너무 화가 난다 / 그 분노가 내 눈을 가린다 / 그 분노를 차마 내려놓을 수가 없다 / 아니, 내려놓고 싶지 않다 / 누가 잘못했는데 / 내가 얼마나 고통받았는데 / 결코 분노를 놓을 수가 없다.

그런데 이 분노 때문에 가장 힘든 사람은 누구냐 / 이 분노에 고통받는 사람은 누구냐 / 그 사람이 분노의 원인이지만 / 정작 그 분노는 내 안에서 자라 나를 죽이고 있다 / 지금이라도 그냥 분노를 내려놓으면 안 될까 / 그냥 편안해지면 안 될까 / 이 분노가 나를 다 태워 없애기 전에 / 이제라도 그만 이 분노의 불길을 끄고 남은 나를, 남은 인생을 살리고 싶다.

2회전

- 너무 오래되어서 분노를 내려놓는 게 어색하지만 깊이 진심으로 나는 나를 이해하고 받아들입니다.
- 내가 왜 그 사람을 용서하고 잊어야 되냐는 생각이 자꾸 들지만 어쨌든 나를 이해하고 받아들입니다.
- 나는 그냥 자꾸 분노하고 싶고 아마도 분노가 습관이 된 것 같지만 어쨌든 나를 이해하고 받아들입니다.

나는 여전히 화가 난다 / 화를 내면 괴롭다는 것을 알면서도 / 이 분노를 어찌할 수가 없다 / 화를 내지 않고 어찌 사나 / 너무나 오래 화를 내고 화를 참으며 살아왔다 / 한편으로 화를 내는 것을 그만둘 수 없다 / 아니, 그만두고 싶지 않다 / 화내지 않으면 내가 아닌 것 같다.

하지만 이제 지쳤다 / 너무나 오래 분노하며 살았다 / 이제 새롭게 살아보고 싶다 / 그냥 분노를 내려놓으면 안 될까 / 뽀송하던 내 이마에 어느새 분노의 깊은 주름살이 잡혔다 / 내 눈을 덮은 분노를 걷어내고 싶다 / 분노가 사라져 편안한 마음으로 / 그래서 맑아진 눈으로 평화로운 세상을 보고 싶다.

3회전

- 나는 여전히 화가 나고 분노를 내려놓는다는 게 상상도 되지 않지만 마음속 깊이 진심으로 이런 나도 이해하고 받아들이고 이제는 어쨌든 마음의 평화를 선택합니다.
- 내 마음 한쪽에서 여전히 이 분노를 붙잡고 있지만 이제는 어쨌든 마음의 평화와 맑은 눈을 선택합니다.
- 나는 편안한 마음과 맑은 눈으로 세상을 보는 게 어색하고 두렵기도 하지만 어쨌든 이런 나도 이해하고 받아들입니다.

아직 분노를 놓을 수 없다 / 그 인간이 내게 어떻게 했는데 / 그 인간은 그러고도 멀쩡히 뻔뻔하게 잘살고 있는데 / 내가 왜 잊어야 되나 / 억울해서 결코 잊을 수가 없다 / 그래서 여전히 그 분노가 나를 태운다 / 여전히 내 눈을 가린다 / 그래서 세상의 아름다움보다는 그 인간만이 보인다.

그런데 내가 원하는 것은 무엇인가 / 내가 옳다고 억울하다고 생각하면서 / 남은 평생을 분노에 치를 떨며 사는 것인가 / 과거에 무슨 일이 있었건 누가 어떻게 했건 / 남은 인생이라도 그게 단 하루라 하더라도 / 편안하고 행복하게 살며 / 맑고 밝은 눈으로 세상의 아름다움과 평화를 보는 것인가 / 이제 그냥 분노의 가리개를 벗고 세상의 아름다움을 보고 싶다.

4회전

- 나는 아직도 그들이 내게 한 짓에 분노가 치밀지만 마음속 깊이 진심으로 나를 받아들입니다.
- 나는 이제껏 늘 이렇게 분노하며 살아와서 도대체 어떻게 편안하게 살 수 있을지 감도 오지 않지만 깊이 진심으로 나를 받아들입니다.
- 그냥 이대로 떼쓰는 아이처럼 다 내팽개치고 무작정 분노하며 살고 싶지만 어쨌든 깊이 진심으로 나를 받아들입니다.

나는 아직도 그 일에 그 인간에게 분통이 터진다 / 그 분노가 내 마음에 꽉 차서 편안함이 들어올 틈이 없다 / 그 분노가 내 눈에 꽉 끼여서 보이는 게 없다 / 너무나 오래 이렇게 살았다 / 이제는 내 분노에 내가 숨이 꽉 막힌다 / 게다가 종로에서 뺨 맞고 한강에서 눈 흘긴다더니 / 이 분노가 죄 없는 내 주변 사람들에게 터진다 / 언제까지 죄 없는 한강에서 눈 흘길 것인가.

너무 힘들어 이제라도 이 분노를 놓고 싶다 / 아니, 그러기엔 너무 억울하다 / 고통받는 주변 사람 때문에라도 그냥 잊고 싶다 / 아니, 그럴 수 없다 / 내가 받은 고통이 얼마나 큰데 / 그 인간은 나 보라는 듯 아직 멀쩡하게 사는데 / 나는 나의 가족과 행복보다 분노와 복수가 더 중요한가 / 나는 분노에 가려 아무것도 보이지 않는다.

5회전

- 나는 분노를 잊고 내려놓는 게 나만 비겁해지고 멍청해지는 거라는 느낌이 들지만 깊이 진심으로 나를 받아들입니다.
- 그 인간이 반성하지도 않는데 나만 잊고 용서하는 게 말도 안 된다고 생각하지만 깊이 진심으로 나를 받아들입니다.
- 마땅히 계속 화내는 게 옳다고 느끼지만 깊이 진심으로 나를 받아들이고 어쨌든 조금씩 마음의 평화를 선택합니다.

여전히 억울하고 화가 난다 / 그 인간이 잘못했고 내가 옳은데 / 피해자인 내가 용서까지 해야 하나 / 그런데 용서는 누구를 위한 것인가 / 그 인간은 어디 있는지도 모르고 / 나의 용서 없이도 잘살고 있는데 / 그 일과 사람을 잊어서 / 편안해지고 눈이 맑아지는 사람은 누구인가?

그러나 용서는 나의 것 / 용서의 혜택도 나의 것 / 이제껏 그 사람과 그 사건을 빌미로 나를 힘들게 한 사람은 바로 나 / 그러니 정작 가장 큰 용서가 필요한 사람도 바로 나 / 이제 나는 내 분노로 나를 괴롭힌 나를 용서한다 / 용서가 필요한 사람은 그가 아니라 바로 나다 / 내가 나를 용서하고 내가 그 혜택을 본다 / 이제 분노가 벗겨진 눈에 참으로 오랜만에 세상의 평화와 아름다움이 비친다.

6회전

- 나는 아직 그 일과 그 사람을 완전히 잊는 게 꺼려지지만 깊이 진심으로 나를 이해하고 받아들입니다.
- 잊으면 뭔가 손해 보고 억울하다는 느낌이 들지만 어쨌든 나는 나를 이해하고 받아들입니다.
- 너무나 오래 분노에 젖어 살아서 어떻게 편안하게 살아야 할지 모르겠지만 나는 나를 깊이 진심으로 이해하고 믿고 받아들이고 사랑합니다.

내가 왜 잊어야 되나 / 누가 잘못했는데 / 그 인간은 아직 잘못했다는 말도 안 했는데 / 그 분노가 아직 내 마음을 덮는다 / 그 분노가 아직도 내 눈을 가린다 / 내 마음에 꽉 찬 분노 / 내 눈을 확 막은 분노 / 이 분노에 이제 내가 숨이 꽉 막힌다.

그런데 내가 원하는 것은 무엇인가 / 옳음을 인정받는 것인가 / 복수를 하는 것인가 / 그럼 그때까지 나는 계속 이렇게 분노에 숨이 막혀 살아갈 것인가 / 내가 원하는 것은 무엇인가 / 옳기를 바라는가, 아니면 그저 마음의 평화를 바라는가 / 이제 그저 마음의 평화를 바란다 / 이제 편안한 마음과 벗겨진 눈으로 세상의 아름다움과 평화로움을 본다.

맨눈으로 매일 10분씩 1주일 동안 이렇게 EFT를 하고 매주 1번씩 기준점이 어떻게 보이는지 확인하고 평가지에 점수를 기록해보라.

5주차: 불안과 걱정

불안하고 걱정했던 사건 한두 개를 떠올린다. 이제 다음과 같이 EFT를 한다.

1회전

- 나는 비록 이 모든 불안과 걱정을 마음에 담아두고 살아왔지만 깊이 진심으로 나를 이해하고 받아들입니다.
- 나는 비록 이 모든 불안과 걱정에 눈이 가린 채 살아왔지만 깊이 진심으로 나를 이해하고 사랑하고 받아들입니다.
- 나는 미래에 대한 온갖 걱정과 불안에 세상과 앞을 제대로 보기가 너무 힘들지만 깊이 진심으로 나를 이해하고 받아들입니다.

미래가 너무 불안하다 / 잘못되면 어떡하나 / 사고라도 나면 어떡하나 / 이런 불안과 걱정이 내 눈을 가린다 / 세상을 있는 그대로 보는 게 불안하다 / 도대체 얼마나 많은 위험이 있을까 / 잘못될 것들이 도대체 얼마나 많은가 / 그러니 제대로 보는 게 두렵다.

그런데 걱정하면 그것들이 해결되나 / 불안해한다고 그것들이 없어지나 / 안 본다고 위험이 없어지나 / 공부 걱정한다고 성적 오르나 / 돈 걱정 한다고 돈 들어오나 / 모두가 돈 걱정하지만 돈 버는 사람 따로 있더라 / 모두가 공부 걱정하지만 성적 오르는 사람 따로 있더라 / 걱정이 해결이 아닌데 그냥 편안해지면 안 될까.

2회전

- 나는 걱정하는 게 안전하다고 생각하지만 걱정과 대비는 다르니 어쨌든 이런 나도 이해하고 받아들입니다.
- 나는 평생 걱정하며 살아서 걱정이 내 마음에 눌어붙었지만 이제는 이 걱정과 불안 모두 박박 다 긁어내고 편안하게 살아가는 것을 선택합니다.
- 평생 해온 온갖 걱정이 내 눈에 덕지덕지 붙어 세상을 가리지만 마음속 깊이 진심으로 나를 이해하고 받아들입니다.

사람이 걱정 없이 살 수 있나 / 평생 해온 온갖 걱정이 내 맘과 눈에 꽉 차 있다 / 걱정을 안 하고 싶지만 / 걱정 안 하면 위험한 일 생길까봐 / 걱정 안 하는 것도 걱정된다 / 그래서 결국 이 걱정 저 걱정 온갖 걱정으로 / 내 몸과 마음과 눈이 시달린다 / 이제는 걱정거리 이외에는 아무것도 안 보이고 안 느낀다.

세상에는 두 종류의 일이 있다 / 어쩔 수 있는 것과 어쩔 수 없는 것 / 생사와 날씨는 어쩔 수 없으니 / 그냥 받아들이면 되고 / 공부와 돈은 계획 세워서 하고 벌면 된다 / 이렇게 어쩔 수 없는 일은 받아들여 잊고 / 어쩔 수 있는 일은 차근차근 준비해나가면 되니 / 도대체 걱정할 게 무에 있으랴.

3회전

- 나는 불안하고 걱정이 되어 세상을 사람을 제대로 보기 어렵지만 깊이 진심으로 나를 이해하고 받아들입니다.
- 세상에는 내가 어쩔 수 없는 것들이 너무 많아 그다지 다 보고 싶지 않지만 이런 나도 있는 그대로 이해하고 받아들입니다.
- 눈이 좋아지면 위험하고 끔찍한 것들이 너무 많이 보이지 않을까 걱정되지만 마음속 깊이 진심으로 나를 이해하고 받아들입니다.

나는 평생 걱정하며 살아왔다 / 오래된 솥바닥에 눌어붙은 검댕처럼 / 이제는 걱정이 내 마음에 눌어붙었다 / 마음의 일부가 되어서 떨어지지 않는다 / 마치 내 마음이 내 성격이 그 자체가 걱정 덩어리 같다 / 걱정 없이 어떻게 사나 / 걱정과 불안이 내 마음에 가득하다 / 걱정과 불안이 내 눈을 가린다.

하지만 이제 내 마음에서 불안과 걱정을 긁어내고 싶다 / 하루에 0.1퍼센트씩만 긁어내어도 열흘이면 1퍼센트, 100일이면 10퍼센트다 / 그러니 내 맘과 눈에 들러붙은 불안과 걱정을 / 믿음이라는 초강력 주걱으로 조금씩 콱콱 벗겨낸다 / 이제 조금씩 온전한 세상의 모습이 / 내 마음에 담기고 눈에 보인다 / 나는 세상을 있는 그대로 깨끗하게 볼 수 있다 / 나는 이런 세상을 잘 살아갈 수 있다.

맨눈으로 10분 정도 매일 1주 동안 이렇게 EFT를 하고 매주 1번씩 기준점이 어떻게 보이는지 확인하고 평가지에 점수를 기록해보라.

6주차: 노화에 대한 믿음

우리는 신체의 노화는 어쩔 수 없으며, 이에 따라 시력도 당연히 나이가 들면 나빠지고 되돌릴 수 없다는 믿음을 갖고 있다. 과연 그럴까? 1979년 하버드대학교 심리학과 엘렌 랭어(Ellen Langer) 교수는 아주 흥미로운 실험을 했다. 70대 후반에서 80대에 이르는 노인 8명을 모아 20년 전인 1959년도와 똑같은 상황을 만든 곳에서 1주일 동안 지내게 했다. 예를 들면 그때 유행하던 음악, 그때의 신문, 그때의 잡지 등을 비치해두고서 참가자들도 마치 그때 사람처럼 말하고 행동하게 했다. 한마디로 참가자들만 제외하고 모든 것을 1959년 상황으로 완벽하게 재현한 것이다.

그런데 놀라운 일이 일어났다. 1주일이 지나자 이들 8명 모두가 시력, 청력, 기억력, 지능 등이 신체 나이 50대 수준으로 좋아졌다. 심지어는 갈 때 지팡이를 짚고 갔던 노인이 지팡이를 두고 오기도 했다. 또 캐롤 룩의 연구에서도 참가자 연령이 30~80대까지 다양했지만 통계적으로 연령별 차이는 나오지 않았다고 한다. 그렇다면 나이가 들면 눈은 당연히 나빠진다는 믿음을 굳이 고집할 필요가 있을까! 여기서는 이런 믿음을 EFT로 한번 다뤄보자.

1회전

- 나이가 들면 당연히 눈이 나빠진다고 생각하지만 마음속 깊이 진심으로 나를 이해하고 받아들입니다.
- 모든 사람이 나이가 들면서 눈에 문제가 생기고 나도 당연히 그렇지만 어쨌든 나는 나를 이해하고 받아들이고 사랑합니다.
- 나는 나이가 들어서 도저히 눈이 좋아질 수가 없다고 느끼지만 마음속 깊이 진심으로 나를 이해하고 받아들입니다.

나이가 들면 모두가 눈에 문제가 생긴다 / 그건 당연하지 않나 / 의사도 사람들도 모두 나이가 들어서 그렇다고 한다 / 너무 당연한 말인데 / 어떻게 의심하나 / 내 눈도 결코 예외가 아니다 / 정말 내 눈이 좋아질 수 있을까 / 나만 예외가 될 수 있을까.

그런데 내 눈은 안 늙는다고 믿어서 / 손해 볼 것은 뭐냐 / 위험해질 것이라도 있나 / 의학에는 항상 설명할 수 없는 예외가 있던데 / 내 눈도 의학적 예외가 되면 안 되나 / 좋아진다고 믿어서 손해 볼 것도 없고 / 믿져야 본전인데 / 그러니 어쨌든 나는 새로운 가능성에 마음을 연다.

2회전

- 나는 비록 내 눈이 백내장(또는 녹내장, 원시, 근시 등)에 걸려서 잘 보이지 않지만 마음속 깊이 진심으로 나를 이해하고 받아들입니다.
- 이 병이 너무나 오래되어서 눈의 일부가 된 것 같지만 마음속 깊이 진심으로 나를 이해하고 받아들입니다.

- 정말 이렇게 오래되고 심한 문제가 좋아질 수 있을지 의심스럽지만 어쨌든 나는 나를 이해하고 받아들입니다.

내 눈은 백내장(또는 녹내장, 원시, 근시 등)이다 / 내가 정말 좋아질 수 있을까 / 이런다고 좋아질까 / 이게 어떤 병인데 / 얼마나 오래된 병인데 / 정말 좋아질 수 있을까 / 정말 낫고 싶다 / 이제 좀 더 잘 보고 싶다.

혹 그냥 좋아질 수 있다고 믿어보면 안 될까 / 모든 것에는 예외가 있는데 / 의학적 예외가 되면 안 될까 / 나는 어쨌든 낫기를 바란다 / 나는 의학적 예외가 된다 / 나는 편안한 마음으로 / 밝은 눈으로 / 세상의 아름다움을 본다.

3회전
- 이 병은 노화 때문인데 정말 나을 수 있을까 아직 의심스럽지만 나는 나를 진심으로 이해하고 받아들입니다.
- 이 병은 유전이라는데 정말 좋아질 수 있을까 의심스럽지만 나는 나를 깊이 이해하고 받아들입니다.
- 나는 여전히 세상을 직면해서 보는 게 꺼려지지만 어쨌든 나를 이해하고 받아들이고 사랑합니다.

아직 눈이 좋아지는 게 꺼려진다 / 한편으로 그다지 잘 보고 싶지 않다 / 세상과 사람을 있는 그대로 보는 게 두렵다 / 세상에는 보기 싫은 게 너무 많다 / 세상에는 못 볼 것이 너무 많다 / 유전이라는데 될까 / 하지만 좋아진다고 믿어서 손해 볼 건 뭐냐 / 공수래공수거인 인생, 잃을 게 뭐냐.

안 돼도 본전 되면 대박인데 / 그냥 한번 새로운 가능성에 / 마음을 열어보면 안 될까 / 나는 있는 그대로 보이는 세상을 살아갈 힘이 있다 / 이제 세상이 아름답게 보인다 / 이제

세상이 평화롭게 보인다 / 이제 세상이 깨끗하게 보인다 / 눈이 밝아져서 너무나 많은 것이
보여 감사하다.

맨눈으로 10분 정도 매일 1주일 동안 이렇게 EFT를 하고 매주 1번씩 기준점이 어떻게
보이는지 확인하고 평가지에 점수를 기록해보라.

7주차: 억울함, 원망, 서운함, 섭섭함

생각하면 여전히 가슴이 아프고 마음이 불편한 과거의 사건 한두 개를 골라보라. 이제 그
일에 대해 다음과 같이 EFT를 해보자.

1회전

- 나는 그 일과 그 사람에 대해서 여전히 서운하고 억울하지만 진심으로 나를 이해하고
  받아들입니다.
- 그 일은 이미 오래전에 끝나고 그 사람과도 헤어져 자취도 없지만 나는 아직 그 사람과
  그 일이 마음에 남아 괴롭고 힘들지만 마음속 깊이 진심으로 나를 이해하고 받아들입
  니다.
- 이렇게 오래 힘들어하면서도 용서도 못하고 잊지도 못해 너무 괴롭지만 나는 나를 있
  는 그대로 이해하고 받아들입니다.

그 일이 그 사람이 나를 괴롭힌다 / 수많은 시간이 지나 모두 끝나고 사라졌지만 / 내 눈
에는 아직도 선하게 보인다 / 몸은 지금 여기에 있어도 / 마음은 그때 거기에 머물러 / 여전
히 억울하고 서럽고 분하다 / 그 일과 그 사람이 눈에 맺혀 / 아무 일 없는 지금 여기가 보
이지 않는다.

그런데 다행히 그 일은 모두 끝났고 / 그 사람과도 이제는 헤어져 자취도 생사도 모른다 / 다만 내 마음이 끝났음을 아직 모를 뿐이다 / 이제 내 마음에 크게 말해주자 / 모두 끝났으니 안심하고 두 다리 쭉 뻗으라고 / 분명 내 몸은 지금 여기에 평화롭게 있는데 / 내 마음은 아직 그때 거기에 머물러 괴롭다 / 그러니 마음아, 평화롭고 일없는 지금 여기로 돌아와라.

2회전

- 나는 아직도 그가 한 말이 귀에 맴돌고 그가 한 짓이 눈에 맺혀 억울하고 서운하지만 마음속 깊이 진심으로 나를 이해하고 받아들입니다.
- 나는 그 일과 그 사람이 바로 어제 있었던 것처럼 생생하지만 마음속 깊이 진심으로 나를 이해하고 받아들입니다.
- 너무 괘씸해서 그 인간과 그 일을 잊을 수가 없지만 마음속 깊이 진심으로 나를 이해하고 받아들입니다.

너무 억울하다 / 너무 괘씸하다 / 그 인간 때문에 그 일 때문에 얼마나 힘들었는데 / 얼마나 고생했는데 / 죽어도 못 잊는다 / 죽어도 용서할 수 없다 / 피해만 본 내가 왜 잊고 용서해야 되나 / 그것도 너무 억울하다.

그런데 문득 잠시 돌아보고 둘러보니 / 그 일과 그 사람을 생각하느라 / 지금 여기 곁에 있는 사랑하는 친구와 가족을 생각할 겨를이 없다 / 그 일과 그 사람만을 보고 있느라고 / 지금 여기 곁에 있는 친구와 가족을 볼 겨를이 없다 / 나는 그 일과 그 사람을 이미 충분히 생각하지 않았나 / 이미 충분히 보지 않았나 / 이제 그만 보고 그만 느껴도 되지 않을까.

3회전

- 묵은 감정들이 억울함이 분함이 서운함이 내 눈을 가리지만 마음속 깊이 진심으로 나를 이해하고 받아들입니다.
- 이런 감정으로 너무 고생했으면서도 억울해서 차마 내려놓지 못하지만 마음속 깊이 진

심으로 나를 이해하고 받아들입니다.

- 아직 그 사람과 그 일을 다 잊기에는 마음에 거리끼는 게 많지만 마음속 깊이 진심으로 나를 이해하고 받아들입니다.

그 일이 내 눈을 가린다 / 그 사람이 내 눈에 맺혀 있다 / 그래서 아직 서럽고 억울하고 분하다 / 이젠 너무 힘들어 그냥 잊고 비우고 싶지만 / 그냥 다 잊고 비우자니 / 너무 억울하다 / 더 분해진다 / 무조건 잊기 꺼려진다.

하지만 이 순간에 문득 내가 사랑하는 사람이 보인다 / 나를 사랑하는 사람이 보인다 / 분명 내 곁에는 사랑하는 사람들이 있는데 / 너무나 오래 그들은 버려두고 / 지나간 미운 사람만 보고 느끼며 살아왔다 / 이제 그냥 문득 사랑하고 행복해지고 싶다 / 사랑하는 사람과 좋아하는 것을 보고 싶다 / 나는 사랑과 편안함을 볼 수 있고 보인다.

맨눈으로 10분 정도 매일 1주 동안 이렇게 EFT를 하고 매주 1번씩 기준점이 어떻게 보이는지 확인하고 평가지에 점수를 기록해보라.

8주차: 남아 있는 장애물

몇 년 전 망막 질환으로 시력을 잃어가고 있는 한 30대 여성이 나를 찾아왔다. 상담하면서 성장기에 그녀가 극심한 애정 결핍을 경험했음을 알고, 문득 이런 질문을 해보았다.

"눈이 안 보여서 혹 좋은 것이 있다면 무언가요?"

"아무래도 부모님이 걱정이 되니까 자주 전화하고 찾아오시죠."

이 말을 듣고 집히는 게 있었다.

"혹시나 당장 눈이 좋아져서 부모님이 걱정할 필요가 없어진다면 어떨까요?"

그러자 갑자기 그녀는 통곡하면서 자기도 모르게 이렇게 울부짖는 게 아닌가!

"안 돼요. 부모님의 사랑과 관심을 더 받고 싶어요."

이렇게 우리의 무의식에는 도리어 치료에 반하는 수많은 생각과 감정들이 숨어 있다. 특히 난치병이나 오래된 병일수록 반드시 그렇다. 이제 이런 숨은 저항을 찾기 위해 다음 문장의 빈칸에 들어갈 말들을 생각나는 대로 몇 개 적어보라. 이제 이런 생각들에 대해 EFT를 해보자.

"나는 눈이 좋아지기를 바란다. 하지만 _______ 라는 생각이나 느낌이 든다."

1회전

- 내 마음과 눈에는 아직도 장애물이 남아 있지만 마음속 깊이 진심으로 나를 이해하고 받아들입니다.
- 나는 아직 눈이 좋아져 세상을 잘 보는 게 꺼려지지만 마음속 깊이 진심으로 나를 이해하고 받아들입니다.
- 나는 아직도 세상과 사람을 있는 그대로 뚜렷이 보는 게 망설여지지만 마음속 깊이 진심으로 나를 이해하고 받아들입니다.

내 마음에는 아직도 장애물이 있다 / 내 눈에는 아직도 장벽이 있다 / 사람들을 제대로 보는 게 두렵다 / 상을 있는 그대로 보는 게 무섭다 / 다 보아도 괜찮을까 / 뚜렷이 보아도 안전할까 / 하지만 이제 용기를 내고 싶다 / 세상과 사람을 제대로 뚜렷이 보고 싶다.

이제는 어쨌든 사람을 제대로 볼 지혜를 선택한다 / 세상을 있는 그대로 볼 용기를 선택한다 / 세상을 있는 그대로 보고 살아갈 실력을 키운다 / 만물을 직시할 용기를 선택한다 / 나의 내면을 거짓 없이 볼 솔직함을 선택한다 / 나는 사람들을 있는 그대로 봐줄 관용을 선택한다 / 나는 바꿀 수 없는 것을 편안히 볼 줄 아는 받아들임을 선택한다 / 그래서 마침내 나는 우주의 삼라만상에서 신의 오묘한 섭리가 있음을 보고 느낀다.

- 나는 있는 그대로 아직 다 보기엔 망설임이 있지만 마음속 깊이 진심으로 나를 이해하고 받아들입니다.
- 나는 사실상 깨끗하게 다 보는 게 아직 두렵고 불안하지만 마음속 깊이 진심으로 나를 이해하고 받아들입니다.
- 나는 과연 정말 깨끗하게 볼 수 있을까 의심이 아직 있지만 마음속 깊이 진심으로 나를 이해하고 받아들입니다.

내 맘에는 아직 장애물이 있다 / 내 눈에는 아직 가림이 있다 / 아직 남은 분노가 마음 한 쪽을 덮고 있다 / 아직 남은 두려움이 눈을 덮고 있다 / 남은 의심이 눈을 가린다 / 내가 세상을 당당히 보아도 될까 / 내가 세상에 나갈 자격이 있을까 / 내가 사람들을 볼 자격이 있을까.

나는 세상에 나설 당당함을 선택한다 / 나는 시련에 맞설 용기를 선택한다 / 나는 시련을 이겨낼 힘을 선택한다 / 나는 내 안의 장애물을 치울 힘을 선택한다 / 나는 이제 세상과 사람들을 있는 그대로 볼 수 있다 / 나는 이제 사람들을 볼 자격이 있다 / 나는 나를 있는 그대로 보고 이해하고 받아들인다 / 나는 바꿀 수 없는 것들을 편안하게 보고 받아들인다.

3회전

- 나는 너무나 오래 눈이 가려 어둠 속에 살아왔지만 마음속 깊이 진심으로 나를 이해하고 받아들입니다.
- 내 마음의 어둠이 오랫동안 내 눈을 가렸지만 마음속 깊이 진심으로 나를 이해하고 받아들입니다.
- 너무나 오래 감정에 휘둘려 제대로 보지 못하고 살아왔지만 마음속 깊이 진심으로 나를 이해하고 받아들입니다.

너무나 오래 어둠 속에 살았다 / 감정의 먹구름이 온 마음을 다 가려서 / 감정의 가리개가 온 눈을 덮어서 / 어둠이 어둠인 줄도 모르고 살았다 / 이제 나는 어둠의 저편에 밝음이 있음을 알았다 / 이제 나는 결단코 밝음으로 간다 / 결단코 밝음을 본다 / 어느새 나는 밝음이 된다.

이제 나는 사람을 지혜롭게 제대로 본다 / 이제 나는 용감하게 세상을 있는 그대로 본다 / 나는 세상을 있는 그대로 보고 살아갈 실력이 생긴다 / 나는 만물을 직시할 용기가 있다 / 나는 솔직하게 내 내면을 본다 / 나는 관용으로 사람들을 있는 그대로 본다 / 마침내 나는 우주의 삼라만상에서 / 신의 오묘한 섭리를 행복하고 편안하게 본다.

맨눈으로 10분 정도 매일 1주 동안 이렇게 EFT를 하고 마지막 날에 기준점이 어떻게 보이는지 확인하고 평가지에 점수를 기록해보라.

드디어 8주 과정이 끝났다. 필요하다면 더 반복해도 되고, 이 과정에서 올라왔던 생각과 감정들을 스스로 EFT로 지워도 된다.

'눈을 고치는 EFT 8주차 과정' 경험 사례

나는 유나방송에서 앞에 나온 '눈을 고치는 EFT 8주차 과정'을 진행했다. 매주 몇몇 참가자가 그 과정에서 경험담을 댓글로 올렸다. 그중 몇 개를 골라 소개한다.

눈이 건조하고 눈곱이 자주 끼어서 항상 안약을 넣었는데, 언제부터인지 안약을 쓰지 않고 있어요. 그리고 책 읽을 때 쓰는 안경이 도수가 낮아 불편했는데, 지금은 더 편하게 쓰고 있답니다. 언젠가 이 안경도 곧 벗게 되겠지요.

_이외선

저는 노안이 40대 중반부터 왔는데요, 6월 4일 방송 내용으로 3주 동안 하루에 두 번씩 따라 했습니다. 아침에 기도문을 읽을 때 돋보기를 써도 눈이 침침하고 희미하게 보였어요. 그런데 지금은 많이 선명하고 맑고 정확하게 보입니다. 차차 돋보기도 벗을 수 있다고 확신합니다. 그리고 정신건강에도 큰 도움이 되어서 하루하루 건강한 생활을 하고 있습니다.

_정태순

시력이 좋은 편인데도 밤 운전에 대한 두려움이 커, 밤이면 조수석에서는 멀쩡히 보이던 차선이 운전석에 앉으면 잘 보이지 않는 것 같아 무서움을 많이 느꼈어요. 그러다 며칠 전에 새벽 운전을 하면서 참 편안하다는 생각이 들어 뭐가 달라진 건지 한참을 생각했는데, 시야가 맑게 잘 보인다는 것을 바로 알게 되었습니다.

"아! EFT 덕분이구나."

다시 한번 EFT에 감동했습니다.

_원더풀 피스

어제는 종일 운전하고 사람을 만나고 다녔는데, 뭔가 이상하다고 느꼈지만 무딘 생각에 그냥 지냈습니다. 그러다 집에 와서 보니 화장대 앞에 안경이 있네요. 그런데 오늘은 습관적으로 또 안경을 쓰고 나왔습니다. 새로운 것에 적응하는 데도 EFT를 해야겠어요.

_김금순

10장

귀

귀의 증상

- 귀가 따갑다
- 귀가 아프다
- 귀가 여리다
- 귀를 기울이다
- 귀에 익다
- 귀에 거슬리다
- 귀가 가렵다

- 귀가 뚫리다
- 귀가 번쩍 뜨이다
- 귀가 얇다
- 귀가 열리다
- 귀를 세우다
- 귀를 씻다
- 귀를 닫다

- 귀를 열다
- 귀를 팔다
- 귀 밖으로 듣다
- 귀에 딱지가 앉다
- 귀에 못이 박히다
- 귀에다 말뚝을 박았다

◈ 중이염, 귀 용종 염증, 유스타키오관 염증 ◈

심리적 원인

- 원하는 말이나 소리를 듣고 싶지만 들을 수가 없다.

  신생아와 유아는 어머니의 다정한 목소리를 듣지 못할 때 중이염이 잘 생긴다. 칭찬, 인정, 승인, 제안,

승낙, 약속, 사과, 고백, 또는 '사랑해'라는 말 등은 우리가 늘 듣기를 기대하는 말이다.

- 불쾌한 말이나 소리를 듣지 않을 수가 없다. 불쾌한 말이나 소리를 듣고 싶지 않다.

  비난, 잔소리, 경고, 비명, 협박, 독촉 등은 우리가 늘 듣기 싫어하는 말이다. 한 남자는 잔소리가 심한 아내와 10년째 사는데, 그동안 수시로 전에 없었던 중이염이 생겼다.

- 뭔가 중요한 것을 놓치고 듣지 못해서 해를 입었다. 그때 그것을 잘 들었어야 했다.

  시험 전에 선생님이 불러준 힌트를 놓치거나, 상사의 중요한 지시 사항을 놓치거나, 작업 현장에서 중요한 경고를 놓쳐서 사고를 내거나 손해를 보았다.

심리적 원인을 찾는 질문

- 당신이 듣고 싶지만 듣지 못하는 것은 무엇인가?
- 당신이 듣기 싫은 것은 무엇인가?
- 당신이 듣지 못하고 놓친 것은 무엇인가?
- 이 증상이 생길 무렵에 무슨 일이 생겼나?
- 이 증상이 있어서 혹 좋은 점이 있다면 무엇인가?

치유 확언

- 나는 듣고 싶은 것을 들을 수가 있다.
- 나는 용서함으로써 모든 것을 평화롭게 있는 그대로 듣는다.
- 나는 힘과 용기와 지혜가 생겨서 모두 잘 듣고 잘 해결한다.

◆ 외이염, 외이도염 ◆

심리적 원인

- 원하는 말이나 소리를 들을 수가 없다.

신생아와 유아는 어머니의 다정한 목소리를 듣지 못한다. 칭찬, 인정, 승인, 제안, 승낙, 약속, 사과, 고백, 또는 '사랑해'라는 말 등은 우리가 늘 듣기를 기대하는 말들이다.

- 불쾌한 말이나 소리를 듣지 않을 수가 없다. 불쾌한 말이나 소리를 듣고 싶지 않다.

  비난, 잔소리, 경고, 비명, 협박, 독촉 등은 우리가 늘 듣기 싫어하는 말이다.

- 내 귀를 만져줘.

  내 귀를 쓰다듬어줘. 늘 주인의 귀를 핥아주던 고양이가 죽자 그 주인은 고양이를 그리워했고, 그의 귓바퀴에 염증이 생겼다.

- 내 귀를 만지지마.

  원하지 않는 귀의 접촉, 고통스러운 귀 검진, 싫어하는 어른이 아이의 귀에 키스하는 것 등이 이에 해당한다.

심리적 원인을 찾는 질문

- 당신이 듣고 싶은 소리는 무엇인가?
- 당신이 듣기 싫은 소리는 무엇인가?
- 누가 당신의 귀를 만져주기를 원하는가?
- 이상의 생각과 느낌이 들게 하는 사람과 상황은 무엇인가?
- 이 증상이 있어서 혹 좋은 점이 있다면 무엇인가?

치유 확언

- 나는 내가 원하는 것을 들을 수 있다. 들어도 된다.
- 나는 내가 원하지 않는 것을 듣지 않아도 된다.
- 나는 용서함으로써 모든 것을 평화롭게 있는 그대로 듣는다.

심리적 원인

- 제대로 듣지도 못하는 내 귀는 아무짝에도 쓸모가 없다.

  중요한 소리나 말을 놓쳐서, 또는 사람들의 말을 잘 알아듣지 못해 대화를 따라가지 못해서 내 귀는 쓸모가 없다.

- 내 귀는 못났다. 나는 내 귀가 부끄럽다. 나는 내 귀가 싫다.

심리적 원인을 찾는 질문

- 당신은 왜 당신의 귀를 싫어하는가?
- 당신은 왜 당신의 귀를 미워하는가?
- 이 증상이 생길 무렵에 무슨 일이 있었나?
- 이 증상이 있어서 혹 좋은 점이 있다면 무엇인가?

치유 확언

- 나는 나와 내 귀를 있는 그대로 받아들이고 사랑한다.
- 이 세상의 모든 존재는 있는 그대로 존중받고 사랑받을 자격이 있다.
- 나는 자기혐오를 그만하고 나를 있는 그대로 존중한다.

◆ 고막 긴장근과 등골근 이상으로 생긴 청력 상실 ◆

심리적 원인

- 도저히 소음을 더 못 들어주겠다.

  폭발음, 총성, 쉼 없이 울리는 사이렌, 시끄러운 음악, 날카로운 울음, 고음의 비명 등을 더 이상 못 듣겠다. 배우자의 끊임없는 잔소리나 화내는 소리를 더 못 듣겠다.

심리적 원인을 찾는 질문

- 당신이 더 이상 듣거나 감당하기 힘든 소리는 무엇인가?
- 이 증상이 생길 무렵에 무슨 일이 있었나?
- 이 증상이 있어서 혹 좋은 점이 있다면 무엇인가?

치유 확언

- 나는 용서의 마음으로 이제 모든 것을 있는 그대로 듣는다.
- 나는 용서한다. 이제 모두 평화롭게 들린다.

◈ 귓구멍 종기, 외이도 모낭염 ◈

심리적 원인

- 내가 너무 못나고 한심하고 더럽다고 느끼게 하는 말을 들었다.

  언어적 학대, 모욕적인 언사 등이 이에 해당한다. 한 남자는 귀에 귀지가 많이 끼었는데, 여자친구에게서 귀에서 냄새가 난다는 말을 듣고 난 뒤에 이 증상이 생겼다.

심리적 원인을 찾는 질문

- 이 증상이 생길 무렵에 어떤 말을 들었나?
- 이 증상이 있어서 혹 좋은 점이 있다면 무엇인가?

치유 확언

- 나는 그때 들은 말을 내 귀에서 씻어낸다(실제로 물로 귀를 씻는 것도 좋다). 이제 내 마음도 내

귀도 깨끗하다.

- 나는 그 일과 그 사람을 용서하고 내 귀는 깨끗이 낫는다.

◆ 이명, 돌발성 난청 ◆

심리적 원인

- 나는 이것을 듣고 싶지 않아.

  개 짖는 소리, 비명 지르는 아이, 건축 현장의 각종 소음, 층간 소음, 각종 차 다니는 소리, 시끄럽거나 짜
  증 나는 음악, 잔소리하는 목소리, 비난의 말 등을 듣고 싶지 않다.

- 내가 들은 말을 믿을 수가 없어.

  한 여자는 문제없는 부부 생활을 20년째 하고 있는데, 갑자기 남편이 바람났다는 말을 지인에게 듣는
  다. 한 남자는 20년째 성실하게 일해서 공장장까지 되었는데 갑자기 회사가 부도났다는 말을 듣는다.

심리적 원인을 찾는 질문

- 당신이 듣기 싫었던 소리나 말은 무엇인가?
- 이 증상이 생길 무렵에 무슨 소리나 말을 들었나?
- 이 증상이 있어서 혹 좋은 점이 있다면 무엇인가?

치유 사례

| 사례 ① | 이명

어느 한의사는 EFT 레벨 1 워크숍에 참가해서 열심히 실습해서 6개월 된 이명이 사라졌
다. 1주일 정도 지난 뒤에 그가 냉장고에서 우유 팩을 꺼내서 입에 대고 마시는 순간 아내가
바로 잔소리를 했다.

"컵에 부어서 마셔야지. 왜 입을 대고 마셔. 더럽게."

그 순간 이명이 재발했다. 결국 그의 이명 원인은 부인의 잔소리였던 것이다. 그의 부인은 실제로 잔소리가 꽤 많았다. 그는 부인의 잔소리에 마음 상했던 일들을 떠올리며 1주일 동안 EFT를 했고, 마침내 이명은 사라졌다.

| 사례 ② | **소음성 난청**

한 50대 회사원 남성은 최근에 소음성 난청 진단을 받았다. 소음성 난청은 큰 소음에 의해 청력이 손상되는 난청으로, 큰 소음을 오래 들을수록 잘 발생한다. 일단 발생하면 치료가 어렵고 영구적인 장애를 남길 수 있다. 그런데 그는 소음에 노출된 적이 전혀 없고, 이어폰으로 음악을 크게 듣는 일도 없어서, 도대체 소음성 난청이 생길 이유가 객관적으로 전혀 없었다. 다만 그는 비난받는 것을 죽도록 두려워해서 모든 사람의 비위를 맞춰주며 살고 있었다. 그러니 그는 실제로 비난과 비판을 듣는 경우도 거의 없었다. 다만 비난과 비판을 듣는 두려움이 너무 커서 실제로 귀가 난청이 되어버린 것이다.

| 사례 ③ | **"갑자기 어지럽고 이명이 생겼어요"**

평소에 내게 상담받던 30대 후반 기혼 여성이 갑자기 온라인 상담을 요청했다. 아는 언니의 늦은 결혼식에 가려다가 어지럽고 이명이 심해서 취소하고 병원에 갔다 왔는데 여전히 이명이 심하고 어지럽다고 했다. 전형적인 메니에르 증후군 같아 보였는데, 증상이 생길 무렵에 어떤 일이 있었는지 물어보았다. 그녀가 참석하려던 결혼식의 주인공은 비혼을 주장하다 뒤늦게 연애를 했는데, 갑자기 40세에 아이가 생겨서 혼전 임신인 채로 결혼하게 되었다고 했다. 이명의 원인은 듣기 싫음이고, 어지럼증의 원인은 두려움과 혼란이므로 이런 상황에서 무엇이 듣기 싫고 무엇이 두려운지 물었다.

"저는 결혼한 지 10년이 다 되어도 애가 안 생기는데, 그 언니는 단번에 임신하는 게 질투도 나고, 거기 가서 아기 얘기 듣기도 싫어요. 남편이 아기가 안 생기는 것에 불만은 없는데, 괜히 남편과 사이도 나빠져버릴까봐 너무 두려워요."

실제로 그녀는 아직 아이가 없고, 적극적으로 아이를 낳으려고 시도하지는 않았지만, 이 상황을 두려워하고 있었다.

- 비록 나는 결혼식장에서 아기 얘기를 듣는 것이 너무 싫었지만 깊이 완전히 나를 받아들입니다.
- 비록 나는 나보다 나이도 많은 언니가 바로 아기가 생겨서 결혼하니까 축하하면서도 질투도 났지만 깊이 완전히 나를 받아들입니다.
- 비록 나는 아기를 많이 원하지는 않지만 전업 주부인데도 아기가 없는 것이 남편과의 관계에 나쁜 영향을 줄까봐 두렵지만 깊이 완전히 나를 받아들입니다.

이런 수용 확언 등으로 EFT를 1시간 동안 했고, 그녀의 극심한 이명증과 어지럼증은 사라졌다.

치유 확언

- 나는 용서의 마음으로 이제 모든 것을 있는 그대로 듣는다.
- 나는 용서한다. 이제 모두 평화롭게 들린다.

◈ 청각 장애, 난청 ◈

심리적 원인

- 원하는 말이나 소리를 들을 수가 없다.

  신생아와 유아는 어머니의 다정한 목소리를 듣지 못할 때 중이염이 잘 생긴다. 칭찬, 인정, 승인, 제안, 승낙, 약속, 사과, 고백, 또는 '사랑해'라는 말 등은 우리가 늘 듣기를 기대하는 말들이다.

- 불쾌한 말이나 소리를 듣지 않을 수가 없다. 불쾌한 말이나 소리를 듣고 싶지 않다.

  비난, 잔소리, 경고, 비명, 협박, 독촉 등은 우리가 늘 듣기 싫어하는 말이다. 한 남자는 잔소리가 심한 아내와 10년째 사는데, 그동안 수시로 전에 없었던 중이염이 생겼다.

- 뭔가 중요한 것을 놓치고 듣지 못해서 해를 입었다.

시험 전에 선생님이 불러준 힌트를 놓치거나, 상사의 중요한 지시 사항을 놓치거나, 작업 현장에서 중요한 경고를 놓쳐서 사고를 내거나 손해를 보았다.

- 내가 들은 말을 믿을 수가 없어.

  한 여자는 문제없는 부부 생활을 20년째 하고 있는데, 갑자기 남편이 바람났다는 말을 지인에게 듣는다. 한 남자는 20년째 성실하게 일해서 공장장까지 되었는데 갑자기 회사가 부도났다는 말을 듣는다.

- 도저히 소음을 더 못 들어주겠다.

  폭발음, 총성, 쉼 없이 울리는 사이렌, 시끄러운 음악, 날카로운 울음, 고음의 비명 등을 더 이상 못 듣겠다. 배우자의 끊임없는 잔소리나 화내는 소리를 더 못 듣겠다.

- 내가 잘못 들어서 일을 망쳤다. 내가 잘못 들어서 잘못 전달했다. 내가 못 들어서 중요한 것을 놓쳤다.

  청각 장애가 생긴 사람은 일상생활에서 늘 실수하게 되고, 그 결과 종종 자기 비난과 자존감 저하를 겪게 된다.

청력이 심하게 손상되어서 소리를 질러야 겨우 알아듣는 70대 할머니 몇 분을 치료한 적이 있다. 그들에게는 공통점이 몇 가지 있었다. 첫째, 남편이 수시로 소리를 지르거나 비난을 퍼붓는 성향이 있었다. 둘째, 이 할머니들은 착하고 수동적이어서 그저 참으면서 평생 살았다. 셋째, 상담 중에 수시로 남편이 하는 말 듣기 싫다는 말을 입에 달고 있었다. 결국 이 할머니들은 남편과 헤어지거나 싸우는 대신 청력을 포기해서 함께 사는 길을 선택한 것이다.

심리적 원인을 찾는 질문

- 무슨 소리가 그렇게 듣기 싫었나?
- 무슨 소리가 그렇게 듣고 싶었나?
- 이 증상이 생길 무렵에 무슨 일을 겪었나?
- 이 증상이 있어서 혹 좋은 점이 있다면 무엇인가?

치유 확언

- 나는 용서의 마음으로 이제 모든 것을 있는 그대로 듣는다.

- 나는 용서한다. 이제 모두 평화롭게 들린다.

- 나는 이제 원하는 소리를 들을 수 있다. 그 소리를 듣겠다.

- 나는 못 들은 나를 용서한다. 이제 잘 들어도 된다.

◈ 이경화증(귀경화증) ◈

심리적 원인

- 내가 잘못 들어서 일을 망쳤다. 내가 잘못 들어서 잘못 전달했다. 내가 못 들어서 중요한 것을 놓쳤다.

- 듣고 싶지 않다. 들을 수 없다.
  두려운 것이나 싫어하는 것을 듣고 싶지 않고 들을 수도 없다.

청각 장애가 생긴 사람은 일상생활에서 늘 실수를 하게 되고, 그 결과로 종종 자기 비난과 자존감 저하를 겪게 된다. 이런 트라우마는 중이의 작은 뼈(망치뼈, 모루뼈, 등자뼈)가 석회화되게 만들며, 이는 영구적인 난청을 초래할 수 있다.

심리적 원인을 찾는 질문

- 당신은 왜 무엇 때문에 자신을 비난하는가?

- 당신이 듣기 싫어하는 것은 무엇인가?

- 이 증상이 생길 무렵에 당신은 무엇을 겪고 있었나?

치유 확언

- 나는 나를 용서한다.

- 나는 그 사람과 그 일도 용서하며, 이제 있는 그대로 모두 평화롭게 듣는다. 그러니 내 귀

는 다 나아서 무슨 소리든 다 들어도 되고, 들을 수 있다.

◆ 메니에르 증후군, 전정신경초종(청신경초종) ◆

심리적 원인

- 쓰러질 것 같다. 쓰러질까봐 두렵다. 추락할 것 같다. 추락할까봐 두렵다.

  스포츠에서의 우발적인 추락, 현장에서의 추락, 계단에서 떨어지는 것, 젖거나 얼어붙은 표면에서 미끄러지는 것, 사다리에서 떨어지는 것, 걸려 넘어지는 것 등의 모든 추락 사고는 이런 생각을 유발할 수 있다. 또 건축업자, 건설 노동자, 기와 작업자 등 특정 직업군이나 유아와 노인, 또한 다발성 경화증 환자, 루게릭병 환자, 간질 환자도 이런 스트레스가 많다.

  이 스트레스는 또한 다른 사람이 뇌졸중이나 심장마비 등으로 쓰러지는 것을 보거나, 사랑하는 사람이 넘어지거나 쓰러져서 그 자리에서 죽는 것을 목격하는 것과도 관련된다. 비유적으로는 높은 자리에서 떨어지거나 명성을 잃고 추락하거나 사랑하는 사람에게 완전히 차이는 것도 이런 스트레스를 줄 수 있다.

- 나는 너무 혼란스럽다.

  너무 무섭고 막막해서 방향감을 잃었다. 내가 지금 어디에 있는지도 모르겠다. 어떡해야 할지, 어디로 가야 할지 감을 잡을 수도 없다.

- 나는 이것을 듣고 싶지 않아.

  개 짖는 소리, 비명을 지르는 아이, 건축 현장의 각종 소음, 층간 소음, 각종 차 다니는 소리, 시끄럽거나 짜증 나는 음악, 잔소리하는 목소리, 비난의 말 등을 듣고 싶지 않다.

- 내가 들은 말을 믿을 수가 없어.

  한 여자는 문제없는 부부 생활을 20년째 하고 있는데, 갑자기 남편이 바람났다는 말을 지인에게 듣는다. 한 남자는 20년째 성실하게 일해서 공장장까지 되었는데 갑자기 회사가 부도났다는 말을 듣는다.

심리적 원인을 찾는 질문

- 당신은 무엇이 그토록 두려워서 어지럽고 혼란스러운가?
- 무엇이 그토록 듣기 싫은가?

- 이 증상이 생길 무렵에 무슨 일이 생겼나?
- 이 증상이 있어서 혹 좋은 점이 있다면 무엇인가?

- 하느님이 나를 붙잡아주니 나는 안전하고 단단하게 서 있다.
- 하느님, 당신의 전지전능함으로 저를 인도하소서!
- 나는 모두 용서함으로써 평화롭게 있는 그대로 모든 것을 편하게 듣는다.

◈ 이석증, 어지럼증 ◈

심리적 원인

- 쓰러질 것 같다. 쓰러질까봐 두렵다. 추락할 것 같다. 추락할까봐 두렵다.

  스포츠에서의 우발적인 추락, 현장에서의 추락, 계단에서 떨어지는 것, 젖거나 얼어붙은 표면에서 미끄러지는 것, 사다리에서 떨어지는 것, 걸려 넘어지는 것 등의 모든 추락 사고는 이런 생각을 유발할 수 있다. 또 건축업자, 건설 노동자, 기와 작업자 등 특정 직업군이나 유아와 노인들, 또한 다발성 경화증 환자, 루게릭병 환자, 간질 환자도 이런 스트레스가 많다.

  이 스트레스는 또한 다른 사람이 뇌졸중이나 심장마비 등으로 쓰러지는 것을 보거나, 사랑하는 사람이 넘어지거나 쓰러져서 그 자리에서 죽는 것을 목격하는 것과도 관련된다. 비유적으로는 높은 자리에서 떨어지거나 명성을 잃고 추락하거나 사랑하는 사람에게 완전히 차이는 것도 이런 스트레스를 줄 수 있다.

- 나는 너무 혼란스럽다.

  너무 무섭고 막막해서 방향감을 잃었다. 내가 지금 어디에 있는지도 모르겠다. 어떡해야 할지 어디로 가야 할지 감을 잡을 수도 없다

- 당신은 무엇이 그토록 두려워서 어지럽고 혼란스러운가?
- 이 증상이 생길 무렵에 무슨 일이 생겼나?
- 이 증상이 있어서 혹 좋은 점이 있다면 무엇인가?

치유 사례

| 사례 ① | 극심한 어지럼증

30대 후반 기혼 여성이 1년이 넘은 극심한 어지럼증으로 왔다. 그녀의 어지럼증은 수시로 예고 없이 발작적으로 발생했고, 한 번 발생하면 세상이 핑핑 도는 듯해서 아무것도 할 수가 없었다. 병원에서는 특별한 원인을 찾지 못했다. 그녀의 부모님은 일찍 이혼해서 어머니는 일본으로 갔고, 아버지와 같이 살다가 결혼하면서 분가했는데, 이번에 아버지가 갑자기 돌아가셨다고 했다. 아버지가 치과 병원에서 사랑니 발치를 했는데, 지혈이 제대로 되지 않아서 지속적인 출혈로 돌아가신 것이었고, 한마디로 의료 사고였다. 그녀는 큰딸로서 유일한 애착 대상이었던 아버지의 죽음과 의료 사고 수습의 책임을 모두 한번에 떠안게 되면서 어지럼증이 발생한 것이었다.

나는 3개월 동안 그녀의 애정 결핍의 상처, 의료 사고 트라우마, 혼자만 남았다는 막막함, 아버지에 대한 연민 등을 꾸준히 EFT로 치유해주었다. 그러자 그녀의 어지럼증은 처음부터 팍팍 줄어서 한 달 만에 거의 다 나았고, 나머지 두 달 동안은 쌓여 있던 상처를 마주 치유했다.

치유 확언

- 하느님이 나를 붙잡아주니 나는 안전하고 단단하게 서 있다.
- 하느님, 당신의 전지전능함으로 저를 치유하고 인도하소서!

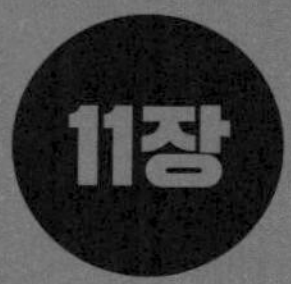

11장

코와 부비동

코의 기능

- 코가 꿰이다
- 코가 납작해지다
- 코가 비뚤어지도록 마시다
- 코가 우뚝하다
- 경찰이 냄새를 맡았다

- 그 사람은 지적인 냄새가 난다
- 수상한 냄새가 난다
- 싸구려 냄새 풍기지마
- 그 인간은 역겹고 냄새난다

코의 주 기능은 호흡의 통로이자 냄새 맡기다. 그런데 냄새 맡기는 추상적으로는 상황을 감지하고 판단한다는 의미도 있다. 예를 들어서 개는 상황이 심상찮으면 킁킁거리면서 주변 상황을 감지하고 판단한다. 개는 사람에 비해 후각이 1,000배에서 2억 배 정도 좋고, 청각은 4배가량 뛰어나며 고음역대 소리를 잘 들으니 높은 소리로 불러야 한다. 개의 눈은 볼록렌즈로 돼 있어 대개 근시다. 수많은 자연의 동물이 개처럼 시각보다는 청각과 후각으로 주변을 파악하고 상황을 판단한다.

심리적 원인

다가오는 포식자의 냄새나 유독한 연기 냄새는 동물에게 긴장과 위협감을 유발할 수 있다. 동물에 비해 인간은 훨씬 더 다양한 냄새에서 위협이나 긴장을 느낄 수 있다. 탄 냄새는 발암 물질을 연상시킬 수 있고, 학교 냄새는 따돌림의 두려움을 유발할 수도 있고, 매캐한 미세먼지 냄새는 질병의 두려움을 일으킬 수도 있고, 갑질하는 상사 특유의 체취는 긴장감을 일으킬 수도 있다.

- 이 냄새를 맡고 싶지 않아. 불쾌한 냄새나 위험한 냄새를 맡기 싫어.

  불쾌한 냄새나 싫어하는 냄새, 특정 냄새가 질병이나 위험과 관련 있다고 믿는 경우에 이런 스트레스를 받기 쉽다. 담배가 폐암을 일으킨다고 믿는 사람은 담배 연기를 맡으면 감기에 걸리기 쉽다. 또한 비유적으로 '역겨운 냄새가 난다'라고 느끼는 모든 역겨운 상황도 스트레스를 유발할 수 있다. 한 30대 여성은 직장 내에서 야비한 따돌림을 당했고 1달 뒤에 심한 부비동염이 생겨 냄새를 맡을 수 없게 되었다. 또 뭔가에 질렸다고 느낄 때도 이런 스트레스를 받는다.

- 수상한 기미가 있는데 냄새를 맡을 수 없다. 닥쳐올 상황을 감지할 수 없다.

  동물은 다가오는 포식자나 경쟁자의 냄새를 빨리 맡아야 생존할 수 있다. 비유적으로 인간에게 수상한 냄새란 잠재적인 위협으로 구체적으로 말해서 직장, 학교, 집, 관계 등에서 경쟁자나 적 또는 위협적인 상황을 의미한다. 한 40대 남성은 대기업에 다니는데 정리해고가 실시된다는 말을 듣고 어찌 될지 몰라 두려워하다가 1달 뒤에 심한 코감기에 걸렸다.

심리적 원인을 찾는 질문

- 당신이 맡기 싫은 냄새는 무엇인가?
- 당신은 무엇에서 위험한 냄새를 맡는가?
- 이 증상이 생길 무렵에 무슨 일이 있었나?
- 혹 이 증상이 있어서 좋은 것이 있다면 무엇인가?

| 사례 ① | **비염에 즉효인 EFT 사진**

박상현 한의사는 비염 환자를 자주 진료한다. EFT 워크숍에 참가해서 EFT를 배운 뒤에 모든 비염 환자에게 10~20분 정도 짧게 EFT를 했는데, 거의 대부분 효과를 보았다고 한다. 어느 날 비내시경으로 코 안을 찍어보았는데, 놀랍게도 EFT를 하자 부어 있던 코 안 점막의 부기가 확 빠진 모습이 나타났다고 한다. 다음은 당시의 실제 비내시경 사진이다.

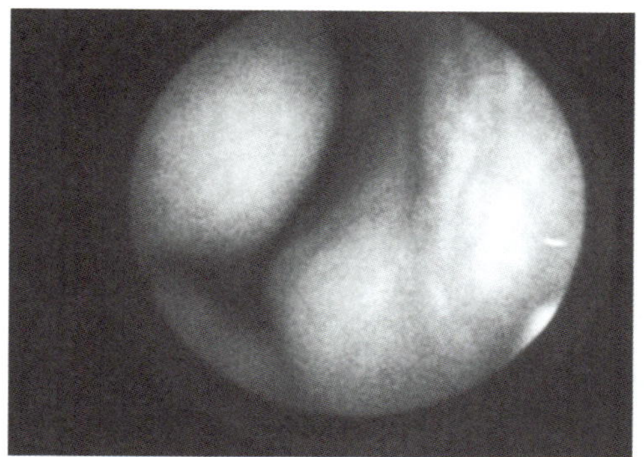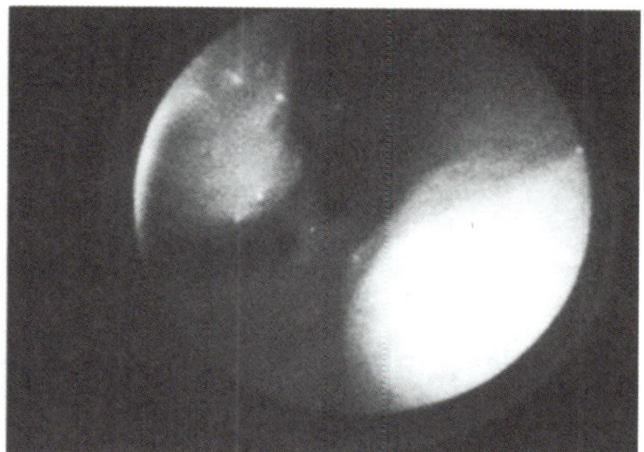

실제 비내시경 사진

| 사례 ② | **20년도 더 된 비염, 저절로 사라지다**

어느 체험자의 소감: 한 달 전 문득 깨달았다. 코로 숨 쉬는 게 이렇게 편하고 좋다는 것을! 아무 생각 없이 백화점을 돌아다니던 중 문득 '나 왜 숨 쉬는 게 이렇게 편하지?' 하는 생각이 들었다. 나는 병원도 안 가고 약도 안 먹고 있었다. 초등 때부터인가 매년 봄이 되면 꽃가루 때문에 콧물이 수도꼭지 틀어놓은 것마냥 줄줄 흘러서, 동네에 단골토 다니는 이비인후과가 있을 정도였다.

또 여름에는 더운 걸 못 참아 어릴 때는 선풍기를 꼭 틀어놔야 했고, 커서는 집집마다 에어컨이 생기니 냉방병으로 콧물이 줄줄 흘렀고, 겨울에는 또 감기 때문에 늘 이렇게 살았다. 가을 한두 달 말고는 평생 정상일 때가 없었다. 나를 닮아 그런지 첫째가 증상이 아주 똑같다. 지난 번 레벨 2 워크숍 때도 코가 막혀서 힘들었다.

그런데 두 달 전부터 약간 알아차리긴 했다. 웬일로 코가 괜찮지? 그리고 아무 생각 없이 지나갔다. 바람이 불어도, 냉방을 해도 아침에 일어나서 아무렇지도 않아서 희한하다고 생각했다. 나는 EFT를 적게는 5분이라도 거의 매일 하고 있지만, 비염을 위한 EFT는 하지 않았다. 이거 말고도 급하고 할 것이 많잖은가! 늘 이렇게 살아서 익숙해서 치유 리스트에 넣지도 않았다. 그래서 실험 삼아 실내 온도를 22도로 맞춰놓고 혼자 춥게 자봤다. 이 정도면 아침에 일어나면 콧속이 따갑고 눈도 붓고 재채기 나고 난리가 난다.

그런데 다음 날 아침에 일어나니 춥게 자서 약간 으스스한 느낌은 있었지만 비염 증상은 하나도 없었다. 이럴 수가 있나. 복권이라도 당첨된 느낌이다. 얼마나 좋은지 모른다. 이렇게 숨 쉬는 게 편하고 좋을 수 있다니!

치유 확언

- 나는 그와 그것을 용서함으로써 만물의 냄새를 있는 그대로 편하게 맡는다.
- 나는 안전하다. 나는 고요하다. 내가 이 상황을 통제한다.

◈ 히스타민 불내증 또는 히스타민 과민증, 알러지 비염, 비루(콧물이 자꾸 흘러내림) ◈

심리적 원인

- **두려움**: 세상은 위험하다.
- **불안**: 언제 어디서 무슨 일이 생길지 모르니 늘 경계해야 한다.
- **분노**: 언제나 반격할 준비를 하고 있어야 한다.
- **혐오감**: 싫은 것은 참을 수 없다.
- **고집**: 한 번 싫으면 영원히 싫다. 절대 받아들이지 못한다.

- 이 증상이 생길 무렵에 무슨 일이 있었나?

- 언제 어디서 왜 이런 생각과 느낌을 갖게 되었나?

- 혹시 이 증상이 있어서 좋은 점이 있다면 무엇인가?

치유 사례

| **사례 ①** | **아빠에 대한 혐오감이 사라지니 알러지가 낫다**

　오래전 20대 후반 미혼 여성을 치료하는 과정에서 정신신경 면역학 현상이 내 눈앞에서 그대로 발현되는 것을 직접 보았다. 그녀는 우울증, 알러지 비염, 두드러기가 심했는데, 마침 그날 폭력적인 아빠 때문에 받은 상처를 EFT로 치유하고 있었다. 중학생 때 학교를 마치고 집에 왔는데, 아빠가 낯선 아줌마랑 성관계 하는 모습을 본 기억을 말했다. 그 기억을 떠올리면서 그녀는 혐오감과 충격으로 갑자기 부들부들 떨었고, 연이어 재채기를 격렬하게 했다. 콧물이 수돗물 흐르듯 주르륵 흐르고, 온몸에도 두드러기가 확 올라왔다.

　그 와중에 그녀는 아빠가 짐승 같고 혐오스럽고 증오한다고 울부짖었다. 그러면서도 눈물 콧물 닦아가면서 약 20분 정도 EFT를 해주었더니 모든 증상이 싹 사라졌다. 면역 반응, 특히 알러지 같은 경우에는 이렇게 감정과 신체가 거의 동시에 작동하는 경우가 많아서 감정과 몸이 하나임을 바로 깨닫게 된다.

치유 확언

- 전지전능한 사랑의 하느님, 저를 치유하고 인도하소서.

- 전지전능한 사랑의 하느님이 나를 보호하고 안내하고 지탱하고 지켜준다.

- 판단을 내려놓고, 있는 그대로 받아들이고, 하느님께 내맡기고, 그저 존재한다.

- 나는 안전하다, 나는 고요하다, 내가 통제하고 있다. I am safe, I am calm, I am in control.

- 나는 뜻이다. 나는 힘이다. 나는 사랑이다. 나는 용서이다. 나는 젊음이다. 나는 건강이다. 나는 지혜이다. 나는 삶의 기쁨이다. 나는 아름다운 모든 것이다. 모든 것이 나에게 달려 있다. 모든 것이 내 손 안에 있다. I am the will. I am the power. I am the love. I am the forgiveness. I am the youth. I am the health. I am the wisdom. I am the joy of living.

I am everything beautiful. Everything depends on me. Everything lies in my hands.

◈ 코피 ◈

심리적 원인

- 나의 노력과 수고를 알아줘.

- 너무 흥분하고 애쓰고 있다.

- 몸이 보내는 경고. '너는 휴식하고 진정해야 해.'

심리적 원인을 찾는 질문

- 이 증상이 생길 무렵에 무슨 일이 있었나?

- 혹시 이 증상이 있어서 좋은 점이 있다면 무엇인가?

- 어떤 상황에서 이 증상이 잘 나타나는가?

치유 확언

- 나는 진정한다. 마음을 가라앉힌다.

- 진실한 노력은 결코 헛되지 않다. 마침내 결실을 맺고 인정받는다.

- 이제 내 몸이 요구한다. 나는 몸의 요구를 들어준다.

입, 혀, 치아, 목구멍(인두)

구강의 증상

관련된 관용적 표현

- 입을 다물다
- 입을 막다
- 입을 맞추다
- 입을 모으다
- 입을 씻다
- 입 밖에 내다
- 입만 살다
- 하고 싶은 말이 입안에서 빙빙 돌다
- 입안이 쓰다 ➡ 씁쓸하다
- 입에 게거품을 물다
- 입에 꿀을 바른 말 ➡ 듣기에 좋은 말
- 입에 달고 다니다
- 입에 착 달라붙는다
- 입에 담다
- 입에 대다
- 입에 발리다 ➡ 아부하다
- 입에 붙다

- 입에 자물쇠를 채우다
- 입에 침 바른 소리 그만해라
- 입에 침이 마르도록 칭찬하다
- 입에 풀칠하다
- 기가 막혀 입이 딱 벌어지다
- 입을 열 자나 빼고(내밀고) 있다 ➡ 삐지다
- 입을 틀어막다
- 입속의 혀처럼 군다
- 입이 째지다
- 입이 달다 ➡ 입맛이 좋다
- 입이 닳도록 말하다
- 입이 도끼날 같다
- 다른 사람의 입이 무섭다
- 입이 짧다
- 입이 쓰다
- 입이 야물다 ➡ 말이 신뢰성이 있다
- 입이 무겁다

- 입이 질다 → 함부로 말한다
- 입이 거칠다
- 입술에 침 바른 소리
- 입술을 질끈 깨물다
- 입술에 침이나 바르지
- 입술을 삐죽이다
- 입술을 파르르 떨다
- 웃을 때 입술이 살짝 올라가는 그녀
- 앵두 같은 입술
- 위아래 입술을 꾹 다물다
- 입술을 비죽이다
- 긴장되어서 입술이 바짝 탄다
- 놀라서 혀가 굳다
- 혀가 꼬부라지다

- 혀를 내두르다
- 혀가 닳다
- 혀가 돌아가는 대로 지껄이다
- 혀가 잘 돌아간다
- 혀(쇠)가 빠지게
- 혀가 짧다
- 혀를 차다
- 함부로 혀를 굴리다
- 혀를 깨물고 참다
- 혀를 내두르다
- 혀를 내밀다
- 함부로 혀를 놀리다
- 혀 밑에 도끼 들었다

◈ **아프타성 구내염, 편평상피 세포암**(구강, 입술, 혀, 잇몸에서),
**구강 성홍열, 열성 수포, 단순 포진, 구순 포진, 참호구강염,
구강백반증, 아구창, 지도설, 구개 종양, 입술 가장자리의 갈라짐과 터짐,
편도염, 편도암, 인두 용종, 인두염, 침샘염, 침샘종양,
구강 건조증, 침샘 낭종, 볼거리**(이하선염) ◈

심리적 원인

- 원하는 것을 먹을 수 없다. 원하는 것을 삼킬 수 없다. 원하는 것을 먹으면 안 된다.

  신생아와 유아는 원하는 때 젖이나 유아식을 못 먹으면 이런 스트레스를 겪는다. 요양원 노인들과 병원 환자들은 통증 때문에 못 먹거나 암환자들이 항암 치료를 받느라 못 먹을 때도 이런 스트레스를 겪는다.

자신이 가장 좋아하는 음식을 못 먹는 것도 스트레스를 준다. 또한 사랑하는 사람으로부터의 뽀뽀나 키스를 받지 못하는 것도 이에 해당한다.

비유적으로는 원하고 기대했던 것을 예기치 않게 못하게 되거나 못 갖게 되는 것을 의미한다. 예를 들자면 거래, 계약, 사업, 직업, 직위, 승진, 대출, 이익, 선물, 원하던 관계, 아이들의 장난감, 재산 상속일 수 있다.

- 원하지 않는 것을 뱉어내고 싶다. 원하지 않는 것을 뱉어낼 수 없다.

  뱉어내고 싶은 음식이나 약을 억지로 먹을 때 이런 스트레스를 겪는다. 비유적으로는 취소하고 싶은 약속이나 합의, 새로 고용한 직원, 새로운 세입자 또는 룸메이트, 성가신 방문객 등이 뱉어내고 싶은 것으로 인식될 수 있다. 원치 않거나 강제로 하게 된 구강 성교나 입맞춤도 이에 해당할 수 있다.

- 괜한 말을 했다. 하지 말아야 할 말을 뱉어냈다.

  예를 들어 사과, 자백, 탄원 또는 불만을 말하지 말았어야 했다.

- 말하면 안 된다. 말할 수 없다.

  극히 가부장적인 집안 분위기나 억압적인 조직에서는 발언권이 없다. 폭언과 폭행이 심한 남편에게도 아내는 아무 말 할 수 없다.

- 먹지 말아야 할 것을 먹었다. 먹지 말았어야 했다.

  식이 조절을 하거나 건강식을 하거나 알러지가 있어서 또는 체질식을 하기 위해 먹지 말아야 할 것들이 많다. 그러다 한 번씩 금지된 것을 먹고나면 심각하게 후회한다.

심리적 원인을 찾는 질문법

- 언제 어디서 왜 이런 생각과 감정을 느끼게 되었나?
- 이런 증상이 나타날 때 무슨 일을 겪었나?
- 혹시 이런 증상이 있어서 좋은 점이 있다면 무엇인가?

치유 사례

| 사례 ① | 몇 분 만에 사라진 편도염

36세의 여성 환자는 최근 남편, 어머니, 아버지에 대한 감정이 누적되어 분노와 짜증이 쌓였고, 온몸이 무거워지고 갑자기 편도가 부으면서 침 삼키기가 힘들고 몹시 아프다고 했다. 이 환자를 평소부터 잘 알았던 나는 준비 과정을 생략하고, 직관을 동원해서 다음과 같이 연상어구를 자유자재로 구사하는 '넋두리 EFT'를 해주었다.

- 남편이 일 저지르면 꼭 내가 뒤처리를 해야 한다.
- 왜 아버지는 꼭 남들에게 속고만 사나.
- 왜 엄마는 화난 것을 나한테 푸나.
- 요즘 들어 사는 것이 너무 힘들다.
- 왜 이렇게 되는 것이 없나.
- 사는 것이 너무 힘들다.
- 언제까지 버텨야 하나.
- 전에는 쉽게 살아왔는데 이젠 가족들이 다 버겁다.

이런 식으로 두드리면서 부정적 감정을 해결하고 다음과 같은 긍정의 말로 리프레이밍 (reframing)하니, 목이 부어서 아픈 증상과 몸살 기운까지 몇 분 만에 다 사라졌다.

- 그래도 이젠 또 잘될 거야.
- 내일은 새로운 바람이 불 거야.
- 내일이 반드시 오늘 같지는 않을 거야.
- 나는 할 수 있어.
- 이제 되살아날 거야.
- 힘을 내보자.
- 나와 남편은 아직 젊고 유능하니까 할 수 있어.

이상의 연상어구를 보면 신체 증상 자체에 대한 말은 없다. 부정적 감정만 제거하고 긍정적 감정만 심었는데도 금방 효과가 났다. 부정적 감정이 누적되면 반드시 신체화되어 병을 만든다. 이것들이 계속 누적되면 암, 심장병, 당뇨 등 큰 병으로 진행한다. 부정적 감정은 근

   치유의 혁명, 심신의학 EFT

육, 혈관, 신경, 임파선 등 모든 조직에 침착되어 몸을 변질시키고 기능 이상을 일으켜 염증을 만든다.

| 사례 ② | 구강작열감 증후군

어느 체험자의 소감: 양방에서는 이 병의 존재조차 몰라 진단받기까지 1달 가까이 걸렸다. 일반 한의원에서 '홧병/구강작열감 증후군' 진단을 받았다. 양한방 모두에서 원인불명 및 난치라는 말을 들었다. 증상 역시 약과 침 치료 등으로 잡히지 않았기에 '난치나 불치는 고치지 못한 의사들이 만들어낸 프레임'이라는 원장님 말씀을 되새기며 마음을 다잡았다. 일단 이런 상황을 만든 상대에 대한 미움과 분노와 울분과 살기를 모두 인정하니, 냉각수 떨어진 채 운행하는 자동차의 상태 같던 내 몸의 열이 좀 잡혔다. 잇몸과 혀가 아리고 타는 듯하기도 하고 입 자체가 잘 벌어지지 않았다.

그래서 수용 확언을 말하기가 어려워서 꼬박 1달을 영화관 기법으로 그 장면을 마음속으로 바라보며 두드리기만 했다. 증상의 원인을 원장님께 문의하니 '입의 병 원인은 말할 수 없다 혹은 말하고 싶지 않다에 있어요'라고 해서, 집중해서 내 마음을 들여다보다가 문득 깨달았다. '첫째, 내가 최악의 상황을 죽어도 못 본다 못 본다 하면서 고집부리고 있구나. 둘째, 내가 이 상황을 자처한 측면이 있음을 인정하기를 거부하고 있구나.' 어제와 오늘 이 두 가지만 가지고 두드리고 심호흡하기만 했는데 작열감이 그야말로 절반으로 줄었다. 첫 번째 이유 때문에 눈도 너무 시리고 아팠는데, '그래, 기차가 탈선하면 기꺼이 밖으로 튕겨져 나가듯이, 아프고 두려워도 받아들이겠다'라고 털어낸 이후로 눈도 좋아졌다. 지금 핸드폰에 이 사례를 쓰다보니 마음이 다시 정리된다. 묵묵히 가야 한다는 깨달음도, 묵묵히 가는 법도 모두 EFT를 만나고 내가 알게 된 삶의 교훈이다.

치유 확언

- 나는 원하는 것을 먹고 삼킬 수 있다. 나는 원하는 것을 먹어도 된다.
- 나는 이것을 뱉어낼 수 있다. 뱉어내도 된다.
- 나는 말해도 된다. 말할 수 있다.

- 나는 나의 실수와 잘못을 용서한다.

◈ 혀 마비 ◈

심리적 원인

- 괜한 말을 했다. 하지 말아야 할 말을 뱉어냈다.
  예를 들어 사과, 자백, 탄원 또는 불만을 말하지 말았어야 했다.

- 말하면 안 된다. 말할 수 없다.
  극히 가부장적인 집안 분위기나 억압적인 조직에서는 발언권이 없다. 폭언과 폭행이 심한 남편에게도
  아내는 아무 말 할 수 없다.

심리적 원인을 찾는 질문

- 당신은 무슨 말을 한 것이 후회되는가?
- 당신은 왜 자유롭게 발언하지 못하는가?
- 이 증상이 나타날 무렵에 무슨 일이 있었나?
- 혹시 이 증상이 있어서 좋은 것이 있다면 무엇인가?

치유 확언

- 이제 나는 자유롭게 말할 수 있다. 말해도 된다.
- 이제 나는 나의 목소리를 낸다.
- 나는 나의 말실수를 용서한다. 괜찮다, 고치면 된다.

관련된 관용적 표현

- 이가 갈린다 ➜ 극심한 분노
- 이가 덜덜 떨린다 ➜ 극심한 두려움과 긴장
- 이를 갈다 ➜ 분노, 원망
- 이를 덜덜 떨다 ➜ 공포
- 이를 악물고 버티다 ➜ 결심, 다짐, 인내
- 악착같이 일하다 ➜ 모질고 끈질기게 버티다
- 이빨 빠진 호랑이
- 이도 안 들어간다
- 호랑이가 이빨을 드러내며 다가오다
- 이빨이 세다 ➜ 말발이 세다
- 갑돌이를 씹다 ➜ 갑돌이를 화제로 삼아 비난조로 수다를 떨다

스트레스가 치아에 주는 영향

상담해보면 스트레스를 많이 받는 사람은 확실히 이가 잘 썩고 잘 빠진다. 게다가 잇몸과 잇몸뼈도 좋지 않아서 임플란트도 안 되는 경우가 많다. 문재인 전 대통령이 참여정부 시절에 민정수석으로 일하면서 치아가 10개 빠진 것은 유명한 사실이다.

- 스트레스는 이가 잘 썩게 만든다.

  인체가 스트레스를 받으면 치아 보호 미네랄이 쉽게 씻겨나가고, 입안을 산성으로 만들고, 박테리아가 가득하게 해, 충치를 유발하는 환경을 만든다. 한마디로 스트레스는 이가 잘 썩게 만든다.

- 잇몸 질환이 잘 생긴다.

  만성 스트레스는 면역계를 손상시켜서 만성 잇몸 염증을 만들어낼 수 있다. 이러한 잇몸 손상은 치아를

제자리에 고정하는 기초를 느슨하게 하고, 지지하는 뼈를 손상시키고, 치아 손실을 초래할 수 있다.

- 이갈이와 턱관절 장애를 일으킨다.

  이갈이와 턱관절 장애의 주원인은 스트레스이며, 이갈이와 턱관절 장애는 치아 배열에 부담을 주고 치아 마모를 촉진한다.

심리적 원인

이의 목적과 기능은 씹고, 뜯고, 무는 것이다. 이런 이의 기능은 비유적으로는 상대를 공격하고, 문제를 해결하는 능력을 뜻하기도 한다.

- 나는 물거나 뜯으면 안 된다.

  문자 그대로 건강 문제나 식이조절 등의 이유로 좋아하는 음식을 물면(먹으면) 안 된다. 또는 주인이 개를 저지해서 큰 개는 작은 개를 물면 안 된다. 비유적으로 다른 사람을 물면(공격하거나 벌컥 화를 내면) 안 된다. 자신이 힘이 있거나 덩치가 더 크지만, 도덕적으로나 규칙상으로나 옳지 않기 때문에 물면(공격하면) 안 된다. 상처 줄 수 있으니 남에게 벌컥 화를 내면 안 된다.

- 나는 물거나 뜯을 수 없다.

  나는 힘이 없어서 또는 조건상 상대방을 공격할(씹고 뜯을) 수 없다. 나는 힘이 없어서 또는 조건상 문제를 해결할(씹고 뜯을) 수 없다.

- 내가 원하는 것을 물면 안 된다. 내가 원하는 것을 물고 있을 수 없다.

  많은 동물이 새끼의 목덜미를 물어서 잡고 옮긴다.
  구체적으로 어떤 치아가 스트레스의 영향을 받는지는 각 치아의 특정 기능과 관련이 있다.

- 앞니는 음식을 물고 자르는 데 사용된다. 따라서 상대를 물거나, 받아치거나, 이빨을 드러낼(분노를 표현할) 수 없다는 스트레스는 앞니와 관련된다.

- 송곳니는 음식을 잡고 찢는 데 사용된다. 따라서 상대를 꽉 물어서 이리저리 잡아챌 수 없다는 스트레스는 송곳니와 관련된다.

- 어금니는 음식을 으깨고 씹는 데 사용된다. 따라서 상대를 으깨고 갈아마시지 못한다는 스트레스는 어금니와 관련된다.

- 당신은 왜 무엇을 또는 누구를 물고 뜯고 씹을 수 없는가?

- 이 증상이 생길 무렵에 당신은 무슨 일을 겪고 있었나?

- 혹시 이 증상이 있어서 좋은 것이 있다면 무엇인가?

치유 확언

- 나는 원하는 만큼 원하는 것을 물고 뜯을 힘과 용기가 있다.

- 나는 그와 그것에게 품은 분노를 내려놓고, 이제 내 이는 다 낫는다.

- 나는 이 문제를 완전히 물고 씹고 뜯고 으깰 수 있다.

- 나는 그와 그것을 완전히 용서하고 이제 턱에 힘을 뺀다.

- 사랑과 평화가 모두 치유한다. 나는 용서하고 사랑과 평화를 선택한다.

◈ 상아질 충치(상아질까지 썩은 상태), 치주염, 치주농양, 치은염, 치아 탈락, 턱 낭종, 치아종, 턱 점액종, 턱 골육종 ◈

심리적 원인

- 나는 물거나 뜯을 수 없다.

  문자 그대로 나는 먹고 싶은 것을 물고 뜯는 것이 힘들거나 어렵다. 비유적으로 나는 약하거나 힘이 없어서 상대나 적을 물고 뜯을 수 없다. 개와 같은 많은 동물은 이를 드러내고 으르렁거리면서 적을 위협하고 자신을 방어하는데, 이것은 그러지 못하는 심리 상태를 의미한다.

  예를 들어 작은 아이 대 큰 아이, 여자 대 남자, 작은 개 대 큰 개 등은 신체적 힘이 약해서 못 무는 사례다. 또 평직원 대 상사, 자식 대 부모, 일개 시민 대 정부 고위 관리, 평교사 대 교장 등은 권력이 약해서 못 무는 사례다. 차별, 정치적 억압, 학대(신체적, 성적, 언어적), 처벌, 제재, 혼나는 일 등을 경험할 때도 이런 스트레스를 받을 수 있다. 공격당했는데 반격하지 못하고 상대를 물리치지 못할 때 이런 스트레스를 많이 경험한다. 가족 간의 끝없는 말싸움과 논쟁도 이에 해당한다.

- 내 이는 쓸모가 없다. 내 이는 못났다.

  물지도 못하는 이는 쓸모가 없다는 무력감이나 수치심이 들 수 있다. 또 자신의 이가 여러 이유로 못났다고 생각할 수도 있다.

심리적 원인을 찾는 질문

- 당신은 왜 무엇을 또는 누구를 물고 뜯고 씹을 수 없는가?

- 이 증상이 생길 무렵에 당신은 무슨 일을 겪고 있었나?

- 혹 이 증상이 있어서 좋은 것이 있다면 무엇인가?

치유 사례

| 사례 ① | 곱씹던 분노를 푸니 충치가 사라지다[*]

　충치와 관련하여 영국의 멜로니 아투아헤네가 올린 사례는 아주 놀랍다. 그녀는 약 6년 동안 1년에 두세 번, 입안에서 전쟁을 치르는 듯한 심각한 치통을 겪었다. 치과 치료가 너무 고통스러워서 그녀는 치과에 좀체 가지 않았다. 치과 의사는 이뿌리가 썩어서 치아가 자리 잡을 수 없으니 반드시 뽑아야 하고, 뽑지 않으면 밑에 낭종이 계속 형성되어 2년에 두 번 고문을 겪을 것이라고 했다.

　그러다 어느 날 밤 극심한 통증에 EFT를 20분 정도 적용한 후 통증이 5시간 동안 사라졌다. 그전에는 항생제를 복용한 후 통증이 완전히 사라질 때까지 7일에서 10일을 기다렸다. 그녀는 한 가지 아이디어를 떠올렸다. 3개월 동안 두드려서 치아가 완전히 뿌리내리게 해서 심지어 견과류까지 씹어보는 것이었다. 그러다 이 과정에서 중대한 충치 발생의 이유를 찾아냈다. 6년 전 그녀는 현재의 파트너와 관계를 시작했는데, 22세 된 그의 딸이 그녀를 마치 도둑처럼 취급하면서 대놓고 모욕했고, 파트너는 딸의 언행에 너무 무심했다는 것이다. 파트너 딸의 무례함과 파트너의 무심함을 곱씹고 있었던 게 바로 충치의 원인이었던

---

[*] https://www.emofree.com/fr/pain/dental/tooth-pain-article.html?Itemid=0

것이다. 그동안 그녀는 이들의 불의를 가만히 '곱씹고'만 있었고, 마침내 솔직하게 이 문제를 그들과 논의해서 풀고 서로 친구가 되었다. 그 후 그녀는 치아 자가 치유 결심을 잊어버렸는데, 갑자기 6개월 뒤에 자신이 아팠던 쪽으로 견과류를 씹고 있다는 것을 깨달았다. 그녀의 치아는 헐렁하지 않고 이제 완전히 단단했다.

| 사례 ② | 10여 년 된 치통

　나의 EFT 워크숍에는 참가자끼리 짝을 지어 실습하는 시간이 있다. 마침 그때 한 60대 여성이 심한 치통을 치유하고 싶어 했다. 그녀의 주요 증상은 음식을 씹을 때마다 치통이 극심하고, 때로는 뒷머리에서 함께 통증이 타고 올라오는 것이었다. 그녀가 실습 시간에 호소한 것을 대략 정리하면 다음과 같다.

① 음식을 씹을 때마다 8(0-10기준)만큼 욱신거린다.
② 이렇게 아픈 지는 10여 년 되었고, 때로는 죽고 싶을 정도로 우울하고 고통스럽다.
③ 중학생 때 치과 의사가 상의도 없이 자신의 아픈 치아를 뽑아버린 것에 너무 화가 치민다.
④ 이제까지 임플란트를 10개나 했지만, 현재는 이 중에 임플란트 3개가 흔들려서 빠졌다. 임플란트를 한 것도 후회한다.

이에 그녀는 다음과 같이 EFT를 했다.

• 비록 나는 음식을 씹을 때마다 치아가 욱신욱신 쑤셔서 너무 고통스럽고 우울하지만 깊이 완전히 나를 받아들입니다.
• 비록 나와 상의도 없이 발치해버린 치과 의사를 도저히 용납할 수 없고 분노가 치밀지만 깊이 완전히 나를 사랑하고 받아들입니다.

이렇게 불과 10분 정도 상호 실습 시간이 끝나고 점심 시간이 되어 점심을 먹게 되었다.

식사를 마치고 그녀의 상대가 물었다.

"식사할 때 어땠어요?"

"어! 그러고보니 오늘 음식을 씹을 때 통증을 못 느꼈네요! 정말 그러네!"

이렇게 불과 10분 동안의 EFT로 10여 년 된 치통이 좋아지자 그녀의 상대는 놀라서 이런 자초지종을 소감 나누기 시간에 발표하였다.

그리고 다시 두 달이 지나서 워크숍이 열렸고, 그녀도 참가했다. 그녀의 상대가 물었다.

"잘 지내셨어요? 치통은 어떤가요?"

"그날 이후로 정말 많이 좋아졌어요. 다 나은 것은 아니지만 날이 좋을 땐 통증이 거의 없고 비가 오거나 흐린 날엔 좀 아파요. 예전에 비하면 정말 많이 좋아진 거죠."

결국 치과 의사에 대한 분노가 치통의 원인이었던 것이다.

| 사례 ③ | 왼쪽 잇몸 통증

어느 날 EFT 레벨 1 워크숍을 하는데 30대 후반 여성 참가자가 왼쪽 어금니 잇몸의 통증을 호소하였다. 통증 정도는 7(0-10 기준)이었고, 아픈 지 2달 정도 되었다고 했다. 이에 내가 물었다.

"어금니는 으깨고 씹는 데 사용되는 치아로 나는 뭔가를 잘 으깨고 씹을 수 없다는 뜻입니다. 아프기 전에 내가 으깨고 씹을 수 없다고 느꼈던 사람이나 상황이 있었다면 무엇인가요?"

"2달 전부터 저한테만 일이 많이 쏟아졌는데, 다 해낼 자신이 없어서 너무 버거웠어요. 아직도 그 일을 하고 있어요."

- 비록 나는 이 많고 어려운 일을 다 으깨고 씹어서 넘길 자신이 없었지만 깊이 완전히 나를 받아들입니다.
- 비록 나는 이 많고 버거운 일을 다 으깨고 씹어내느라 어금니의 잇몸이 욱신욱신 아리지만 깊이 완전히 나를 받아들입니다.
- 비록 나는 이 많은 일을 으깨고 씹고 싶지 않지만 깊이 완전히 나를 받아들입니다.

이렇게 5분 정도 EFT를 함께했더니, 그녀는 감정이 울컥 올라오는지 눈물을 훔쳤고, 2달 내내 아팠던 잇몸 통증이 바로 사라져서 이제는 은은한 느낌만 남아 있다고 했다. 그다음 날 그녀가 홈페이지에 후기를 썼다.

"껌을 씹어보았는데, 이제 거의 안 아파요. 그동안 마음의 부담이 너무 컸나봐요."

치유 확언

- 나는 원하는 만큼 원하는 것을 물고 뜯을 힘과 용기가 있다.
- 나는 그와 그것에게 품은 분노를 내려놓고, 내 이는 다 낫는다.
- 나는 나와 내 이를 있는 그대로 받아들이고 사랑한다.
- 나는 이 문제를 완전히 물고 씹고 뜯고 으깰 수 있다.
- 사랑과 평화가 모두 치유한다. 나는 용서하고 사랑과 평화를 선택한다.

13장

남성 생식기

음경의 증상과 질병

◈ 음경 헤르페스, 포피염, 귀두염, 콘딜로마, 진주양음경구진증, 연성하감(무른 궤양), 매독 ◈

심리적 원인

음경의 주 기능은 소변 배출과 사정이다. 특히 음경이 발기하여 여성의 질에 들어가서 사정하는 것이 음경의 중요한 기능이므로, 음경의 문제는 결국 성행위와 관련된 심리적 문제일 수밖에 없다. 또 이상의 증상은 주로 음경의 표피에 생기는 병이다. 표피의 주 기능은 접촉이므로 이런 증상은 주로 성접촉, 곧 성교와 관련된 심리적 문제다.

- 성행위를 하고 싶지만 할 수 없다.

  파트너와 원하는 횟수만큼 섹스할 수 없다. 구강 성교를 원하나 파트너가 해주지 않는다.

- 성행위를 하고 싶지 않다.

  종교적인 믿음으로 성행위가 죄라고 생각한다. 성행위가 더럽다고 생각한다. 군대에서 선임에게 강제로 동성애를 당한 성 트라우마가 있어 성행위에 부정적이다.

- 성기에 대한 수치심이나 죄책감 또는 혐오감

  나의 성기가 혐오스럽고 싫다. 남성 성기는 모든 성범죄의 근원이다. 동성애를 한 것에 대한 죄책감을 느낀다. 성 트라우마가 있다.

- 증상이 시작될 무렵에 당신은 어떤 상황에서 어떤 스트레스를 받았나?
- 증상이 시작될 무렵에 당신은 어떤 감정을 많이 느꼈나?
- 이 증상이 있어서 혹 좋은 점이 있다면 무엇인가?
- 증상이 생길 무렵에 어떤 일이 있었나?
- 언제 어떤 상황에서 증상이 심해지는가?
- 이 증상이 사라지면 안 되는 이유가 있다면 무엇인가?

치유 확언

- 성욕은 자연스럽고 당연한 욕구다.
- 성행위는 모든 생명체가 공유하는 자연스러운 현상이다.
- 나는 성 욕구를 자연스럽고 안전하게 해소한다.

◆ 음경 흑색종 ◆

심리적 원인

- 내 음경은 못났다. 내 음경은 추하다. 내 음경은 더럽다.

  성기에 대한 언어적 공격을 받았거나, 여자에게서 남자로서 부족하고 못났다는 비난을 받았다. 예를 들면 고추 달고 다니기 아깝다, 고추 떼고 다녀라, 자지가 아깝다 등의 말을 들었다.

- 성행위는 더럽고 추악하다. 동성애는 혐오스럽다.

  성관계나 특정한 성적 행동이 역겁다고 생각한다.

심리적 원인을 찾는 질문

- 증상이 시작될 무렵에 당신은 어떤 상황에서 어떤 스트레스를 받았나?

- 증상이 시작될 무렵에 당신은 어떤 감정을 많이 느꼈나?

- 이 증상이 있어서 혹 좋은 점이 있다면 무엇인가?

- 증상이 생길 무렵에 어떤 일이 있었나?

- 언제 어떤 상황에서 증상이 심해지는가?

- 이 증상이 사라지면 안 되는 이유가 있다면 무엇인가?

치유 확언

- 성은 자연스러운 것이다. 성욕은 자연스러운 욕구다.

- 나는 내가 받은 모욕을 용서한다. 이제 내 생식기는 건강하고 아름다워진다.

◈ 포경, 음경 소대가 너무 짧음 ◈

심리적 원인

- 나는 내 음경이 싫다. 내 음경은 쓸모없다. 내 음경이 부끄럽다.

  여자가 많고 여성이 주도하는 가정에서 혼자 남자아이로 성장하는 경우, 이런 심리가 생길 수 있다. 그는 남성성 학습이 어렵고 남성성의 상징인 음경을 부끄러워하게 된다.

- 나는 남자가 될 수 없다. 나는 남자가 되고 싶지 않다.

  한 할머니와 이혼한 딸 모두 남성 혐오증이 있었다. 할머니는 기구한 팔자가 전부 자신을 버린 남편 탓이라는 말을 입에 달고 살고, 그 딸도 남편이 바람이 나서 이혼했고 그를 증오한다. 그녀의 어린 아들은 피모시스(포경, Phimosis)가 있다. '남자는 사랑받을 수 없어'라는 믿음이 아이의 무의식어 있는 것이다.

심리적 원인을 찾는 질문

부모로서 다음 질문을 해보라.

- 우리 아이는 왜 이런 생각을 할까?

- 나는 씩씩한 남자가 되어도 된다.
- 나는 씩씩한 남자가 될 수 있다.
- 나는 씩씩한 남자로서 가족들에게 사랑받는다.

◆ 페이로니병, 음경 형태 기형 ◆

심리적 원인

- 내 음경은 못났다. 내 음경은 잘 서지 못한다. 내 음경은 보잘것없다.

  전립선 수술을 받거나 테스토스테론(남성 성 호르몬) 억제 약물이나 항우울제를 복용하여 발기가 잘 안 되면 이런 스트레스를 겪을 수 있다. 정력이 약하거나 음경이 너무 작다고 비난받거나 조루이거나 성교를 잔인하게 거부당할 때도 이런 생각과 감정이 들 수 있다.

심리적 원인을 찾는 질문

- 증상이 시작될 무렵에 당신은 어떤 상황에서 어떤 스트레스를 받았나?
- 증상이 시작될 무렵에 당신은 어떤 감정을 많이 느꼈나?
- 이 증상이 있어서 혹 좋은 점이 있다면 무엇인가?
- 당신의 음경에 관해서 어떤 생각을 많이 하는가?

치유 확언

- 내 음경은 점점 커지고 발기가 잘 된다.
- 나는 당당한 남자가 된다.
- 나는 뜻이다. 나는 힘이다. 나는 사랑이다. 나는 용서이다. 나는 젊음이다. 나는 건강이다. 나는 지혜이다. 나는 삶의 기쁨이다. 나는 아름다운 모든 것이다. 모든 것이 나에게 달려

있다. 모든 것이 내 손 안에 있다. I am the will. I am the power. I am the love. I am the forgiveness. I am the youth. I am the health. I am the wisdom. I am the joy of living. I am everything beautiful. Everything depends on me. Everything lies in my hands.

◈ 귀두지샘 염증 ◈

심리적 원인

귀두지(스메그마, smegma)를 생산하는 땀샘은 전정(포피) 안쪽에 분포하여 희끄무레하고 노란 피지를 분비하는데, 이것의 기능은 윤활과 특유의 향이다.

- 빡빡하거나 건조한 질을 관통할 수 없다. 질이 너무 건조하기 때문에 성관계를 즐길 수 없다.
  상대 여성의 질이 너무 건조하다. 성교 중 삽입이 잘 안 되는 문제를 경험했다.
- 여자와 성교하고 싶지만, 허락되지 않는다.

심리적 원인을 찾는 질문

- 증상이 시작될 무렵에 당신은 어떤 상황에서 어떤 스트레스를 받았나?
- 증상이 시작될 무렵에 당신은 어떤 감정을 많이 느꼈나?
- 이 증상이 있어서 혹 좋은 점이 있다면 무엇인가?
- 당신 파트너의 생식기에 관해서 어떤 생각을 많이 하는가?

치유 확언

- 나는 자연스럽고 쉽고 편하게 성행위를 하고 즐긴다.

다음과 같은 원인들이 존재할 수 있다.

- 약물 중독.

  항고혈압제, 정신 약물 치료제, 항콜레스테롤 약물 및 다양한 약물이 특히 자율신경계의 상호 작용을 방해한다. → 효능 문제

- 지속적인 스트레스.

  발기의 전제 조건은 성적 욕망인데, 성적 욕망은 오직 이완 상태에서만 온다.

- 여성화된 심리.

- 고환의 문제.

- 뇌하수체 문제.

고환의 증상과 질병

◈ 고환암, 생식샘 기능 저하증, 테라토마 ◈

심리적 원인

두 개의 고환은 음낭이라고 불리는 자루에 들어 있다. 고환은 테스토스테론과 남성 생식세포(정자)를 만든다. 고환에서 이어지는 관은 만들어진 정자를 성숙시키고 임시로 저장하는 데 사용된다. 고환의 주 기능은 남자답게 만들고 번식하는 것이다. 그래서 고환 질환의 심리적 원인은 남성다움과 번식에 관련된 것이다. 번식은 곧 가족을 만들고 싶은 심리와 관련되고, 가족을 잃는 고통이 고환 질환의 주원인이 된다. 특히 테라토마는 아래의 심리적 원인이 극심할 때 생긴다.

- 사랑하는 사람(또는 반려동물)을 잃은 상실감 또는 그 충격.
  사랑하는 가족이 죽거나 정든 반려동물이 죽거나 파트너에게서 버려지거나 이혼을 겪거나 아이가 집에서 멀리 떠나는 것 등이다.

- 사랑하는 사람을 잃을까봐 두렵다.
  사랑하는 사람이나 반려동물을 잃을까봐 두려워하는 것도 실제로 잃는 일과 비슷한 상실감이나 충격을 줄 수 있다.

- 가까운 사람에게 느끼는 배신감.

파트너나 친구나 가족과 극심한 갈등이 생기거나 그들에게 배신당했다. 이런 갈등과 배신감은 결국 그들을 잃은 것과 같은 느낌이 들게 한다.

- 증상이 시작될 무렵에 당신은 어떤 상황에서 어떤 스트레스를 받았나?
- 증상이 시작될 무렵에 당신의 삶은 어떤 상태였나?
- 증상이 시작될 무렵에 당신은 어떤 감정을 많이 느꼈나?
- 당신이 평생 많이 한 생각과 많이 느낀 감정은 무엇인가?
- 이 증상이 있어서 혹 좋은 점이 있다면 무엇인가?
- 증상이 생길 무렵에 어떤 일이 있었나?

- 나는 충분히 애도하고 이제 상대와의 추억만 남긴다.
- 하느님의 무한한 사랑 안에서 우리는 모두 하나다. 그 사람은 늘 나와 함께한다.
- 이제 그 사람을 용서하고 마음에서 내려놓는다.

◈ 음낭 수종 ◈

- 음낭을 가격당한 트라우마가 있거나 음낭이 손상될까봐 두렵다.

  예를 들면 축구공에 음낭을 세게 맞아서 고생했던 적이 있다. 싸우다가 고환을 발에 차여서 엄청나게 아팠던 적이 있다. 어렸을 때 어른들이 장난 삼아서 '니 불알 하나 까먹어보자'라는 식의 농담을 많이 했다. 젊을 때 또래와 싸우면서 '불알을 확 밟아서 터뜨려버린다'라는 욕을 들었다.

- 증상이 생길 무렵에 어떤 일이 있었나?

- 그 일을 겪을 때 무슨 생각과 감정을 느꼈나?

치유 확언

- 이제 나는 안전하다.

- 하느님의 전지전능한 사랑이 나를 지켜주고 안내해주고 보호해주고 지탱해준다.

- 나는 안전하다, 나는 고요하다, 내가 통제하고 있다. I am safe, I am calm, I am in control.

◈ 잠복 고환 ◈

심리적 원인

- 나는 남자가 되고 싶지 않다.

  가족 중 누군가가 남자를 원하지 않거나 거부할 때 아이가 그 가족을 대신해서 이 증상을 갖게 된다. 구체적으로 예를 들면 이 아이의 엄마나 할머니가 성폭행을 당해서 남자를 미워할 수도 있고, 아이의 남자 가족 한 명이 성 정체성 문제(동성애나 트랜스젠더 지향)를 겪고 있을 수 있다.

  한 여성이 첫째 딸에 이어 둘째를 낳게 되었는데, 남편이 장남이라서 시어머니는 이 번에는 그녀가 아들을 낳기를 대놓고 원했다. 남편은 자식의 성별에 관심이 없었고, 원래 그녀는 시어머니와 사이가 아주 나빠서 도리어 딸을 낳아서 복수하고 싶어 했다. 그러다 결국 딸을 낳자 시어머니는 크게 실망했고, 그녀는 대놓고 고소해하면서 좋아했다. 그런데 그 딸은 선천적으로 자궁과 질이 없었다. 아기는 결국 아들과 딸의 중간 선택으로 이런 상태를 선택한 것이다. 참고로 이렇게 선천적으로 자궁과 질이 없는 경우가 4,000명 중 1명 정도 나타난다고 한다. 외형이나 호르몬 기능은 보통 여자와 같지단, 자궁과 질이 없어서 생리를 못하고 임신도 못하며 질이 없어서 성행위도 못한다.

심리적 원인을 찾는 질문

- 가족 중에서 누가 아이에게 이런 마음을 갖게 만드는가?

가족들이 아이에게 확언해주면 좋다.

- 네가 씩씩한 남자가 되어도 돼.

- 네가 씩씩한 남자가 되어도 사랑해.

- 우리는 너를 무조건 사랑해.

전립선의 증상과 질병

◆ 전립선의 기능 ◆

전립선은 방광 바로 아래의 남성 골반에 있다. 전립선은 남성에게만 있는 부성선의 하나로, 정자를 운반하는 정액 성분의 상당 부분을 만들어내고 저장한다. 한 번 사정할 때 나오는 정액은 대개 3밀리리터 정도인데 그 3분의 1을 전립선액이 차지한다. 전립선액은 정자의 운동성에 도움을 주고, 알칼리성을 띠기 때문에 여성 나팔관의 산성 농도를 중화하여 난자와 정자의 수정을 순조롭게 해주는 중요한 매개체 역할도 한다.

전립선은 남성 호르몬의 영향을 받아서 기능한다. 테스토스테론이 주축을 이루는 남성 호르몬은 태아 때부터 성인에 이르기까지 전립선을 자극하여 성장하도록 하는데, 남성 호르몬이 충분하지 않으면 전립선이 완전히 자라지 않는다. 전립선의 주된 기능은 정자에 영양분과 액체 물질을 공급하는 것인 만큼, 아기를 다 낳은 시기에는 그 중요성이 줄어든다. 테스토스테론의 대부분은 고환에서 만들고 일부만 부신(副腎)에서 만든다.

심리적 원인

넓은 의미에서 전립선 질환을 일으키는 심리적 스트레스는 연인으로서, 남편으로서 또는 가족의 경제적 공급자로서 제대로 인정받지 못한다는 의미에서 남성성(남자다움) 그 자체에 관련된 것이다.

- 섹스와 번식과 관련된 다양한 스트레스.

  나는 고개 숙인 남자다, 여자를 성적으로 만족시킬 자신이 없다, 섹스 상대가 없어 스트레스를 받는다, 변태적이고 지나친 성적 욕구가 있다, 아내가 나와의 잠자리를 거부한다, 내 정자에 문제가 있어서 임신이 잘 안 된다, 내 아이가 유산되었다, 내 아이가 죽었다 등.

- 짝 또는 짝짓기와 관련된 스트레스.

  나는 못난 남자다, 내가 좋아하는 여자가 나를 좋아하지 않는다, 내 여자를 뺏겼다, 나는 남자로서 매력이 없다, 아내가 죽었다, 사랑하던 여자친구를 잃었다, 여자친구가 나를 떠났다, 여자친구가 나를 배신했다, 추악한 이혼 다툼 등.

- 남자의 의무와 관련된 스트레스.

  집을 사야 한다, 돈을 벌어서 가족을 먹여 살려야 한다, 남편과 아버지의 역할을 해야 한다.

- 남자로서 여자에게 느낀 굴욕감과 분노.

  기센 아내 또는 어머니에 의해 지배나 통제 또는 굴욕을 당했거나, 권력 있는 여자(여자 상사, 판사, 변호사, 주 거래처 여자 사장 등)에게 통제나 굴욕을 당했다.

심리적 원인을 찾는 질문

- 증상이 시작될 무렵에 당신은 어떤 상황에서 어떤 스트레스를 받았나?
- 증상이 시작될 무렵에 당신의 삶은 어떤 상태였나?
- 증상이 시작될 무렵에 당신은 어떤 감정을 많이 느꼈나?
- 당신이 평생 많이 한 생각과 많이 느낀 감정은 무엇인가?
- 이 증상이 있어서 혹 좋은 점이 있다면 무엇인가?

- 증상이 생길 무렵에 어떤 일이 있었나?
- 언제 어떤 상황에서 증상이 심해지는가?
- 당신의 엄마 뱃속 트라우마는 무엇인가?

치유 사례

| 사례 ① | **전립선암**

어느 날 전립선암으로 진단받은 60대 남성이 왔다. 그는 몇 년 동안 전립선 비대 증상으로 소변을 시원하게 보지 못했다. 그러다 1년 전에 혈액 검사로 전립선암의 가능성이 의심되어 다시 조직 검사를 받았는데, 정상 판정을 받았다. 하지만 다른 병원에서 혈액 검사를 받으니 또 전립선암의 가능성이 높다고 나왔고, 조직 검사를 다시 권유받았다. 그런데 그는 조직 검사를 받을 때 한동안 소변도 못 보고, 혈뇨도 나오고, 고통도 심해서 도저히 다시 검사를 받을 엄두가 나지 않았다. 그래서 조직 검사를 안 하자니 암을 키울까 두렵고, 조직 검사를 하자니 아파서 죽을 것 같아서, 이러지도 저러지도 못한 채로 1년 이상 거의 얼빠진 사람처럼 살다가 내게 왔다.

너무 무서워서 내게 오기 전에 용하다는 기 치료사에게 기 치료도 받아보고, 용하다는 스님에게 천도제도 지내보는 등 온갖 방법을 썼는데도 여전히 암도 무섭고 죽는 것도 무서워서 바들바들 떨며 살고 있었다. 한마디로 암이 있는 불안 장애 환자이자 암 공포증 환자였다. 핵심 주제를 찾기 위해서 그의 인생사를 들었다. 시골 깡촌의 형제 많은 가난한 집에서 태어나, 공부도 제대로 못하고 20세도 되기 전에 서울로 올라와서 먹고 살기 위해서 노점상을 하다가 온갖 고생 끝에 마침내 동대문 시장에서 의류 도매상을 하고 있었다.

지금까지 사느라 느꼈던 극심한 생존의 두려움이 이제는 암에 대한 두려움이 되어 확 터지고 있음이 분명했다. 그래서 EFT로 이런 상처들을 몇 달 동안 지우자 마음의 평정심을 찾았다. 그러자 그는 조직 검사의 이득과 손실, 더 나아가 전립선암 자체의 이득과 손실까지 차분히 생각해보고 더 이상 검사를 받지 않겠다고 결심했다. 그는 암 수술을 받으면 소변 장애 등 심각한 후유증이 생길 수 있고, 적지 않은 나이라서 수술로 얻을 이득이 크지 않다고 보았다. 치료가 끝나고 2년 뒤 가족을 통해서 그의 소식을 들었다. 치료 뒤에 인생에서 가장 행복한 시절을 보내면서 만나는 사람마다 EFT를 홍보하고 있다고 했다.

| 사례 ② | 전립선암

게리 크레이그 이야기: 조너스라는 50대 남자는 몇 명의 암환자와 함께 게리의 집에 9일간 머물면서 게리에게 EFT를 받았고, 그 과정 일부를 동영상으로 기록했다. 게리는 조너스의 증상 자체보다는 누적된 감정을 제거했다. 조너스는 어렸을 때 부모에게 학대를 많이 당해 그 분노가 하늘을 찌를 정도였지만, 너무 착한 성격에 감정을 표현할 줄도 모르고 꾹 삭이면서 살다가 결국 암에 걸렸다. 게리는 조너스의 이런 분노를 말로 표현하게 하면서 EFT로 풀어주었다. 그 결과 PSA(전립선암 지표인자)가 5.9에서 2.4로 떨어졌고, 전립선암 증상도 모두 사라졌다. 2년 뒤에 다시 확인해보니 조너스는 여전히 좋은 상태를 유지하고 있었다.

| 사례 ③ | 전립선염

30대 중반 기혼 남성이 만성 전립선염 때문에 내게 왔다. 20대 초반에 군대에 갔을 때 급성 전립선염이 갑자기 생겨서 소변보는 것이 너무 고통스러워서 변기에 앉아 운 적이 있다고 했다. 그렇게 전립선염이 생겨서 나았다가 최근 몇 년 동안 다시 심해져서 무척 고통스럽다고 했다. 그의 인생에서 상처받은 상황들을 죽 물어보았다.

- 2남 중 둘째로 태어나서 어머니가 형만 편애했고 그를 완전히 방임했다.
- 중학생 때 외모에 대한 열등감이 너무 커서 엄마에게 코 수술을 해달라고 졸랐으나 무시당했다.
- 형은 힘이 세고 덩치가 커서 그를 많이 때리고 무시했다.
- 결혼했는데 아내가 모든 주도권을 쥐고 있어서 항상 아내의 눈치를 보며 산다.

우리는 몇 달 동안 이런 상처를 EFT로 꾸준히 치유했다. 전립선 주 증상인 소변 불편감과 통증은 90퍼센트 정도 사라졌는데, 남은 것은 아무리 해도 사라지지 않아서 물었다.

"이 증상이 완전히 사라지면 안 좋은 게 뭐가 있을까요?"

"사실 두렵습니다."

그 이유를 들어보니 사실 스트레스를 풀러 성매매 업소를 자주 드나들다 아내에게 발각된 적이 있었고, 한 번 더 발각되면 이혼당할 처지에 있었다. 그래서 증상이 사라지면 다시 업소에 출입하다가 이혼당할까봐 두려웠고, 그러면서도 업소에 발을 끊겠다는 결단은 하지 못했던 것이다.

치유 확언

- 나는 당당하고 씩씩하고 유능한 남자가 된다.

- 나는 남자로서 할 일을 다 해낼 수 있다.

- 어차피 해야한다면 할 수 있다. 하면 된다.

- 나는 안전하다, 나는 고요하다, 내가 통제하고 있다.

- 나는 뜻이다. 나는 힘이다. 나는 사랑이다. 나는 용서이다. 나는 젊음이다. 나는 건강이다. 나는 지혜이다. 나는 삶의 기쁨이다. 나는 아름다운 모든 것이다. 모든 것이 나에게 달려 있다. 모든 것이 내 손 안에 있다. I am the will. I am the power. I am the love. I am the forgiveness. I am the youth. I am the health. I am the wisdom. I am the joy of living. I am everything beautiful. Everything depends on me. Everything lies in my hands.

◈ 전립선 상피 내 신생물(PIN, PSA 수치는 정상이나 소변을 잘 못 봄) ◈

심리적 원인

- 내 영역을 어떻게 정해야 할지 모르겠다. 결정하거나 결단할 수 없다. 관계에서 적당한 경계를 정할 수 없다.
  내 영토를 정하는 것은 판단력과 자신감과 용기가 필요한 일이다. 갈등과 싸움과 미움받는 것을 두려워하거나 자신감이 없을 때 이런 스트레스가 많다.

- 내가 어디에 속하는지 모르겠다. 내 정체성을 모르겠다.

  내 영토도 없고, 내가 어디에 속하는지도 모르겠고, 따라서 내가 누군지도 모르겠다. 나는 영토 없이 떠도는 힘없는 새끼 사자 같다.

- 내 짝을 잃었다. 내 사람을 잃었다. 내 짝이나 내 사람을 잃을지도 모른다.

  자연에서 보통 수컷은 외부의 영토에 집착하고 암컷은 내부의 영토에 집착한다. 그래서 남성은 보통 외부 영토인 직업, 자동차, 동호회 등에 집착하며, 여성은 내부 영토인 파트너, 자녀, 친구, 가정, 남편, 단짝 등에 집중한다. 그래서 여성은 내부 영토를 잃는 것에 스트레스가 많은데, 남성도 다른 남성이 자신의 여성에게 관심이 있거나 아내나 여자친구가 다른 사람과 잘 때 이런 스트레스를 겪을 수 있다.

심리적 원인을 찾는 질문

- 증상이 시작될 무렵에 당신은 어떤 상황에서 어떤 스트레스를 받았나?
- 증상이 시작될 무렵에 당신의 삶은 어떤 상태였나?
- 증상이 시작될 무렵에 당신은 어떤 감정을 많이 느꼈나?
- 이 증상이 사라지면 안 되는 이유가 있다면 무엇인가?

치유 확언

- 나는 잘 결정하고 잘 결단한다.
- 나는 전지전능한 하느님의 안내를 받아서 잘 결정하고 판단한다.
- 지금 여기가 내 자리다. 나는 나다.
- 나는 내 짝과 내 영토를 잘 지킨다.
- 나는 뜻이다. 나는 힘이다. 나는 사랑이다. 나는 용서이다. 나는 젊음이다. 나는 건강이다. 나는 지혜이다. 나는 삶의 기쁨이다. 나는 아름다운 모든 것이다. 모든 것이 나에게 달려 있다. 모든 것이 내 손 안에 있다. I am the will. I am the power. I am the love. I am the forgiveness. I am the youth. I am the health. I am the wisdom. I am the joy of living. I am everything beautiful. Everything depends on me. Everything lies in my hands.

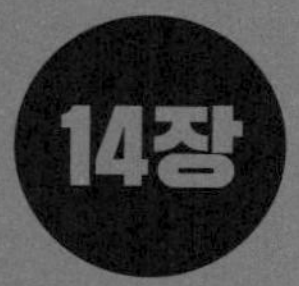

여성 유방

유방과 증상

- 젖 먹던 힘까지 내다
- 보채는 아이에게 먼저 젖 준다
- 엄마의 젖가슴에 얼굴을 묻고 편안하게 자는 아기
- 젖가슴에 안기다
- 아기는 엄마가 젖꼭지를 물려주자 어느새 잠들었다
- 울던 아기가 엄마가 젖꼭지를 물려주자 어느새 울음을 멈춘다
- 소녀의 젖가슴이 봉곳하게 솟아 있다
- 새각시의 젖가슴이 터질 듯이 부풀다
- 그녀의 큰 가슴은 가는 곳마다 사람들의 시선을 끌었다

유방은 임신 기간 중 에스트로겐, 프로게스테론, 프로락틴 호르몬의 작용으로 유방 내부 조직이 발달해 모유를 생산한다. 또한 여성적 아름다움의 상징일뿐만 아니라 성감대이므로 성적으로 흥분하면 유두가 발기한다.

위에서 본대로 유방은 모성, 보살핌, 양육을 상징하며, 실제로 이런 역할을 하도록 생명의 진화 과정에서 만들어진 것이다. 여성은 사랑하는 사람과의 유대감을 유방을 통해 느끼고

표현한다. 그런데 문제없는 가정이 없듯 이런 가족 간의 유대감은 문제가 잘 생기기 마련이다. 그래서 여자들에게 유방 질환이 가장 많을 수밖에 없다.

유방은 여성의 아름다움과 성적 매력의 상징이다. 크고 아름다운 유방은 남녀 모두에게 눈길을 끌고 선망의 대상이 된다. 어느 보도에서 우리나라는 인구 1,000명당 8.9명이 가슴 성형 수술을 받는 것으로 알려졌는데, 크고 아름다운 유방에 대한 선망이 얼마나 큰지 여기에서 잘 드러난다.

◆ 유선암, 섬유선종 ◆

심리적 원인

나는 유방암 환자만 수십 명 이상 상담하고 치료했는데, 대부분 유부녀였고 공통적으로 어렸을 때 가정불화로 애정 결핍을 경험했고, 결혼해서는 남편과 갈등 관계였다. 그래서 '어릴 때의 애정 결핍+현재 남편과의 불화'는 유방암 생성 공식이라고 생각하기에 이르렀다. 수십 년 동안 누적된 관련 연구에 따르면 여성은 다음 같은 경우에 유방암에 걸릴 가능성이 훨씬 높다. 어린 시절에 부모와 정서적으로 단절되거나 성장기에 가정불화가 많았다, 감정 중 특히 분노를 억압하는 경향이 있다, 성인이 되어서 사회적 관계를 형성하지 못한다, 이타적이되 강박적으로 가족을 돌본다.

한 연구에서는 심리학자들이 병리학적 검사 결과를 모른 채 유방 생검을 받으러 병원에 입원한 환자들을 면담했다. 심리학자들은 이상의 심리적 요인만으로 판단해서 무려 94퍼센트까지 암환자를 맞췄다.[*] 비슷한 독일 연구에서 유방암을 앓는 40명의 여성 환자군과 이들과 나이, 전반적인 건강 과거력 및 생활 방식이 유사한 40명의 대조군을 묶었다. 여기서도

◆ M. Wirsching, Psychological Identification of Breast Cancer Patients Before Biopsy, Journal of Psychosomatic Research 26 (1982), cited in Cary L. Cooper, ed., Stress and Breast Cancer (New York: John Wiley & Sons, 1993), 13.

다시 심리학적 근거로 연구자들은 누가 유방암 환자인지를 96퍼센트 맞췄다.[*] 게다가 남자도 유방암에 걸리고, 유방암 환자의 약 1퍼센트가 남성인데, 그들의 심리 상태는 여성 유방암 환자들과 유사했다.[**] 자, 이 정도면 심리 검사만으로도 유방암을 진단할 수 있다고 보는 것이 맞지 않을까!

1974년 영국의 연구에서는 분노를 극단적으로 억압하는 것이 유방암 환자의 가장 일반적인 특징이었다. 연구자들은 유방 생검을 받으러 병원에 입원한 160명의 여성을 연속적으로 조사했다. 생검 전에 심리 검사가 이루어졌기 때문에 여성들도 연구자들도 최종 진단 결과는 아직 알 수 없었다. 그리고 연구자들은 중요한 공통점을 발견했다. 유방암 진단을 받은 여성은 모두 성인기에 비정상적으로 꾸준히 과도하게 감정을 표출하는 행동을 했다. 이 비정상적 감정 표출은 대부분 극단적으로 억압된 분노의 분출이었다.[***]

- 젖샘(유선)과 관련된 스트레스는 가족(반려동물 포함)과 보금자리에 대한 걱정이다.
- 유선은 가족(남편, 아이, 부모 등)이나 가까운 사람들과의 갈등이나 다툼으로 생기는 스트레스에 반응한다.
- 물질적 보금자리 자체에 대한 걱정이나 스트레스가 있다. 즉, 살 집이 없다, 살고 있는 집을 유지하는 것과 관련된 걱정이나 두려움, 집을 마련하는 걱정 등.
- 가족들을 먹이고, 입히고, 챙기고, 곁에 있어줘야 하는 것과 관련된 걱정과 스트레스.
- 여자로서 차별받은 상처가 있다. 즉, 딸이라고 환영받지 못하고 태어났다. 부모님이 아들을 원했다.
- 성 트라우마가 존재한다. 즉, 성추행이나 성폭행을 당한 적이 있으며 여자로 세상을 사는 것이 무섭다.

[*] C. B. Bahnson, Stress and Cancer: The State of the Art, Psychosomatics 22, no. 3 (March 1981), 213.

[**] 〈When the Body Says No〉 by Gabor Maté, https://a.co/9qR6WiR

[***] S. Greer and T. Morris, Psychological Attributes of Women Who Develop Breast Cancer: A Controlled Study, Journal of Psychosomatic Research 19 (1975), 147-53.

　한 예로 40대 중반 여성이 사춘기 딸과 1년 동안 다투다 드디어 서로 말도 안 하는 지경에 이르게 되었고, 마침내 유선암이 생겼다.

- 언제 이 증상이 생겼으며 그때 가족 내에 무슨 일이 있었나?
- 당신은 가족 내에서 어떤 갈등을 겪고 있나?
- 당신의 부모, 형제, 자식 관계에서 어떤 스트레스를 받고 있나?
- 당신은 누구를 챙기느라 그렇게 힘들었나?
- 증상이 생길 무렵에 어떤 일이 있었나?
- 그 일을 겪을 때 무슨 생각과 감정을 느꼈나?
- 인생을 다시 산다면 당신의 인생에서 생략하고 싶은 사람이나 사건은 무엇인가?
- 이 증상이 사라지면 안 되는 이유가 있다면 무엇인가?
- 당신의 엄마 뱃속 트라우마는 무엇인가?

| 사례 ① | 유방암 말기 환자

　어느 날 40대 중반 유방암 말기 환자가 내게 왔다. 몇 년 전에 유방암 수술을 받았는데, 이번에 재발했고, 뼈까지 전이가 되어서 가망이 없다는 진단을 받은 상태였다. 처음 내게 왔을 때 그녀는 모든 의사가 다 사기꾼이라며 분통을 터뜨렸다. 얼마 전에 남편 친구인 의사에게서 진단을 받고서, 남편이 치료가 가능하냐고 물었더니 이렇게 말했다는 것이다.

　"이거 말기암이야. 치료가 어딨어. 그냥 죽는 거야!"

　그녀와 그녀의 남편은 이런 배려 없는 말을 듣고 엄청난 충격을 받았고, 혹시나 하는 마음으로 암 전문 치료 한의원으로 발길을 돌렸는데 또 실망했다.

　"거기는 치료도 못하면서 돈만 밝혔어요."

　그래서 처음에는 나에게도 의심과 반감도 있었지만, 무심하게 치료를 시작했다. 상담하면서 들은 그녀의 인생은 참 비참했다. 딸이라고 엄마에게 늘 차별받았고, 아버지는 일찍 돌아가시고, 집이 가난해서 대학도 못 갔고, 고졸로 일찍 사회에 진출해서 피땀 흘려 번 돈은 어머니가 다 써버렸고, 게다가 어린 동생까지 엄마 대신 자신이 돌보았다. 그러다 결혼했는데 이번에는 시댁에 엄청난 빚이 있어서 결혼 생활 내내 15년 이상 대신 갚았고, 그 와중에 남편은 또 억울하게 직장에서 잘리고……. 이렇게 살다보니 그녀의 마음속에는 온통 분노와 불안과 억울함만 가득했다.

죽는 것이 두려운데 또 사는 것도 괴로워서 죽지 못해 사는 인생! 내가 관찰한 바에 따르면 상당수 말기 암환자들의 삶이 이러했다. 그녀도 죽는 것이 두려운 것이지, 그렇다고 그닥 살고 싶은 생각도 없었다. 한 번도 사는 게 즐거웠던 적이 없었으니까. 2달 정도 그녀의 이런 상처들을 EFT로 죽 지워나갔다. 그러자 그녀가 조금씩 웃기 시작했고, 불안과 우울감도 확 줄었다. 그 와중에 그녀는 마지막 삶을 조용한 곳에서 정리하고자 전원주택을 샀다. 그리고 태어나서 처음으로 어머니와 화해했고, 시어머니에 대한 미움도 정리했다.

나는 그녀에게 EFT로 암을 좀 더 치료해보기를 권했으나, 그녀는 이렇게 말했다.

"이 정도만 되어도 행복해요. 제 인생에서 이렇게 편안해본 적은 없어요. 어쨌든 고마워요."

그녀는 더 이상 삶에 미련이 없었다. 그 뒤에 그녀가 얼마나 더 살았는지는 모르지만, 어쨌든 EFT로 그 이후의 삶이 더 행복하고 편안해졌음은 분명하다.

*덧붙이는 말

이런 분들을 암 난민이라고 한다. 이들은 치료할 병원도 없고, 마음속에서는 죽음을 앞둔 상태에서 극심한 혼란과 두려움을 경험한다. 이런 환자들에게도 EFT는 좋은 치료와 위안의 수단이 된다.

| 사례 ② | 치료도 못 받는 유방암

어느 날 유방암 말기로 4년째 투병 중인 40대 여성이 찾아왔다. 증상을 물어보니 4년 전에 암세포가 전신에 퍼졌는데 수술도 약물도 듣지 않는다고 병원에서 바로 퇴원 조치를 당했고, 죽음이나 준비하라는 말까지 들었다고 했다. 그런데 놀랍게도 4년이 지난 지금도 그녀는 비교적 건강하게 살아 있었다. 당연히 병원 치료는 전혀 안 받고 있었고, 다만 불면증과 암의 통증이 너무 심해서 날 찾아왔다고 했다.

(무심한 듯이) "그런데 왜 이 병에 걸렸을까요?"

이렇게 '무심하게' 그리고 '뜬금없이' 묻는 것은 증상과 질병의 실마리를 찾는 데 지극히 중요하다. 내가 무심하게 "왜 이 병에 걸렸을까요?" 하고 물어야 환자들 역시 무심코 본심을 드러낸다. 그리고 그 답변이 질병의 원인인 경우가 아주 많다. 예를 들어 허리에 골병이 들어 고생하는 할머니에게 질문하면 이런 답이 나올 수 있다. "남편이 원수라서 그렇지." 또 암이나 당뇨 같은 몹쓸 병에 걸려 고생하는 할아버지에게 질문을 하면 이런 답이 나올 수 있다. "내가 소싯적에 몹쓸 짓을 참 많이 했지."

바로 이런 답변이 그들의 병을 만든 원인일 가능성이 거의 100퍼센트다.

(뜬금없는 질문에 잠깐 멍해진 다음에 입을 열고) "참 많이 쉬고 싶었어요. 남편이랑 나랑 맞벌이를 했는데 남편이 가사를 너무 안 도와줬어요. 심지어는 내가 디스크에 걸려서 허리를 제대로 못 쓰는데도 안 도와줬어요. 그래서 몇 년 동안 늘 '쉬고 싶다, 쉬고 싶다' 생각했어요. 그러다 어느 날 몸이 너무 안 좋아서 건강검진을 받는데 의사가 그러는 거예요. '유방암 말기입니다. 온몸에 암세포가 다 퍼져서 수술도 약도 쓸 수가 없을 지경입니다. 6개월밖에 못 살 것 같으니 댁에서 조용히 준비하십시오'라고요."

"그 말을 들었을 때 어떤 기분이 들던가요?"

"그런데 그 말을 듣는 순간 이상하게 이런 생각이 떠올랐어요. '아, 이젠 드디어 정말 쉴 수 있겠다' 오히려 기뻤어요."

결국 유방암의 의도는 오직 '휴식'이었던 것이다. 그래서 수술도 약도 필요 없이 그저 쉴 수 있을 정도로만 병에 걸렸던 것이다. 실제로 교사였던 이 여성은 병 때문에 첫해는 병가를 내고 쉬었고, 이후 3년간은 학교에서 아무 보직 없이 수업만 하면서 보내고 있었다. 더욱이 그렇게 완고하던 남편도 이제는 가사를 잘 돕는다고 했다.

| 사례 ③ | 유방의 혹

30대 후반 기혼 여성이 아이 문제로 나를 찾아왔다. 아이의 문제를 해결하기 위해서 나는 이 여성도 EFT를 하도록 시켰다. 상담하던 어느 날 그녀가 말했다.

"제가 몇 달 전에 건강검진을 했는데, 유방에서 5개의 혹이 발견되었어요. 의사는 그저 단순한 혹일 가능성이 대부분이지만 혹시나 모르니 조직 검사만 한번 해보자고 했어요. 그런데 자꾸 이런 생각이 들어요. '이 중에 하나만 악성이라면 병가를 내고 쉴 수 있을 텐데.' 다음 주에 조직 검사를 해야 하는데 어떡하죠?"

"그런 생각을 하면 위험해요. 검사하러 가기 전까지 부지런히 EFT를 해서 무조건 그 생각을 다 지우세요."

사람들이 부탁하면 거절하지 못하고 힘들어하면서도 무조건 다 들어주는 사람이 있다. 이런 사람은 무의식적으로 모든 사람에게 좋은 사람으로 인식되려고 한다. 이런 사람에게 가장 힘든 일은 부탁을 거절하는 것이다. 나는 이런 행동 성향을 '좋은 사람 증후군'이라고 부르는데, 바로 이 여성이 전형적인 '좋은 사람 증후군' 환자였다. 노조 간부였는데 항상 모든 일을 도맡아 하면서도 인정은 별로 못 받고, 갈수록 몸은 지쳐서 이젠 쉬고 싶다는 생각밖에 들지 않았다. 하지만 남의 이목이 두려워서 맘대로 쉬지도 못하는 상황이었다. 따라서 병가는 거절과 갈등을 두려워하는 그녀에게 가장 좋은 대안이 될 수 있었던 것이다. 다시 몇 주가 지났다.

"선생님, 고백할 게 있어요. 정말 놀랍기도 해요. 선생님이 전에 '이 중에 하나만 악성이면' 하는 생각을 EFT로 지우라고 했잖아요. 그런데 사실 잘 못 지우고 검사를 받았어요. 어쩌면 지우기 싫었는지도 몰라요. 바로 저번 주에 조직 검사 결과가 나왔는데 말 그대로 딱 하나가 좀 이상해 보인대요. 그래서 다음 주에 그것만 재검사해보자고 했어요. 마음의 힘은 정말 놀라운 것 같아요." 정말 놀랍지 않은가! 이 여성은 EFT를 하고 있었기 때문에 무의식의 의도를 알아차리기는 했지만 미처 그걸 지우지는 못했다. 그 결과를 그대로 눈으로 확인하고 경험하게 된 것이다.

| 사례 ④ | 종양이 사라지다

게리 크레이그의 이야기: 환자 중에 헬렌이라는 60대 여성도 있었다. 그녀는 당시에 말기 (4기) 유방암으로 한쪽 유방을 절제했지만, 암세포가 너무 커서 완전히 다 없애지는 못한 상태였다. 그녀는 한 주에 한두 번씩 가슴을 유리 조각으로 그어대는 듯한 극심한 통증을 호소했고, 이 통증과 관련하여 그녀가 평생 느껴온 죄책감을 EFT로 지웠다. 9일간의 치료 결과 그녀의 통증은 완전히 사라졌고, 1년 뒤에 다시 확인했을 때는 놀랍게도 남은 종양마저 다 사라져 완전히 건강한 상태였다. 헬렌은 활력이 넘쳐서 심지어 40킬로미터나 되는 거리를 자전거로 다니길 즐기게 되었는데, 이는 과거에는 전혀 불가능한 일이었다.

 남편을 일깨우기 위해 유방암에 걸리다

어느 날 40대 여성이 유방암 3기로 왔다. 그녀는 애정 없는 집에서 방치되어 커서 화목한 가정을 꾸미는 것이 꿈이었는데, 그녀의 남편은 전혀 공감 능력이 없었다. 한 예로 고급 호텔 수준의 하루 진료비가 드는 가족분만실을 선택해서 남편의 격려와 지지를 받으면서 분만하려고 했는데, 그곳에서 남편은 격려는커녕 내내 졸기만 했다고 한다. 그녀는 최근 몇 년 동안은 자신에게 공감해달라고 남편과 격렬하게 싸웠고, 그때마다 이렇게 말했다.

"내가 유방암 걸려서 뒈지는 꼴 봐야 정신 차릴래?"

그러다 정말 유방암에 덜컥 걸리자, 자신의 마음이 암을 만들었음을 깨닫고 나에게 온 것이었다.

 20여 년 동안 4번 재발한 유방암

어느 날 60대 여성이 4번 재발한 유방암 때문에 왔다. 그녀는 40대 후반에 처음으로 유방암 진단을 받고 수술과 항암을 통해서 치료를 잘 받았다. 그리고 5년 뒤 졸업하는 심정으로 가볍게 병원에 가서 마지막 확인 진단을 받았는데, 놀랍게도 암이 재발했다는 진단을 받았다. 그리고 이제 별로 잘라낼 것도 없었지만 어쨌든 수술과 항암 치료를 몇 달 동안 잘 받았고, 몇 년 동안 경과도 좋아서 5년 뒤에 졸업하러 갔는데 또 암 재발 진단을 받았다.

이제는 더 도려내려야 도려낼 데도 없는데, 암은 잡초처럼 자꾸 구석에서 재발한 것이다. 이번에는 보험 적용이 되지 않아서 한 번에 몇백 만원이나 한다는 면역 주사도 맞고, 하여튼 병원에서 시키는 대로 다 했고, 그전처럼 치료 경과가 좋다는 말을 들었다. 그 뒤 몇 년 동안 6개월에 1번씩 진단받을 때까지도 경과가 좋았다. 하지만 5년째 마지막 진단에서 또

세 번째 유방암 진단을 받았다. 병원에서 시키는 대로 또 치료받았고 경과는 역시나 좋았다. 다시 5년째 마지막 진단에서 4번째 유방암 진단을 받고 기존의 과정을 반복했다.

이번에 마지막 5번째 암 진단을 받고나서는 치료도 삶도 다 포기하고 나에게로 온 것이었다. 그녀에게 물어보았다.

"혹시 병원 치료 말고 식이요법이나 상담 치료 같은 것은 받아본 적 없나요?"

"저는 병원에서 시키는 것만 하고, 다른 것은 아무것도 안 해봤어요."

그녀는 어렸을 때 심각한 애정 결핍을 경험했고, 남편은 엄격하고 폭언이 심한데, 이런 남편에게 저항하지 못하고 평생 참고 살아왔다. 그녀의 아들도 아버지에게 상처를 너무 많이 받아서 불안증과 열등감이 심해서 내게 치료받았다. 그러다 그의 어머니가 5번째 유방암에 걸리자 그가 어머니를 내게 보낸 것이었다.

사실 그녀는 오랜 투병 생활에 이미 지쳤는지 더 이상 치료하는 데 관심이 없었고, 그저 편안하게 죽기만을 바라고 있었다. 그래서 상담은 길게 진행되지 못했고, 나중에 그의 아들로부터 어머니가 돌아가셨다는 소식을 들었다. 나는 그녀를 보면서 암의 심리적 원인이 사라지지 않으면 암은 이렇게 끈질기게 지속된다는 것을 확실하게 깨달았다.

| 사례 ⑦ | 죄책감으로 낫지 않는 유방암

어느 날 나에게 50대 기혼 여성이 찾아왔다. 몇 년 전 유방암에 걸려서 수술을 세 번 받았고, 한쪽 유방이 완전히 사라졌고, 현재도 항암제를 복용하고 있다고 했다. 첫 수술은 참 잘되었다고 했는데, 얼마 후에 재발해서 두 번이나 재수술했다고 했다. 설명을 들으면서 나는 직감적으로 그녀를 낫지 않게 만드는 무의식의 신념이 존재함을 느꼈다.

"큰 목소리로 제가 하는 다음 말을 열 번 따라 하세요. 나는 절대로 100퍼센트 확실하게 암이 낫는다!"

(겨우 쥐어짜는 목소리로) "나는 절대로 100퍼센트 확실하게 암이 낫는다. (겨우 한 번 하고 나서 통곡을 하면서) 흐흑, 선생님, 저는 절대로 그럴 수가 없어요. 저는 그럴 자격이 없어요."

(EFT로 어느 정도 진정시킨 후에) "왜 그렇게 생각하세요?"

"사실은요, 제가 지금 남편과 결혼하기 전에 대학생일 때 어느 선배와 사랑에 빠졌어요.

그때 저는 그 선배가 저랑 결혼할 줄 알았어요. 그러다보니 잠자리를 많이 했고, 어리석게도 임신을 여러 번 했어요. 그러다보니 낙태도 여러 번 하게 되었어요. 결국 그 선배와는 헤어졌고요."

"계속 말씀해보세요."

"그렇게 죽은 아기들에게 너무 미안해요. 어느 날 목사님에게 이런 얘기를 하면서 제가 구원받을 수 있을지를 물었어요. 그 목사님은 잘 모르겠다고 했어요. 또 다른 목사님에게 물었더니, 하나님은 용서해주신다고 말씀했어요. 하지만 저는 행복하게 건강하게 살 수 없을 것 같아요."

결국 그녀가 아무리 치료를 받아도 안 나았던 결정적인 원인 중의 하나는 '아기를 여럿 죽였다'라는 죄책감이었던 것이다. 게다가 그녀는 어린 시절 친엄마에게서 심각한 학대를 당했다. 아버지는 무책임하고 도박도 하고 바람도 많이 피웠는데, 첫째인 그녀는 아버지를 쏙 빼닮았다고 한다. 어머니는 그런 그녀를 아버지만큼 싫어하고 미워하고 구박했다.

"저년, 저거 꼭 지 애비 닮아서 마음에 드는 게 하나도 없다."

이 말이 그녀가 늘 듣던 말이었다.

치유 확언

- 나와 내 가족은 하느님의 전지전능한 사랑 안에서 보호받고 치유되고 안내받는다.
- 나는 내 가슴에 맺힌 가족에 대한 분노를 사랑의 성수로 씻고 흘려보낸다.
- 나는 나의 여성성을 인정하고 받아들이고 사랑한다.
- 나의 여자다움을 있는 그대로 인정하고 받아들이고 사랑한다.
- 나는 내가 여자인 것을 받아들이고 사랑한다.
- 나는 안전하다, 나는 고요하다, 내가 통제하고 있다.
- 나는 뜻이다. 나는 힘이다. 나는 사랑이다. 나는 용서이다. 나는 젊음이다. 나는 건강이다. 나는 지혜이다. 나는 삶의 기쁨이다. 나는 아름다운 모든 것이다. 모든 것이 나에게 달려 있다. 모든 것이 내 손 안에 있다. I am the will. I am the power. I am the love. I am the forgiveness. I am the youth. I am the health. I am the wisdom. I am the joy of living.

I am everything beautiful. Everything depends on me. Everything lies in my hands.

◈ 유관 내 상피세포암(파제트병), 유방 미세석회 침착 ◈

심리적 원인

- 떨어지고 버려져서 너무 슬프고, 외롭고, 무섭고, 허전하다.

  유관암 질환과 관련된 스트레스는 일명 '젖을 떼는 스트레스'라고 할 수 있다. '젖 뗀 강아지같다'(어미 젖이 그리운 강아지처럼 자꾸 보챈다)라는 속담이 이를 잘 표현한다. 젖을 떼듯 사랑하는 사람이 자신의 젖가슴에서 떨어져나가는 듯한 스트레스가 이들 질환의 원인이다. 이를 한마디로 떨어짐의 스트레스라고 할 수 있다.

- 고통스러운 관계로 너무 괴롭고 여기에서 벗어나고 싶다.

  반대로 유관암 질환은 배신, 비난, 비판, 끊임없는 싸움, 지나친 요구, 학대 때문에 배우자나 부모나 자식으로부터 헤어지고 싶은 스트레스와도 관련이 있다. 젖이 다 마른 어미에게서 새끼는 떨어질 수밖에 없다. '이제 내 젖은 기능하지 못하니. 내 젖에서 떨어져.'

- 여자로서 차별받은 상처가 있다. 딸이라고 환영받지 못했다. 부모님이 아들을 원했다.

  성 트라우마, 즉 성추행이나 성폭행을 당한 적이 있으며 여자로 세상을 사는 것이 무섭다. 한 예로 모성이 부족하고 돈 버느라고 자식들을 잘 챙기지 못하는 엄마 밑에서 자란 30대 여성이 3년 동안 다툼이 가득한 결혼 생활을 끝내고 이혼하자마자 유방암에 걸렸다.

심리적 원인을 찾는 질문

- 당신은 누구와 떨어져 있다고 느끼는가?
- 누구와 떨어져서 힘든가? 그와 떨어져서 어떤 고통을 겪고 있는가?
- 당신은 누구와 떨어지고 싶은가? 그와 함께 있어서 겪는 고통은 무엇인가?
- 증상이 생길 무렵에 어떤 일이 있었나?

- 그 일을 겪을 때 무슨 생각과 감정을 느꼈나?
- 인생을 다시 산다면 당신의 인생에서 생략하고 싶은 사람이나 사건은 무엇인가?
- 이 증상이 사라지면 안 되는 이유가 있다면 무엇인가?
- 당신의 엄마 뱃속 트라우마는 무엇인가?

치유 사례

| 사례 ① | **"아이도 남편도 지긋지긋해요"**

파제트병으로 유방에서 몇 년째 피고름이 흐르는 40대 유부녀가 왔다. 그녀는 아이가 셋이었는데 무능하고 성격이 맞지 않는 남편에 대한 분노가 너무 컸다. 거의 깡패들이 싸울 때 하는 수준의 쌍욕을 입에 달고서 늘 남편을 닦달했고, 아이 셋을 키우기도 무척 힘들다고 했다. 그녀는 대놓고 말했다.

"남편도 싫고 아이도 싫어요. 그런데 제가 혼자 살 능력도 없고, 막내가 아직 유치원에 다녀서 저한테서 떨어지질 않아요. 그래서 이렇게 지긋지긋하게 살아요."

| 사례 ② | **"애들 결혼할 때까지만 살래요"**

생긴 지 몇 년이나 된 유방암을 방치하고 있는 60대 여성이 왔다. 궤양이 생겨서 진물이 흐르고 피부가 허물어지고 있는데 방치하다가 자식들에게 들켜서 내게 온 것이다. 그녀의 남편은 신혼 초부터 분노 조절 장애가 있어서, 화가 나면 아파트에서 가전 제품을 베란다 밖으로 막 내던질 정도였다. 그러니 그녀는 자식들이 다 결혼할 때까지만 꾹 참고 살기로 거듭 다짐하다가 마침내 둘째마저 결혼하자마자 유방암이 생겼고, 살고 싶은 생각도 없어서 방치하다가 내게 온 것이었다.

치유 확언

- 다 용서하고 모두 자신의 길로 간다.
- 당신을 용서하고 축복한다. 이제 우리의 인연은 끝났다.
- 나는 무한히 사랑받을 자격과 권리가 있다.

- 나는 무한히 사랑하고 사랑받는다.

◈ **유방 흑색종** ◈

심리적 원인

- 내 유방은 못났다. 내 유방에 문제가 있다. 내 유방이 이상해졌다.

  유방암 환자는 자신의 유방에 열등감이나 이상함을 느끼기 쉽고, 이런 생각을 하기 쉽다.

- 나는 여자로서 매력이 없다. 나는 자신감이 없다.

  두 번째 아이를 낳고서 젖을 뗀 한 여성은 자신의 가슴이 이제 너무 처지고 볼품없다고 느낀다. 그리고 얼마 뒤에 유방에 흑색종이 생긴다.

심리적 원인을 찾는 질문

- 언제부터 왜 당신의 유방에서 열등감과 수치심을 느꼈나?

치유 확언

- 나는 나를 있는 그대로 사랑하고 받아들인다.

  사랑은 모든 것을 변화시킨다. 나는 나를 사랑하고, 이 사랑은 나의 가슴을 예쁘게 만든다.
  나는 사랑스럽고 매력이 있다.

◈ **크지 않는 유방** ◈

심리적 원인

- 너무 큰 가슴을 가져서 남자들의 관심을 받는 것이 두렵다.
- 너무 큰 가슴은 위험하다.
- 나는 주목받고 싶지 않다.
- 여자로서 차별받은 상처가 있다. 즉, 딸이라고 환영받지 못하고 태어났다. 부모님이 아들을 원했다.
- 성 트라우마, 즉 성추행이나 성폭행을 당한 적이 있으며 여자로 세상을 사는 것이 무섭다.

심리적 원인을 찾는 질문

- 당신은 큰 유방을 보면 어떤 생각과 감정이 드는가?
- 당신은 큰 유방을 가지는 것에 대해서 어떤 생각과 감정이 드는가?
- 당신은 큰 가슴을 가진 여성에 대해서 어떤 생각이 드는가?

치유 사례

| 사례 ① | EFT로 얻은 아름다운 가슴

다음은 소니아라는 한 미국 여성의 사례로, 신체 증상이 어디까지 인생과 관련될 수 있는지를 잘 보여준다. 미리 살짝 언급하자면, 작은 가슴은 그냥 작은 것이 아니다. 가슴이 작은데도 인생의 이야기가 있다.

최근에 셔넌이라는 여자가 텍사스주 오스틴의 EFT 모임에 참석했는데, 나는 그녀로부터 흥미로운 아이디어 하나를 얻었다. 그녀는 유방이 커지도록 두드리겠다는 재미있는 생각을 가지고 있었는데, 그것은 내 주된 확언 목록에 들어갈 만한 내용은 아니었다. 그 당시 나는 세계 평화와 지구온난화 등 세상의 치유에 대해 집중하고 있었기 때문이다. 하지만 얼마 시간이 지나 그녀가 눈에 띄는 결과를 보이자, 나도 내 가슴에 EFT를 활용하고 싶은 욕구가 생겼다.

나는 그녀에게 어떻게 했는지 물었고, 그녀는 하루에 3번씩 10분간 인생 업그레이드 목록(확언 목록)을 읽으면서 타점을 두드린다고 했다. 그 목록에는 유방 확대와 이미 잘 자라고 있는 긴 머리를 더 잘 기르는 것도 있었다. 그래서 나도 간단한 인생 업그레이드 목록을 만들고 거기에 유방 확대를 넣었다. 그런데 놀랍게도 이 일이 내 속에 숨어 있던 수많은 찌꺼기를 표면 의식으로 건져올리기 시작했다. 내가 기대한 바가 아니었기 때문에 결코 유쾌한 일은 아니었지만, 결과적으로는 과거의 짐으로부터 자유로워지는 작업이 되었다.

내 무의식적 믿음으로는, 오직 덩치 있는 여자만이 큰 가슴을 가질 수 있었다. 이것은 사실 우리 가족에 관한 한 진실이었고, 나는 어렸을 적에 '가슴을 만들어주는 요정'이 나만 빼고 엄마와 언니에게만 후한 선물을 주었다고 되뇌곤 했다. 그러다 아주 오래된 두려운 기억이 떠올랐다. 엄마와 언니는 남자들로부터 초등학교 5학년 때부터 성적인 관심의 대상이 되었고, 초경을 일찍 했고, 충격적인 성적 학대와 가슴 무게로 인한 요통, 살을 파고드는 브래지어 끈을 감당해야만 했다. 이런 기억에 대해서 나는 나 자신은 물론 엄마와 언니를 위해서 EFT를 했다.

나는 내 가슴이 '아스팔트 위에 떨어진 단추 두 개'라서 브래지어도 필요 없고, 반창고 두 개만 붙이고 다니면 된다는 잔인한 놀림을 받았었다. 14세에 성폭력을 당했고, 이후에도 원하지 않는 성적 경험을 당했다. 나는 이 모든 기억에 대해서 두드렸다. 또 '내가 새로이 얻은 큰 유방으로 성적 매력을 남용하지 않을까?' 하는 두려움에 대해서도 두드렸다. 나는 성숙하고 자연스러운 성적 매력을 유지하면서도 '세상의 근원적인 힘'과의 천진난만한 연결 관계를 유지할 수 있도록 또 두드렸다.

내가 성장기일 때 아빠의 아파트에는 가슴 큰 여자들의 성인물이 있었다. 나는 이런 기억들로 나 자신과 엄마, 여자와 남자에 대해서 나만의 부정적인 의미를 만들고 낙인을 찍었다. 나보다 성장이 빨랐던 사춘기 시절의 내 친구들에게 아빠는 음흉한 표정을 내보였다. 가슴 큰 여자들에게 침을 흘렸던 예전 남자친구도 생각났다. 나는 이런 일에서 분노와 두려움과 수치심을 느꼈고, '나는 모자란 여자'라는 생각을 했다. 그래서 이 모든 기억에 대해서도 두드렸다. 나는 내가 작은 가슴을 가질 수밖에 없는 많은 이유를 발견했다. 그중에는 젖먹이기가 끝난 가슴은 필요가 없어지면서 작아진다는 속설도 있었다. 나는 우리에게 젖을 먹이지 않았던 엄마의 가슴은 쓸모없고 무겁고 고통스럽고 인생을 꼬이게 하는 성적인 도구에 불과하다고 믿어왔다.

나는 두드리고 또 두드렸다. 매일 몇 주간 그저 잠깐씩 두드렸다. 사실 나는 이 주제에다 큰 관심을 두고 싶지 않았다. 솔직히 부질없고 이기적이고 '쓰잘데없는 짓'이라고 생각했다. 사실 효과가 나리라는 기대도 하지 않았다. 하지만 그런 부정적인 생각 자체에 대해서도 또 두드렸다. 몇 주가 지나자 내 가슴이 뻐근해지는 것을 느낄 수 있었는데, 생리전 증후군 같았지만 생리 기간은 분명히 아니었다. 내 가슴은 계속 뻐근하면서 미열이 났고, 약 3달 동안 때때로 탱탱한 느낌이 들기도 했다. 결국 내 브래지어가 편하지 않다고 느끼고 쇼핑하러 갔다. 놀랍게도 새 브래지어를 사러 간 일은 3년 만에 처음이었다.

3년 전에도 나는 언니와 새 브래지어를 사러 갔었다. 그때 나는 EFT를 막 배워서 한창 활용하고 있었고, 언니에게도 EFT를 가르쳐주었다. 그때는 그것이 EFT와 관련 있으리라고는 상상도 하지 못했다. 그저 갑작스럽게 가슴이 커지기에, 마침내 완전히 성숙한 여인이 되었다고 느꼈다며 친구들에게 거듭 얘기하곤 했던 기억이 난다. 가슴의 성장과 여성으로서의 느낌이 이처럼 밀접하게 연관되어 있다는 것을 깨달았다. 서른일곱이나 되어서야 마침내 여성으로서 완전한 성장을 하다니!

EFT를 배우기 전에 내 가슴은 B컵에 불과했고, 사실 그것이 부끄러웠다. 지금 내 가슴은 C컵 속옷을 꽉 채운다! 요즘 가슴이 깊게 파인 블라우스를 자주 입는다. 남자들의 관심을 얻기 위해서는 아니다. 그저 마흔의 나이에 새로 얻은 가슴 곡선이 뜻밖에도 부드럽고 아름다워서 놀랍고 기쁠 뿐이다. 다양한 꼬리말과 의심과 오랜 기억과 두려움을 모두 두드려서 제거하라. 그러면 아름다운 가슴이 당신에게 미소 짓는 모습을 보게 될 것이다.

- 내 가슴은 커져도 된다. 내 가슴이 커져도 안전하다.
- 나는 여자답고 매력 있어도 된다.

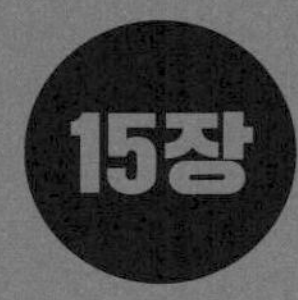

15장

여성 생식기

난소의 증상과 질병

◈ 난소 낭종, 난소암, 생식세포 종양, 난소 농양, 난소 유피낭종 ◈

심리적 원인

난소는 난자를 생성하며 여성 호르몬을 분비하고 여성의 2차 성징 발달에 기여하므로 남성의 고환 같은 역할을 한다. 그래서 난소의 주 기능은 여자다움과 번식이라고 할 수 있으며, 난소 질환의 심리적 원인도 이와 관련된다. 생식세포 종양, 난소 농양, 난소 유피낭종의 경우에는 특히 아래와 같은 심리적 원인이 더 극심하다.

- 사랑하는 사람(또는 반려동물)을 잃은 상실감 또는 그 충격.

  사랑하는 가족이 죽거나 정든 반려동물이 죽거나 파트너에게서 버려지거나 이혼을 겪거나 아이가 집에서 멀리 떠나는 것 등이다.

- 사랑하는 사람을 잃을까봐 두렵다.

  사랑하는 사람이나 반려동물을 잃을까봐 두려워하는 것도 잃는 것과 비슷한 상실감이나 충격을 줄 수 있다.

- 가까운 사람에게 느끼는 배신감.

  파트너나 친구나 가족과 극심한 갈등이 생기거나 그들에게 배신당했다. 이런 갈등과 배신감은 결국 그들을 잃은 것과 같은 느낌이 들게 한다.

- 증상이 생길 무렵에 어떤 일이 있었나?

- 그 일을 겪을 때 무슨 생각과 감정을 느꼈나?

- 인생을 다시 산다면 당신의 인생에서 생략하고 싶은 사람이나 사건은 무엇인가?

- 언제 어떤 상황에서 증상이 심해지는가?

- 이 증상이 사라지면 안 되는 이유가 있다면 무엇인가?

- 당신의 엄마 뱃속 트라우마는 무엇인가?

치유 사례

| 사례 ① | **테라토마**

    한 번 유산하고 임신이 잘 안 되는 30대 중반 여성을 상담했다. 그러다 그녀가 25세에 생식세포 종양(테라토마)이 양쪽 난소에 생겨서 수술받았고, 그것 때문에 난소 나이가 많아서 임신이 잘 안 된다는 말을 들었다. 그래서 위에 나온 심리적 원인을 그녀에게 말해주면서 그때 여기에 해당하는 경험이 있는지 물었다. 그러자 당시 2년 사귄 첫 남자친구가 바람을 피워서 헤어졌는데 지금도 생각하면 칼로 찔러 죽이고 싶을 정도로 화가 난다고 했다. 그래서 그때의 분노가 이런 종양이 되었고, 현재의 유산과 난임에도 영향을 주고 있다고 말했다. 그녀는 이렇게 몇 달 상담한 뒤에 임신이 잘 되어서 순산했다.

치유 확언

- 나는 충분히 애도하고 이제 그와의 추억만 남긴다.

- 하느님의 무한한 사랑 안에서 우리는 모두 하나다. 그 사람은 늘 나와 함께한다.

- 이제 그를 용서하고 마음에서 내려놓는다.

자궁과 나팔관의 증상과 질병

◈ **자궁내막암, 자궁내막 증식증, 나팔관암,
나팔관염, 난소난관 농양, 나팔관 임신** ◈

심리적 원인

자궁은 정자가 착상하는 곳이며, 태아를 키우고 보호하는 공간이며 여성성의 상징이다. 따라서 이와 관련된 심리적 문제가 자궁 질환을 일으킨다.

- 임신과 관련된 모든 스트레스.

  유산이나 낙태 트라우마가 있다. 아이를 낳는 것이 두렵다. 아이를 낳고 싶지 않다. 남편의 아이를 갖고 싶지 않다. 남편에 대한 분노와 원망(내가 왜 너의 아기를 낳아야 해?)이 있다.

- 여자라서 상처받았다. 여자인 것이 싫다.

  어릴 때 딸이라고 차별받았다. 여자라서 진급이 되지 않았다. 여자라고 무시당했다. 남자들이 여자라고 나를 무시했다. 나를 사랑하지 않는 남편에게 화가 난다. 여자로서 생리하는 것이 불편하고 더럽고 불쾌하다.

- 성 트라우마나 상처.

  성폭행과 성추행을 당했다. 원하지 않는 성관계를 했다. 업소에서 성매매를 한 과거가 너무 후회된다. 상습적으로 성희롱을 당했다. 원하지 않는 임신을 했다. 성폭행을 당해서 임신했다.

- 파트너 또는 남편과의 문제

  남편이 나를 사랑하지 않는다. 남편이 나를 존중하지 않는다. 남편과 성행위를 하고 싶지 않다. 나를 존중하지 않는 남편이 밉다. 이혼당해서 버려졌다. 남편과 늘 싸운다. 남편이 바람을 피웠다. 오래 사귄 남자친구가 나를 배신하고 다른 여자와 결혼했다.

- 증상이 생길 무렵에 어떤 일이 있었나?

- 그 일을 겪을 때 무슨 생각과 감정을 느꼈나?

- 인생을 다시 산다면 당신의 인생에서 생략하고 싶은 사람이나 사건은 무엇인가?

- 언제 어떤 상황에서 증상이 심해지는가?

- 이 증상이 사라지면 안 되는 이유가 있다면 무엇인가?

- 당신의 엄마 뱃속 트라우마는 무엇인가?

- 나는 여자로서 받은 상처를 모두 내려놓는다.

- 나는 여자인 나를 인정하고 받아들이고 사랑한다.

- 나는 여자다움이 좋다.

◈ 자궁내막증 ◈

- 나는 내 아이들에게 좋은 가정을 제공할 수 없다.

  종종 이런 생각을 가진 여자 중 다수가 어렸을 때 불행한 어린 시절을 보내면서 다른 부모나 다른 가정을 갖기를 바랐다.

- 증상이 시작될 무렵에 당신은 어떤 상황에서 어떤 스트레스를 받았나?
- 증상이 시작될 무렵에 당신의 삶은 어떤 상태였나?
- 증상이 시작될 무렵에 당신은 어떤 감정을 많이 느꼈나?
- 당신이 평생 많이 한 생각과 많이 느낀 감정은 무엇인가?
- 이 증상이 있어서 혹 좋은 점이 있다면 무엇인가?
- 이 증상이 사라지면 안 되는 이유가 있다면 무엇인가?
- 당신의 엄마 뱃속 트라우마는 무엇인가?

치유 확언

- 나는 하느님의 사랑의 통로다. 전지전능한 하느님이 나를 통해 사랑을 베푼다. 내가 마음만 열면 무한한 사랑이 나를 통해 내 가족에게 흐른다.

◈ 자궁경부암, 자궁경부 이형성증, 자궁경부 콘딜로마 ◈

심리적 원인

성적 갈등은 섹슈얼리티(sexuality)에 관한 모든 고통을 말한다. 여기에는 고통스러운 (첫 번째) 섹스, 성적 학대, 성희롱, 원치 않는 성행위, 성적 거부, 성적으로 원치 않는 느낌, 예상치 못한 별거 또는 배우자 상실로 인한 성행위 부족이 포함된다. 불쾌한 음란물, 파트너 또는 배우자가 다른 사람과 자고 있다는 것을 발견하거나 성관계 중 방해가 갈등을 유발할 수 있다. 조기 성숙화의 결과로, 소녀들은 오늘날 어린 나이에 갈등을 경험한다. 난관 결찰(여성의 난관을 묶거나 막아 정자의 이동을 차단하는 피임술, 연계관), IUD(자궁 내 삽입 피임 장치) 사용, 또는 임신을 예방하기 위해 피임약을 복용하는 것은 미묘한 심리생물학적 수준에서 성적 갈등을 불러일으킬 수 있다.

- 성 트라우마나 성과 관련된 스트레스.

  성적 학대나 성추행이나 성폭행을 당했다. 강제로 성관계를 했다. 과거에 업소에서 성매매한 것이 너무 후회된다. 원하지 않는 임신을 했다. 성폭행을 당해서 임신했다. 성관계가 싫고 혐오스럽다. 피임약이나 자궁 내 삽입 피임 장치를 쓰는 것도 미묘하게 이런 스트레스를 준다. 또 고통스러운 첫 섹스, 성적 학대, 성희롱, 원치 않는 성행위, 성적으로 거부당함, 성적으로 원치 않는 느낌, 예상치 못한 별거 또는 배우자 상실로 인한 성행위 부족도 포함된다.

- 짝이 없는 스트레스.

  나는 사랑받지 못한다. 남자는 나를 사랑하지 않는다. 나는 거부당했다.

- 짝에게서 버려졌거나 버려질 것 같다.

  남편이나 남친이 자꾸 바람을 피워서 내가 버려질 것 같다. 이혼당해서 홀몸이 되었다.

- 내 짝을 잃었다. 내 사람을 잃었다. 내 짝이나 내 사람을 잃을지도 모른다.

  자연에서 보통 수컷은 외부의 영토에 집착하고 암컷은 내부의 영토에 집착한다. 그래서 남성은 보통 외부 영토인 직업, 자동차, 동호회 등에 집착하며 여성은 내부 영토인 파트너, 자녀, 친구, 가정, 남편, 단짝 등에 집중한다. 그래서 여성은 내부 영토를 잃는 것에 스트레스가 많다.

치유 사례

| 사례 ① | 재발한 자궁경부암

자궁경부암 수술을 받았는데도 완치가 되지 않고 1년 만에 재발한 어느 40세 기혼 여성과 상담할 때의 일이다.

"자궁경부암이 지금 당장 깨끗하게 다 나으면 어떻게 될까요?"

"남편이 좋아하겠죠."

그런데 이런 말을 하는 여성의 얼굴은 좋다기보다는 분노가 서려 있었다.

"남편이 좋아하면 안 되나요?"

뜻밖의 질문에 그녀는 멍한 표정을 짓다가 갑자기 울먹이더니 통곡하듯 말했다.

"그럼 내가 그동안 그렇게 고통받았던 것을 누가 알아주고 보상하나요? 억울해서 참을 수가 없어요."

자초지종을 들어보니 이 부부는 몇 년째 별거 중이었고, 여성은 남편의 무관심과 애정 결핍에 대해 살인적인 분노를 억누르고 있었다. 특히 그녀를 분노케 한 결정적 계기는 그녀가 힘들고 외롭게 자궁경부암 수술을 받는 동안에도 남편이 곁에 있지 않았다는 사실이었다.

"내가 수술받느라 고통스러운데도 곁에 있어주지 않은 남편을 나도 모르게 너무나 미워했어요. 그런데 그래도 그렇지, 어떻게 이런 끔찍한 생각을 할 수가 있죠? 내가 암을 원하고 있다니."

암을 일으키고 낫지 않게 하는 무의식의 적나라한 진실에 직면하게 되자 그녀는 소스라치게 놀랐다.

"저도 모르게 '내가 암에 걸려서 낫지 않으면 남편이 고통받을 거야'라고 계속 생각하고 있었어요."

결국 그녀의 암의 의도는 남편에게 죄책감을 주는 것이었다. 결국 그녀(그녀의 무의식)는 남편에게 죄책감을 주기 위해서 그토록 끔찍한 암을 유지시키고 있었던 것이다.

| 사례 ② | 6개월 동안 끄떡도 하지 않던 이형성증이 사라진 일

한 30대 여성이 자궁경부 이형성증으로 왔다. 참고로 자궁경부 이형성증은 자궁경부암을 일으키는 인유두종 바이러스(HPV)에 의해 자궁경부의 세포와 조직이 비정상적으로 변형된 상태를 의미하며, 자궁경부암의 전 단계 상태를 말한다. 자궁경부암은 자궁경부 이형성증 → 상피내암 → 자궁경부암의 순서로 진행된다. 곧 정상과 종양의 중간 단계를 이형성증이라 하며, 세포가 비정상적이며 종양으로 진행할 위험이 있는 상태다. 그녀는 6개월 전에 산부인과에서 경부에 바이러스가 있고 이형성증이라는 진단을 받았고, 이형성증은 형태상으로도 꽤 심각했다. 그래서 그녀는 6개월 동안 갖가지 항생제와 약을 쓰고, 온갖 건강 보조 식품도 먹고, 심지어 당시에 유행하던 맨발 걷기도 매일 했다.

그러나 이형성증은 전혀 변화가 없었고 도리어 그 형태가 갈수록 더 심각해졌다. 그러자 그녀는 암에 걸릴지도 모른다는 공포심까지 느끼다가 지인의 소개로 나에게 온 것이었다. 나는 자궁경부는 일단 남자친구나 남편과의 문제가 주원인이므로 남자친구와의 관계에서 생긴 갈등을 1주에 1시간씩 2회에 걸쳐서 풀어주었다. 그리고 그녀는 첫 상담을 받은 지 6일 만에 조직 검사를 하게 되었는데, 애초에 육안으로도 경부가 너무 깨끗해져서 검사가 필요 없을 것 같다는 말을 들었다. 역시나 조직 검사 결과도 완전 정상이었다. 6개월 동안 꿈쩍도 하지 않던 이형성증이 겨우 2회 상담으로 6일 만에 다 나아버린 것이다. 게다가 그녀는 경부암 예방백신도 맞았는데, 아무 효과도 없었던 것이다.

치유 확언

- 나는 여자로서 받은 상처를 모두 내려놓는다.
- 나는 여자인 나를 인정하고 받아들이고 사랑한다.
- 나는 여자다움이 좋다.
- 나는 무한히 사랑하고 사랑받는다.

◆ 자궁근종, 자궁평활근종 ◆

심리적 원인

- 나는 태아를 나의 자궁에서 지탱할 수 없다. 임신을 유지하는 것이 두렵다. 임신하고 싶지 않다.

  임신 중 합병증, 유산, 낙태 등을 경험했다.

- 나는 더 이상 아이를 가질 수 없다. 더 이상 아이를 가지면 안 된다.

  조기 폐경, 난소 제거, 배우자의 불임 또는 발기 부전, 또는 경제적 상황 등으로 더 많은 아이를 갖고 싶은 욕구가 충족되지 않는다. 한 여성은 이미 2명의 자녀를 두고 있는데, 또 임신해서 낙태를 했고, 그 뒤에 근종이 생겼다.

- 여성이나 엄마로서 갖는 부담과 의무가 너무 버겁다.

  자궁은 집 또는 가정을 상징한다. 남편, 부모, 시부모, 자식, 친척 등을 챙기고 보살피는 것이 너무 힘들고 지친다. 나는 좋은 딸이 되어야 한다, 나는 좋은 엄마가 되어야 한다, 나는 남편과 아이들을 잘 챙겨야 한다 등의 부담이 크다. 근종은 자궁의 근육에 생기는 것이고, 근육은 힘쓰는 곳이다.

- 나는 여자인 것이 좋지 않다. 나는 여자인 것이 싫다.

자궁은 여성성의 상징이다. 그래서 딸이라서 차별받거나 심지어 지워질 뻔한(낙태 등) 경우에는 자신의 여성성의 상징인 자궁을 미워하게 된다.

심리적 원인을 찾는 질문

- 증상이 시작될 무렵에 당신은 어떤 상황에서 어떤 스트레스를 받았나?
- 증상이 시작될 무렵에 당신의 삶은 어떤 상태였나?
- 증상이 시작될 무렵에 당신은 어떤 감정을 많이 느꼈나?
- 당신이 평생 많이 한 생각과 많이 느낀 감정은 무엇인가?
- 이 증상이 있어서 혹 좋은 점이 있다면 무엇인가?
- 이 증상이 사라지면 안 되는 이유가 있다면 무엇인가?
- 당신의 엄마 뱃속 트라우마는 무엇인가?

치유 사례

| 사례 ① | 극심한 자궁근종 통증

오래전에 40대 중반의 기혼 여성을 치료했다. 그녀는 자궁근종으로 인한 심각한 통증을 겪고 있었는데, 5년 이상 매달 절반 정도는 통증 때문에 일상생활이 힘들 지경이었다. 그녀의 인생사를 들어보았다. 5남매 중 늦둥이 막내로 태어났고, 오빠만 넷이 있었는데, 엄마는 큰오빠에게만 신경을 썼고 어쩌다 생겨서 나온 그녀에게는 전혀 관심이 없었다. 또 너무 나이가 많았던 부모님은 그녀가 대학을 졸업할 즈음에는 다 돌아가셨다. 당연히 그녀는 늦둥이 딸로 태어난 자신의 신세가 원망스러웠고, 게다가 남편과의 관계도 좋지 않았다. 그녀는 남편을 싫어하면서도 외동아들을 위해서라도 이 가정을 잘 꾸려야 한다는 부담을 갖고 있었다.

병원에서는 자궁 제거 수술을 권유받았으나 장기를 잘라내는 것이 내키지 않아서 한의원 치료를 받다가 안 되어서 나에게 왔다. 기존의 온갖 치료가 실패해서 왔는데도 그녀는 나의 치료에 마음을 잘 열지 못했다. 자신의 감정을 드러내는 것을 너무 꺼려서, EFT는 감정을 치료해서 몸을 치료하기 때문에 감정을 솔직하게 표현해야 한다고 여러 번 말했는데도 듣지 않았다. 게다가 치료도 자신의 마음대로 들쑥날쑥 받아서 몇 달이 지났으나 별 진전이 없었다.

그녀는 이런 상황은 생각하지 않고 통증이 전혀 줄지 않는다고 원망 섞인 하소연을 했다. 곧이어 내가 대답할 틈도 없이 며칠째 비슷한 악몽을 꾼다고 호소했다.

"2개의 꿈인데요. 하나는 내가 좁은 골목길을 빠져나가려고 애쓰는 꿈이에요. 또 하나는 잔뜩 밀린 숙제를 하지도 않고 걱정만 하면서 등교하는 꿈이에요."

"그 꿈이 지금 당신의 상황을 다 말해주고 있네요. 첫 번째 꿈은 내 말을 듣고 따라와야 치료가 되는데 당신 뜻대로 해보려고 애쓰다 고생만 하는 상황을 상징하는 거예요. 두 번째 꿈은 EFT로 빨리 마음의 상처를 지우지 못해서 시간에 쫓기는 것을 상징하는 거예요."

그녀가 대답했다.

"그렇다고 꼭 그렇게만 해석할 수가 있나요?"

이런 꿈을 꾸고 내가 이렇게 자세히 해석해주는데도 그녀는 결국 수긍하지 않았고, 당연히 치료도 되지 않은 채로 끝났다.

치유 확언

- 나는 임신을 선택할 수 있다. 임신은 나의 선택이다.
- 나는 태아를 잘 지탱하고 보호할 수 있다.
- 나는 아이를 가질 수 있다.
- 내가 나의 몫을 하면 나머지는 하느님이 도와주신다.
- 판단을 내려놓고 하느님께서 나를 통해 일하시도록 한다.
- 나는 여자다. 나는 여자인 것이 좋다. 나는 여자다워도 된다.

◈ 자궁경부 무력증, 자궁경부 괄약근 무력증 ◈

심리적 원인

- 나는 태아를 지탱할 수 없다. 태아를 지탱하고 싶지 않다.

  임신이나 유산이 두렵다. 유산이나 낙태 트라우마가 있다. 엄마가 될 수 있을지 모르겠다.

- 성교 중에 남자의 음경을 꽉 잡을 수 없다.

  나는 사랑받을 가치가 없다. 나는 못났다.

심리적 원인을 찾는 질문

- 증상이 시작될 무렵에 당신은 어떤 상황에서 어떤 스트레스를 받았나?
- 증상이 시작될 무렵에 당신의 삶은 어떤 상태였나?
- 증상이 시작될 무렵에 당신은 어떤 감정을 많이 느꼈나?
- 당신이 평생 많이 한 생각과 많이 느낀 감정은 무엇인가?
- 이 증상이 사라지면 안 되는 이유가 있다면 무엇인가?
- 당신의 엄마 뱃속 트라우마는 무엇인가?

치유 사례

| 사례 ① | **대를 이어 지속된 엄마 뱃속 트라우마**

최근에 결혼한 지 1년 된 32세 여성 김영미(가명) 씨가 내게 왔다. 우울증이 극심했는데, 한 달 전 임신 8주째에 자연유산이 되었다고 했다. 임신 전후의 상황을 들어보니, 임신 기간 내내 극심한 우울감과 무력증에 시달리다가 자연유산이 되었다고 했다. 산부인과 병원에서는 자궁경부 무력증으로 진단받고 자궁경부를 묶어주는 치료를 받았다고 했다. 이런 치료를 받기는 했지만, 그녀의 우울감과 상실감과 불안은 너무 커서 견딜 수 없는 지경이었다. 임신 기간 동안 그녀의 심리 상태가 어땠는지를 물어보니, 아기가 생겨서 기쁜 마음보다는 너무 무섭고 우울하고 불안했다고 토로했다.

그동안 많이 들었던 생각과 느낌을 적어보라고 했더니, 다음과 같았다.

- 아무도 없는 곳에 나 혼자 버려진 것 같다.

- 갑자기 무슨 일이 터져서 잘못될 것 같다.

- 아기가 나처럼 살까봐 무섭다. 아기가 나처럼 살면 안 돼.

- 내가 아기를 잘 키울 수 있을까? 아기가 잘못되면 전부 내 책임이다.

- 아무것도 하고 싶지 않다. 만사 귀찮다.

- 살고 싶지 않다. 그냥 죽는 것이 편할 것 같다.

이 생각들을 보니 엄마 뱃속 트라우마 같았다. 시기상으로도 임산부는 임신 기간 동안 엄마 뱃속 트라우마가 잘 올라온다. 그래서 그녀에게 엄마 뱃속에 있던 순간을 떠올려보게 하고, 생각과 느낌을 말하게 했다.

- 엄마가 나에게 관심이 없어요.

- 엄마가 나를 귀찮아해요(참고로 그녀에게는 두 살 위 오빠가 있다).

- 나 혼자 버려진 것 같은 느낌이 들어요.

- 엄마는 항상 뭔가 잘못될까봐 불안해해요.

- 아빠가 엄마를 챙겨주지 않아서 엄마가 늘 외로워해요.

그녀의 어머니에게 그녀를 임신했을 때의 심리 상태가 어땠는지를 물어보니, 당시에 심각한 임신중우울증을 겪었던 것으로 보였다. 엄마가 임신중우울증을 앓고, 딸이 다시 임신해서 임신중우울증을 겪었던 것인데, 이런 식으로 엄마 뱃속 트라우마는 대를 이어서 지속된다. 그녀의 이런 생각과 감정을 매주 1회씩 3달 정도 EFT로 지워주었다. 1년이 지나서 그녀가 다시 왔다. 이번에는 임신 5개월째였다. 이번 임신에는 기분이 어떠냐고 물으니, 첫 임신과 달리 너무 편안하다고 했다. 다행히 1년 전에 엄마 뱃속 트라우마를 치유한 것이 이번 임신에서는 그 효과를 발휘한 것이다. 그리고 마침내 그녀는 자연분만으로 아기를 순산할 수 있었다.

- 나는 태아를 잘 지탱할 수 있다.

- 나는 사랑받을 가치와 자격이 있다. 나는 남자를 잡을 수 있다. 나는 남자를 잡아도 된다.

◈ 자궁하수 ◈

심리적 원인

- 엄마와 아내로서 부담해야 할 것들이 너무 버겁다.

  자궁은 집을 상징한다. 남편, 부모, 시부모, 자식, 친척 등을 챙기고 보살피는 것이 너무 힘들고 지친다.

- 엄마와 아내로서 이제 더 이상 남은 힘이 없다.

심리적 원인을 찾는 질문

- 증상이 시작될 무렵에 당신은 어떤 상황에서 어떤 스트레스를 받았나?

- 증상이 시작될 무렵에 당신의 삶은 어떤 상태였나?

- 증상이 시작될 무렵에 당신은 어떤 감정을 많이 느꼈나?

- 당신이 평생 많이 한 생각과 많이 느낀 감정은 무엇인가?

- 이 증상이 사라지면 안 되는 이유가 있다면 무엇인가?

- 당신의 엄마 뱃속 트라우마는 무엇인가?

치유 확언

- 전지전능한 하느님의 무한한 사랑 안에서 쉰다. 나는 이 사랑 안에서 쉬고 하느님께서 나를 통해 일하신다.

- 판단을 내려놓으니 저를 통해 당신의 뜻을 이루소서.

심리적 원인

● 여성이나 엄마로서 갖는 부담과 의무가 너무 버겁다.

자궁은 집 또는 가정을 상징한다. 남편, 부모, 시부모, 자식, 친척 등을 챙기고 보살피는 것이 너무 힘들고 지친다. 나는 좋은 딸이 되어야 한다, 나는 좋은 엄마가 되어야 한다, 나는 남편과 아이들을 잘 챙겨야 한다 등의 부담이 크다. 자궁 근육의 격렬한 수축이 생리통을 유발하며, 근육은 힘쓰는 곳이다.

● 나는 여자인 것이 좋지 않다. 나는 여자인 것이 싫다.

자궁은 여성성의 상징이다. 그래서 딸이라서 차별받거나 심지어 지워질 뻔했던 경우에는 자신의 여성성의 상징인 자궁을 미워하게 된다.

심리적 원인을 찾는 질문

● 증상이 시작될 무렵에 당신은 어떤 상황에서 어떤 스트레스를 받았나?

● 증상이 시작될 무렵에 당신의 삶은 어떤 상태였나?

● 증상이 시작될 무렵에 당신은 어떤 감정을 많이 느꼈나?

● 당신이 평생 많이 한 생각과 많이 느낀 감정은 무엇인가?

● 이 증상이 있어서 혹 좋은 점이 있다면 무엇인가?

● 이 증상이 사라지면 안 되는 이유가 있다면 무엇인가?

● 당신의 엄마 뱃속 트라우마는 무엇인가?

치유 사례

| **사례 ①** | **고질적인 생리통이 사라지다**

어느 체험자의 소감: 나는 어릴 적부터 생리통을 달고 살았다. 병원에도 가봤지만, 호르몬 주사를 맞거나 약 먹고 참으라는 게 전부였다. '그냥 내 체질이려니' 하고 몇십 년을 살았다. 그러다 EFT를 알게 되고 얼마 후 자다가 익숙한 통증을 알아차렸다. '드디어 올 것이 왔구나!' 그리고 습관적으로 아픔을 받아들일 준비 태세에 들어갔다. 정말 극심한 고통이 일어

났다. 그러다 문득 그 비몽사몽간에 '아, EFT!' 하는 생각이 들었다. 지금 돌아보면 나는 타점도 제대로 못 두드리는 생초보였다. 그런데도 한 3회전 하고나니 갑자기 배에서 고통이 스르르 사라졌다! 하지만 그때는 그냥 우연의 일치라고 생각하고 덤덤하게 넘겼다.

그런데 그다음 달도 좀 아파서 2회전 정도 두드리니 통증이 스르르 사라졌고, 그다음 달도 좀 아파서 두드리니 스르르 사라졌고, 그다음 달도 스르르 사라졌다. 이렇게 4달째 아프기 시작할 때 두드리면 고통이 사라지는 경험을 하게 됐다. 그러다 드디어 오늘 아예 처음부터 고통이 없는 생리를 경험하는 쾌거를 이루었다. 정말 눈물 나게 감사하다. 이런 기분은 겪어본 분들만 알 것이다. EFT가 내게는 정말 고마운 존재다.

| 사례 ② | 기절할 정도의 생리통

몇 년 동안 극심한 생리통 때문에 생리 기간 중 갑자기 기절하거나 응급실에 실려 가기도 했던 여고생이 있었다. 이 학생에게 물었다.

"생리통 때문에 좋은 것이 있다면 무엇일까요?"

"성적이 안 좋아도 아빠에게 덜 미안하죠."

자세한 상황을 물어보니 이 학생의 아버지는 딸에게 큰 기대를 갖고 있었다. 딸은 지나친 기대에 엄청난 부담감을 느꼈지만, 성격이 착한 탓에 아버지를 실망시킬까봐 내색도 못하고 있었다. 생리통이 가장 심하게 나타난 때를 따져보니 마침 시험과 겹치는 시간이었다. 결국 이 학생의 생리통은 성적이 안 나와서 느끼게 될 아버지의 실망과 자신의 미안함을 줄여주고 있었던 것이다. 특히 여기서 강조하고 싶은 것은 이런 심리적 역전은 철저히 무의식적이라서 본인도 전혀 의식하지 못하는 것으로, 단순한 꾀병이 아니라는 점이다. 참고로 이 학생은 이런 생각에 대해 몇 시간 동안 EFT를 했는데, 몇 달 뒤에 확인해보니 생리통이 사라졌다고 했다. 무의식의 의도를 알아차리고 EFT로 지워버리자 증상도 사라진 것이다.

| 사례 ③ | 극심한 생리통

한 40대 여성은 30세에 결혼할 때까지 거의 16년 동안 매번 격렬한 생리통을 겪었다. 그녀의 생리통은 극심해서, 두 딸을 낳아본 뒤에 그녀는 차라리 애 낳는 것이 생리하는 것보다 훨씬 쉽다고 말할 정도였다. 그녀의 생리통은 결혼하고 첫 아이를 낳으면서 사라졌다. 그녀가 내게 자신의 생리통 원인을 물어서 말했다.

"혹시 어렸을 때 여자라서 차별받는다는 생각을 해본 적이 있나요?"

"당연하죠. 부모님이 늘 오빠만 우선했어요. 제 느낌으로는 오빠만 이 집 자식이고 나는 이 집 자식이 아닌 것 같았어요. 그래서 늘 억울하고 분하고 화가 났어요."

그녀가 이렇게 말했다. 결국 그녀의 생리통 원인은 '내가 딸이라서 사랑받지 못하는 것이 싫다'라는 거부감이었고, 결혼하면서 더 이상 부모님에게 차별받지 않게 되면서 생리통이 자연스럽게 사라진 것이다.

치유 확언

- 나는 나의 여자다움을 사랑한다. 나는 여자이며 여자인 것이 좋다.
- 나는 여자라서 받은 상처를 용서하고 내려놓는다.
- 어차피 해야 한다면 할 만하다. 할 수 있다.
- 나는 뜻이다. 나는 힘이다. 나는 사랑이다. 나는 용서이다. 나는 젊음이다. 나는 건강이다. 나는 지혜이다. 나는 삶의 기쁨이다. 나는 아름다운 모든 것이다. 모든 것이 나에게 달려 있다. 모든 것이 내 손 안에 있다. I am the will. I am the power. I am the love. I am the forgiveness. I am the youth. I am the health. I am the wisdom. I am the joy of living. I am everything beautiful. Everything depends on me. Everything lies in my hands.
- 판단을 내려놓고 하느님께서 나를 통해 일하시도록 한다.

여성 외음부의
증상과 질병

◈ 질경련, 질통증 ◈

심리적 원인

- 나의 질은 남자의 성기를 받아들일 수 없다.

  나는 못났다. 나는 예쁘지 않다. 나는 가치가 없다. 벌거벗은 내 모습을 보면 남자가 실망할 거야.

- 나의 질은 남자의 성기를 받아들이고 싶지 않다. 나는 삽입을 막을 수 없다.

  강제적 성관계나 원치 않는 성관계를 경험했거나 경험하고 있다. 불편함이나 통증 때문에 성교를 원하나 두려워한다.

심리적 원인을 찾는 질문

- 당신은 성이나 성행위에 대해서 어떤 관념을 갖고 있나?
- 증상이 시작될 무렵에 당신은 어떤 상황에서 어떤 스트레스를 받았나?
- 증상이 시작될 무렵에 당신의 삶은 어떤 상태였나?
- 증상이 시작될 무렵에 당신은 어떤 감정을 많이 느꼈나?
- 당신이 평생 많이 한 생각과 많이 느낀 감정은 무엇인가?
- 이 증상이 있어서 혹 좋은 점이 있다면 무엇인가?
- 이 증상이 사라지면 안 되는 이유가 있다면 무엇인가?

• 당신의 엄마 뱃속 트라우마는 무엇인가?

| 사례 ① | 마침내 사라진 생식기 통증

어느 날 30대 후반 미혼 여성이 생식기 부위의 끔찍한 통증 때문에 나를 찾아왔다. 수시로 생식기 쪽이 수세미로 팍팍 긁듯 쓰라리고 불이 나는 듯 화끈거려서 일을 할 수 없고 3년째 휴직 중이라고 했다. 밤에 잠도 자지 못하고, 편하게 의자에 앉을 수도 없었다. 첫 상담을 누워서 진행해야 할 정도였다. 그녀는 몇 년 동안 어디서도 이 통증을 해결하지 못했는데, 몇 달 전에 인터넷 검색을 통해 이것이 '복합 부위 통증 증후군'이라는 사실을 알게 되었다고 했다. 이렇게 그녀가 통증 부위와 증상에 관해 설명을 마치자 나는 문득 떠오르는 것이 있어 물었다.

"내 경험상 통증 부위마다 아픈 의미가 있어요. 여성들의 생식기 통증은 성적인 억압과 관련이 많습니다. 어떻게 생각하세요?"

(잠시 뜸을 들이다) "사실은 중학교 때부터 자위 행위를 했는데, 어쩌다가 엄마가 알게 됐어요. 제 부모님은 아주 보수적이세요. 전 엄마에게도 친밀감을 별로 느껴보지 못했어요."

"아마도 그 부위의 통증은 자위 행위에 대한 창피함, 그리고 자위 행위를 못하게 하려는 억압과 관련 있는 것 같군요."

이런 수치심과 억압과 애정 결핍의 상처를 몇 달 동안 EFT로 지워주자 이 끔찍한 통증은 마침내 사라졌다.

| 사례 ② | "질경련으로 관계를 할 수가 없어요"

어느 날 40대 미혼 여성이 극심한 불안과 강박증 때문에 왔다. 그녀는 4남매 중의 막내로 집안에서 존재감이 없었고, 부모님은 늘 싸웠고, 당연히 애정 결핍의 상처도 심했고, 자존감도 아주 낮았다. 상담 중에 그녀는 자신의 연애사를 잠시 늘어놓았다. 그녀는 거의 모태솔로로 살다가 몇 년 전에 딱 한 번 한 사람을 만나서 성관계를 하게 되었다. 하지만 너무 창피하고 두렵고 불안한 상태에서 질경련이 너무 심해서 관계를 아예 할 수가 없었다. 질구가 꽉 잠겨서 남자의 성기가 아예 들어가지 못했다고 했다.

 EFT로 40대에 마침내 관계하다

　　어느 체험자의 소감: EFT를 통해 오래된 나의 성 트라우마를 치유한 사례를 공유한다. 나는 극심한 애정 결핍으로 온갖 인생의 문제가 많았다. 그중 한 가지가 남자친구와 성관계가 안 되는 문제였다. 아주 어렸을 때는(20대) 남자친구가 성관계를 시도하려고 했을 때, 성에 대한 잘못된 내 관념으로 '어렸을 때 남자친구와 성관계를 가지면 나중에 좋은 사람과 결혼을 못하게 될지도 몰라'라는 생각 때문에 거부했었다.

　　이 경험 이후 남자친구를 사귀어도 워낙 짧게 만나는 패턴이 계속 이어져서 성관계 경험이 없었고, 어느덧 나이가 들어 30대 중반이 되어서 나와 결혼하고 싶어 하는 남자친구가 생겼는데 성관계를 하려고 해도 내 몸이 거부해서 성관계를 할 수가 없었다. 그래서 고민이 돼서 결혼한 친구에게 상담도 받아보고, 산부인과에 가서도 물어보았지만 뾰족한 해결책은 찾지를 못했다.

　　그 남자친구와도 헤어지고 나서 그다음 남자친구를 만나도 결과는 마찬가지였다. 신체적으로 다른 부분이 크게 문제가 있는 것은 아니고 일상생활에 지장이 있는 것도 아니라서 심각한 문제는 아니었지만, 개인적으로는 성관계가 안 된다는 것이 굉장히 부끄러웠다. 특히 매년 하는 건강검진의 산부인과 검진 항목에서 성경험이 없다고 대답해야 하는 그 순간이 너무 싫었다. 이것이 고민인데 원인도 알 수 없고 아무나 붙잡고 상담할 수도 없어서, 이 증상을 포함한 번아웃 증상을 치료하고자 심리 상담을 받기도 했다. 그 상담 이후에도 무력감과 오래된 왼쪽 무릎 통증이 계속 심해졌다. 그런데 최 원장님께 EFT 상담을 받게 되면서 짧은 시간에 자신감이 많이 회복되어서, 상담을 받고 7~8개월 지난 시점에 오랫만에 남자친구를 사귀게 되었다.

　　남자친구를 사귀고나서 같이 호텔에 가게 되었는데, 사실 호텔에 가면서도 속으로는 많이 두려웠다. 그렇지만 EFT 치료로 애정 결핍의 상처도 많이 해소되고 자신감도 올라왔으니 이것도 많이 해결되지 않았을까 싶었는데, 처음에는 쉽지가 않았다. 그런데 남자친구도 크게 불만이 없는 것 같았고, '다음 번에는 되겠지' 하는 생각도 있었다. 그런데 갑자기 이런 생각이 들었다. '이렇게 체크아웃을 할 바에야, EFT라도 세게 해서 한번 시도해보자.' 그래서 호텔 체크아웃 시간을 얼마 남겨두지 않고 화장실 욕조에서 열심히 EFT를 했다.

- 비록 나는 성관계 하는 게 너무 힘든 내가 수치스럽고 싫지만 나는 나를 이해하고 믿고 받아들입니다.
- 나는 비록 내 몸이 너무 긴장되어서 남자친구를 받아들이기가 너무나 힘이 들지만, 나는 나를 이해하고 믿고 받아들입니다.

대략 그 시점에 떠오르는 생각과 감정, 수치스럽고 괴롭고 부끄러운 내 마음을 느끼면서 집중해서 EFT를 했다. 그리고 욕조에서 나와서 남자친구와 다시 시도하는 순간, '유레카'라고 해야 하나, 사십몇 년간 열리지 않았던 내 몸이 열렸다. 아마 그 순간에 내 마음이 열린 게 아닌가 싶다. 극심한 애정 결핍과 수치심을 느끼고 풀어주자. 이렇게 오래된 트라우마이자 콤플렉스가 말끔히 해결되었다.

- 나는 내가 원하는 대로 관계를 가질 자격과 권리가 있다.
- 나는 성적 쾌감을 누릴 자격과 권리가 있다.
- 성은 자연스럽고 당연한 것이다.
- 나는 나인 것이 좋다. 나는 나다워도 된다.

심리적 원인

- 나는 성행위를 할 수 없다. 성행위를 하고 싶지 않다.

  성교에 대한 부정적인 인식이 있다. 종교나 문화적 관습에 따라서 성교에 대한 죄책감이 있다. 성적 수치심이 많다.

- 성 트라우마.

  성폭행, 성추행, 원하지 않는 성관계를 경험한 적이 있다.

- 성행위를 하고 싶지만 하면 안 된다.

  내가 성적으로 문란해질까봐 두렵다. 여자는 성을 밝히면 안 된다. 성행위를 하면 성 트라우마가 떠오른다.

- 나는 더럽고 내 생식기도 더럽다.

  나는 나 자신과 내 생식기가 더럽다고 느끼고 수치스럽다. 나는 순결을 잃어서 더럽다.

심리적 원인을 찾는 질문

- 당신은 성이나 성행위에 대해서 어떤 관념을 갖고 있나?
- 증상이 시작될 무렵에 당신은 어떤 상황에서 어떤 스트레스를 받았나?
- 이 증상이 사라지면 안 되는 이유가 있다면 무엇인가?

치유 사례

| 사례 ① | **루이즈 헤이의 질암**

    1980년대에 루이즈 헤이는 질암 진단을 받았다. 7세란 나이에 성폭력을 당하고 이후로도 수많은 학대와 성폭력을 경험했던 그녀에게 질암이 생겼다는 것은 놀랄 일이 아니었다. 이미 오랫동안 마음과 질병의 상관관계에 관해 강의해온 강사로서, 이제 그녀 스스로 마음이 병을 만들고 병을 치료한다는 것을 증명할 기회였다. 처음 암 진단을 받는 모든 사람이 그

러하듯 그녀도 처음에는 공황 상태에 빠졌다. 하지만 그럼에도 그녀는 마음이 병을 치료한다는 것을 알았으며 굳게 믿고 있었다. 또한 암이란 깊이 잠재되어 있는 분노가 만드는 병이니만큼 그녀가 마음속에서 풀어야 할 것이 많다는 사실도 깨달았다.

"나를 다 도려낸다 하더라도 수술이 이 분노를 해결할 수는 없다. 하지만 내가 스스로 암을 만드는 분노의 생각 패턴을 찾아서 지운다면 암은 곧 사라질 것이다."

그녀는 병이 생기고 재발하는 이유가 그 병을 만드는 사고 패턴이 바뀌지 않았기 때문이라고 믿었다. 이런 생각을 전하며 의사에게 시간을 달라고 청했고, 의사는 마지못해서 3달의 기한을 주면서 위험을 자초하고 있다는 경고를 잊지 않았다. 그녀는 즉각 해묵은 분노의 사고 패턴을 지우기 시작했다. 그때까지 그녀는 자신에게 이렇게 깊이 잠재된 분노가 있는지 모르고 살았다. 많은 사람이 이렇게 자신의 사고 패턴에 너무도 무지하다. 그녀는 건강식과 해독 요법을 병행하면서, 분노를 일으키는 모든 것을 용서하는 내면의 작업을 계속해나갔다. 6개월이 지나자 드디어 그녀는 암이 사라졌다는 확진을 받았고, 그 검사 결과를 마음의 힘에 대한 증표로 여전히 간직하고 있다.[*]

| 사례 ② | 질염

30대의 한 여성은 20대 초반 철모를 무렵에 돈을 많이 번다는 친구의 말에 혹해서 몇 달 동안 유흥업소에서 일하면서 강제로 손님들과 성관계를 갖게 되었다. 그때부터 거의 10여 년 동안 질염이 계속 생겼다. 특히 남자친구와 관계를 하고나면 질염 증상이 꼭 재발했는데, 결국 이 질염의 원인은 성에 대한 수치심과 거부감이었다.

| 사례 ③ | 외음부 습진

한 60대 여성은 늘 외음부 습진이 생겼다가 치료하면 없어지고는 했다. 그녀는 어렸을 때 집에서 쫓겨나다시피 가출해서 오갈 데가 없으니 어쩔 수 없이 일찍부터 성매매 업소에서

◆ 《치유, 있는 그대로의 나를 사랑하라》, 249~252쪽, 루이스 헤이, 나들목.

일하게 되었다. 그녀는 이런 과거에 심각한 수치심을 갖고 있었고, 이것을 EFT로 치유해서 지워주자 그렇게 심각하던 외음부 습진이 순식간에 사라져버렸다.

- 나는 내가 원하는 대로 관계를 가질 자격과 권리가 있다.
- 나는 성적 쾌감을 누릴 자격과 권리가 있다.
- 성은 자연스럽고 당연한 것이다.
- 나는 나를 용서한다.

◈ 바르톨린선염, 바르톨린선 낭종, 질 건조증 ◈

- 나는 충분한 질 점액을 생산할 수 없다.

  나는 충분히 흥분되지 않았다. 종교적 관념이나 수치심이나 성 트라우마 등으로 나는 아직 성행위에 마음이 열리지 않았다. 마음이 열려야 바르톨린선에서 점액을 분비한다.

- 당신은 성이나 성행위에 대해서 어떤 관념을 갖고 있나?
- 증상이 시작될 무렵에 당신은 어떤 상황에서 어떤 스트레스를 받았나?
- 이 증상이 있어서 혹 좋은 점이 있다면 무엇인가?
- 이 증상이 사라지면 안 되는 이유가 있다면 무엇인가?
- 당신의 엄마 뱃속 트라우마는 무엇인가?

치유 확언

- 나는 내가 원하는 대로 관계를 가질 자격과 권리가 있다.

- 나는 성적 쾌감을 누릴 자격과 권리가 있다.

- 성은 자연스럽고 당연한 것이다.

◈ 질 칸디다증 ◈

심리적 원인

- 내 질은 더럽다. 내 질은 혐오스럽다. 내 질은 더럽혀졌다.

  자신의 생식기가 더럽혀지고 망가진 느낌을 받는 상태다. 거칠거나 원하지 않는 성행위를 했거나 성행위 중에 혐오스러운 말을 들었거나 변태적이라고 느끼는 성행위를 했을 때 이런 스트레스를 받는다.

심리적 원인을 찾는 질문

- 당신은 성이나 성행위에 대해서 어떤 관념을 갖고 있나?

- 증상이 시작될 무렵에 당신은 어떤 상황에서 어떤 스트레스를 받았나?

- 증상이 시작될 무렵에 당신의 삶은 어떤 상태였나?

- 이 증상이 사라지면 안 되는 이유가 있다면 무엇인가?

치유 확언

- 나는 내가 원하는 대로 관계를 가질 자격과 권리가 있다.

- 나는 성적 쾌감을 누릴 자격과 권리가 있다.

- 성은 자연스럽고 당연한 것이다.

- 나는 나를 용서한다.

자궁내막염, 나팔관염, 바로톨린선염, 질염 등이 모두 냉대하를 일으킬 수 있다.
관련된 다른 생식기 항목을 참조하라.

16장

후두, 기관, 허파, 흉막 및 횡격막

<h1 style="text-align:center">후두에 나타나는
각종 증상과 질병</h1>

관련된 관용적 표현

- 자기 목소리를 내다
- 주민의 목소리에 귀를 기울이다
- 자기 목소리가 없다
- 비판의 목소리가 높다
- 말문이 턱 막히다(dumbfounded)
- 목소리를 높이다
- 목구멍까지 차오르다
- 슬픔에 목울대가 뜨거워졌다
- 목이 터져라 소리 지르다

- 서러움에 목이 메다
- 돼지 멱따는(목을 찌르다) 소리
- 목이 갔다
- 목소리 큰 놈이 이긴다
- 장수의 우렁찬 기합 소리에 적군이 움찔했다
- 목구멍까지 차오르다
- 목구멍에 풀칠하다
- 목구멍의 때를 벗기다 → 배부르게 먹다
- 목구멍이 포도청이다

후두는 인두와 기관을 연결하며 그 분기점에 위치하는 관 모양의 부분이다. 후두는 호흡기의 일부이며, 말하고 삼키는 것에 관여한다. 후두 안에 위치한 성대는 소리를 생성한다. 후두는 근육과 인대로 묶인 3개의 연골로 구성된다. 후두는 인체 외부로 돌출되어 영어로는 '아담의 사과(Adam's apple)'(아담이 이브가 준 사과를 삼키다 목에 걸렸다는 뜻)라고도 불린다. 후두의 2가지 주 기능이 있다. 첫째로 삼키기 기능인데, 우리가 음식을 삼킬 때 후두개는 기관을 닫아서 씹은 음식을 식도로 보낸다. 둘째로 소리 만들기인데, 성대의 도움을 받아서 다양한 소리와 발음을 만들어낸다. 후두와 성대의 내부 표면은 수의근과 불수의근이 있는 편평 점막이 덮고 있다.

후두의 가장 큰 역할은 소리를 내는 것이다. 사자후(獅子吼)라는 말이 있는데 사자의 울음소리를 뜻하며, 원래 〈유마경〉에 나오는 불교 용어다. '사자 울음소리에 뭇 짐승들이 굴복하듯, 부처의 설법이 뭇 악마들을 굴복시킨다'라는 의미다. 실제로 맹수의 포효는 저주파인데 상대방으로 하여금 '쫄게 만드는 효과'가 있다.

후두의 이런 기능을 고려하면 후두 증상을 일으키는 심리적 원인은 대략 다음과 같다.

- 내 소리를 내면 안 된다. 내 소리를 낼 수 없다.
- 내 영토를 지켜야 한다. 내 영토를 잃을지 모른다.
- 말문이 막힐 정도로 충격을 받다.

◆ 후두염, 후두암, 성대 폴립, 후두 협착(후두 기원 천식), 크룹, 기침(후두염으로 생기는), 유사 크룹 ◆

관련된 관용적 표현

575쪽을 보라.

심리적 원인

- 말할 수 없다. 내 목소리를 내면 안 된다. 할 말이 목에 맺혀서 나오지 않는다.

  구체적인 예를 들어보면 아버지가 너무 권위적이고 위압적이라서 자식들은 찍소리도 낼 수 없다. 폭력단에게 보호비를 뜯기는 상인들은 아무 말도 할 수 없다. 부패하고 권위적인 조직에서 일하는 사람이 내부 비리를 폭로하고 싶지만, 보복이 두려워서 할 수 없다.

- 너무 무서워서 말문이 막히다. 너무 충격받아서 말문이 막히다.

  예를 들면 큰 발표장에서 긴장해서 말문이 막히다. 교통사고로 중학생 아들이 갑자기 죽었다는 말을 듣고서 한 남자가 순간 말을 잇지 못하게 되다. 롤러코스터를 처음 타는 젊은 여성이 너무 무서워서 소리도 못 지른다.

- 내 자리를 잃을지 모른다. 내 자리가 위험해서 두렵다.

  실직, 직위를 잃는 것, 강등되는 것, 업무 영역 갈등, 동종 업계에서 다른 업체와의 치열한 경쟁 등이 이에 해당한다.

- 내 근거지나 보금자리를 잃을지 모른다. 내 근거지나 보금자리가 위험해서 두렵다.

  근거지나 보금자리를 더 구체적으로 말하면 자신의 집, 직장, 학교, 놀이터, 어린이집, 요양원, 병원, 마을, 도시, 국가 및 소속 집단이 안전하지 못해서 두려워하는 것이다. 근거지나 보금자리에서 학대, 가정폭력, 각종 괴롭힘, 각종 따돌림, 사고, 화재 또는 홍수, 무서운 진단을 받는 일, 의료 사고 등이 발생하면 이런 두려움을 느낀다.

- 내가 소속한 집단을 잃을지 모른다. 내가 소속한 집단이 위험해서 두렵다.

  가정이나 파트너와의 관계도 소속 집단에 해당한다. 배우자가 바람이 나거나 가정폭력이 있으면 이런 두려움을 느낀다. 친밀한 인간관계가 깨지는 것도 유사한 두려움을 줄 수 있다. 태아는 엄마가 스트레스를 심하게 받을 때 엄마 뱃속에서 같은 두려움을 느낀다. 또 가정불화, 따돌림은 아이에게 이런 느낌을 줄 수 있다.

심리적 원인을 찾는 질문

- 증상이 생길 무렵에 어떤 일이 있었나?
- 그 일을 겪을 때 무슨 생각과 감정을 느꼈나?
- 언제 어떤 상황에서 증상이 심해지는가?
- 이 증상이 사라지면 안 되는 이유가 있다면 무엇인가?

치유 확언

- 이제 나는 말할 수 있다. 내 목소리를 낸다.
- 나는 내 자리를 지킨다. 나는 내 자리를 지킬 수 있다.
- 나는 내 근거지를 지킨다. 나는 내 보금자리를 지킨다. 나는 내 보금자리를 지킬 수 있다.

- 나는 안전하다, 나는 고요하다, 내가 통제하고 있다. I am safe, I am calm, I am in control.

- 나는 뜻이다. 나는 힘이다. 나는 사랑이다. 나는 용서다. 나는 젊음이다. 나는 건강이다. 나는 지혜이다. 나는 삶의 기쁨이다. 나는 아름다운 모든 것이다. 모든 것이 나에게 달려 있다. 모든 것이 내 손 안에 있다. I am the will. I am the power. I am the love. I am the forgiveness. I am the youth. I am the health. I am the wisdom. I am the joy of living. I am everything beautiful. Everything depends on me. Everything lies in my hands.

◈ 말더듬증 ◈

관련된 관용적 표현

575쪽을 보라.

심리적 원인

- 너무 무서워서 말문이 막히다. 너무 충격받아서 말문이 막히다.

  예를 들면 큰 발표장에서 너무 긴장해서 말문이 막히다. 교통사고로 중학생 아들이 갑자기 죽었다는 말을 듣고서 한 남자가 순간 말을 잇지 못하게 되다. 롤러코스터를 처음 타는 젊은 여성이 너무 무서워서 소리도 못 지른다.

- 비난받을지 모른다. 비판받을지 모른다.

  비난받는 두려움이 너무 크면 말문이 막히고 말이 잘 안 나온다. 어렸을 때 비난이나 비판이 잦은 엄격한 부모 밑에서 자란 경우에 이런 심리가 잘 생긴다.

- 실수하면 안 된다.

  완벽주의자는 완벽하지 못할까봐, 곧 실수할까봐 감히 실행하거나 말하지 못한다.

- 나는 잘 말할 수 없다.

  할 수 없다는 생각이 후두 근육과 구강 전체에 작용해 할 수 없는 상태, 곧 말더듬 상태를 만들어낸다.

- 이 증상이 있어서 혹 좋은 점이 있다면 무엇인가?

- 증상이 생길 무렵에 어떤 일이 있었나?

- 그 일을 겪을 때 무슨 생각과 감정을 느꼈나?

- 인생을 다시 산다면 당신의 인생에서 생략하고 싶은 사람이나 사건은 두엇인가?

- 언제 어떤 상황에서 증상이 심해지는가?

- 이 증상이 사라지면 안 되는 이유가 있다면 무엇인가?

- 당신의 엄마 뱃속 트라우마는 무엇인가?

치유 확언

- 나는 잘 말할 수 있다.

- 틀려도 되고, 망쳐도 되고, 못해도 된다.

- 괜찮다, 다 괜찮다.

- 나는 안전하다, 나는 고요하다, 내가 통제하고 있다. I am safe, I am calm, I am in control.

기관과 허파에 나타나는 각종 증상과 질병

- 허파에 바람이 들었다 ➜ 실없이 행동하다, 지나치게 웃다
- 허파가 뒤집어지다 ➜ 속에 천불이 나다
- 숨을 거두다
- 혼자서 숨을 끊다
- 숨을 넘기다
- 숨을 돌리다
- 숨을 쉬다
- 숨이 가쁘다
- 숨이 넘어가는 소리
- 숨이 막히다
- 숨이 붙어 있다
- 숨이 죽다, 숨죽이다
- 숨이 트이다 ➜ 마음이 진정되다

- 숨도 제대로 못 쉬다
- 숨 돌릴 사이도 없다
- 숨 쉴 새도 없이
- 숨이 턱에 닿다
- ~에게 공기와도 같은 것(the breath of life to/for somebody)
- (너무 놀랍거나 아름다워서) 숨이 멎을 정도다(take somebody's breath away)
- 숨죽여 말하다(say something, speak, etc. under your breath)
- 숨이 가쁜(out of breath)
- ~가 숨을 거두는 순간(his/her last/dying breath)

폐는 흉부의 양쪽에 위치하며 심장에 의해 서로 분리되어 있으며, 흉곽과 주요 호흡 근육인 횡격막으로 둘러싸여 있다. 흉막은 폐를 보호하고 완충시킨다. 폐의 기능은 숨을 들이마셔 몸 안에 산소를 전달하고 숨을 내쉬어서 이산화탄소를 내보내는 것이다. 코나 입을 통과한 공기는 기관을 따라서 이동한다. 기관은 마치 나뭇가지처럼 다시 더 작게 갈라져서 기관지가 되며, 이것이 더 작게 갈라지면 세기관지가 된다. 세기관지의 말단은 마침내 폐포라고 불리는 작은 공기주머니가 된다. 폐포를 감싸고 있는 폐포세포는 폐포와 폐포 혈관에 존재하는 혈액 사이의 가스 교환을 조절한다. 진화론적 측면에서, 폐포세포는 장 조직에서 발달했다. 폐포세포의 생물학적 기능은 공기라는 물질을 흡수하는 것이다.

2023년 국내 폐암 사망률은 인구 10만 명당 36.5명으로 전체 암 사망자 중 가장 높았다. 폐암은 국내뿐 아니라 세계 여러 나라에서 암 사망률 1위를 차지하고 있다. 왜 이렇게 폐암이 많을까? 미국 맥거번의과대학의 종양내과 교수 사이예드 자프리(Syec H. Jafri)는 친구의 부모님 한 분이 비흡연자인데도 배우자가 예기치 않게 사망한 지 2년 만에 폐암으로 사망하는 것을 보았고, 만성 스트레스와 폐암 사이의 상관관계에 대해 처음으로 관심을 갖게 되었다. 몇 년 뒤 자프리는 영화 〈슈퍼맨〉의 주역 배우 크리스토퍼 리브가 쿠상으로 전신마비가 되고, 이후 그가 심장마비로 사망한 지 2년 만에 비흡연자였던 그의 아내가 갑자기 폐암으로 사망한 것에도 주목했다.[*]

"그 일은 내 관심을 끌었어요. 이 두 사건은 연관이 있을까?"

그는 이 질문에 답하기 위해 폐암 환자 집단과 건강한 대조군이 각각 경험한 스트레스 양을 비교 분석하는 연구를 수행했다.[**] 폐암을 제외하면 두 집단의 연령 및 생활 방식은 비슷했다. 301명이 최종 분석에 포함되었고, 두 집단 모두 대다수는 담배를 피운 60대 남성이었다. 그들의 일생에서 두 집단 사이에는 다른 차이가 없었다. 다만 폐암 환자들은 진단을 받기 전에 지난 5년 동안 훨씬 스트레스가 많은 사건을 겪었다. 이들 폐암 환자들에게 가장 흔한 스트레스 사건은 직계 가족의 생명을 위협하는 질병과 그들의 은퇴였다.

---

[*] https://www.curetoday.com/view/examining-the-relationship-between-stress-and-lung-cancer
[**] Major Stressful Life Events and Risk of Developing Lung Cancer: A Case-Control Study, Syed H. Jafri etc.

폐암 환자의 전형적인 사례가 바로 질 펠더만이다.[*] 34년 전 그녀가 13세였을 때 양가에서 조부모 한 명이 폐암 진단을 받은 지 몇 주 만에 두 명 모두 몇 주 간격으로 돌아가셨다. 6개월 뒤에 그녀의 아빠가 폐암 진단을 받고 3개월 뒤에 죽었다. 28세 때는 엄마와 이모를 폐암으로 잃었고, 그때 그녀는 둘째를 임신 중이었다. 그녀는 네 아이가 있고, 조현병을 앓는 형제를 돌봐야 했고, 무엇보다도 가장 큰 두려움은 폐암의 가족력이었다. 그녀는 자신의 자식들이 이 병에 걸릴까봐 가장 두려웠다. 그러다 마침내 그녀 역시 2005년에 비소세포암에 걸리게 된다.

어떤 의사들은 폐암 또는 심지어 대부분의 암의 주원인이 담배라고 주장하는데, 과연 이것이 진실일까? 현대 사회에서는 각종 선별 검사와 더 정교한 진단 도구, 특히 MRI와 유방 조영술의 발명으로 훨씬 많은 암이 발견된다. 결과적으로 더 많은 사람이 죽음에 대한 공포를 겪게 된다. 이것이 흡연자 수가 크게 감소했음에도 폐암이 여전히 가장 흔한 암인 이유와 비흡연자가 폐암에 걸리지 않는 이유를 설명한다. 통계에 따르면 1998년에 무려 66.3퍼센트에 이르던 성인 흡연율이 2022년에는 30퍼센트로 떨어졌다.[**] 그런데 폐암은 절반으로 줄기는커녕 거의 꾸준하게 유지되고 있다.[***]

또 이것이 반려동물은 폐암에 잘 걸리지 않는 이유 역시 설명해준다. 반려동물은 담배를 피우지 않아서가 아니라 진단을 받지 못하기 때문에 폐암에 잘 걸리지 않는 것이다. 세계에서 가장 큰 수의과 병원 중 하나인 밴필드 동물병원의 의료 책임자 낸시 짐머만(Nancy Zimmerma)은 단언한다.[****]

"반려동물의 암과 흡연 사이에는 절대적인 직접적 연관성이 없다는 것을 아는 게 중요합니다."

---

[*]   https://www.curetoday.com/view/examining-the-relationship-between-stress-and-lung-cancer
[**]   https://www.datasom.co.kr/news/articleView.html?idxno=200422
[***] https://www.cancer.go.kr/lay1/S1T639C643/contents.do
[****] National and Oregon Health and Wellness Information and Medical News, January 19, 2009

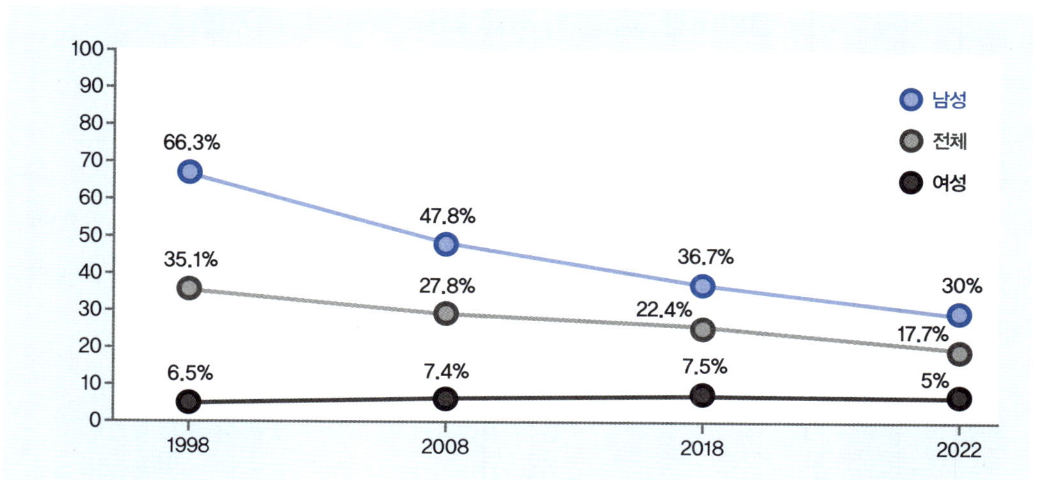

흡연률 추이(질병관리청)

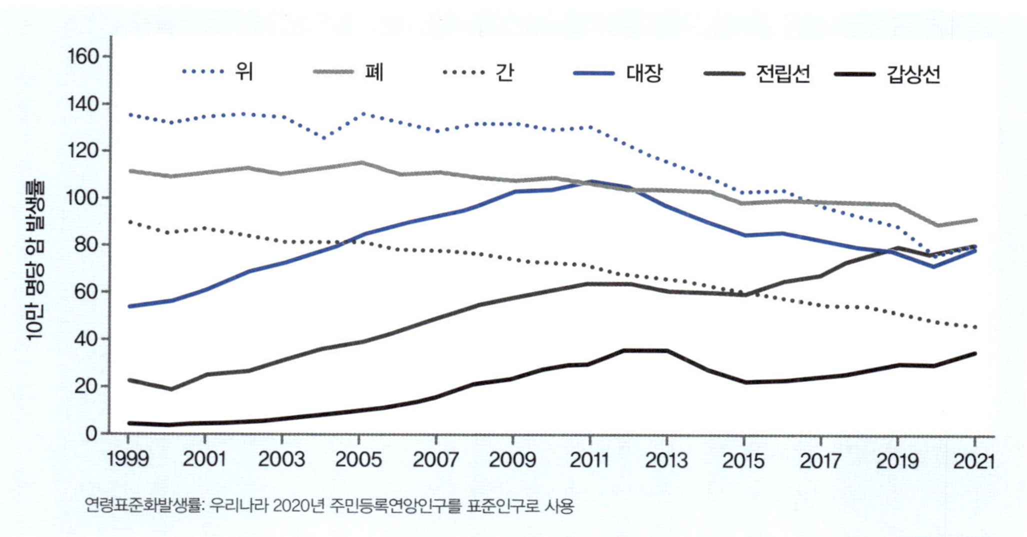

연령표준화발생률: 우리나라 2020년 주민등록연앙인구를 표준인구로 사용

연도별 연령표준화발생률 추이: 남자

심리적 원인

우리는 음식이나 음료 없이 비교적 오랜 기간 살아남을 수 있다. 하지만 공기가 없으면, 우리는 몇 분 안에 죽는다. 공기를 얻지 못하는 것은 삶의 종말을 의미한다. 특히 직접 공기를 흡수하는 폐의 폐포가 죽음의 두려움과 관련이 깊다.

- 죽음의 두려움, 죽을 것 같은 두려움, 죽음의 두려움으로 촉발된 공황 상태.

  이런 죽음의 공포나 두려움이나 공황 상태는 각종 심각한 사건, 사고 및 의료 상황에서 경험할 수 있다. 가장 흔한 예는 암 진단을 받는 것인데, 많은 사람에게 암 진단은 바로 사형 선고를 받는 것으로 느껴지기 때문이다. 암 진단 과정에서 악성, 수술 불가능, 전이, 공격성, 침윤성, 6개월 정도 살 수 있다 등의 말을 들으면 이런 감정을 느끼게 된다. 그 밖에도 술만 취하면 때려 부수고 흉기를 휘두르는 가장과 함께 사는 가족들도 이런 감정을 느끼기 쉽다. 또 목숨을 위협하는 심각한 교통사고를 겪은 사람들도 이에 해당한다.

심리적 원인을 찾는 질문

- 증상이 시작될 무렵에 당신은 어떤 상황에서 어떤 스트레스를 받았나?
- 증상이 시작될 무렵에 당신의 삶은 어떤 상태였나?
- 당신이 평생 많이 한 생각과 많이 느낀 감정은 무엇인가?
- 인생을 다시 산다면 당신의 인생에서 생략하고 싶은 사람이나 사건은 무엇인가?
- 이 증상이 사라지면 안 되는 이유가 있다면 무엇인가?
- 당신의 엄마 뱃속 트라우마는 무엇인가?

치유 사례

| 사례 ① | **폐암 통증**

어느 날 4달 전에 폐암 판정을 받은 50세 여성이 왔다. 몇 기 무슨 암인지 물었으나, 그녀

는 병원에서 손 쓸 수 없는 암이라서 치료도 못 받고 속수무책으로 지내고 있다는 말만 했다. 전형적인 암 난민이었다. 병원에서는 안 받아주니 갈 데가 없어서, 용하다는 무당에게 살려준다는 말만 믿고 매달리다 사기도 당했고, 당시에는 가슴 쪽에 송곳으로 콱 찌르는 통증이 수시로 생겨서 힘들어하고 있었다. 살면서 힘들었던 일을 물었다. 엄한 아버지 밑에서 불안했던 일, 남편과 함께 30년째 하던 사업이 사양 산업이라 갈수록 적자가 누적되는 상황, 남편과의 불화 등을 얘기했다. 이런 상처들을 2달 동안 EFT로 지워나가자 그녀는 암과 생존의 공포에서 벗어나 웃기 시작했고, 그렇게 극심하던 암 통증도 사라졌다. 이 과정에서 극심한 스트레스를 주던 사업도 정리했고, 교외의 한적한 곳으로 이사했다. 참고로 암은 종종 극심한 통증을 동반하는데, 진통제도 안 듣는 경우가 많다. 이런 암 통증에 EFT는 종종 탁월한 효과를 발휘한다.

| 사례 ② | 폐렴

김병준 코치 이야기: 예전에 장비 검열을 하다가 심한 폐렴에 걸려 쓰러져 국군대전병원에 한 달간 입원했는데, 엑스레이로 폐를 찍어보니 염증 때문에 온통 하얗게 나와서 군의관이 깜짝 놀랄 정도였다. 게다가 아무리 해열제를 먹어도 40도 넘는 열이 1주일 넘게 내려가지 않아 군의관이 며칠만 더 지켜보고 차도가 없으면 민간 병원으로 나를 옮길 계획을 하고 있었다. 나는 원장님의 책을 보고 폐렴이 생기기 전에 심하게 스트레스를 받았던 상황을 떠올리면서 EFT를 해보았다.

- 나는 비록 말도 안 듣는 후임들과 내 마음도 몰라주는 간부가 너무 밉고 화가 나지만, 마음속 깊이 나를 받아들이고 내려놓는다. 나는 그때 억울하게 후임들 대신 얼차려 받았던 것을 생각만 하면 죽도록 열받지만, 이런 나를 이해하고 사랑한다.

이렇게 속으로 간단히 문장을 되뇌며 타점을 두드렸는데, 그 순간 내 몸 안의 분노가 사르르 풀리며 열이 바로 내려가는 느낌이 들었다. 그때 장 쪽에서도 무언가가 바로잡히며 이완되는 느낌이 들었는데, 아직도 잊을 수 없을 만큼 생생하다. 이렇게 그토록 심하던 폐렴이 신기하게 나아버렸다.

| **사례 ③** | **3번이나 재발한 기흉**

어느 날 비쩍 마른 대학 1학년 남학생이 최근 2년 사이에 기흉이 3번이나 발생해서 왔다. 기흉이 여러 번 재발해서 폐 일부를 걷어내는 수술도 받았고, 또 재발할까봐 전전긍긍하고 있었다. 상담해보니 그의 아버지는 너무 엄격해서 어렸을 때 아버지에게 많이 혼나고 많이 맞았고, 또 어머니는 우울증이 심해서 아이들을 방임하고 있었다. 아버지의 폭력은 공포스러워서 갑자기 발로 찬다든지 주먹으로 퍽 치는 식이었다. 그래서 그는 집에서 떨어진 자취방을 선호했고, 집에 있는 것을 좋아하지 않았으며, 부모에게 전혀 애착이 없었다. 아마도 이런 애정 결핍과 공포 분위기가 기흉의 원인이었던 것 같다. 하여튼 이런 상처들을 몇 달 동안 꾸준히 EFT로 치유해주었고, 그 뒤로 몇 년 이상 경과를 살폈는데 기흉은 전혀 재발하지 않았다.

치유 확언

- 나는 안전하다, 나는 고요하다, 내가 통제하고 있다. I am safe, I am calm, I am in control.
- 나는 뜻이다. 나는 힘이다. 나는 사랑이다. 나는 용서이다. 나는 젊음이다. 나는 건강이다. 나는 지혜이다. 나는 삶의 기쁨이다. 나는 아름다운 모든 것이다. 모든 것이 나에게 달려 있다. 모든 것이 내 손 안에 있다. I am the will. I am the power. I am the love. I am the forgiveness. I am the youth. I am the health. I am the wisdom. I am the joy of living. I am everything beautiful. Everything depends on me. Everything lies in my hands.
- 판단을 내려놓고 하느님께서 나를 통해 일하시도록 한다.

관련된 관용적 표현

580쪽을 보라.

심리적 원인

- 너무 무서워서 말문이 막히다. 너무 충격받아서 말문이 막히다.

  예를 들면 큰 발표장에서 너무 긴장해서 말문이 막히다. 교통사고로 중학생 아들이 갑자기 죽었다는 말을 듣고서 한 남자가 순간 말을 잇지 못하게 되다. 롤러코스터를 처음 타는 젊은 여성이 너무 무서워서 소리도 못 지른다.

- 내 자리를 잃을지 모른다. 내 자리가 위험해서 두렵다.

  실직, 직위를 잃는 것, 강등되는 것, 업무 영역 갈등, 동종 업계에서 다른 업체와의 치열한 경쟁 등이 이에 해당한다.

- 내 근거지나 보금자리를 잃을지 모른다. 내 근거지나 보금자리가 위험해서 두렵다.

  근거지나 보금자리를 더 구체적으로 말하면 자신의 집, 직장, 학교, 놀이터, 어린이집, 요양원, 병원, 마을, 도시, 국가 및 소속 집단이 안전하지 못해서 두려워하는 것이다. 근거지나 보금자리에서 학대, 가정폭력, 각종 괴롭힘, 각종 따돌림, 사고, 화재 또는 홍수, 무서운 진단을 받는 것, 의료 사고 등이 발생하면 이런 두려움을 느낀다.

- 내가 소속한 집단을 잃을지 모른다. 내가 소속한 집단이 위험해서 두렵다.

  가정이나 파트너와의 관계도 소속 집단에 해당한다. 배우자가 바람이 나거나 가정폭력이 있으면 이런 두려움을 느낀다. 친밀한 인간관계가 깨지는 것도 유사한 두려움을 줄 수 있다. 태아는 엄마가 스트레스를 심하게 받을 때 엄마 뱃속에서 같은 두려움을 느낀다. 또 가정불화, 따돌림은 아이에게 이런 느낌을 줄 수 있다.

| 사례 ① | 기관지 확장성 기침

어느 체험자의 소감: 우연히 검색창에 오타로 EFT를 쳤다가 EFT에 대해 알게 되었다. 문득 호기심이 들어서 바로 책을 구입해서 읽어보았다. 2주 넘게 마른기침이 끊이지 않아 고생이었는데 EFT를 하자마자 곧바로 줄어들었다. 제대로 한 것도 아니고 잠자리에서 누워서 속으로만 수용 확언을 생각하면서 손가락으로 콕콕 찌르기만 했다. 처음에 9 정도 강도였다면 단번에 5 정도로 내려가는 거였다. 4~5번 두드리기를 반복했더니 기관지에서 뿌득 소리가 나면서 숨 쉴 때마다 피리 소리가 나더니 증상이 거의 20퍼센트 정도로 가라앉았다.

다음날 신기해서 책을 한 번 더 읽고, 마른기침에 엮여 있는 내 감정을 공책에 적으며 짚어보았다. 그랬더니 마음속 깊숙한 곳에 남편에 대한 엄청난 분노가 숨어 있었다. 그리고 내가 아플 때만 집안일을 도와주기 때문에 아픈 게 내게는 꽤 유리하다는 것도 알게 되었다. 이 점을 깨달자마자 기관지의 가려운 느낌이 거의 0.5까지 줄어들었다. 그리고 어젯밤에도 기관지에서 뽀그륵뽀그륵 하면서 뭐가 가라앉는 느낌이 나더니 거의 9시간을 푹 잤다. 이제는 거의 기침이 없다. 기적같이 느껴진다.

몇 년 전부터 간헐적으로 앓던 증세인데 감기약은 듣지 않고 이비인후과에 가서 기관지 확장제를 받아서 먹으면 어지럼증이 오면서 메니에르병이 생기고, 메니에르 약을 먹으면 다시 기침이 시작되는 악질적인 병이었다. 어느새 가라앉고 어느새 다시 시작되곤 해서 약도 먹지 않고 그저 버티고만 있었는데 정말 감사드린다. 기적의 EFT가 맞다.

치유 확언

- 이제 나는 말할 수 있다. 내 목소리를 낸다.

- 나는 내 자리를 지킨다. 나는 내 자리를 지킬 수 있다.

- 나는 내 근거지를 지킨다. 나는 내 보금자리를 지킨다.

- 나는 안전하다, 나는 고요하다, 내가 통제하고 있다. I am safe, I am calm, I am in control.

- 나는 뜻이다. 나는 힘이다. 나는 사랑이다. 나는 용서이다. 나는 젊음이다. 나는 건강이다. 나는 지혜이다. 나는 삶의 기쁨이다. 나는 아름다운 모든 것이다. 모든 것이 나에게 달려

있다. 모든 것이 내 손 안에 있다. I am the will. I am the power. I am the love. I am the forgiveness. I am the youth. I am the health. I am the wisdom. I am the joy of living. I am everything beautiful. Everything depends on me. Everything lies in my hands.

◈ 연축성 기관지염, 기관지 천식 ◈

관련된 관용적 표현

575쪽, 580쪽을 보라.

심리적 원인

- 말할 수 없다. 내 목소리를 내면 안 된다. 할 말이 목에 맺혀서 나오지 않는다.

  구체적인 예를 들어보면 아버지가 너무 권위적이고 위압적이라서 자식들은 찍소리도 낼 수 없다. 폭력단에게 보호비를 뜯기는 상인들은 아무 말도 할 수 없다. 부패하고 권위적인 조직에서 일하는 사람이 내부 비리를 폭로하고 싶지만, 보복이 두려워서 할 수 없다.

- 너무 무서워서 말문이 막히다. 너무 충격받아서 말문이 막히다.

  예를 들면 큰 발표장에서 너무 긴장해서 말문이 막히다. 교통사고로 중학생 아들이 갑자기 죽었다는 말을 듣고서 한 남자가 순간 말을 잇지 못하게 되다. 롤러코스터를 처음 타는 젊은 여성이 너무 무서워서 소리도 못 지른다.

- 내 자리를 잃을지 모른다. 내 자리가 위험해서 두렵다.

  실직, 직위를 잃는 것, 강등되는 것, 업무 영역 갈등, 동종 업계에서 다른 업체와의 치열한 경쟁 등이 이에 해당한다.

- 내 근거지나 보금자리를 잃을지 모른다. 내 근거지나 보금자리가 위험해서 두렵다.

  근거지나 보금자리를 더 구체적으로 말하면 자신의 집, 직장, 학교, 놀이터, 어린이집, 요양원, 병원, 마을, 도시, 국가 및 소속 집단이 안전하지 못해서 두려워하는 것이다. 근거지나 보금자리에서 학대, 가정폭력, 각종 괴롭힘, 각종 따돌림, 사고, 화재 또는 홍수, 무서운 진단을 받는 것, 의료 사고 등이 발생하면 이런 두려움을 느낀다.

- 내가 소속한 집단을 잃을지 모른다. 내가 소속한 집단이 위험해서 두렵다.

  가정이나 파트너와의 관계도 소속 집단에 해당한다. 배우자가 바람이 나거나 가정폭력이 있으면 이런 두려움을 느낀다. 친밀한 인간관계가 깨지는 것도 유사한 두려움을 줄 수 있다. 태아는 엄마가 스트레스를 심하게 받을 때 엄마 뱃속에서 같은 두려움을 느낀다. 또 가정불화, 따돌림은 아이에게 이런 느낌을 줄 수 있다.

심리적 원인을 찾는 질문

- 증상이 시작될 무렵에 당신의 삶은 어떤 상태였나?
- 증상이 시작될 무렵에 당신은 어떤 감정을 많이 느꼈나?
- 당신이 평생 많이 한 생각과 많이 느낀 감정은 무엇인가?
- 이 증상이 있어서 혹 좋은 점이 있다면 무엇인가?
- 증상이 생길 무렵에 어떤 일이 있었나?
- 그 일을 겪을 때 무슨 생각과 감정을 느꼈나?

치유 사례

| 사례 ① | "천식으로 제대로 숨을 쉴 수 없어요"

21세의 남자 대학생은 극심한 천식을 앓고 있었는데, 특히 꽃가루가 날리는 봄에는 창문을 아예 못 열고, 숨도 제대로 못 쉬었다. 그의 이런 증상은 중학생 때부터 시작되었으니 거의 6년 정도 되었고, 호전되는 기미는 전혀 보이지 않았다. 그는 중학생 때까지는 운동도 공부도 심지어 미술까지도 다 잘해서 학교 스타였고, 팬레터도 종종 받았다. 하지만 특목고에 진학한 뒤에는 경쟁에 밀려서 하위권 학생이 되어버렸고, 자존감도 확 떨어졌다. 결국 대입에도 실패하여 원하지 않는 대학에 마지못해서 다니고 있었다.

나는 이런 상처들을 몇 달 동안 EFT로 지워주었다. 그러자 밤마다 천식 때문에 혹시나 자다가 숨을 못 쉬게 될까봐 제대로 자지 못했던 학생도 점차 제대로 잘 수 있게 되었다. 나는 확실히 확인해보려고 그다음 해 봄 꽃가루가 날릴 무렵에 천식 증상이 재발했는지 확인해보았다. 다행히 그는 확실히 괜찮았다.

마이클 발렌티(독일 의사) **이야기**: 또 다른 의미 있는 사례는 폐렴을 앓던 B다. 나는 그녀를 뉴욕의 친구 집에서 만났다. 거기서 내 친구와 친구의 손님 몇 명을 EFT로 심리적인 문제에 대해 치료해주었다. 그들은 효과를 많이 보았다. 그들 중 한 사람의 부인인 B가 그다음 날 내게 와서 감기가 심하게 걸려서 목이 아프니 EFT를 좀 해줄 수 없냐고 물었다. 그녀의 폐를 확인해보니 단순히 감기가 아닌 폐렴 증상에 더 가까운 소리가 났다.

"의사에게 가서 항생제 처방을 받으세요. EFT로는 안 돼요."

그러나 마침 일요일이라 근처에 의사도 없었고, 옥신각신하다가 결국 EFT로 시도해보기로 했다.

"좋아요, 지금 당장 당신이 스트레스받는 것은 무엇이죠? 스트레스받아서 면역계가 약해지지 않으면 폐렴도 생기지 않아요."

"나는 사실 스트레스가 없는데요."

그녀가 말했다.

"다만 동생들이 좀 귀찮게 해서 그들을 돌봐야 해요."

"무슨 말이죠? 그들이 몇 살인데, 스스로 자신을 돌볼 수 없나요?"

그녀는 50대였고, 그런 그녀가 다 큰 성인들을 돌본다는 게 의심스러웠다.

좀 더 캐물으니 그녀는 간호사인데 일생의 대부분을 동생들을 돌봐야 했다. 나는 그들을 돌보는 부담에 대해서 2회 정도 EFT를 하고, 동생들과 관련해서 과거의 트라우마가 없는지 물었다. 그런데 이 질문이 정곡을 찔렀다. 서서히 그녀는 실토했다. 그들이 어릴 때 그녀는 동생들 앞에서 습관적으로 아빠에게 맞았다. 매주 이유도 없이 그들은 지하실로 끌려갔고, 남동생과 여동생이 지켜봐야 하는 상태에서 그녀는 허리띠로 두들겨맞았다. 시간이 지

◆ https://eftuniverse.com/cases/medical-doctor-uses-eft-for-asthma-high-blood-pressure-and-pneumonia/

나자 그녀는 익숙해져서 아무 말도 하지 않았고, 동생들도 말하지 않았다.

우리는 이 구타 사건과 관련된 최악의 기억에 관해 몇 회 EFT를 했고, 그러자 B는 몸이 가벼워지고 숨을 쉬기가 편해졌다. 갑자기 그녀는 폐렴과 관련해서 뭔가가 떠올랐다고 했다.

"이제야 기억나요. 엄마는 지하실에서 일어나는 일을 알고 있었어요. 때때로 거기 서서 보기만 했지, 아빠를 말리지는 않았어요. 내가 감기에 걸려서 아파서 누워 있으면 그때에만 엄마는 나를 안아주었어요."

드디어 뭔가를 찾았다는 생각이 들었다. 다음과 같은 말로 3회를 했다.

- 나는 감기에 걸려서 아파서 누워 있을 때만 엄마가 안아주었지만 깊이 진심으로 나를 받아들입니다.

그러자 바로 끝이었다. B는 목이 이제 안 아프고, 숨쉬기도 편하다고 확실히 말했다. 그리고 이틀 뒤에 폐렴은 완전히 나았다. 이런 사례들과 더불어 많은 경험에 근거해서 나는 사람들의 어릴 때 트라우마를 치료하는 일에 꾸준히 전념하고 있다. 그것이 내가 아는 한에서는 최고의 예방이자 치료이기 때문이다. EFT는 1시간 안에 환자들의 인생을 바꾸고, 몇 회의 EFT로 사람들이 10년씩 확 젊어지는 걸 보면 엄청나게 기쁘다.

| 사례 ③ | EFT로 천식을 치유하는 의사

마이클 발렌티(독일 의사) 이야기: 친애하는 EFT 애호가 여러분! 나는 EFT로 의학적 질환 몇 가지를 치료하는 사례를 보여줌으로써, EFT 치료의 가능성을 확실하게 밝히고, 우리 의료계를 EFT로 진정한 치료와 예방을 할 수 있는 쪽으로 이끌기 위해 노력하고 있다.

나는 독일의 일반의이자 보건학 석사이다. 몇 년 동안 의학적 질환에 EFT를 활용해왔다. 천식은 대체로 EFT에 빠르게 반응한다. 우선 첫 번째로 EFT로 처음 천식 발작을 겪었던

◆ https://eftuniverse.com/cases/medical-doctor-uses-eft-for-asthma-high-blood-pressure-and-pneumonia/

기억을 지워준다. '나는 비록 그때 천식 발작으로 아직까지 두렵지만 깊이 진심으로 받아들입니다'라면서 두드린다.

그다음에는 EFT로 발작이 일어난 상황과 그 원인을 다룬다. 예를 들면 숨이 쌕쌕거리면서 감기가 심해졌다든지, 누가 어린 자신을 놀렸다든지, 하여튼 첫 발작과 관련된 다양한 감정적 원인을 찾는다. 구체적인 예를 들어보겠다. 40년 동안 천식을 겪은 여성이 있는데, 학교 운동장에서 아이들이 그녀를 놀렸을 때 첫 발작이 시작되었다. 그래서 그 기억에 대해서 EFT를 몇 회 했더니 천식이 실질적으로 싹 사라졌다. '아이들이 모두 나를 놀려서 나는 천식이 생겼지만……'이라고 말하며 두드렸다.

세 번째로는 흡입 약물에 대한 의존성을 EFT로 끊어주는 것이 필요하다. '나는 비록 흡입기 없이 어떻게 사나 하는 생각이 들지만……'이라고 하면서 두드리는 것이다.

치유 확언

- 이제 나는 말할 수 있다. 내 목소리를 낸다.
- 나는 내 자리를 지킨다. 나는 내 자리를 지킬 수 있다.
- 나는 내 근거지를 지킨다. 나는 내 보금자리를 지킨다.
- 나는 안전하다, 나는 고요하다, 내가 통제하고 있다. I am safe, I am calm, I am in control.
- 나는 뜻이다. 나는 힘이다. 나는 사랑이다. 나는 용서이다. 나는 젊음이다. 나는 건강이다. 나는 지혜이다. 나는 삶의 기쁨이다. 나는 아름다운 모든 것이다. 모든 것이 나에게 달려 있다. 모든 것이 내 손 안에 있다. I am the will. I am the power. I am the love. I am the forgiveness. I am the youth. I am the health. I am the wisdom. I am the joy of living. I am everything beautiful. Everything depends on me. Everything lies in my hands.

관련된 관용적 표현

580쪽을 보라.

심리적 원인

- 숨 쉬기 어렵다, 숨 막힌다, 숨도 못 쉬겠다, 숨 막혀 죽겠다.

  이 감정은 문자 그대로 질식에 대한 두려움, 충분한 공기를 얻지 못하는 것과 관련된 공포다. 예를 들어 물에 빠짐, 유독 가스 중독, 목 졸림, 천식 발작 같은 위급한 상황에서 이런 감정을 잘 느낀다. 또한 신생아는 탯줄이 목을 감싸거나 탯줄이 너무 일찍 잘릴 때 이런 두려움을 겪는다. 신생아의 폐는 자가 호흡에 익숙해지는 데 일정 시간이 필요하기 때문이다. 유아들은 숨을 쉴 수 없는 위치에 있을 때 갈등을 겪는다. '전 국민이 숨도 제대로 쉴 수 없는 가혹한 유신 독재'라는 표현에서 드러나듯이 비유적으로 숨도 제대로 쉴 수 없는 공포스럽고 긴장되는 상황에서도 이런 감정을 느낀다.

심리적 원인을 찾는 질문

- 증상이 생길 무렵에 어떤 일이 있었나?
- 그 일을 겪을 때 무슨 생각과 감정을 느꼈나?
- 인생을 다시 산다면 당신의 인생에서 생략하고 싶은 사람이나 사건은 무엇인가?
- 언제 어떤 상황에서 증상이 심해지는가?
- 이 증상이 사라지면 안 되는 이유가 있다면 무엇인가?
- 당신의 엄마 뱃속 트라우마는 무엇인가?

치유 확언

- 나는 이제 자유와 안도의 큰 숨을 쉰다.
- 이제 나는 자유롭게 편하게 안도의 한숨을 쉰다.
- 나는 안전하다. 나는 자유롭다.

심리적 원인

- 내 집을 지켜야 한다. 내 집을 잃을지도 모른다. 내 집을 지킬 수 없다. 너 집을 잃었다.

  이사하거나 홍수가 나거나 이혼해서 내 집을 잃었다. 또는 재난이나 파산 같은 경제적 문제로 집을 잃을지도 모른다.

- 내 것을 지켜야 한다. 내 것을 잃을지도 모른다. 내 것을 지킬 수 없다. 내 것을 잃었다.

  내게 가치 있는 것들, 곧 차, 보석, 증서, 수집품 등을 뜻한다.

- 내 일자리를 지켜야 한다. 내 일자리를 잃을지도 모른다. 내 일자리를 지킬 수 없다. 내 일자리를 잃었다.

  부도, 실직, 명퇴 등의 원인으로 사업체나 직장을 잃는 것과 관련이 있다.

- 내 능력(기술)을 지켜야 한다. 내 능력을 잃을지도 모른다. 내 능력을 지킬 수 없다. 내 능력을 잃었다.

  손을 다쳐서 손기술을 쓸 수 없게 되거나 특허나 사업상의 기밀을 탈취당했다.

- 내 사람을 지켜야 한다. 내 사람을 잃을지도 모른다. 내 사람을 지킬 수 없다. 내 사람을 잃었다.

  동료나 가족이나 배우자나 친구를 사고나 다툼 등의 원인으로 잃다.

심리적 원인을 찾는 질문

- 증상이 생길 무렵에 어떤 일이 있었나?
- 그 일을 겪을 때 무슨 생각과 감정을 느꼈나?
- 인생을 다시 산다면 당신의 인생에서 생략하고 싶은 사람이나 사건은 무엇인가?
- 언제 어떤 상황에서 증상이 심해지는가?
- 이 증상이 사라지면 안 되는 이유가 있다면 무엇인가?
- 당신의 엄마 뱃속 트라우마는 무엇인가?

치유 확언

- 나는 내 것을 내 자리를 내 사람을 지킨다. 지킬 수 있다.

- 나는 뜻이다. 나는 힘이다. 나는 사랑이다. 나는 용서이다. 나는 젊음이다. 나는 건강이다. 나는 지혜이다. 나는 삶의 기쁨이다. 나는 아름다운 모든 것이다. 모든 것이 나에게 달려 있다. 모든 것이 내 손 안에 있다. I am the will. I am the power. I am the love. I am the forgiveness. I am the youth. I am the health. I am the wisdom. I am the joy of living. I am everything beautiful. Everything depends on me. Everything lies in my hands.

◈ 소세포 기관지암 ◈

심리적 원인

- 너무 무서운 것을 직면해서 무서워 죽겠다.

  위험한 상황이나 나에게 돌진해오는 것을 직면하는 일이 너무 무섭다. 문자 그대로 자신에게 정면으로 돌진하는 차나 자신에게 돌진하는 개를 직면하게 될 때 이런 두려움을 느낀다. 비유적인 의미로는 이와 비슷하게 정면 충돌이라고 느껴지는 위협적인 상황도 이런 감정을 유발할 수 있다. 은행의 갑작스러운 상환 요청, 예고 없는 세무 조사 통지, 뜻밖의 재난 등이 해당한다. 특히 갑자기 암 진단을 받는 것은 가장 대표적이고 흔한 예다.

심리적 원인을 찾는 질문

- 증상이 생길 무렵에 어떤 일이 있었나?

- 그 일을 겪을 때 무슨 생각과 감정을 느꼈나?

- 인생을 다시 산다면 당신의 인생에서 생략하고 싶은 사람이나 사건은 무엇인가?

치유 확언

- 나는 안전하다, 나는 고요하다, 내가 통제하고 있다. I am safe, I am calm, I am in control.

◈ 폐수종 ◈

폐수종은 독성 물질 중독, 심부전, 기관지염, 폐결핵의 증상으로 나타난다. 심리적 원인은 각 질환의 원인을 참고하라.

◈ 만성 폐쇄성 폐질환(COPD) ◈

COPD는 폐의 다양한 만성 질환을 총칭하는 용어다. 주로 폐기종과 만성 기관지염을 포함한다. 폐기종과 만성 기관지염의 심리적 원인을 참고하라.

◈ 백일해 ◈

백일해는 후두나 기관지 근육에서 비롯된다. 따라서 후두염과 기관지염의 심리적 원인을 참고하라.

◆ 흉막암(흉막종양, 폐 중피종), 늑막염(흉막염), 농흉, 흉막 유착, 삼출성 흉막염 ◆

심리적 원인

흉막은 흉강을 감싸는 막이다. 흉막에는 2개의 층이 있는데, 바깥층은 흉강에 부착되어 있고, 안쪽 층은 폐의 바깥층을 형성한다. 두 층 사이의 매우 얇은 공간(흉강)은 호흡하는 동안 폐가 미끄러질 수 있는 액체로 채워져 있다.

- 폐나 가슴 부위를 다칠지도 모른다. 폐나 가슴 부위가 잘못될까봐 두렵다.

  이런 스트레스는 폐나 가슴 부위에 공격이나 잘못될 것 같은 위협을 느끼는 것이다. 구체적인 예를 들면 싸움, 사고 또는 스포츠 경기 중에 가슴이나 갈비뼈에 타격이나 찌르기 공격을 당하면 경험한다. 말 그대로 '가슴을 찌르는' 날카로운 비판이나 비난 또는 손가락질도 이런 스트레스를 유발한다. 또 유방 절제술, 유방암 생검, 흉강 내시경 검사, 폐 천자, 체액 배출을 위해 가슴에 하는 튜브 삽입, 가슴 부위에 카테터 또는 포트를 이식하는 것 등도 이런 스트레스 충돌을 유발한다. 또 폐암 진단이나 '폐가 좋지 않습니다'라는 말을 의사로부터 듣는 것도 스트레스를 유발한다. 격렬한 기침을 해서 가슴에 통증을 느끼거나 유독 물질을 흡입하여 찌르는 듯한 날카로운 통증을 느낄 때도 이런 스트레스를 받는다.

심리적 원인을 찾는 질문

- 증상이 생길 무렵에 어떤 일이 있었나?
- 그 일을 겪을 때 무슨 생각과 감정을 느꼈나?

치유 확언

- 신경 끄면 낫는다. 나는 신경 끈다.
- 나는 안전하다.
- 내 안에는 완전한 지혜가 있다. 나는 내 안의 지혜가 나를 치유하도록 내맡긴다.

횡격막의 각종 증상

횡격막은 가슴과 복부를 나누며 호흡에 사용되는 가장 크고 효율적인 근육이다. 숨을 들이마시는 동안, 횡격막이 아래로 움직이고 폐가 팽창하고 공기가 들어온다. 숨을 내쉬는 동안, 횡격막이 이완되고 공기가 폐에서 나간다. 호흡 기능 외에도 횡격막의 수축은 혈액의 전신 순환에서 심장이 정맥혈을 빨아들이는 것을 돕는다. 이것 때문에 횡격막의 왼쪽 절반이 더 중요한데, 오른쪽에는 간이 바로 아래에 붙어 있어서 오른쪽 절반이 움직일 수 있는 능력이 떨어지기 때문이다. 횡격막은 수의근인 가로무늬근으로 이루어져 있다.

이렇게 횡격막은 심장과 폐에 관련되어 있어서 횡격막에 증상을 일으키는 심리적 원인도 크게 2가지가 있다. 첫째는 심장과 관련되어 책임이나 의무나 부담 등으로 압도당하는 스트레스다. 둘째는 폐와 관련되어서 제대로 충분히 숨을 들이마시거나 잘 쉴 수 없다는 스트레스다.

딸꾹질은 횡격막 신경이 자극을 받게 되면 횡격막이 급격한 수축을 일으키면서 몸속으로 들어오는 공기가 차단되어 발생하는 특징적인 현상이다.

- 인간관계의 스트레스나 상처가 가슴을 짓누른다.

  음모나 이별이나 배신 등 인간관계 스트레스에 완전히 압도당한다.

- 힘든 사람을 도와야 해. 힘든 사람의 요청을 거절할 수 없어.

  다른 사람이 고통받는 것을 참을 수 없고 도와달라는 요청을 거절할 수 없다. 자주 번아웃에 시달린다. 육체적으로 힘들고 소진되어서 아무것도 할 수 없다고 느끼는 상황이다. 한 30대 맞벌이 주부는 남편이 가사를 전혀 도와주지 않아서 회사 업무와 가사, 두 어린아이 육아를 전담하다가 마침내 소진 증후군과 수면 무호흡증이 생겼다.

- 인간관계에서 완전히 뒤통수 맞았다. 나는 완전히 농락당했다.

  상대방의 술수에 완전히 넘어가서 농락당하다. 누군가에게 자신도 모르게 가스라이팅당한 경우가 이에 해당한다.

- 숨 쉬기 어렵다, 숨 막힌다, 숨도 못 쉬겠다, 숨 막혀 죽겠다.

  이 감정은 문자 그대로 질식에 대한 두려움, 충분한 공기를 얻지 못하는 것과 관련된 공포다. 예를 들어 물에 빠짐, 유독 가스 중독, 목 졸림, 천식 발작 같은 위급한 상황에서 이런 감정을 잘 느낀다. 또한 신생아는 탯줄이 목을 감싸거나 탯줄이 너무 일찍 잘릴 때 유사한 두려움을 겪는다. 신생아의 폐는 자가 호흡에 익숙해지는 데 일정 시간이 필요하기 때문이다. '전 국민이 숨도 제대로 쉴 수 없는 가혹한 유신 독재'라는 표현에서 드러나듯이 비유적으로 숨도 제대로 쉴 수 없는 공포스럽고 긴장되는 상황에서도 이런 감정을 느낀다.

- 이 증상이 있어서 혹 좋은 점이 있다면 무엇인가?
- 증상이 생길 무렵에 어떤 일이 있었나?
- 그 일을 겪을 때 무슨 생각과 감정을 느꼈나?

| **사례 ①** | **딸꾹질이 순식간에 멎다**

어느 체험자의 소감: 오늘 저녁 집사람이 갑자기 딸꾹질을 했다. 그래서 다음 수용 확언을 하면서 따라 두드리게 했다. 1회전 두드리고 나자 즉각 딸꾹질이 끝났다. 가장 단순한 사례

였다.

- 나는 딸꾹질이 나지만 마음속 깊이 진심으로 나 자신을 받아들이고 사랑합니다.

| **사례 ②** | **"딸꾹질 때문에 리코더를 못 불어요"**

임혜란 씨 이야기(유나방송): 오늘 수업 시간에 한 아이가 리코더 연주를 하는 수업인데, "딸꾹질이 계속 나서 리코더를 못 불겠어요" 하길래 옆에 가서 잠시 EFT를 해주었다.

- 딸꾹질이 계속 나서 힘들다. 많이 힘들다. 딸꾹질 때문에 리코더를 못 불겠다. 딸꾹질 때문에 힘들다. 하지만 이런 나를 온전히 받아들이고 깊이 사랑한다.

이렇게 수용 확언을 하면서 손날을 두드려주고 내 말을 따라 하도록 했다. 그리고 연속 두드리기를 해주었는데, 아이가 금세 딸꾹질이 멈추고 리코더 연주를 잘할 수 있었다. 참 신기하고 기뻤다.

| **사례 ③** | **1달 동안 멎지 않는 딸꾹질**

오래전 어느 한의사가 내게서 EFT 강의를 들었다. 그러다가 한의원에 1달 동안 낫지 않고 있는 딸꾹질 환자가 와서 EFT로 몇 분 만에 고쳐주었다고 했다. 그런데 그가 몇 분 만에 고쳐준 것은 좋은데 치료비는 어떻게 받아야 하냐고 하소연 아닌 하소연을 치료 사례로 인터넷 카페에 올린 것을 본 적이 있다. 그 정도로 딸꾹질에 EFT는 효과가 좋다. 또 EFT를 하다 보면 트림을 자주 하게 되는데, 이것은 결국 소화기 근육의 긴장이 풀어지고 소화기가 자연스럽게 활동하기 때문에 생기는 현상이다. 이렇게 EFT는 횡격막과 소화기를 포함한 모든 내부 장기의 근육을 이완시켜주는 효과가 있다.

치유 확언

- 나는 이제 내 가슴을 짓누르는 모든 상처를 내려놓는다. 이제 편하게 큰 숨을 쉰다.

- 나는 잘 거절할 수 있다. 거절해도 된다. 거절해도 안전하다.

- 이제 편하게 자유롭게 안도의 한숨을 쉰다.

- 나는 뜻이다. 나는 힘이다. 나는 사랑이다. 나는 용서이다. 나는 젊음이다. 나는 건강이다. 나는 지혜이다. 나는 삶의 기쁨이다. 나는 아름다운 모든 것이다. 모든 것이 나에게 달려 있다. 모든 것이 내 손 안에 있다. I am the will. I am the power. I am the love. I am the forgiveness. I am the youth. I am the health. I am the wisdom. I am the joy of living. I am everything beautiful. Everything depends on me. Everything lies in my hands.

- 판단을 내려놓고 하느님께서 나를 통해 일하시도록 한다(Let go, let god).

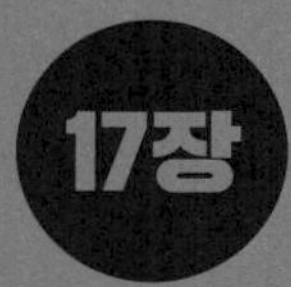

심장

심장의 기능

첫째, 심장은 펌프가 아니며 그저 박동을 일으키고 유지한다.

흔히 심장을 혈액을 순환시키는 펌프로 알고 있는데, 사실 심장은 펌프가 아니다. 어느 분석에 따르면 신체의 혈관 전체 길이를 통해 혈액을 강제로 보내는 데 실제로 필요한 압력은 100파운드(약 45.4kg)의 무게를 1.6킬로미터 높이까지 들어 올리는 힘에 해당한다. 인체가 적어도 6만 마일(96,500km)의 혈관을 포함하고 있다는 점을 감안할 때, 심장이 이 정도로 혈액을 순환시킬 수 있는 힘은 없다. 사실상 심장의 박출 용량은 몇 미터에 불과하다. 나머지는 혈관의 연동 운동, 혈액의 소용돌이 흐름, 그리고 알려지지 않은 혈곤의 말단 흡입력에 의해 생겨난다. 심장은 혈액 순환의 박동을 일으키고 유지하는 기관으로 보는 것이 훨씬 타당하다.

둘째, 심장은 자체 지능을 갖고 있다.

오랜 역사 발전을 통해서 인간은 지능, 곧 배우고 이해하고 추론하고 지식을 적용하여 환경을 바꾸는 능력이 뇌의 기능이라는 것을 알게 되었다. 그러나 다른 한편으론 오랫동안 전해져온 각종 문헌과 자료에 '지성적인 심장(intelligent heart)', 곧 심장에 마음이나 의식이 있음을 믿어왔다는 게 나타난다. 실제로 한국어에서 '심장'은 육체적 심장과 마음을 다 의미하고, 영어에서도 'heart'가 육체적 심장과 마음을 다 의미하며, 중국어에서도 '心'은 육체적 심장과 마음을 다 의미한다.

이렇게 동서고금을 막론하고 모두 늘 심장에 마음의 작용이 있다고 믿어왔다. 거의 2,000

여 년 전 한나라 때 쓰인 것으로 알려진 한의학 고전 〈황제내경〉에서는 단적으로 이렇게 설명한다. '心者君主之官, 神明出焉(심자군주지관, 신명출언)'. 그 뜻은 '심장은 오장육부의 군주로서 의식 활동이 여기에서 나온다.'

그런데 실제로 심장의 지능에 관한 연구는 20세기 후반에 급진전했다. 1960년대와 1970년대에 이 분야의 개척자인 생리학자 존 레이시(John Lacey)와 베아트리체 레이시(Beatrice Lacey)가 수행한 연구에서, 심장은 실제로 우리가 주변 세계를 인식하고 반응하는 방식에 큰 영향을 미치는 방식으로 뇌와 소통함이 드러났다. 1991년 하트매스 연구소가 설립된 해에 이 분야의 선구자인 신경심장 전문의 J. 앤드루 아머(J. Andrew Armour) 박사는 '심장 뇌'라는 용어를 소개했다. 그는 심장이 복잡하고 고유한 신경계인 자체 뇌를 갖고 있다고 말했다.

레이시 부부가 연구를 시작한 지 반세기가 지나서 우리는 이제 심장에 대해 훨씬 더 많이 알게 되었다.

- 심장은 우리의 삶을 통제하는 데 도움이 되는 감정 신호와 직감을 우리에게 보낸다.
- 심장은 신체의 수많은 시스템을 지도하고 조율하여 서로 조화롭게 기능할 수 있도록 한다.
- 심장은 뇌와 끊임없이 소통하고 있다. 심장의 자체 뇌와 신경계는 두개골의 뇌로 정보를 다시 전달하여 심장과 뇌 사이의 양방향 통신 시스템을 만든다.
- 심장은 스스로 많은 결정을 내린다.
- 뇌가 형성되기도 전에 태아의 심장은 뛰기 시작하는데, 과학자들은 이를 '자율 리듬'이라고 부른다.
- 인간은 이성의 뇌보다 훨씬 먼저 감정의 뇌를 형성하고, 또 이들보다 먼저 박동하는 심장을 형성한다.
- 심장은 '심장의 뇌(brain in the heart)'로 알려진 독립적인 복잡한 신경계를 가지고 있다.

심장 지능과 감정에 관한 연구를 수행해온 비영리 재단 하트매스 연구소의 과학자들에 따르면, 심장 지능은 실제로 지능을 감정으로 전달하고 감정 관리의 힘을 고취시킨다. 한마

치유의 혁명, 심신의학 EFT

디로 말하면, 심장 지능은 실제로 감성 지능의 원천이다.

이 연구소의 연구 결론에 따르면, 우리 자신의 심장 지능에 더 귀를 기울이면 우리의 지능과 직관이 더 높아진다. 심장에서 받는 메시지를 해독하는 방법을 배움으로써 우리는 인생의 많은 도전 속에서 감정을 효과적으로 관리하는 데 필요한 예리한 인식 능력을 얻는다. 심장 지능을 듣고 따르는 법을 더 많이 배울수록, 우리의 감정은 더욱 교육되고, 균형이 잡히고, 조화로움(coherence)이 생긴다. 심장 지능의 지도가 없으면 우리는 불안, 분노, 두려움, 비난 같은 감정 반응뿐만 아니라 다른 소모적 행동에도 쉽게 빠지게 된다.

초기 하트매스 연구소의 분석에 따르면, 부정적인 감정은 신경계의 균형을 깨뜨렸고, 그 일이 일어났을 때 심장 리듬이 무질서해지고 심장 모니터상으로 들쭉날쭉한 파형처럼 보였다. 이것은 육체적 심장과 다른 장기에 스트레스를 주고 심각한 건강 문제를 일으켰다.

반대로 긍정적인 감정은 신경계의 질서와 균형을 높이고 부드럽고 조화로운 심장 리듬을 만들어내는 것으로 밝혀졌다. 이러한 조화롭고 일관된 리듬은 스트레스를 줄이는 것 이상을 했다. 즉, 이것은 실제로 주변 세계를 명확하게 인식할 수 있는 사람들의 능력을 향상시켰다.*

  ✦ https://www.heartmath.org/articles-of-the-heart/the-math-of-heartmath/heart-intelligence/

마음의 병은
심장병이 된다

2023년의 한 연구에서 신경증적 특성으로 언급된 불안, 기분 변화 및 과민성 같은 특정 성격 특성이 심장 노화의 초기 징후와 관련이 있다는 것을 밝혀냈다. 〈유럽심장저널〉에 발표된 이 연구는 성격 특성과 심장의 구조와 기능 사이의 관계를 조사한 최초의 연구다.

과거의 연구에서는 정신 건강 상태와 심장 질환 사이에 연관성이 있음을 관찰했지만, 이러한 관계가 어떻게 왜 발생하는지, 그 근본적인 메커니즘에 대해서는 거의 알려져 있지 않았다.

이에 런던 퀸메리대학교의 스테펜 피터슨(Steffen Petersen) 교수가 이끄는 연구원들은 무려 50만 명에 이르는 영국 참가자의 유전 및 건강 정보를 포함하는 영국 바이오뱅크(UK Biobank)의 데이터를 분석했다. 이 연구에서 신경증적 특성은 불안정한 기분, 과도한 걱정, 불안, 과민성, 자기의식 및 슬픔으로 정의되었다. 연구 팀은 성격 특성을 평가하기 위해 심리학에서 정기적으로 사용되는 설문지 유형으로 평가한 신경증 점수와 함께 무려 3만 개 이상의 심장 MRI 스캔을 살펴보며 심장의 구조와 기능을 평가했다.

이 팀은 높은 신경증 점수가 심장이 작아지고 두꺼워지는 변화와 관련이 있다는 것을 발견했다. 이렇게 되면 심장은 혈액 박출 작용을 제대로 못하게 되는데, 이는 노화된 심장의 전형적 특징이다. 연구 팀은 나이, 체중, 흡연 같은 다른 요인을 보정하고서도 이 연관성을 발견했다.

연구 팀은 또한 여성에게서 신경증 점수가 높은 것은 심근 조직의 변화와 상관성이 있음

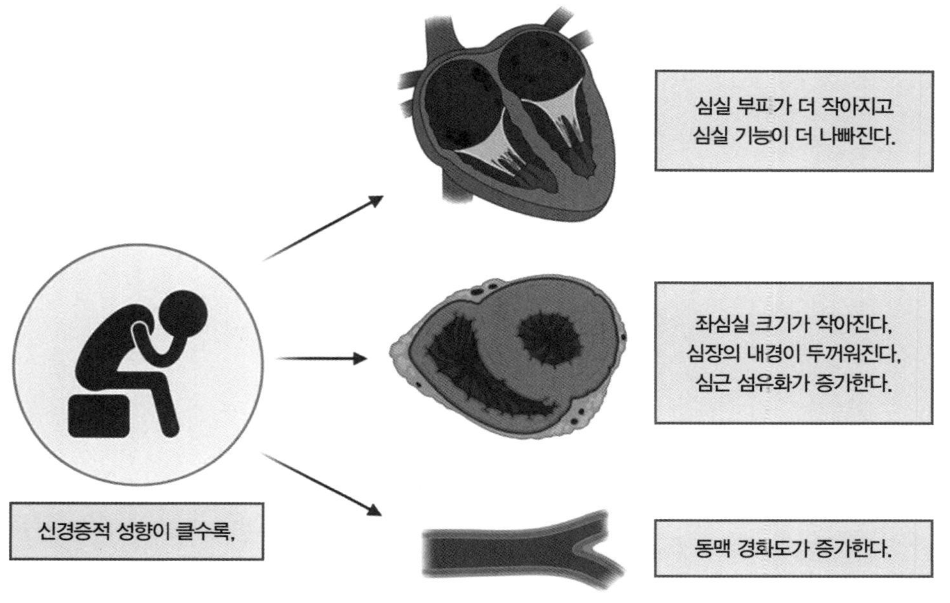

신경증과 심장 질환

을 발견했는데, 심근 조직의 변화는 심근 조직의 흉터인 섬유화의 징후일 수 있다. 신경증 점수가 높은 남성은 대동맥 경화증이 많았다. 이 모든 것은 심장마비와 뇌졸중 같은 심혈관 장애 증상의 초기 지표다.

이 연구 결과는 정신 건강 문제를 가진 여성이 심부전을 일으킬 가능성이 더 크며, 정신 건강 문제를 가진 남성은 관상 동맥 질환과 심장마비의 위험이 더 크다는 것을 보여주는 과거의 연구를 기반으로 한다.

런던 퀸메리대학교의 심혈관 의학 전문가 피터슨 교수는 다음과 같이 말했다.*

"우리는 정신 건강과 심혈관 질환 사이에 중요한 연관성이 있다는 것을 알고 있으며, 이

◆ https://www.bhf.org.uk/what-we-do/news-from-the-bhf/news-archive/2024/february/research-reveals-certain-personality-traits-linked-to-higher-risk-of-heart-attack-and-stroke

연구는 불안, 우울증 및 과도한 걱정 같은 신경증적인 성격 특성을 가진 사람들에게서 심장에 해로운 변화를 볼 수 있다는 것을 밝혀냈다. 흡연, 체중 및 나이 같은 생활 습관 요인을 고려하더라도, 신경증적 특성은 심장 노화의 징후와 관련이 있는 것으로 보인다."

마음이 깨져 심장이 깨지는
상심 증후군

나는 우연히 54세의 영국 여성이 말기암에 걸린 남편이 죽기 3일 전에 상심 증후군(broken heart syndrome)으로 사망했다는 뉴스(2024년 6월 13일자)를 보게 되었다. 영국의 샤론 댄과 57세인 웨인 댄 부부는 거의 10년 동안 결혼 생활을 했고, 서로를 소울메이트라고 불렀다. 그러던 차에 웨인은 사타구니에 암 방사선 치료를 받았지만 폐로 퍼졌고, 2월에 육종암 진단을 받았다. 3월에 결국 그는 상태가 악화되면서 병원으로 급히 이송되었고, 샤론은 6일 동안 그의 곁을 떠나지 않고 남편이 없는 삶을 두려워하며 먹지도 자지도 못하다가 결국 먼저 죽고, 사흘 뒤에 남편도 죽었다는 것이다.[*]

이렇게 배우자를 잃는 극심한 스트레스를 겪으면서 실제로 심장 자체에 문제가 생기고 심한 경우에는 사람이 죽게 되는 증상을 '상심(傷心) 증후군'이라고 한다. 상심 증후군으로 사망하는 경우는 대체로 노령 환자에게 발생하고, 그 수도 많지는 않다. 그런데 샤론은 불과 50대에 지나지 않는데도 사망한 것을 보면 정신적 충격이 심장에 얼마나 큰 부담을 줄 수 있는지 잘 알 수 있다. 또한 심리적 문제가 심장 질환과 직결됨을 잘 보여주는 증상이 바로 상심 증후군이다. 문자 그대로 '마음이 아프면 심장(heart)이 깨지는(broken)' 것이다.

그런데 상심 증후군은 구체적으로 무엇일까? 상심 증후군은 심장 근육 일부가 빠르게 약

---

[*] https://www.upday.com/uk/woman-54-dies-from-broken-heart-three-days-before-terminally-ill-husbands-death

해지는 단기적인 상태다. 일반적으로 갑작스러운 신체적 또는 정신적 스트레스를 겪은 뒤에 발생한다. 상심 증후군은 심장마비로 의심되어 병원을 방문하는 사람의 약 2퍼센트에서 발생한다. 하지만 연구자들은 의료진이 종종 그 상태를 인식하지 못하기 때문에 실제 사례 수가 더 많다고 믿는다.

그럼 상심 증후군의 증상은 무엇일까? 큰 스트레스를 경험한 뒤 몇 분에서 몇 시간 안에 증상을 느낄 수 있다. 스트레스 호르몬이 방출되면 일시적으로 심장 근육을 기절시켜 전형적인 심장마비와 유사한 증상을 일으킨다. 상심 증후군의 징후와 증상은 다음과 같다. 갑작스럽고 심한 흉통, 호흡 곤란, 심장의 좌심실 약화가 주로 나타나며, 불규칙한 심장 박동, 저혈압, 심계항진, 실신도 종종 나타난다.

증상이 비슷한 상심 증후군과 심장마비를 비교하면 두 증상 모두 호흡 곤란과 가슴 통증을 유발한다. 하지만 '부서진 심장 증후군'의 경우에 환자의 관상동맥은 막히지 않고 일반적으로 영구적인 심장 손상도 없고, 환자는 보통 빠르고 완전하게 회복한다.

그럼 상심 증후군의 원인은 구체적으로 무엇일까? 연구자들은 그 원인을 정확히 찾아낼 수는 없지만, 이혼, 자동차 사고 또는 실직 같은 스트레스가 큰 사건이 이 증후군을 일으킬 수 있다고 믿는다. 스트레스가 과도하면 교감 신경 호르몬의 분비가 증가하여 심장 박동과 혈압을 상승시키고 혈관을 수축시켜 심장 근육을 손상시키는 것으로 알려져 있다. 갑작스러운 정서적 스트레스 요인의 예는 다음과 같다.

- 사랑하는 사람의 죽음이나 그 외 다른 크고 의미 있는 손실(관계, 집, 돈 또는 사랑하는 반려동물의 죽음 등)의 슬픔.
- 복권 당첨 같은 지나치게 좋은 소식.
- 지나치게 나쁜 소식.
- 사고나 지진 같은 외상성 사건.
- 대중 연설이나 무장 강도 사건 같은 막대하게 두려운 사건.
- 극심한 분노.

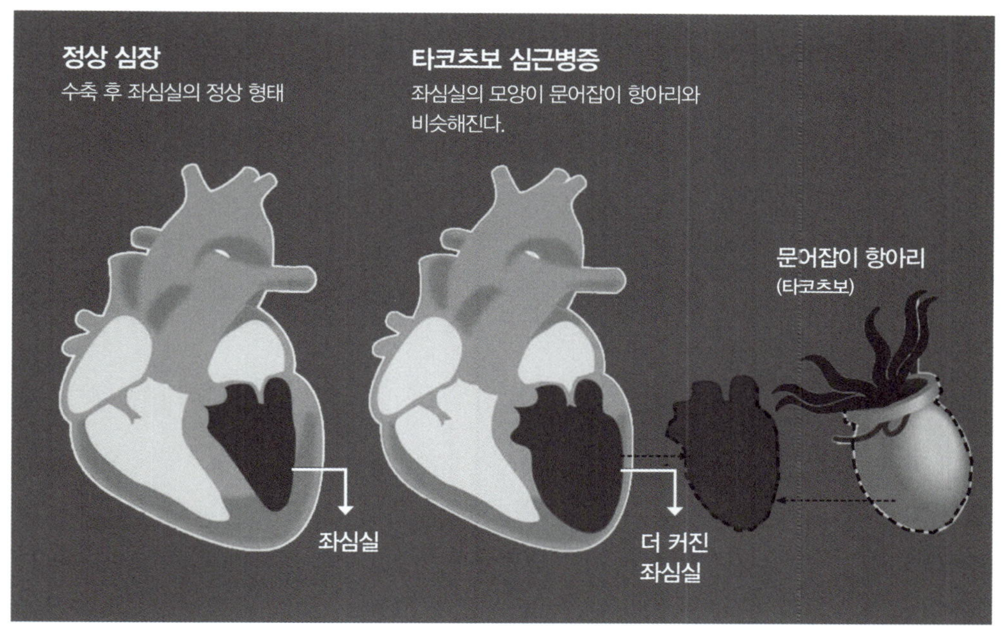

타코츠보 심근병증

갑작스러운 신체적 스트레스 요인의 예는 다음과 같다.

- 극심한 통증.
- 장거리 마라톤 같은 아주 소모적인 운동이나 일.
- 천식 발작, 호흡 곤란, 발작, 뇌졸중, 고열, 저혈당 쇼크, 큰 출혈, 수술 등.

상심 증후군의 합병증은 드물지만 다음과 같이 나타날 수 있다. 폐부종, 좌심실 파열, 좌심실 혈류 차단, 심부전, 좌심실벽 혈전, 저혈압, 부정맥, 심장성 쇼크, 심차단(heart block), 사망.

◆ https://my.clevelandclinic.org/health/diseases/17857-broken-heart-syndrome

상심 증후군의 일종인 타코츠보 심근병증이 생긴 심장에서는 좌심실 상부가 내경이 축소되면서 강력하게 수축한다. 반면에 좌심실 하부가 외부로 팽대되면서 약하게 수축한다. 타코츠보 심근병증은 일본에서 처음 발견되었는데, 이 모양이 마치 일본에서 쓰는 문어 잡는 항아리(타코츠보)와 비슷하기 때문이다.

치유의 혁명, 심신의학 EFT

심장의 증상

- 심장에 불을 지피다
- 심장에 새기다 ➡ 가슴에 새기다
- 심장에 파고들다 ➡ 가슴에 파고들다
- 심장으로 받들다 ➡ 진정으로 받들다
- 심장을 주다 ➡ 운명을 맡기다
- 심장을 찌르다 ➡ 핵심을 꿰뚫다
- 심장을 틀어잡다 ➡ 심장을 틀어잡는 예술의 힘
- 심장이 강하다 ➡ 비위가 좋고 뱃심이 세다
- 심장이 뛰다 ➡ 가슴이 조마조마하거나 흥분되다
- 심장이 불타다
- 심장이 약하다 ➡ 사나이가 왜 그렇게 심장이 약하냐!
- 심장이 작다 ➡ 겁이 많고 소심하다
- 심장이 터지다 ➡ 슬픔이나 고통이 너무 크다

우리는 종종 심장이 위치한 부위인 가슴으로 심장의 뜻을 대신하기도 한다.

- 가슴이 떨리다
- 가슴이 뭉클하다
- 가슴이 부풀다
- 가슴이 뿌듯하다
- 가슴이 찡하다
- 가슴이 후련하다
- 가슴을 울리다
- 가슴에 맺히다
- 쓸쓸한 생각이 가슴에 스며들다
- 위대한 작품은 가슴으로 느껴야 한다
- 그의 태도는 가슴이 섬뜩할 정도로 냉정했다
- 오빠는 가슴을 조이며 합격자 발표를 기다렸다
- 그는 따뜻한 가슴을 가진 사람이다
- 그의 말만 들어도 가슴에 응어리진 것이 풀렸다
- 폐허가 된 서울의 모습이 그의 가슴을 아프게 했다
- 그녀의 말이 바늘 끝처럼 가슴을 찔렀다
- 그는 혹시 본색이 탄로 날까 무서워서 가슴이 조마조마하였다
- 가슴(을) 앓다 ➡ 안달하여 마음의 고통을 느끼다
- 가슴(을) 저미다
- 가슴(을) 치다 ➡ 마음에 큰 충격을 받다
- 가슴(을) 태우다
- 가슴(이) 불타다
- 가슴에 멍이 들다
- 가슴에 불붙다
- 가슴에 새기다
- 가슴에 손을 얹다
- 가슴에 짚이다
- 가슴에 칼을 품다
- 가슴을 긁다 ➡ 가슴을 긁는 듯한 말 한마디
- 가슴을 도려내다
- 가슴을 뒤흔들다
- 가슴을 불태우다
- 가슴을 열다
- 가슴을 짓찧다 ➡ 가슴을 짓찧는 아픔
- 가슴을 찢다
- 가슴이 넓다
- 가슴이 뜨겁다
- 가슴이 두방망이질하다 ➡ 가슴이 세차게 두근거리다
- 가슴이 뜨끔하다
- 가슴이 막히다 ➡ 기쁨으로 가슴이 막히다
- 가슴이 무겁다
- 가슴이 무너져내리다
- 가슴이 미어지다
- 가슴이 방망이질하다
- 가슴이 서늘하다
- 가슴이 숯등걸이 되다 ➡ 가슴이 숯등걸이 되도록 아들의 소식을 애타게 기다렸다
- 가슴이 아리다
- 가슴이 트이다
- 가슴이 좁다
- 가슴이 찢어지다
- 가슴이 콩알만 해지다
- 가슴이 타다

영어의 heart는 다음 예문처럼 우리말의 심장, 마음, 가슴, 심장부에 해당하는 의미를 다 지니고 있다.

- The patient's heart stopped beating for a few seconds. ➡ 그 환자의 심장이 몇 초 동안 박동을 멈췄다.
- She clasped the photo to her heart. ➡ 그녀는 그 사진을 가슴에 대고 꼭 안았다.
- She has a kind heart. ➡ 그녀는 마음씨가 친절하다.
- the heart of the matter/problem ➡ 문제의 핵심
- a quiet hotel in the very heart of the city. ➡ 그 도시의 바로 심장부에 있는 조용한 호텔

heart가 들어가는 영어의 관용 표현이나 문장을 한번 더 살펴보자.

- Our hearts go out to the families of the victims. ➡ 우리는 그 피해자 가족들에 대해 연민을 금할 수가 없다.
- They threw themselves heart and soul into the project. ➡ 그들은 그 프로젝트에 자신들의 열과 성을 다 바쳤다.
- have a heart of gold. ➡ 아주 친절한 사람이다.
- not have the heart (to do something) ➡ (~을 할) 마음이 내키지 않다.
- let your heart rule your head. ➡ 가슴이 시키는 대로 하라.
- my heart bleeds (for somebody). ➡ (~이) 가여워 죽을 지경이다(사실은 하나도 가엾지 않다는 뜻)
- in good heart ➡ 행복한(명랑한)
- give your heart to somebody. ➡ ~에게 마음을 주다.
- It does somebody's heart good(to do something). ➡ (무엇을 하는 것이) ~에게는 기쁜 일이다.
- somebody's heart sinks. ➡ (슬프거나 실망하여) ~의 가슴이 꺼져 내려앉다.
- with all your heart ➡ 온 마음을 다해(진심으로)
- break somebody's heart. ➡ ~를 비통하게 만들다(~의 가슴을 찢어놓다).

- lose heart. ➡ 낙담하다(자신감을 잃다).
- take something to heart. ➡ ~에 마음을 상하다.
- a man/woman after your own heart. ➡ 자신과 생각(취향)이 같은 남자/여자
- somebody's heart misses a beat. ➡ (두려움이나 흥분 때문에) ~의 심장이 멎는 것 같다.
- give somebody (fresh) heart. ➡ ~에게 확신(자신감)을 주다.
- lose your heart (to somebody/something). ➡ (~에) 마음을 빼앗기다.
- take heart (from something). ➡ (~에서) 자신감을 얻다.
- set your heart on something. ➡ ~을 간절히 바라다.
- at heart ➡ 마음속으로는
- somebody's heart is in their mouth. ➡ 가슴을 졸이다.
- by heart ➡ 외워서
- your heart is not in something. ➡ 마음이 ~에 있지 않다.
- have a heart of stone. ➡ 심장이 얼음 같은(동정심이라고는 없는) 사람이다.
- close/dear/near to somebody's heart. ➡ ~에게 소중한(중요한)
- somebody's heart leaps. ➡ ~의 마음이 날아갈 것 같다.
- pour out/open your heart to somebody. ➡ ~에게 마음(흉금)을 터놓다.
- in your heart of hearts ➡ 마음속 가장 깊은 곳에서부터
- from the bottom of your heart ➡ 진심으로(충심에서 우러나와)
- to your heart's content ➡ 흡족하게[실컷]
- tear/rip the heart out of something. ➡ ~에서 가장 중요한 것을 망치다.
- somebody's heart is in the right place. ➡ (안 그렇게 보일 때도 있겠지만) ~의 마음은 진심이다(선의에서 나온 것이다).
- have a heart! ➡ 인정을 베풀어!

심리적 원인

아래의 내용을 미리 개괄하면 내 영역이나 영토, 내 사람을 지키는 것과 관련된 스트레스라고 할 수 있다.

- 내 집을 지켜야 한다. 내 집을 잃을지도 모른다. 내 집을 지킬 수 없다. 내 집을 잃었다.
  이사하거나 홍수가 나거나 이혼해서 내 집을 잃었다. 또는 재난이나 파산 같은 경제적 문제로 집을 잃을지도 모른다.

- 내 것을 지켜야 한다. 내 것을 잃을지도 모른다. 내 것을 지킬 수 없다. 내 것을 잃었다.
  내게 가치 있는 것들, 곧 차, 보석, 증서, 수집품 등을 뜻한다.

- 내 일자리를 지켜야 한다. 내 일자리를 잃을지도 모른다. 내 일자리를 지킬 수 없다. 내 일자리를 잃었다.
  부도, 실직, 명퇴 등의 원인으로 사업체나 직장을 잃는 것과 관련이 있다.

- 내 능력(기술)을 지켜야 한다. 내 능력을 잃을지도 모른다. 내 능력을 지킬 수 없다. 내 능력을 잃었다.
  손을 다쳐서 손기술을 쓸 수 없게 되거나 특허나 사업상의 기밀을 탈취당했다.

- 내 사람을 지켜야 한다. 내 사람을 잃을지도 모른다. 내 사람을 지킬 수 없다. 내 사람을 잃었다.
  동료나 가족이나 배우자나 친구를 사고나 다툼 등의 원인으로 잃다.

나의 EFT 카페 회원 한 명은 이렇게 썼다.

"과거에 남자친구를 백혈병으로 하늘나라로 떠나보냈습니다. 그리고 아버지가 심장마비로 돌아가셨어요. 현재 저는 협심증 부정맥 약을 복용 중입니다."

이 글을 쓰는 중에 원로 가수 송대관이 갑자기 심장마비로 사망했다는 기사가 떴다. 마침 심장 질환에 관해서 쓰고 있어서 인터넷에서 그에 관해서 검색해보았다. 송대관은 2025년 2월 7일에 세상을 떠났다. 이날 새벽 고인은 통증을 호소하며 서울대학병원 응급실로 이송됐으나 끝내 숨을 거뒀다. 사인은 심장마비로 알려졌다. 송대관은 1967년 데뷔해 긴 무명 시절을 지나 1975년 발표한 '해뜰날'로 대히트를 기록하며 재산이 500억 원에 달할 정도로 엄청난 부를 이뤘다고 한다. 5만 원밖에 안 되던 출연료가 단숨에 3,000만 원까지 수직 상승했고, 그는 돈에 맺힌 한을 풀기 위해 어머니와 함께 돈을 바닥에 깔고 자보기도 했던 것으로 전해졌다. 그러나 2013년 아내가 부동산 투자 실패로 사기 사건에 휘말리며 극심한 생활고를 겪어야 했다. 가족이 거주하던 33억 원 상당의 서울 용산구 단독 주택은 경매로 넘어갔고, 그 과정에서 수백 억 원대 빚을 떠안게 됐고 나중에 빚이 280억까지 늘었다고 했다. 송대관은 이후 빚을 갚으려고 월세살이를 하며 70대 나이에도 하루 5개 행사를 소화했다. 그는 차에서 쪽잠을 자고 삼각김밥으로 허기를 때우며 공연을 다닌 것으로 알려졌다.

심리적 원인을 찾는 질문

- 증상이 시작될 무렵에 당신은 어떤 상황에서 어떤 스트레스를 받았나?
- 증상이 시작될 무렵에 당신의 삶은 어떤 상태였나?
- 증상이 시작될 무렵에 당신은 어떤 감정을 많이 느꼈나?
- 당신이 평생 많이 한 생각과 많이 느낀 감정은 무엇인가?
- 이 증상이 있어서 혹 좋은 점이 있다면 무엇인가?

치유 사례

| 사례 ① | 협심증 통증

어느 체험자의 소감: 어제 턱부터 갈비뼈 부분까지 걸쳐서 심장이 조이는 듯한 통증이 몇 시간 동안 간헐적으로 있었다. 검색해보니 증상이 협심증, 심근경색이랑 비슷한 것 같기도 했다. '이러다 잠자다 죽는 것이 아닌가!' 하는 두려움도 느꼈다. 그래서 잠자리에서 일어나 EFT를 하니 어려서 할머니가 나를 고모 집에 놔두고 몰래 가버렸을 때 느꼈던 가슴이 미어지는 아픔과 슬픔 등이 떠올랐다. 또 살면서 부모나 연인과 헤어질 때마다 가슴이 미어지는

아픔과 슬픔을 느꼈던 것이 떠올랐고, EFT를 하니 진정이 돼서 잠이 들었다. EFT는 비상약이다.

50세의 마이클 머피는 가족 중에 심장병 환자도 많고 28세부터 콜레스테롤 강하제를 복용해왔다. 5년 전 그는 흉통으로 전문 병원에 입원했다. 심장 혈관을 검사하는 핵 스트레스 검사를 받은 결과, 심장 동맥이 확실히 대부분 막혔고 곧 혈관 성형술이 필요하다는 진단을 받았다. 그러다 최근 다시 흉통이 생겨서 또 진료를 하니 즉시 그다음 날에 성형술이 필요하다는 진단을 받았다. 이때가 저녁 9시 30분이었고, 수술은 다음 날 아침 7시 30분으로 예정되어 있었다. 그 와중에 그는 친구의 조언을 듣고서 50회 이상 EFT를 했고, 다음날 1시간 정도 걸린 수술이 드디어 끝났다. 그리고 심장 전문의가 그에게 심장으로 가는 동맥 중 하나만 20퍼센트 정도 막혔고, 다른 것들은 모두 열려 있다고 놀라면서 말했다. 의사는 도대체 무슨 일을 한 거냐고 물었고, 머피가 EFT를 한 것 말고는 없다고 대답하자, 도저히 이의를 제기할 수 없다고 말했다.*

치유 확언

- 나는 내 것을 내 자리를 내 사람을 지킨다. 지킬 수 있다.
- 나는 뜻이다. 나는 힘이다. 나는 사랑이다. 나는 용서이다. 나는 젊음이다. 나는 건강이다. 나는 지혜이다. 나는 삶의 기쁨이다. 나는 아름다운 모든 것이다. 모든 것이 나에게 달려 있다. 모든 것이 내 손 안에 있다. I am the will. I am the power. I am the love. I am the forgiveness. I am the youth. I am the health. I am the wisdom. I am the joy of living. I am everything beautiful. Everything depends on me. Everything lies in my hands.

◆ https://eftuniverse.com/cardiovascular/did-eft-tapping-unblock-his-arteries-overnight/

심리적 원인

- 인간관계의 스트레스나 상처가 가슴을 짓누른다.

  음모나 이별이나 배신 등 인간관계 스트레스에 완전히 압도당한다.

- 힘든 사람을 도와야 해. 힘든 사람의 요청을 거절할 수 없어.

  다른 사람이 고통받는 것을 참을 수 없고 도와달라는 요청을 거절할 수 없다. 자주 번아웃에 시달린다.

- 인간관계에서 완전히 뒤통수 맞았다. 나는 완전히 농락당했다.

  상대방의 술수에 완전히 넘어가서 농락당한다. 누군가에게 자신도 모르게 가스라이팅당한 경우가 이에 해당한다.

심리적 원인을 찾는 질문

- 증상이 시작될 무렵에 당신은 어떤 상황에서 어떤 스트레스를 받았나?
- 증상이 시작될 무렵에 당신의 삶은 어떤 상태였나?
- 증상이 시작될 무렵에 당신은 어떤 감정을 많이 느꼈나?
- 당신이 평생 많이 한 생각과 많이 느낀 감정은 무엇인가?
- 당신의 엄마 뱃속 트라우마는 무엇인가?

치유 확언

- 나는 용서하고 내려놓는다. 용서는 그가 아니라 나를 위한 것이다. 나의 용서는 나를 자유롭게 하고 나를 치유해준다.
- 남만큼이나 나도 소중하다. 내 욕구도 남의 욕구만큼이나 소중하다.
- 나는 잘 거절할 줄 안다. 나는 잘 거절할 수 있다.
- 나는 이제 사람 볼 줄 알고, 사람 다룰 줄 안다.

심리적 원인

돌연 심장사의 주원인은 관상 동맥 질환과 심근병증이라고 한다. 협심증의 원인과 심근경색의 원인이 모두 돌연 심장사의 원인이 된다.

- 내 집을 지켜야 한다. 내 집을 잃을지도 모른다. 내 집을 지킬 수 없다. 내 집을 잃었다.

  이사하거나 홍수가 나거나 이혼해서 내 집을 잃었다. 또는 재난이나 파산 같은 경제적 문제로 집을 잃을지도 모른다.

- 내 것을 지켜야 한다. 내 것을 잃을지도 모른다. 내 것을 지킬 수 없다. 내 것을 잃었다.

  내게 가치 있는 것들, 곧 차, 보석, 증서, 수집품 등을 뜻한다.

- 내 일자리를 지켜야 한다. 내 일자리를 잃을지도 모른다. 내 일자리를 지킬 수 없다. 내 일자리를 잃었다.

  부도, 실직, 명퇴 등의 원인으로 사업체나 직장을 잃는 것과 관련이 있다.

- 내 능력(기술)을 지켜야 한다. 내 능력을 잃을지도 모른다. 내 능력을 지킬 수 없다. 내 능력을 잃었다.

  손을 다쳐서 손기술을 쓸 수 없게 되거나 특허나 사업상의 기밀을 탈취당했다.

- 내 사람을 지켜야 한다. 내 사람을 잃을지도 모른다. 내 사람을 지킬 수 없다. 내 사람을 잃었다.

  동료나 가족이나 배우자나 친구를 사고나 다툼 등의 원인으로 잃다.

- 인간관계의 스트레스나 상처가 가슴을 짓누른다.

  음모나 이별이나 배신 등 인간관계 스트레스에 완전히 압도당한다.

- 힘든 사람을 도와야 해. 힘든 사람의 요청을 거절할 수 없어.

  다른 사람이 고통받는 것을 참을 수 없고 도와달라는 요청을 거절할 수 없다. 자주 번아웃에 시달린다.

- 인간관계에서 완전히 뒤통수 맞았다. 나는 완전히 농락당했다.

  상대방의 술수에 넘어가서 농락당한다. 누군가에게 자신도 모르게 가스라이팅당한 경우가 해당한다.

- 증상이 시작될 무렵에 당신은 어떤 상황에서 어떤 스트레스를 받았나?

- 당신이 평생 많이 한 생각과 많이 느낀 감정은 무엇인가?

- 증상이 생길 무렵에 어떤 일이 있었나?

- 그 일을 겪을 때 무슨 생각과 감정을 느꼈나?

- 인생을 다시 산다면 당신의 인생에서 생략하고 싶은 사람이나 사건은 무엇인가?

- 당신의 엄마 뱃속 트라우마는 무엇인가?

치유 확언

- 나는 내 것을 내 사람을 내 자리를 지킬 수 있다.

- 나는 내 것을 내 사람을 내 자리를 지킨다.

- 나는 용서하고 내려놓는다. 용서는 그가 아니라 나를 위한 것이다. 나의 용서는 나를 자유롭게 하고 나를 치유해준다.

- 남만큼이나 나도 소중하다. 내 욕구도 남의 욕구만큼이나 소중하다.

- 나는 잘 거절할 줄 안다. 나는 잘 거절할 수 있다.

- 나는 이제 사람 볼 줄 알고, 사람 다룰 줄 안다.

◈ 심장판막염, 판막성 심내막염, 승모판 협착증, 대동맥 판막 협착증 ◈

심리적 원인

- 내 심장에 문제가 생길 것 같아. 내 심장이 제대로 뛰지 않는 것 같아.
  심장이 안 좋다는 진단을 받았거나 부모님 중에 심장병이 있어서 자신의 심장이 좋지 않을 거라는 의심과 두려움이 많다.

- 내 심장은 좋지 않아. 내 심장은 건강하지 않아.

  자신의 심장이 튼튼하지 않다고 믿는다. 주변에서 심장병으로 죽는 사람을 보았거나 가족 중에 심장병
  을 앓거나 심장병으로 죽은 사람이 있다.

심리적 원인을 찾는 질문

- 당신은 왜 언제부터 이런 생각을 했는가?
- 당신은 왜 이렇게 생각하는가?

치유 확언

- 내 안에는 전지전능한 의사가 있다. 그 의사가 내 심장을 치유하고 지켜준다.

◈ 심낭염, 심낭삼출 ◈

심리적 원인

심낭은 심장을 싸고 보호하는 주머니다. 따라서 심낭의 증상은 심장이 공격받거나 위협받
는 스트레스와 관련이 있다.

- 내 심장이 위험하다. 내 심장이 좋지 않다. 심장과 관련해서 걱정이 많다.

일단 심장 자체가 공격받거나 위협받는 상황을 경험할 때 이런 생각을 하게 된다. 구체적
으로 말하면 사고나 싸움 등으로 심장 부위를 실제로 가격당하거나 흉기로 찔리는 것이다.
심장 관련 수술도 이런 심장에 대한 공격으로 인식될 수 있다. 비유적으로는 흔히 '그의 독
설이 비수처럼 나의 가슴을 찔렀다'라고 표현하듯이, 심장을 찌르는 비난이나 모욕 등도 이
에 해당한다. 또한 '심장에 문제가 있어요, 심장이 제대로 작동하지 않아요, 심전도 결과가

비정상이에요, 혈압이 너무 높아요' 등 심장 전문의의 진단도 이런 생각을 일으킨다.

- 당신은 왜 언제부터 이런 생각을 했나?
- 당신은 왜 이렇게 생각하는가?

- 두려움이 건강을 지켜주지 않는다. 우리가 두려워해야 할 유일한 것은 두려움 그 자체다.
- 안심해도 안전하다.
- 건강은 내면의 평화다. 나는 평화롭고 안전하다.
- 전지전능한 사랑의 하느님, 저를 치유하고 인도하고 보호하소서!

◈ 심방세동, 부정맥 ◈

- 내 심장은 전신에 피를 충분히 보낼 수 없다. 내 심장은 문제가 있다. 내 심장은 힘이 달린다.

다음과 같은 상황에서 누구나 이런 생각을 많이 하게 된다. 협심증 증상이 있거나, 부정맥이 있거나, 가족 중에 심장 질환이 있어서 자신이 심장이 약하다는 생각을 지니게 된다. 또한 의사로부터 심장의 한 부분이나 기능이 안 좋다는 진단을 받을 수도 있다. 또는 비유적으로 자신의 조직이나 기업을 잘 운영하지 못하는 것을 조직이나 기업에 피(자금)가 돌지 않는다고 우리는 생각한다. 또한 육상이나 사이클 같은 경기에서 남을 따라잡지 못할 때 내 심장은 남들을 따라잡을 수 없다고 생각한다.

- 당신은 왜 언제부터 이런 생각을 했나?
- 당신은 왜 이렇게 생각하는가?

치유 확언

- 내 심장은 전신에 피를 충분히 보낼 수 있다. 내 심장은 튼튼해진다. 내 심장은 힘이 넘친다.
- 나는 모든 판단을 버리고 하느님께서 나를 치유하도록 하신다. 전지전능한 사랑의 하느님, 당신의 사랑으로 저를 치유하소서!

◈ 심부전

심부전은 심장이 신체의 산소와 영양소 요구를 충족시킬 만큼 효과적으로 혈액을 박출할 수 없는 만성 질환 상태다. 이것은 관상 동맥 질환, 고혈압 또는 심장 근육 손상과 같은 다양한 원인으로 인해 발생할 수 있으니 각 증상의 원인을 참고하면 된다.

◈ 판막 폐쇄 부전증 ◈

심리적 원인

- 내 심장에 문제가 생길 것 같아. 내 심장이 제대로 뛰지 않는 것 같아.

  심장이 안 좋다는 진단을 받았거나 부모님 중에 심장병이 있어서 자신의 심장이 좋지 않을 거라는 의심과 두려움이 많다.

- 내 심장은 좋지 않아. 내 심장은 건강하지 않아.

  자신의 심장이 튼튼하지 않다고 믿는다. 주변에서 심장병으로 죽는 사람을 보았거나 가족 중에 심장병을 앓거나 심장병으로 죽은 사람이 있다.

- 인간관계의 스트레스나 상처가 가슴을 짓누른다.

  음모나 이별이나 배신 등 인간관계 스트레스에 완전히 압도당한다.

- 힘든 사람을 도와야 해. 힘든 사람의 요청을 거절할 수 없어.

  다른 사람이 고통받는 것을 참을 수 없고 도와달라는 요청을 거절할 수 없다. 자주 번아웃에 시달린다.

- 인간관계에서 완전히 뒤통수 맞았다. 나는 완전히 농락당했다.

  상대방의 술수에 완전히 넘어가서 농락당한다. 누군가에게 자신도 모르게 가스라이팅당한 경우가 이에 해당한다.

심리적 원인을 찾는 질문

- 증상이 시작될 무렵에 당신은 어떤 감정을 많이 느꼈나?
- 당신이 평생 많이 한 생각과 많이 느낀 감정은 무엇인가?
- 증상이 생길 무렵에 어떤 일이 있었나?
- 그 일을 겪을 때 무슨 생각과 감정을 느꼈나?
- 인생을 다시 산다면 당신의 인생에서 생략하고 싶은 사람이나 사건은 무엇인가?
- 이 증상이 사라지면 안 되는 이유가 있다면 무엇인가?
- 당신의 엄마 뱃속 트라우마는 무엇인가?

치유 확언

- 내 심장은 튼튼해진다. 내 심장은 힘이 넘친다.
- 나는 모든 판단을 버리고 하느님께서 나를 치유하도록 하신다. 전지전능한 사랑의 하느님, 당신의 사랑으로 저를 치유하소서!
- 나는 용서하고 내려놓는다. 용서는 그가 아니라 나를 위한 것이다. 나의 용서는 나를 자유롭게 하고 나를 치유해준다.

- 남만큼이나 나도 소중하다. 내 욕구도 남의 욕구만큼이나 소중하다.
- 나는 이제 사람 볼 줄 알고, 사람 다룰 줄 안다.

◈ 부정맥 ◈

심리적 원인

- 내 집을 지켜야 한다. 내 집을 잃을지도 모른다. 내 집을 지킬 수 없다. 내 집을 잃었다.

  이사하거나 홍수가 나거나 이혼해서 내 집을 잃었다. 또는 재난이나 파산 같은 경제적 문제로 집을 잃을 지도 모른다.

- 내 것을 지켜야 한다. 내 것을 잃을지도 모른다. 내 것을 지킬 수 없다. 내 것을 잃었다.

  내게 가치 있는 것들, 곧 차, 보석, 증서, 수집품 등을 뜻한다.

- 내 일자리를 지켜야 한다. 내 일자리를 잃을지도 모른다. 내 일자리를 지킬 수 없다. 내 일 자리를 잃었다.

  부도, 실직, 명퇴 등의 원인으로 사업체나 직장을 잃는 것과 관련이 있다.

- 내 능력(기술)을 지켜야 한다. 내 능력을 잃을지도 모른다. 내 능력을 지킬 수 없다. 내 능 력을 잃었다.

  손을 다쳐서 손기술을 쓸 수 없게 되거나 특허나 사업상의 기밀을 탈취당했다.

- 내 사람을 지켜야 한다. 내 사람을 잃을지도 모른다. 내 사람을 지킬 수 없다. 내 사람을 잃었다.

  동료나 가족, 배우자나 친구를 사고나 다툼 등의 원인으로 잃다.

- 인간관계의 스트레스나 상처가 가슴을 짓누른다.

  음모나 이별이나 배신 등 인간관계 스트레스에 완전히 압도당한다.

- 힘든 사람을 도와야 해. 힘든 사람의 요청을 거절할 수 없어.

  다른 사람이 고통받는 것을 참을 수 없고 도와달라는 요청을 거절할 수 없다. 자주 번아웃에 시달린다.

- 인간관계에서 완전히 뒤통수 맞았다. 나는 완전히 농락당했다.

  상대방의 술수에 완전히 넘어가서 농락당한다. 누군가에게 자신도 모르게 가스라이팅당한 경우가 이에 해당한다.

- 내 심장은 전신에 피를 충분히 보낼 수 없다. 내 심장은 문제가 있다. 내 심장은 힘이 달린다.

다음의 상황에서 이런 생각을 많이 하게 된다. 협심증 증상이 있거나, 부정맥이 있거나, 가족 중에 심장 질환이 있어서 자신이 심장이 약하다는 생각을 지니고 있다. 또한 의사로부터 심장의 한 부분이나 기능이 안 좋다는 진단을 받은 적도 있다. 또는 비유적으로 자신의 조직이나 기업을 잘 운영하지 못하는 것을 조직이나 기업에 피(자금)가 돌지 않는다고 생각한다. 또한 육상이나 사이클 같은 경기에서 남을 따라잡지 못할 때 내 심장은 남들을 따라잡을 수 없다고 생각한다.

- 증상이 시작될 무렵에 당신은 어떤 상황에서 어떤 스트레스를 받았나?
- 증상이 생길 무렵에 어떤 일이 있었나?
- 그 일을 겪을 때 무슨 생각과 감정을 느꼈나?
- 인생을 다시 산다면 당신의 인생에서 생략하고 싶은 사람이나 사건은 무엇인가?
- 언제 어떤 상황에서 증상이 심해지는가?
- 이 증상이 사라지면 안 되는 이유가 있다면 무엇인가?
- 당신의 엄마 뱃속 트라우마는 무엇인가?

- 나는 내 것을 내 사람을 내 영토를 내 자리를 지킨다.
- 나는 내 것을 내 사람을 내 영토를 내 자리를 지킬 수 있다.
- 나는 사람 볼 줄 알고, 사람 다룰 줄 안다.

- 나도 남만큼이나 소중하다. 나의 욕구도 남의 욕구만큼 소중하다.
- 내 심장은 충분히 튼튼하다. 내 심장은 내 온몸에 피를 충분히 잘 보낸다.

18장

식도와 위

위의 기능

- 속을 긁다
- 속을 끓이다(태우다)
- 속을 빼놓다 ➡ 줏대나 감정을 억제하다
- 속을 썩이다
- 속을 터놓다
- 속이 뒤집히다
- 속이 시원하다
- 속이 넓다
- 속이 좁다
- 속이 시원하다

- 속에 얹히다 ➡ 마음에 걸리다
- 그가 내 속을 말리게 한다
- 속이 풀리다
- 속이 깜깜하다
- 속이 꼬이다
- 속이 좋다
- 속이 부글부글 끓는다
- 사촌이 땅을 사면 배가 아프다
- 속상하다

위에 해당하는 영어 stomach는 동사로도 쓰인다. 동사로 쓰이면 소화시키다, 즐기다, 견디다, 참다, 넘기다의 뜻이 있다.

- I can't stomach violent films. ➜ 나는 폭력적인 영화는 즐길 수가 없다.
- She couldn't stomach any breakfast. ➜ 그녀는 아침밥을 조금도 넘길 수가 없었다.
- Pictures of the burnt corpses turned my stomach. ➜ 불에 탄 시체들의 사진을 본 나는 속이 뒤틀렸다.
- She had no stomach for the leftover stew. ➜ 그녀는 남은 스튜를 먹고 싶지 않았다.
- Her stomach felt hollow with fear. ➜ 그녀는 두려워서 속이 철렁하는 기분이었다.
- She felt her stomach knot with fear. ➜ 그녀는 공포심에 속이 죄어드는 기분이었다.
- I find him very hard to stomach. ➜ 나는 그를 참기가 몹시 힘들다.
- They had no stomach for a fight. ➜ 그들은 싸울 용기가 없었다.
- She couldn't stomach any breakfast. ➜ 그녀는 아침밥을 조금도 넘길 수가 없었다.
- The smell made my stomach turn over. ➜ 냄새를 맡으니 난 속이 뒤집히는 것 같았다.
- to feel a flutter of panic in your stomach. ➜ 공포감에 위가 떨리는 기분이다.
- My stomach churned as the names were read out. ➜ 이름들이 호명되자 나는 속이 뒤틀렸다.
- He had a sudden sinking feeling in the pit of his stomach. ➜ 그는 갑자기 속이 철렁 내려앉는 기분이었다.

위는 첫 번째 소화 기관으로 주 기능은 음식물을 강산으로 살균하고, 단백질을 분해하고, 음식물을 소화되기 쉽도록 죽의 형태로 반죽하는 것이다.

위와 장을 고치려면 마음을 고쳐야 한다

우선 다음 말을 죽 읽어보라.

- 속이 탄다, 속이 뒤집어진다, 토할 것 같다, 토 나온다, 밥맛이다, 속 터진다, 밥맛 떨어진다, 비위가 약하다, 비위에 거슬린다, 환장(換腸)하겠다.

이 말들은 소화기 증상을 표현하면서 동시에 감정을 표현하는 말이다. 이렇게 예부터 인류는 소화기와 감정이 밀접하게 연관되어 있음을 인식하고 있었다. 여기서 속은 위를 의미한다. 이렇게 우리가 흔히 쓰는 말은 위의 상태와 감정의 상태를 동시에 표현하는 말이다. 실제로 위와 장은 '제2의 뇌'라고 불릴 정도로 감정에 밀접하게 반응한다. 장에는 뇌 다음으로 많은 신경세포가 있고, 또 행복감, 수면, 식욕 등을 조절하는 신경 전달 물질인 세로토닌의 95퍼센트가 존재한다. 장 건강 상태는 우리의 기분과 행동에 유의미한 영향을 미치며 장 건강이 나빠지면 스트레스가 발생하기도 한다.

만약 운전 중에 갑자기 앞길을 막은 운전자 때문에 마구 화를 내면, 위는 격렬하게 수축하고 위산 분비를 늘리고, 먹은 것을 비우는 속도가 느려진다. 또 그 와중에 장은 막 뒤틀리고 점액과 기타 소화액을 뱉어낸다. 불안하거나 속상해할 때도 비슷하면서도 뚜렷이 다른 현상이 발생한다. 우리가 우울할 때, 우리의 장은 거의 움직이지 않는다. 장은 뇌에서 발생하는 모든 감정을 반영한다는 사실을 이제는 직감적으로도 과학적으로도 확실히 알고

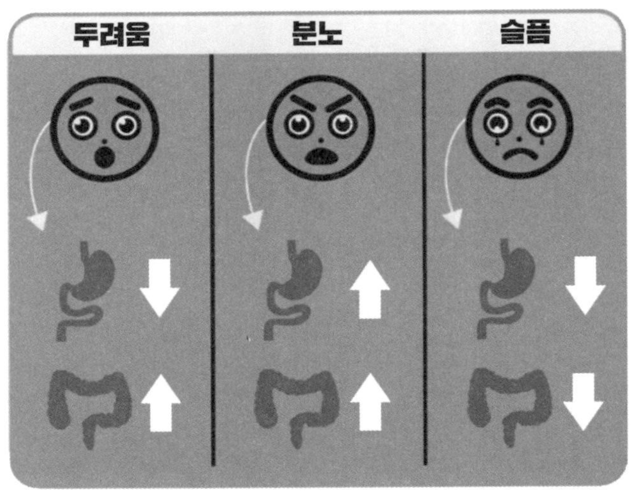

장과 얼굴: 우리의 감정은 얼굴과 장에서 동시에 드러난다.

있다.

감정은 사람의 얼굴에서는 표정으로, 장에서는 장 운동으로 동시에 밀접하게 드러난다. 이런 장 운동은 대뇌변연계의 영향을 받아 일어난다. 감정에 따라 상부 소화기와 하부 소화기의 움직임은 같을 수도 있고 달라질 수도 있다. 화살표는 수축 운동의 변화를 나타낸다. 위 방향은 상승이고, 아래 방향은 하강이다. 구체적인 예로 두려움을 느끼면 상부 소화기인 위는 움직이지 않아서 소화가 안 되고 식욕이 떨어지며, 하부 소화기인 대장은 많이 움직여서 설사하게 된다. 분노하면 상부와 하부 소화기가 모두 잘 움직여서 소화도 잘되고 배변도 잘된다. 슬프면 상부와 하부 소화기가 모두 움직이지 않아서 소화도 안 되고 배변도 잘 안 된다.

나이 든 어른들이 좋아하는 노래 중에 '단장(斷腸)의 미아리 고개'라는 곡이 있다. 풀이하면 '너무 슬퍼서 창자가 끊어지는 미아리 고개'라는 뜻인데, 실제로 이런 일화가 중국 고서에 전해져 내려온다. 중국의 진나라 장군이 배에 병사를 싣고 양자강 중류의 삼협이라는 곳을 지나가는데, 한 병사가 새끼 원숭이 한 마리를 잡아왔다. 그런데 그 어미 원숭이가 100여 리를 이 배를 따라오며 구슬피 울었다. 그러다 강어귀가 좁아지는 곳에 배가 이르자 어

치유의 혁명, 심신의학 EFT

미 원숭이가 배 위로 몸을 날려 뛰어올랐다. 그런데 배 위로 오르자마자 죽어버렸다.

병사들이 죽은 원숭이의 배를 갈라보니 창자가 토막토막 끊어져 있었다. 새끼를 잃은 슬픔으로 창자가 군데군데 끊어졌던 것이다.* 우리 말에도 애가 탄다, 애가 끓는다, 애를 쓴다, 애 태운다 등의 말이 있는데, 이 애가 바로 위나 장을 말한다. 이렇게 중국에서도 한국에서도 소화기와 뇌는 감정에 동일하게 반응한다는 것을 일찍부터 인식하고 있었다. 그럼 의학계에서는 과연 이에 대해 어떻게 생각하고 있었을까?

70년 전 스트레스가 일으키는 최초의 질병이 위궤양이라는 것이 확인되었고, 약 30여 년 전부터 의학계에서는 스트레스가 일으키는 병이 위궤양이라는 것을 정설로 받아들였다. 그래서 의사들은 환자들에게 종종 다음과 같이 충고하곤 했다.

"궤양은 잘못된 생각 때문에 생기는 병이에요. 당신의 생각과 감정을 풀고 바꾸세요."

이렇게 의학계는 1980년대 초까지만 해도 스트레스와 궤양의 관계를 확신했다.

그러다 1984년에 놀라운 반전이 생겼다. 호주의 한 내과 의사가 궤양 조직에서 헬리코박터라는 박테리아를 발견했고, 이것이 궤양의 원인임을 밝혔다. 그는 이 발견으로 2005년 노벨 의학상까지 받았는데, 야쿠르트 광고로 유명했던 배리 마셜(Barry J. Marshal) 박사가 바로 그다. 이 발견에 의사들은 환호했다. 더 이상 환자들에게 마음을 바꾸라는 어려운 이야기나 설명을 할 필요 없이, 기계적이고 간단하게 "균이 원인이에요. 약 먹으면 돼요."라고 하면 되었으니까.

그런데 몇 년 뒤에 다시 놀라운 반전이 생겼다. 전 세계 인구의 3분의 1이 이 균을 갖고 있고 그중 극히 일부만 궤양에 걸린다는 사실이 밝혀져, 이 균이 원인이라는 주장이 무색해진 것이다. 더 많은 연구에 의해 밝혀진 바로는 스트레스를 받으면 신체는 우선 당장 필요하지 않은 기능들을 차단하는데, 그중 하나가 면역 기능이다. 곧 균이 바로 궤양을 일으킨다기보다는 스트레스로 면역력이 약해지면 균을 억제하지 못해 궤양이 생기는 것이다.** 이렇게 해서 의학계는 다시 이렇게 말할 수밖에 없게 되었다.

◆ 세설신어(世說新語), 출면편(黜免篇).
◆◆ 다큐멘터리 Stress: Portrait Of A Killer, NGC.

“위를 고치려면 마음을 고치세요.”

위장 이외에 대장과 소장도 감정 상태에 아주 민감하다. 스트레스를 받을 때 뇌에서 분비되는 신경펩티드(neuropeptide, 신경 전달 물질로 작용하는 물질)가 대소장에서도 동시에 분비된다. 곧 우리가 두려움, 좌절, 걱정을 느낄 때, 장도 동시에 똑같이 이런 감정을 느끼는 것이다.* 그래서 소화기 질환에는 유독 신경성이란 말이 잘 붙는데, 신경성 위염, 신경성 대장 증상, 신경성 위장 장애 등이 그것이다. 여기서 신경은 바로 마음을 의미한다.

이렇게 소화기는 감정의 드라마가 펼쳐지는 극장이다. 만약 의사와 환자들이 이것을 알게 된다면, 환자에게 고통스러운 드라마가 될 가능성이 줄어들 것이다. 미국 인구의 거의 15퍼센트가 과민성 대장 증후군, 만성 변비, 소화불량, 기능성 속쓰림을 포함한 다양한 소화기 이상 반응을 앓고 있으며, 이는 모두 마음과 장이 연관된 질환의 범주에 속한다. 그들은 구역질, 꾸르륵꾸르륵하는 느낌, 복부 팽만감에서부터 참을 수 없는 고통에 이르기까지 다양한 증상을 겪는다. 놀랍게도 비정상적인 장 반응으로 고통받는 대다수 환자는 그들의 장 문제가 그들의 감정 상태를 반영한다는 것을 모른다. 더 놀랍게도 대체로 그들의 의사들은 더 모른다.**

이제 여기서 서로 다른 감정이 위에 어떤 영향을 주는지 알아보자. 한의학을 공부한 지 30여 년이 넘다보니 수많은 부류의 위장병 환자도 만나고, 특히 체한 사람은 셀 수 없을 정도로 봤다. 그러면서 차츰 위와 감정의 상관성을 인식하면서, 나름의 데이터가 축적되었다. 오늘 여기에서 간단하게 그 결과를 말해보자.

◆   Quantum Healing, kindle e-book 93%, Deepak Chopra, Bantam, 1990.
◆◆ The Mind-Gut Connection by Emeran Mayer, https://a.co/1QNBOrZ

감정	관련되는 위의 증상
두려움	위 무력증으로 소화불량, 체함, 식욕 저하 / 공포가 극심하면 위가 싸늘하게 차가워지고 위경련이 생김
혐오감	위 무력증으로 소화불량, 체함, 식욕 저하 / 혐오감이 심하면 구토나 설사
짜증(억압된 분노)	위산 과다, 속쓰림, 역류성 식도염 / 때때로 식욕 이상 항진으로 과식 및 폭식
부담감	위 무력증으로 소화불량, 체함, 식욕 저하
근심과 걱정	위 무력증으로 소화불량, 체함, 식욕 저하
슬픔	위 무력증으로 소화불량, 체함, 식욕 저하

주위에서 위가 안 좋은 사람들을 보면 공통점이 있다. 예민하고, 사람 가리고, 음식 가리고, 싫은 것 못 참고, 짜증 많고, 걱정 많고. 그래서 잘 안 먹고, 살도 안 찌고, 잠도 깊이 못 잔다. 특히 위암을 일으키는 주된 감정이 짜증(억압된 분노)과 혐오감이다. 싫은 것을 억지로 꾹 참고, 화도 못 내고, 이러다보면 위산 과다가 생겨서 위 점막이 자신이 분비한 위산에 녹아서 상처가 나기 시작하고, 이것이 암으로 발전하기가 쉽다.

이제껏 나는 EFT를 통해 많은 사람의 위장병을 고쳐주었다. 위염, 위암, 역류성 식도염, 위암 등등 증상도 다양하다. 위장 질환은 대체로 오래되고 고질적이고 난치병인 경우가 대부분이다. 그래서 위장병 환자들은 늘 소화제나 위산 중화제 같은 것을 달고 사는데 그게 사실 마음의 병이라서 그렇다. 마음까지 고쳐야 낫는데 위만 고치려고 하니 안 낫는 것이다. EFT로 20년, 30년 넘게 평생 달고 살아온 위장 질환도 치료되는 것을 보면서 다시 한번 이런 생각을 한다.

"위장병은 마음의 병이다."

위와 장을 EFT로 어떻게 고칠까?

EFT를 하다보면 다양한 신체 반응이 즉각 나타난다. 졸리다, 나른하다, 멍해진다 등이 많지만 소화기 증상에 해당하는 경우도 많이 나타난다. 끄억, 하고 자꾸 트림한다, 장이 꾸르륵 움직인다, 방귀가 나온다, 답답하던 뱃속이 쑥 내려간다 등등. 또한 전국의 일반 한의원 내원 환자들이 가장 많이 호소하는 증상이 바로 체기(체함) 같은 소화기 증상이고, 이때 침 몇 방만 맞아도 상당수는 증상이 호전된다. 이렇게 보면 침과 두드리는 침 EFT는 소화기에는 그 어떤 약이나 치료법보다 탁월하다고 볼 수 있다. 그래서 이제 이렇게 말하고 싶다.

"위와 장을 위한 가정상비약 EFT!"

이제 구체적으로 EFT로 튼튼한 위와 장을 만드는 법에 대해 알아보자.

증상에 따라 간편하게 먹는 일반 상비약처럼 소화기 증상에 EFT를 적용하는 가장 기본적이고 쉬운 방법은 불편한 증상 자체에 EFT를 적용하는 것이다. 예를 들어보자.

- 면 종류를 먹었더니 속이 더부룩하고 답답하다.
- 찬 것을 먹었더니 배가 살살 아프고 설사가 난다.
- 이유도 모르게 속이 바늘로 찌르는 듯 쓰리고 아프다.

이제 이런 증상에 EFT를 적용하면 다음과 같다.

- 나는 지금 속이 더부룩하고 답답하지만 마음속 깊이 진심으로 나를 이해하고 받아들입니다.
- 나는 찬 것을 먹었더니 배가 살살 아프고 설사가 나지만 깊이 진심으로 나를 이해하고 받아들입니다.
- 이유도 모르게 속이 바늘로 콕콕 찌르는 듯 쓰리고 아프지만 깊이 진심으로 나를 이해하고 받아들입니다.

이렇게 적용하는 것만으로도 심각하지 않은 웬만한 소화기 증상은 바로 좋아지기 마련이다. 일단 이렇게 EFT를 해서 증상 자체의 강도가 변하거나 다른 증상으로 변하면 이에 맞게 수용 확언을 바꾸어서 EFT를 한다. 그러면 남은 증상이나 변화된 증상도 사라지기 마련이다.

근심, 걱정, 불안을 지워라

온갖 부정적 감정이 위와 장에 영향을 준다. 그중에서도 근심, 걱정, 불안은 위와 장을 무력하게 만들어 입맛이 떨어지고 소화가 안 되어 속이 더부룩해지게 만든다.

혐오감과 거부감을 지워라

인간의 모든 감정이 위와 장에 영향을 주지만, 그중에서도 혐오감과 거부감은 위와 장에 가장 특징적인 감정이며 또 제일 많기도 하다. 나는 이루 다 셀 수 없을 정도의 환자를 보았는데, 그러다보니 질환별 환자 특징이 잡히기 시작했다. 예를 들면 분노를 잘 조절하지 못하는 환자는 심장병이나 중풍이 많고, 까칠한 완벽주의자는 간에 문제가 잘 생기고, 분노를 자꾸 억압하는 사람은 암이 잘 생긴다. 특히 소화기 환자들은 너무나 예민하고 싫은 것이 분명해서, 조금이라도 뭔가 마음에 안 들면 바로 몸에 반응이 나타난다. 이런 혐오감과 거부감이 소화기 증상으로는 구토, 설사, 극심한 위경련, 두드러기 등으로 잘 나타난다. 거꾸로 이런 증상이 많은 사람은 뭔가 싫은 게 너무 많다고 생각해도 좋다.

- 내가 결코 참을 수 없는 상황과 사람은 무엇인가?
- 살면서 가장 거부감과 혐오감이 들었던 사건은 무엇인가?

이제 이 질문에 떠오르는 것들을 EFT로 처리해보자. 예를 들면 다음과 같다.

- 나는 지저분한 것을 결코 참을 수가 없고 심지어 속이 다 뒤집힐 것 같지만 마음속 깊이 진심으로 나를 이해하고 받아들입니다.
- 나는 그때 상사에게 받았던 모욕을 잊을 수가 없고, 지금도 그것만 생각하면 화가 나고, 특히 그런 모욕을 받고도 가만히 있었던 내가 끔찍하게 혐오스럽지만 마음속 깊이 진심으로 나를 이해하고 받아들입니다.

좌절과 무기력 지우기

위가 힘이 떨어지면 위하수, 소화력 저하, 복부 팽만 등의 증상이 나타나는데 이를 위 무력증이라고 한다. 또 장이 무력해지면 연동 운동이 잘 되지 않고, 특히 배변 능력이 떨어져 고질적 변비가 잘 생기는데 이를 장 무력증이라고 한다. 이런 소화기 무력증은 좌절로 인한 무기력감과 밀접한 관련이 많다.

무슨 병이든 오래되면 낫고 싶어 하면서도 낫지 않을 것 같다는 심리적 역전이 생긴다. 소화기 질환과 관련된 심리적 역전에는 다음과 같은 것이 많다.

- 나는 절대로 기름기 있는 것은 못 먹어.
- 소화제가 없으면 내 위는 소화가 안 돼.
- 이렇게 오래된 병이 정말 나을 수 있을까.

이제 이런 심리적 역전을 EFT로 지워보자. 이외에도 떠오르는 것이 있다면 한번 적어보고 이에 대해 EFT를 해보자.

- 나는 기름기 있는 것이 너무 먹고 싶지만, 먹기만 하면 배가 아프고 설사를 너무 많이 해서 도저히 편안하게 먹을 수 있다는 생각이 들지 않지만, 마음속 깊이 진심으로 나를 이해하고 받아들입니다.
- 나는 소화제가 없으면 불안하고 소화가 될 수 없다고 느끼지만 마음속 깊이 진심으로 나를 이해하고 받아들입니다.
- 나는 이렇게 오래된 병이 정말 나을 수 있을지 믿을 수가 없지만 마음속 깊이 진심으로 나를 이해하고 받아들입니다.

먼저 내가 참을 수 없는 사람이나 사물이나 상황은 무엇인가? 한두 개를 떠올리고 다음과 같이 EFT를 해보자.

1회전

수용 확언

- 나는 싫은 사람을 참을 수가 없고, 심지어 생각만 해도 속이 뒤집히지만 마음속 깊이 진심으로 나를 이해하고 받아들입니다.
- 나는 싫은 것을 보면 역겹고 속이 메스껍고 심지어 토할 것 같지만 어쨌든 나는 나를 이해하고 받아들입니다.
- 내 마음도 내 위와 장도 싫은 것을 받아들이지 못해 토하고 설사하고 꼬인 듯 아프지만 마음속 깊이 진심으로 나를 이해하고 받아들입니다.

연상어구

싫은 사람을 참을 수 없다 / 싫은 것도 참을 수 없다 / 속이 터진다 / 속이 꼬인다 / 토할 것 같다 / 속이 뒤집어진다 / 심지어 생각만 해도 속이 다 뒤틀린다 / 나는 속이 너무 좁아 받아들일 수가 없다.

마치 내 속에 전쟁이 난 것처럼 / 꾸르륵 소리가 나고 마구 요동친다 / 그래도 싫은 것은 참을 수가 없다 / 역겹고 메스껍고 토하고 싶다 / 위에서 억지로 받아들여도 / 장에서 참지 못한다 / 그래서 장이 마구 뒤틀리며 설사가 난다 / 내 마음도 위도 장도 받아들이지 못한다.

2회전

수용 확언

- 나는 가리는 게 너무 많아서, 안 가리면 자꾸 배탈이 나지만 마음속 깊이 진심으로 나를

이해하고 받아들입니다.

- 내 마음도 속도 너무 좁아서 받아들이는 게 너무 적지만 마음속 깊이 진심으로 나를 이해하고 받아들입니다.
- 나의 좁은 속과 마음이 과연 커질 수 있을지 궁금하지만 마음속 깊이 진심으로 나를 이해하고 받아들입니다.

연상어구

나는 가리는 게 너무 많다 / 조금만 안 맞으면 금방 탈이 난다 / 사람도 상황도 사물도 안 맞으면 견딜 수가 없다 / 그런데 이 많은 사람과 이 많은 사건 중에서 / 어떻게 내게 맞는 것만 경험할 수 있나 / 내가 만약 하느님이라서/세상을 내게 맞게 만들지 않고서야 / 어찌 모든 것을 내게 맞추나.

내 속은 밴댕이 속이다 / 내 속은 좁아터졌다 / 안 맞으면 죽어도 못 참는다 / 그래서 매번 이렇게 죽어난다 / 하느님도 아닌 내가 / 어찌 세상을 내게 맞추려 하는가 / 나는 밴댕이 소갈딱지이고 / 오만은 하느님을 능가한다.

3회전

수용 확언

- 나는 너무나 오래 좁아터진 속과 마음으로 살아왔지만 마음속 깊이 진심으로 나를 이해하고 받아들이고 사랑합니다.
- 나는 너무나 오래 세상을 내게 맞출 수 있는 듯 오만하게 굴다 속만 다 버렸지만 마음속 깊이 진심으로 나를 이해하고 받아들입니다.
- 이제라도 과연 더 넓어진 속과 마음으로 더 많은 세상과 사람을 경험하고 더 많은 것을 먹고 소화시키고 싶지만 마음속 깊이 진심으로 나를 이해하고 받아들입니다.

◈ 식도암, 식도 정맥류, 식도염, 바렛 식도, 위산 역류, 식도 용종(폴립) ◈

심리적 원인

식도의 주 기능은 구강에서 위까지 음식물을 연동 운동으로 내려보내는 것이다.

● 삼켜서 넘길 수 없다. 삼켜서 넘기고 싶지 않다.

이것은 감내하기 어려운 사건이나 상황이나 받아들이기 어렵거나 삼키기 어려운 말, 곧 고발, 모욕, 비난, 비판을 말한다. 또한 절대로 먹고 싶지 않은 실제 음식이나 약물과 관련이 있을 수도 있다.

● 원하는 것을 삼킬 수 없다. 원하는 것을 삼키지 못한다.

우리는 먹고 싶은 것을 생생하게 생각하면 침을 꿀꺽 삼키게 된다. 이렇게 침이 꿀꺽 넘어가도록 원하거나 기대했던 일자리, 승진, 직위, 계약, 재산 상속, 선물, 사과, 제안 등을 뜻밖에 얻을 수 없게 될 때 이런 감정을 느낀다. 중요한 약속이 지켜지지 않거나 개인적으로 소중한 것을 뺏기거나 중요한 프로젝트가 수행되지 않는 것도 이에 해당한다. 문자 그대로 간절히 원하는 특정 음식을 못 먹는 것도 이에 해당한다.

- 뱉어내고 싶지만 뱉어낼 수 없다. 다 토해내고 싶지만 토할 수 없다.

  감당해야 할 일이 너무나 버거워서 삼킬(해낼) 수도 없고, 토해내고(물리고) 싶지만 토해낼 수도 없다. 지나친 비난, 큰 소송, 암 진단, 사업상의 위기 등이 이에 해당한다.

- 넌더리가 난다. 신물이 난다. 역겹다.

  너무나 반복되고 지치게 하고 역겨운 일이 벌어진다. 말 그대로 신물이 나는 상황이며, 이럴 때 실제로 위산 역류 증상이 잘 생긴다. 한 한의사는 환자가 아주 많은 한의원을 인수하여 몇 년 운영하고 있는데, 쉴 틈 없는 업무 강도와 직원들 간의 끝없는 다툼에 질려버렸다. 그는 자주 '지긋지긋하고 신물 난다'라는 생각을 했는데, 마침내 위산 역류증이 생겼고, 한의원을 팔고 쉬게 되자 이 증상도 사라져버렸다.

심리적 원인을 찾는 질문

- 무엇이 당신에게 이런 생각과 느낌을 주는가?
- 언제부터 왜 이런 생각과 느낌을 갖게 되었는가?
- 증상이 생길 무렵에 어떤 일이 있었나?
- 그 일을 겪을 때 무슨 생각과 감정을 느꼈나?
- 인생을 다시 산다면 당신의 인생에서 생략하고 싶은 사람이나 사건은 무엇인가?
- 언제 어떤 상황에서 증상이 심해지는가?
- 이 증상이 사라지면 안 되는 이유가 있다면 무엇인가?
- 당신의 엄마 뱃속 트라우마는 무엇인가?

치유 확언

- 삼켜도 된다. 삼킬 수 있다.
- 원하는 것을 삼킬 수 있다. 원하는 것을 삼켜도 된다.
- 뱉어낼 수 있다. 뱉어내도 된다.
- 나는 편하게 할 수도 있고 편하게 그만둘 수도 있다.

심리적 원인

- 내 거 왜 건드려. 내 영역 침범하지마. 내 경계를 침범하지마.

  이 감정은 자신의 영토, 영역, 경계가 침범당하거나 존중받지 못해서 분노하고 비난하고 용서하지 못하는 상태다. 자신의 영토나 영역이 침범되어서 화가 난다. 구체적으로 말하면 가정에서의 분쟁, 직장, 학교, 유치원, 놀이터, 양로원처럼 자신이 소속된 곳에서 생기는 갈등이나 다툼으로 생기는 스트레스다. 또는 더 크게 마을 또는 국가 같은 확장된 영역에서 생기는 갈등이나 다툼으로 생기는 스트레스도 이에 해당한다. 때때로 자신의 자존심, 업무 범위, 재산 등이 침해되는 것과 이웃이 일으키는 소음 같은 추상적인 영역 침범 등도 여기에 해당할 수 있다.

- 나는 누구인가? 나는 어디에 속해야 하나? 나는 어디에도 속하지 못해.

  이 감정은 정체성 장애 또는 소속감 갈등과 관련된 스트레스라고 할 수 있다. 이것은 문자 그대로 또는 비유적으로 자신의 소속을 정하지 못하는 것과 관련된다. 원하지 않던 이사, 전학, 전직, 유학, 입대, 입학 등이 이런 감정을 일으킬 수 있다. 불안한 느낌, 어디에 속해야 할지 모르는 느낌, 관계, 가족, 직장, 조직 또는 사회 전체에서 자신의 자리를 찾지 못하는 것이 이에 해당한다. 그리고 신념, 종교, 성 정체성, 파트너를 정하지 못하는 것도 이에 해당할 수 있다.

- 나는 어떡해야 하나? 나는 무엇을 선택해야 할지 모르겠다.

  어떤 선택을 해야 할지, 어디로 가야 할지 모른다. 선택 장애나 결정 장애나 우유부단함이 바로 이에 해당한다.

어느 날 60대 여성이 죽을 것 같은 공포와 불안과 만성 소화장애를 호소하면서 내게 왔다. 그녀가 내게 말했다.

"평생 사는 것도 무섭고 죽는 것도 무서웠어요."

직감적으로 뱃속 트라우마가 있음을 느껴서 태어나기 전후의 상황을 물었다.

"내 위로 언니가 둘 있는 데다가 시어머니(할머니)가 너무 무서워서, 엄마가 또딸이인 나를 낳자마자 같이 죽겠다고 방구석에 내버려두고 며칠 동안 방문을 걸어 잠궜어요. 식구들이 겨우 열고 들어가서 우리를 구출해냈어요."

아마도 죽도록 방치당한 공포가 평생 무의식에 남아 그녀를 괴롭혔을 것이다.

- 이제 모두 깊이 진심으로 용서하고 받아들인다.
- 상처는 마음에서 소화되지 못하고 얹혀 있는 기억이다. 용서가 이 모든 상처를 소화시키고 내려보낸다. 나는 마음속에서 이 모든 것을 용서하고 소화시키고 내려보낸다.
- 용서는 그가 아닌 나를 위한 것이다. 내가 용서하면 내가 해방된다.

| 사례 ① | 6개월 된 위궤양

오랜만에 단골이었던 여성 환자가 내원했다. 그날 따라 안색이 창백하고, 배를 움켜쥐고 있는 모양이 몹시 고통스러워 보였다. 걱정되어서 어디가 많이 편찮은지 물어봤다. 6개월 전부터 위궤양으로 병원 치료를 받고 있는데 나아지지는 않고 갈수록 심해진다고 했다. 이런저런 말로 상황을 들어보았다.

"위궤양 걸린 뒤로는 음식만 먹으면 소화도 안 되고, 쓰리고 아픈 게 너무 심해서 기운이 하나도 없어요. 내시경을 찍었는데 그냥 위궤양이라고 약만 주고는 그거 다야. 이러다 위암이라도 걸리믄 우짜누."

"6개월 됐다고 하셨는데, 6개월 전에 기억나는 특별한 일 없으세요?"

그 질문에 약간 얼굴이 굳어졌다. 그러고는 이내 그녀는 말을 이어갔다.

"실은 막내아들 놈이 6개월 전에 거제도로 내려갔다우. 조선소에서 근무한다고."

멀리 타지에서 일하고 있는 막내 아드님이 보고 싶고, 안쓰럽고 걱정됐던 모양이었다. 그래서 수용 확언을 다음과 같이 만들어서 ET 기본 과정을 해드렸다.

- 나는 비록 재용이가 멀리 있어서 너무 보고 싶지만
- 나는 비록 우리 막내가 늘 말썽만 피워서 사고 치지 않을까 걱정이 크지만

- 나는 비록 재용이를 제대로 공부시키지 못한 것이 늘 마음에 걸리지만

그러자 통증 강도가 10에서 6 정도로 낮아졌다. 그래서 다시 물어보았다.

"속이 쓰리고 아플 때 어떤 생각이 제일 많이 드세요?"

"아픈데 뭔 생각이 들겠수. 짜증도 나고, 암 걸릴까 무섭기도 하고. 우리 오빠가 위암으로 돌아가셨거든."

- 나는 비록 속이 쓰리고 아프면 짜증이 나고 무섭지만
- 나는 비록 속이 쓰리고 아프면 오빠처럼 위암에 걸릴까봐 두렵고 무섭지만

두 번째 연상어구로 두드리면서 여쭤봤다.

"다른 형제분은 안 계신가요? 언니나 동생분."

"있어요. 바로 위에 언니 하나, 남동생 하나. 돌아가신 오빠가 제일 맏이고."

"언니나 동생은 건강이 어떠신가요?"

"쌩쌩하지. 큰오빠가 고생을 많이 하고 술을 많이 드셔서 위암에 걸린 게야. 다른 식구들은 건강해요."

"음. 그럼 어머님은요?"

"나요? 어, 글쎄. 위궤양 걸리기 전까지는 멀쩡했지."

"아, 그렇군요."

- 나는 비록 최근에 위궤양에 걸리기 전까지는 생생했는데, 아들 놈이랑 오빠 때문에 잠시 속이 아팠지만, 예전처럼 건강하고 튼튼한 위장을 되찾기를 선택합니다.

몇 회 반복하고나니, 얼굴에 화색이 돌고 찡그려졌던 미간이 풀렸다. 통증이 이제 느껴지지 않는다고 말하며 신기해했다. 손을 꼭 잡아주고 마지막으로 말씀드렸다.

"건강했던 분이라 빨리 좋아지시네요. 가지고 있던 근심, 걱정이 위장을 긁어놔서 그런 겁

니다. 원인을 아셨으니 어떻게 예방해야 하는지도 아시겠죠?"

"아이고, 그럼 이제 고민은 그만하고 많이 웃어야겠네. 허허허."

이후에 몇 달 지나서 다시 확인했지만 재발은 없었다.

| 사례 ② | **28년 된 심각한 소화불량**

어느 체험자의 소감: 직장 생활을 시작하면서 소화기에 이상이 생겼다. 명치가 항상 답답하고 물만 마셔도 체하고, 계속 헛트림을 하다가 자다 깨서 새벽에 손 따고 소화제를 먹고서야 다시 잠들기 일쑤였다. 가끔은 손가락을 넣어서 억지로 토해야 겨우 넘길 수 있었던 삶을 살았다. 너무 오래 이러다보니 이 증상이 그냥 일상이 되었다.

친구의 권유로 EFT를 알게 되었고, 몇 번의 상담을 받고 워크숍에 참석하면서 혼자서 EFT를 시작하게 되었다. 사실 오랫동안 우울증을 앓아서 몸의 문제보다는 마음의 문제에 대해서 EFT를 꾸준히 했고, 결정적으로 엄마와의 관계에서 쌓여 있던 것이 정리되면서 소화불량이 80퍼센트는 해결되었다. 신기한 것은 소화가 안 돼서 불편한 것에는 EFT를 하지 않았는데도 저절로 좋아졌다는 것이다.

당연하게만 여기며 살았던 나의 관념들을 알게 되었고, EFT로 인정하고 받아들이는 과정을 하면서 두려움도 분노도 흘려보내게 되었다. 나에게 그렇게 큰 분노가 있으리라고는 꿈에도 생각하지 못했는데, 분노가 정리되면서 자주 생기던 방광염도 사라졌다. 참, 신기하다. 그리고 관념과 감정들이 허상임을 자각하는 시간도 늘어났다. 자다가 깨서 소화제를 먹게 만든 남은 소화불량 20퍼센트는 엄마 뱃속 트라우마 워크숍에 참가한 후 완전히 없어졌다. 조용한 명상원에 들어가서 2박 3일 동안 〈엄마 뱃속 트라우마 치유 EFT〉 책을 보고 또 보면서 EFT를 했다. 혼자 하기에는 많이 힘들긴 했고, 엄청 울었다. 나의 깊은 무의식을 자각하니 놀라웠다. 아직 남아 있는 내 무의식의 상처를 EFT로 꾸준히 치유하겠다. 지금은 자다가 깨는 일 없이 단잠을 잘 수 있어서 너무 행복하고 감사하다.

| 사례 ③ | **식체**

어느 체험자의 소감: 점심을 먹자마자, 갑자기 속이 꽉 막히더니 배도 아프고 어지럽고 토

할 듯 식은땀이 났다. 오래전 어릴 때부터 잘 체했는데, 10년 전쯤부터는 한 번 체하면 엄청 토하고 오래가는 중증이 되었다. 양의와 한의에게 다 가봤지만 크게 차도가 없다가, 역시 엄청난 검색과 나만의 공부로 3, 4년 전부터 소화기 쪽은 문제없이 지내왔다. 그런데 사실 그동안 EFT를 알고 실천하는 동안 두통도 다시 생기고 소화도 좀 안 되는 것 같았다. 필시 정신적인 문제 때문임을 깨닫고 더 열심히 하는 중이었다. 그런데 점심에 느닷없이 평소와 같은 걸 조금 먹었을 뿐인데 갑자기 속이 꽉 막혀서 얼른 눈을 감고 EFT를 했다. 한 10분쯤 지나니 트림이 나고, 또 10분 지나니 점점 괜찮아졌다. 진짜 너무 신기했다.

| 사례 ④ | 극악한 남편을 감내하다 위천공이 되다

어느 날 50대 중반 기혼 여성이 왔다. 그녀는 몇 년 전에 심각한 위궤양이 위천공으로 발전하여 위전절제술을 받아서 위가 없었다. 이 수술을 받기 전에 그녀가 겪은 상황은 처참했다. 남편이 폭언과 폭행을 심각하게 행사하면서 수시로 살해 위협을 했고, 물건을 던지거나 부수는 일도 일상이었다. 게다가 남편은 바람도 자주 피웠고, 그녀는 이런 남편을 30년 넘게 억지로 감내하다가 결국 병까지 생긴 것이었다. 그녀의 외아들은 이렇게 사느니 차라리 이혼을 권했지만, 그녀는 그저 상황을 참고 버티기만 하다가 결국 병이 생긴 것이다.

| 사례 ⑤ | 소화기 전공의도 놀란 EFT의 치유 효과

오래전에 내 책 〈EFT로 낫지 않는 통증은 없다〉를 들고서 모 대학 소화기내과 전공의 말년차 의사 한 사람이 나를 찾아와서 대뜸 말했다.

"선생님 책을 본 게 소화기 환자를 치료하는 데 도움이 많이 되었습니다."

그는 평소 당연히 온갖 소화기 환자를 보는데, 소화기 질환에 줄 수 있는 약도 별로 없고 준다고 해도 별로 효과가 나지 않아 많이 고민하다가 내 책을 보게 되었다고 했다. 그리고 평소 진료 시간에는 너무 시간이 빠듯해서 따로 진료가 끝난 시간에 일부 환자에게 EFT를 해주었고 그 결과가 너무 좋아서 나를 찾아왔다고 했다. 그는 거듭 내게 감사를 표하면서 책에 서명을 받아서 돌아갔다.

| 사례 ⑥ | **50년 된 소화불량, 두통, 우울증, 오한, 불면증, 건강염려증**

- **내담자:** 70세 할머니

- **내담 당시 증상:**

  1. **소화불량:** 50년도 넘었음, 매일 소화제 복용, 항상 속이 더부룩하고 체한 상태, 소화가 되지 않아서 야채만 겨우 조금씩 드심.

  2. **두통:** 이것도 50년 넘었음, 매일 두통약 복용.

  3. **오한:** 30년 이상 됨, 여름에도 선풍기나 에어컨 바람을 쐬지 못함, 바람만 쐬면 감기 증상이 생겨서 바람 공포증도 있음, 온몸이 항상 너무 추워서 핫팩을 온몸에 둘러싸도 그때만 괜찮고 벗으면 도로 추움, 바람이 뼛속을 돌아다니는 느낌.

  4. **불면증:** 30년 이상 됨, 사는 낙이 없고 항상 우울하고 저녁에 잠도 오지 않음.

  5. **건강 염려증 및 우울증:** 30년 이상 됨, 위와 같이 만성 증상으로 삶의 낙이 없고, 항상 건강에 대한 걱정에 빠져서 80세를 넘기지 말고 죽어야겠다는 신념을 갖고 있음.

- **기존 치료 경력**

  1. 거의 매일 병원에 출근하여 감기, 두통, 소화불량 등을 치료받음.

  2. 매일 소화제와 진통제 수시 복용.

  3. 온갖 양약 및 한약을 복용하였으나 전혀 차도가 없음.

- **내담자의 제한적 신념**

  1. '내 병은 절대 낫지 않는 병이다'라는 심리적 역전이 생김.

  2. '이렇게 아파서 고생하고 자식들 걱정시키느니 80세에 죽자'라는 신념이 형성됨.

- **치료 경과**

  1. 첫날에는 18세 때 고구마를 먹고 심하게 체한 이후로 소화불량이 생겼다는 말을 듣고 영화관 기법으로 이 기억을 지움. 고통지수 10에서 0으로 변화.

  2. 과거에 가장 두렵고 무서웠던 기억을 찾아보니 다음과 같은 것들이 나와서 영화관

기법으로 지워줌.

'6·25 때 피난 가면서 혼자 배 타고 엄마와 헤어졌던 충격'

'이후 5년간 엄마와 헤어져 입양 시설에 수용된 충격'

3. 확언의 '상상하기' 기법을 활용하여 다음 장면들을 생생하게 상상시킴

상상으로 오한 해결

찜질방에서 사우나 하던 장면을 EFT를 하면서 생생하게 상상시키니 5분쯤 지나자 추위가 사라지고 온몸이 후끈하다고 놀람.

상상으로 소화불량 해결

'비 올 때 뒷산 개울의 물이 콸콸콸 후련하게 내려가는 모습'을 상상하게 하고 '맷돌로 도토리나 콩을 순식간에 갈아서 가루로 만드는 모습'을 상상하게 함. 더불어서 타점을 다 두드려줌. 갑자기 배에서 꾸르륵 소리가 나면서 꽉 막혀 있던 배가 시원해짐.

상상으로 두통 해결

머리가 가장 시원했던 때를 물어보니 동해 바다에 갔을 때라고 답해서 그때를 상상하게 하고 두드림. 몇 분간 지나자 지끈지끈하던 머리가 시원해짐.

상상으로 무기력증 해결

가장 힘센 사람을 물어보니 케이블 TV에서 본 고릴라 같은 흑인 레슬링 선수를 말하심. 이에 '이 선수가 한 팔로 다른 선수의 멱살을 잡고 집어던지는 모습'을 상상하게 함. 타점도 같이 두드림. 몇 분 지나자 땀이 나고 몸에 힘이 난다고 함.

4. 기타

EFT로 신체 증상에 꼼꼼하게 적용하는 법을 가르치고 시술함.

■ 8회의 치료 결과

1. 본 원에서 8회에 걸친 치료를 받은 결과, 상기 증상은 모두 소실되었고 1달이 지난 현재에도 유지되고 있음.

2. 상기의 제한적 신념도 사라져서 '일찍 죽어야지'라는 상투어를 그만두고 이제는

'100세 넘어서까지 건강하게 잘 살 수 있다'라는 긍정적 신념을 갖게 됨.

3. 만성적으로 근심 걱정하는 성격이 '내 몸은 내 말을 듣고 모든 문제는 내 마음으로 해결할 수 있다'라는 긍정적이고 낙천적인 성격으로 변화함.

치유 확언

- 하느님은 사랑이다. 나는 하느님의 사랑과 보호와 안내와 공급을 받는다.
- 나는 뜻이다. 나는 힘이다. 나는 사랑이다. 나는 용서이다. 나는 젊음이다. 나는 건강이다. 나는 지혜이다. 나는 삶의 기쁨이다. 나는 아름다운 모든 것이다. 모든 것이 나에게 달려 있다. 모든 것이 내 손 안에 있다. I am the will. I am the power. I am the love. I am the forgiveness. I am the youth. I am the health. I am the wisdom. I am the joy of living. I am everything beautiful. Everything depends on me. Everything lies in my hands.
- 판단을 내려놓고 하느님께서 나를 통해 일하시도록 한다.
- 나는 내 경계를 잘 지킨다. 나는 내 경계를 잘 지킬 수 있다.
- 나는 잘 판단한다. 나는 잘 판단할 수 있다.
- 나는 나의 소속을 찾고 만든다.
- 여기가 내 자리다.

◈ 위선암, 위벽세포 증식증, 위 용종, 위장 벽이 두꺼워짐, 미만성 위점막 과형성증, 위 칸디다증 ◈

심리적 원인

- 감내할 수 없다. 참을 수 없다. 받아들일 수 없다.
- 어떤 상황이나 사람을 소화할(해결하거나 처리할) 수 없다.
  말 그대로 소화할 수 없는 음식이 이에 해당하지만, 비유적으로 받아들이거나 소화할 수 없는 상황도 이에 해당한다. 너무 억울한 일, 너무나 버거운 사람, 너무나 부당한 상황, 도저히 처리할 수 없는 업무 등이 모두 이에 해당한다.

- 당신이 감내하거나 소화시킬 수 없는 상황은 무엇인가?
- 당신이 감내하거나 소화시킬 수 없는 사람은 누구인가?
- 증상이 생길 무렵에 어떤 일이 있었나?
- 그 일을 겪을 때 무슨 생각과 감정을 느꼈나?

| 사례 ① | 악독한 교장을 만나 위암이 생기다

어느 날 40세 정도의 미혼 교사가 왔다. 그녀는 평소 만능 스포츠맨으로 온갖 운동을 즐기면서 건강했다. 그러다 몇 달 전 건강검진으로 빈혈 진단을 받고 원인을 찾으려고 온갖 검사를 하다가 결국 위암 1기 진단을 받고, 부분절제 수술을 했다. 갑자기 하루아침에 이렇게 되자 그녀는 정신이 나갈 지경이 되어서 나에게 찾아온 것이었다. 그녀에게 수술받기 전 어떤 상황 때문에 힘들었냐고 물었다. 그러자 1년 전에 새로 부임한 여교장이 자신과 너무 안 맞아서 죽도록 힘들었다고 했다. 그 교장은 뒷돈도 챙기고, 온갖 갑질도 서슴지 않았고, 자신에게 복종하지 않으면 온갖 인신공격도 서슴지 않았다. 교사는 깐깐한 원칙주의자이자 할 말은 해야 하는 성격이라 학교에서 교장과 제일 많이 충돌했지만, 강력한 카리스마를 가진 교장에게 매번 깨지기만 했다. 결국 절대 감당할 수 없는 교장을 감내하느라 1년을 보내고나니 위암이 생긴 것이다.

| 사례 ② | 31세의 4기 위암 환자

어느 날 31세의 4기 위암 환자가 찾아왔다. 그녀는 2달 전에 건강검진으로 위암이 의심된다는 소견을 받았고, 결국 종합병원에서 복막 전이 위암으로 확진되었다. 기대여명은 보통 6개월이었다. 평소에 아무 이상이 없다가 갑자기 젊은 나이에 위암 4기 진단을 받아서 그녀와 그녀의 온 가족이 충격받은 상태였다. 도대체 그녀는 무슨 일을 겪었기에 이렇게 젊은 나이에 심각한 병에 걸렸을까? 다음은 만 1년 동안 상담하면서 그녀가 겪은 일을 정리해본 것이다.

- 그녀의 아버지는 11남매의 다섯째로 장손이었다. 위에 고모가 넷이나 있어서 그녀의 아버지는 엄청나게 귀한 아들이자 장손이었다.
- 그녀는 딸 딸 아들 가운데 연년생 둘째 딸로 태어났다. 그녀가 딸인 것을 알고 많은 가족이 실망했고, 특히 그녀의 아버지는 실망 때문에 바로 술을 마시러 갔다고 했다.
- 그녀는 언니는 맏이라서, 동생은 장손이라서 사랑받는데 자신은 늘 뒷전으로 밀린다는 서운함을 많이 느꼈다.
- 그녀가 사는 곳은 전라도 섬이었고, 11남매가 거의 인근에 살아서 늘 제사 등 온갖 일도 많고, 온갖 친척 간의 다툼도 많았다.
- 그녀는 이런 상황에서 늘 눈치를 보면서 착한 아이로 살았고, 미움받는 것이 너무 두려워서 자신의 감정과 욕구를 항상 억누르고 살았다. 그녀는 친구들과 밥을 먹을 때 늘 그들이 먹고 싶어 하는 것을 먹었고, 함께 놀러갈 때도 늘 그들이 가고 싶어 하는 곳에 갔고, 자신이 먹고 싶은 것이나 가고 싶은 곳을 말해본 적이 없었다.
- 심지어 그녀는 늘 공부가 싫고 미용이나 제빵 분야의 일을 하고 싶었지만 공부 말고 다른 것을 하겠다는 말을 부모님께 할 수 없어서 억지로 인문계 고등학교를 나와서 지방대를 졸업했다.
- 5년 전에는 서울로 와서 회계 일을 하게 되었는데, 그녀는 이 일을 너무 싫어했고 자주 직장을 옮겼다. 그녀는 이런 생활이 싫어서 5년 내내 '자다가 눈을 안 떴으면 좋겠다'라는 생각을 했다.
- 그녀는 적성에 맞지 않는 일이 싫었지만 아직도 뒷바라지하느라 고생하는 부모님 때문에 일을 그만둘 수도 없었고 정작 자신이 원하는 일을 찾을 용기도 부족했다.

'하기 싫지만 해야 한다. 할 수 없지만 해야 한다. 소화시킬 수 없지만 소화시켜야 한다.'

그녀의 평생은 이 몇 마디로 정리할 수 있을 것 같다. 그녀는 너무 착하고 너무 눈치를 보고 너무 두려워하다가 결국 위암에 걸렸다. 수술 적응증도 아니었고, 항암 요법도 거의 하지 않았지만, 나와 만 1년 동안 상담하면서 암은 더 이상 커지지 않고 얌전히 있었다. 하지만 진단받은 지 만 14개월이 넘어가자 이제 그녀가 뭔가 결단해야 할 것들이 생겼다. 원래 직장에 복직할 것인가, 휴양을 계속할 것인가, 원하는 일을 찾을 것인가, 아직 사라지지 않은 암을 어떻게 없앨 것인가 등등. 평생 눈치 보면서 분위기 따라가는 삶을 살아왔던 그녀에게 이런 결단은 너무나 무섭고 힘든 것이었다. 결국 마지막 한 달째 그녀가 공황 상태에 빠지면서 암은 갑자기 순식간에 퍼졌고, 복수가 가득 찼고, 결국 삶을 마쳤다.

치유 확언

- 할 수 있는 만큼 할 수 있는 대로, 되는 만큼 되는 대로 한다. 이렇게 하면 된다. 다 된다.
- 어차피 해야 한다면 할 수 있다.
- 진인사대천명(盡人事待天命). 나의 일은 다하고 나머지는 하늘에 맡긴다.
- 나는 마음을 비우고 하느님께서 나를 통해 일하도록 한다.

<hr>

◈ 위출혈, 위출혈로 인한 혈변, 토혈 ◈

위염이나 위선암종이 원인일 수 있다.

심리적 원인

- (이 상황이 너무 무서워서) 도저히 감당하거나 소화할 수 없다.

  극심한 두려움은 위 근육의 경련을 잘 일으킨다.

심리적 원인을 찾는 질문

- 당신은 무엇을 감당할 수 없나?
- 당신은 무엇을 소화시킬 수 없나?

치유 사례

| 사례 ① | **5분 만에 해결한 급성 복통**

어느 체험자의 소감: 며칠 전 회사 사람들과 저녁 식사를 했는데, 내가 극도로 얘기하기 싫어하는 내 고향과 내 오빠의 직업에 관한 이야기가 나왔다. 서로 소통하기 위해서는 얘기를 하지 않을 수 없어서 오빠가 장사일을 한다는 것, 그리고 고향 특산물 이야기를 했다. 식사 후 야근을 위해 사무실에 돌아왔는데, 급성 복통이 일어나 화장실로 달려갔다. 너무나 심하게 배가 아파 바로 내 몸에 질문했다.

"몸아. 어떤 얘기, 어떤 생각과 감정으로 힘든 거니?"

바로 내면에서 답이 올라왔고, 그건 바로 수치심이었다. 사람들과의 친밀감을 위해서는 자기를 개방하는 것이 당연하고 자연스러운 건데, 그게 나는 극도로 부끄럽고 싫었다. 그저께 사람들과 허심탄회한 대화를 하고 나를 드러내는 얘기를 꺼내자 내 안의 수치심이 부글부글 끓어올라 복통이라는 반응이 나타난 것이다.

내게는 EFT가 있기에 화장실에서 아픈 정도를 계속 생각하며 두드리고 내 안의 부끄러움을 알아주었다. 그러자 약 5분 후에는 복통도 무슨 일이 있었냐는 듯 사라졌고, 자연스럽게 실제로 몸에서도 쌓여 있던 것들이 와르르 쏟아져 나왔다. '십 년 묵은 체증이 이렇게 사라지는구나.' 몸의 반응은 정확하고 정직하다는 걸 다시 한번 깨달았다. '이렇게 나를 알아차려 가는구나, 기적이 계속 일어나는구나'라고 생각했다.

- 용서하고 받아들인다.

- 어차피 겪어야 한다면 그냥 겪는다.

- 저항과 거부감을 내려놓고 순조롭게 흘러가게 내맡긴다.

- 판단을 내려놓고, 있는 그대로 받아들이고, 하느님께 내맡기고, 그저 편안하게 존재한다.

소장과 맹장

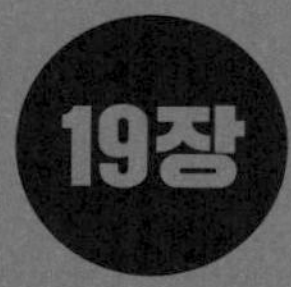

장의 기능과 증상

- 애가 탄다
- 애가 마르다
- 애를 말리다
- 애끊다 ➡ 몹시 슬퍼서 창자가 끊어질 듯하다
- 애끓다 ➡ 몹시 답답하거나 안타까워 속이 끓는 듯하다
- 창자가 빠지다 ➡ 줏대가 없다
- 창자가 끊어지다 ➡ 슬픔이나 분노가 너무 커서 참기 어렵다
- 창자가 미어지다
- 창자를 끊는 통곡 소리
- I had a feeling in my guts that something was wrong. ➡ 뭔가 잘못되었다는 직감이 든다(영어에서 gut feeling은 육감이나 직감을 뜻한다).

〈단장의 미아리고개〉는 한국전쟁 휴전 후인 1956년에 발표된 트로트 곡이다. 반야월 작사, 이재호 작곡이며 노래는 이해연이 불렀다. 제목의 '단장'은 창자를 끊어내는 고통을 말한다. 이 노래의 가사를 한번 보자.

미아리 눈물 고개 님이 넘던 이별 고개. 화약 연기 앞을 가려 눈 못 뜨고 헤매일 때 당신은 철삿줄로 두 손 꽁꽁 묶인 채로, 뒤돌아보고 또 돌아보고, 맨발로 절며 절며 끌려가신 이 고개여. 한 많은 미아리고개.

소장(작은창자)을 구성하는 샘창자(십이지장), 빈창자(공장), 돌창자(회장)의 길이는 각각 약 25센티미터, 2.5미터, 3.5미터 정도다. 샘창자의 길이가 아주 짧은 데다 연동 운동이 잘 일어나므로 음식물은 쉽게 샘창자를 빠져나간다. 사람의 몸에서 일어나는 흡수 과정의 약 90퍼센트는 작은창자에서 일어나고, 약 10퍼센트만이 큰창자(대장)에서 일어난다. 작은창자에서 일어나는 흡수의 대부분은 빈창자에서 일어난다. 샘창자의 가장 중요한 기능은 위에서 마저 소화하지 못한 음식을 완전히 소화하는 것이다. 샘창자는 쓸개즙과 이자액의 도움을 받아 화학적 소화를 담당하는데, 이자(췌장)는 탄수화물 분해효소, 지질 분해효소, 핵산 분해효소, 단백질 분해효소 등을 모두 분비하므로 탄수화물, 지방, 단백질이 모두 샘창자에서 소화된다고 볼 수 있다.

심리적 원인

- 내 거 왜 건드려. 내 영역 침범하지마. 내 경계를 침범하지마.

  이 감정은 자신의 영토, 영역, 경계가 침범당하거나 존중받지 못해서 분노하고 비난하고 용서하지 못하는 상태다. 자신의 영토나 영역이 침범되어서 화가 난다. 구체적으로 말하면 가정에서의 분쟁, 직장, 학교, 유치원, 놀이터, 양로원처럼 자신이 소속된 곳에서 생기는 갈등이나 다툼으로 생기는 스트레스다. 또는 더 크게 마을 또는 국가 같은 확장된 영역에서 생기는 갈등이나 다툼으로 생기는 스트레스도 이에 해당한다. 때때로 자신의 자존심, 업무 범위, 재산 등이 침해되는 것과 이웃이 일으키는 소음 같은 추상적인 영역 침범 등도 여기에 해당할 수 있다.

- 나는 누구인가? 나는 어디에 속해야 하나? 나는 어디에도 속하지 못해.

  이 감정은 정체성 장애 또는 소속감 갈등과 관련된 스트레스라고 할 수 있다. 이것은 문자 그대로 또는 비유적으로 자신의 소속을 정하지 못하는 것과 관련된다. 원하지 않던 이사, 전학, 전직, 유학, 입대, 입학 등이 이런 감정을 일으킬 수 있다. 불안한 느낌, 어디에 속해야 할지 모르는 느낌, 관계, 가족, 직장, 조직 또는 사회 전체에서 자신의 자리를 찾지 못하는 것이 이에 해당한다. 그리그 신념, 종교, 성 정체성, 파트너를 정하지 못하는 것도 해당할 수 있다.

- 나는 어떡해야 하나? 나는 무엇을 선택해야 할지 모르겠다.

  어떤 선택을 해야 할지, 어디로 가야 할지 모른다. 선택 장애나 결정 장애나 우유부단함이 바로 이에 해당한다.

심리적 원인을 찾는 질문

- 증상이 시작될 무렵에 당신은 어떤 상황에서 어떤 스트레스를 받았나?
- 증상이 시작될 무렵에 당신의 삶은 어떤 상태였나?
- 증상이 시작될 무렵에 당신은 어떤 감정을 많이 느꼈나?
- 언제 어떤 상황에서 증상이 심해지는가?
- 이 증상이 사라지면 안 되는 이유가 있다면 무엇인가?

- 나는 내 경계를 잘 지킨다. 나는 내 경계를 잘 지킬 수 있다.

- 나는 잘 판단한다. 나는 잘 판단할 수 있다.

- 나는 나의 소속을 찾고 만든다.

- 여기가 내 자리다.

◈ 십이지장 선암, 십이지장 용종 ◈

심리적 원인

- 감내할 수 없다. 참을 수 없다. 받아들일 수 없다.

- 어떤 상황이나 사람을 소화할(해결하거나 처리할) 수 없다.

  말 그대로 소화할 수 없는 음식이 이에 해당하지만, 비유적으로 받아들이거나 소화할 수 없는 상황도 이에 해당한다. 너무 억울한 일, 너무나 버거운 사람, 너무나 부당한 상황, 도저히 처리할 수 없는 업무 등이 모두 이에 해당한다.

심리적 원인을 찾는 질문

- 증상이 시작될 무렵에 당신은 어떤 상황에서 어떤 스트레스를 받았나?

- 증상이 시작될 무렵에 당신의 삶은 어떤 상태였나?

- 증상이 시작될 무렵에 당신은 어떤 감정을 많이 느꼈나?

- 언제 어떤 상황에서 증상이 심해지는가?

- 이 증상이 사라지면 안 되는 이유가 있다면 무엇인가?

치유 확언

- 할 수 있는 만큼 할 수 있는 대로, 되는 만큼 되는 대로 한다. 이렇게 하면 된다. 다 된다.

- 어차피 해야 한다면 할 수 있다.

- 진인사대천명. 나의 일은 다하고 나머지는 하늘에 맡긴다.

- 나는 마음을 비우고 하느님께서 나를 통해 일하도록 한다.

◈ 십이지장 출혈, 혈변(십이지장 출혈성) ◈

십이지장 궤양이나 십이지장 선암이 원인일 수 있다.

◈ 소장선암, 소장 용종, 소장벽 암성 비후, 급성 소장염, 소장 출혈(흑색 혈변), 셀리악병(글루텐 불내증), 유당 불내증, 소장 허혈증, 소장 진균 감염, 소장 박테리아 감염, 콜레라, 세균성 장염, 소장 바이러스 감염 ◈

심리적 원인

- 나는 (이 상황을) 도저히 소화시킬 수 없다. 나는 도저히 감내할 수 없다.

  마음이 소화시킬 수 없는 경험을 뜻하는데, 이런 경험은 곧 트라우마다. 보통은 도저히 받아들여서 소화시킬 수 없는 분노인 경우가 많다. 구체적으로 엄청난 노력을 들인 사업이나 계획이 헛수고가 되었다, 아주 비열한 배신을 당했다, 갑자기 중풍으로 반신불수가 된 자신의 육체를 도저히 감당할 수 없다 등이 해당한다. 감내할 수 없고 소화시킬 수 없는 사람과 상황과 발언과 소식이다.

심리적 원인을 찾는 질문

- 당신은 무엇을 감내하거나 소화시킬 수 없는가?

- 이 증상이 생길 무렵에 당신은 어떤 일로 힘들었나?

| 사례 ① | "1년 동안 복통과 설사 때문에 죽만 먹었어요"

1년 전쯤에 만성 복통과 설사로 고생하는 50세 남성이 찾아왔다. 4~5년 전부터 매주 한두 번씩 설사하기 시작하다가, 1년 전쯤에는 설사를 매일 하게 되어 한방병원에 1달 입원까지 했지만 약간 호전을 보이는 듯하다가 여전해졌다고 했다. 현재는 온갖 병원 치료를 받아도 소용이 없고, 양약에 대한 거부 반응이 너무 심해서 양약은 아예 먹을 수도 없었다. 무엇을 먹어도 물과 같은 설사를 하기 때문에 겨우 환자용으로 판매되는 죽만 먹는 상태였다. 다른 것을 먹으면 바로 설사가 나왔다. 그나마 죽만 먹는데도 하루에 너덧 번은 계속 설사하는 상태였다.

이외에도 그가 가진 증상은 너무 많았다. 평생 추위를 탔는데, 심지어 여름에도 선풍기 바람을 못 쐴 정도이고 약간의 바람만 쏘여도 몸살감기에 걸려 1달 이상 고생했다. 게다가 배가 항상 얼음장같이 차서 매일 핫팩을 배에 대고 잔다고 했다. 몸이 이렇게 아프니 우울증도 심한 상태였다. 이외에도 평생 온갖 질병에 시달려서 대학을 졸업할 때까지 한 해도 안 아프고 보낸 적이 없고, 그만큼 결석도 잦았다고 했다.

■ 사건

항상 배가 냉해지고 아프면서 설사가 심해진다고 하기에, 나는 먼저 추위와 관련되는 과거의 사건들을 물어보았다. 그러자 온갖 기억이 다 떠올랐다.

- 어릴 때 가난해서 집이 항상 추웠고, 따뜻한 물이 나오지 않았다.
- 가족과 형제들이 항상 차갑게 대했고, 따뜻하게 사랑받은 기억이 없다.
- 친구들과 잘 지내지 못해서 항상 마음이 외롭고 추웠다.
- 항상 감기에 걸려 고생했다.

대략 수십 가지의 사건이 떠올랐는데 여기에는 그중 일부만 적었다. 이런 사건들을 들으면서 설사를 일으키는 사건의 공통성이 보였다. 한마디로 몸의 추위에 덧붙은 마음의 추위, 즉 외로움이었다.

■ 감정

이런 사건들과 관련된 감정들을 찾아보기 시작했다. 주로 추워서 고생했던 억울함과 서러움, 추위에 대한 두려움, 사랑받지 못하는 외톨이로서 느꼈던 우울함과 외로움, 사랑보다는 비난을 주었던 가족에 대한 원망, 낫지 않는 병에 대한 짜증 등등.

■ 생각

많은 생각이 있었지만 그에게 가장 문제가 된 생각(신념)은 다음 몇 가지였다.

- 평생 너무 많은 질병을 오랫동안 앓다보니 '내 병은 낫지 않을 것이다'라는 무의식적 신념이 대단히 강했다.
- 평생 추위에 시달리다보니 추위에 대한 두려움이 너무 강했고, '바람을 쐬면 나는 즉각 몸살감기에 걸린다'라는 패턴화된 신념이 오히려 감기를 자꾸 만들고 있었다.
- 어렸을 때부터 가족에게 사랑받지 못하고 성장하다보니, 자기 자신을 좋아하고 사랑하는 법을 익히지 못했다. 그는 무의식적으로 '나는 부족하다, 이런 나 자신이 싫다'라는 신념을 갖고 있었다.

나는 그가 가진 이런 사건과 감정과 생각들을 주 1~2회씩 20회에 걸쳐 EFT로 지워나갔다. 마지막 상담에서 그는 내게 이렇게 말했다.

"처음 2~3회 때는 못 느꼈는데, 점차 설사가 줄고 감정이 바뀌기 시작했어요. 그저 지푸라기 잡는 심정으로 왔는데 '이게 정말 되는구나' 하고 느꼈어요."

그의 말대로 시간이 지나면서 설사가 줄면서 그쳤고, 식사도 죽만 먹다가 이제는 일상식을 먹어도 끄떡없어졌다. 그토록 심하던 오한도 줄어서 난생처음으로 여름에 반팔 옷도 입게 되었다. 그는 이런 말도 했다.

"처음에는 몸만 치료하는 줄 알았는데, 차츰 성격이 변해서 짜증을 안 내니까 아내가 더 좋아했어요. 심지어는 좀 더 치료받으라고 권하기도 했어요. 몸이 아니라 성격과 마음까지 긍정적으로 바꿔주셔서 정말 감사합니다."

사실 이는 당연한 결과다. 마음이 바뀌지 않을 때는 어떤 만성 질환도 낫지 않는다. 몸과 마음을 치료하는 것이 몸의학의 패러다임이고, 이것이 진정한 치료이며, 이 방법이면 어떤 병이든 치료할 수 있다.

| 사례 ② | **7년 만에 유제품을 먹다**

어느 체험자의 소감: 지난 주 우리 집에 친한 지인들을 초대해 투움바(크림) 파스타를 해주었다. 참고로 나는 파스타를 아주 좋아해 자주 해먹는다. 그런데 한 친구가 자기는 우유가 들어간 음식을 먹으면 배가 아파서 어릴 때부터(7년 동안) 입에도 대지 않는다면서 거들떠보지도 않는 것이다.

어떻게 할까 고민하다가 그냥 먹여야겠다는 생각으로 "이게 얼마나 맛있는데. 다들 맛있게 먹는 데 너만 못 먹어? 내가 먹게 해줄게. 내가 시키는 대로 해봐." 하고 EFT를 해주었다. 이 친구는 순진하게 뭔지도 물어보지도 않고 하라는 대로 모두 따라 했다.

- 비록 이것을 먹으면 배가 아플 것 같고 설사가 나올 것 같지만
- 비록 이것을 먹으면 속이 뒤틀리고 급똥이 나올 것 같지만
- 비록 나는 이것을 먹으면 안 될 것 같지만
- 비록 나는 이것이 마음에 들지는 않지만

EFT를 3회전 정도 한 후에 물었다.
"이 파스타가 어떻게 보여? 먹고 싶지 않아?"
"글쎄, 아무 생각 안 나네!"
친구가 말했다.

"한 포크 해봐."

이렇게 권하자 진짜 아무 거리낌없이 투움바 파스타를 입 안으로 후루룩 밀어넣었다.

"맛있다."

그 친구는 이렇게 말하고는 순식간에 싹 다 비웠다. 그냥 아무 말 없이 다 먹었다. 7년이나 못 먹던 크림 소스 든 파스타를 아무렇지 않게 먹고 있으니 어이없어 보이기도 하고 신기하기도 하고 당연해 보이기도 했는데, 그 친구 자신도 웃다가 자기가 먹는 모습을 또 멍하니 바라보았다. 며칠 지나서 배는 안 아팠는지 물어보니 아무렇지도 않았다고 했다. 아마도 유당 불내증이 아닌가 싶은데, 다시 물어보니 완전히 괜찮아진 것 같다.

| 사례 ③ | 유당 불내증

어느 체험자의 소감:

"안녕하세요. 유당 불내증이 있는 환자 나무입니다. 1주일간 EFT를 하고 우유를 마시고 있는데 배가 안 아파서 공유합니다.

- 비록 나는 우유를 마시면 배가 아프지만 이런 나를 기꺼이 인정하고 받아들이고 사랑합니다.
- 비록 나는 우유를 마시면 배가 부글거리지만 이런 나를 인정하고 받아들이고 사랑합니다.
- 비록 나는 우유를 마시면 가스가 차지만 나를 인정하고 받아들이고 사랑합니다.
- 비록 나는 우유를 마시면 배에 가스가 차고 배가 아플 것 같지만 나를 인정하고 받아들이고 사랑합니다.

검지를 엄지로 치는 간단한 동작을 하면서 EFT를 2~3회 정도 했습니다. 우유는 소화가 잘되는 매일유업 우유를 마셨고, 평소에는 이 우유에도 반응이 있었으니 유의미한 결과라고 생각합니다."

어느 날 60대 기혼 여성이 몇 년 된 만성적인 소화기 장애 문제로 나에게 왔다. 그녀의 소화기 장애는 상당히 심각한 상태라서, 먹지도 소화시키지도 못해서 키가 160센티미터 정도인데 체중은 40킬로그램도 되지 않아서 뼈가 다 드러날 정도였다. 몇 해 전부터 갑자기 이런 증상이 생기면서 체중이 20킬로그램 이상 빠졌고, 가족들은 그녀의 생명을 걱정할 정도였다. 그녀의 소화기 장애를 고치기 위해서 살아오면서 상처받은 일을 물어보았더니 대충 다음과 같은 이야기를 들을 수 있었다.

- 충남 시골에서 8남매의 일곱째로 태어나서 사랑도, 관심도 못 받았다.
- 중풍이 있어서 거동을 못하는 할머니가 성질이 괴팍해서 싫어했는데, 그 할머니가 맨날 자신을 가리키면서 "쟤 갖다버려!"라고 소리 질렀다.
- 아버지는 한량이라서 맨날 술 마시고 노름하고 놀고, 어머니가 매일 돈을 버느라 고생했다. 자신은 연하 남편과 결혼했는데, 남편이 늘 바람을 피워서 속을 썩였다.
- 남편은 평생 그녀에게 무심하고 그녀를 무시해서, 두 아들이 아버지 때문에 엄마가 병들었다고 아버지를 죽도록 미워하고 있었다.
- 결혼할 때부터 시어머니가 자신을 싫어했는데, 늘 유세를 하고 구박했다.

그녀는 어렸을 때 이름이 길남이였는데, 어머니가 장 보러 길을 가다가 낳아서 길남이라고 지었다고 했다. '찌끄레기 자식'의 전형인 이름이었으며, 그녀의 심리 상태도 전형적인 찌끄레기 자식 증후군을 보이고 있었다. 어쨌든 그녀의 이런 상처들을 EFT로 3달 정도 치유하자 점차 소화 기능이 좋아지고 체중도 5킬로그램 정도 불었다. 이렇게 꾸준히 진행되면 다 낫겠다고 생각하는 중에 그녀가 대뜸 이렇게 물었다.

"그런데 그냥 이렇게 다 나아도 될까요?"

이게 무슨 뚱딴지 같은 소리인가 싶어서 자세히 캐물어보았다.

그러자 그녀는 몇 년 동안 아프니까 남편이 바람도 안 피고, 심지어 아주 다정하고 그녀를 잘 챙기는데, 이제 다 나아버리면 남편이 원래대로 돌아갈까봐 걱정하는 마음이 든다고 했다. 이런 생각을 하는 것 자체가 그 당시에는 이해가 되지 않았지만, 하여튼 대답했다.

"그래도 어쨌든 병부터 고쳐서 사람이 일단 살아야 되지 않겠습니까?"

그녀는 이 말에 아무런 대답을 하지 않았고, 심지어 그다음부터 병원에 오지 않았다. 이 사례에서 보듯이, 그녀는 다 나아서 남편에게 사랑과 관심을 받지 못하느니, 차라리 아파서 죽는 한이 있더라도 남편에게 사랑과 관심을 받고 싶었던 것이다. 아마도 그녀는 찌끄레기 자식으로 평생 제대로 사랑과 관심을 받아본 적이 없었을 것이다. 이렇게 찌끄레기 자식의 사랑과 관심에 대한 집착은 목숨을 아끼지 않을 정도로 강하다.

치유 확언

- 할 수 있는 만큼 할 수 있는 대로, 되는 만큼 되는 대로 한다. 이렇게 하면 된다. 다 된다.

- 어차피 해야 한다면 할 수 있다.

- 진인사대천명. 나의 일은 다하고 나머지는 하늘에 맡긴다.

- 나는 마음을 비우고 하느님께서 나를 통해 일하도록 한다.

◈ 소장 중첩증, 변비, 소장 꼬임 ◈

심리적 원인

- 먹은 것이 내려가지 않는다. 먹은 것을 내려보낼 수 없다. 나는 꼼짝달싹할 수 없다. 나는 일을 진행시킬 수 없다.

  문자 그대로 먹은 음식을 내려보낼 수 없다. 비유적으로 맡은 일이나 업무를 도저히 진행시킬 수 없다. 비유적으로 일이나 상황이 도저히 진전이 없다. 우리는 지지부진하던 일이 성사되면 종종 '십 년 묵은 체증이 내려가는 듯하다'라고 표현한다.

- 증상이 시작될 무렵에 당신은 어떤 상황에서 어떤 스트레스를 받았나?

- 증상이 시작될 무렵에 당신의 삶은 어떤 상태였나?

- 증상이 시작될 무렵에 당신은 어떤 감정을 많이 느꼈나?

- 당신이 평생 많이 한 생각과 많이 느낀 감정은 무엇인가?

- 언제 어떤 상황에서 증상이 심해지는가?

- 이 증상이 사라지면 안 되는 이유가 있다면 무엇인가?

치유 확언

- 할 수 있는 만큼 할 수 있는 대로, 되는 만큼 되는 대로 한다. 이렇게 하면 된다. 다 된다.

- 어차피 해야 한다면 할 수 있다.

- 진인사대천명. 나의 일은 다하고 나머지는 하늘에 맡긴다.

- 나는 마음을 비우고 하느님께서 나를 통해 일하도록 한다.

◆ 급성 충수염(맹장염), 충수 돌기 파열 ◆

심리적 원인

우리의 창자 내부, 주로 대장 안에는 장기가 제대로 기능하는 데 필수적인 유익균이 무수히 존재한다. 이들 장내 세균 중에서 어떤 것은 소화를 돕고, 어떤 것은 비타민 B와 K를 생성하기도 한다. 충수 돌기의 안쪽은 유익균을 키우는 데 특별히 적합하여, 유익균을 응집시켜서 점액층에 결합시키는 특수 단백질을 생산한다. 유익균은 이곳에서 번창하면서, 장내 세균이 대대적으로 소실되는 시기를 대비하고 있다.

대장은 유해균이 체내로 들어가는 것을 막는 유익균들로 덮여 있다. 설사로 이런 보호 장벽이 제거될 수 있다. 이 보호 장벽을 재건하는 데 필요한 유익균을 충수 돌기에서 독점적으로 제공하는 것으로 분석한다. 필요한 유익균이 해를 입지 않고 남아 있는 유일한 곳이 이 곳이기 때문이다.[*] 클로스트리디움 디피실리균은 창자에 심각한 감염을 일으킬 수 있는 유해균이다. 한 연구에서, 충수 돌기를 제거한 사람은 이 질병이 재발할 확률이 4배나 되는 것으로 나타났다.[**] 또한 한 연구에 의하면, 충수 돌기 절제 수술을 받은 사람 가운데 다수가 다양한 위장관 암의 발병률이 높은 것으로 나타났다.[***]

• 먹은 것이 내려가지 않는다. 먹은 것을 내려보낼 수 없다. 나는 꼼짝달싹할 수 없다. 나는 일을 진행시킬 수 없다.

문자 그대로 먹은 음식을 내려보낼 수 없다. 비유적으로 맡은 일이나 업무를 도저히 진행시킬 수 없다. 비유적으로 일이나 상황이 도저히 진전이 없다. 우리는 지지부진하던 일이 성사되면 종종 '십 년 묵은 체증이 내려가는 듯하다'라고 표현한다.

• 큰일 났다. 기댈 것이 사라졌다.

저축이나 비상금이 동났다. 비유적으로는 유사시에 기댈 것이나 기댈 사람이나 기댈 데가 사라졌다.

심리적 원인을 찾는 질문

• 증상이 시작될 무렵에 당신은 어떤 상황에서 어떤 스트레스를 받았나?

• 증상이 시작될 무렵에 당신의 삶은 어떤 상태였나?

• 증상이 시작될 무렵에 당신은 어떤 감정을 많이 느꼈나?

• 당신이 평생 많이 한 생각과 많이 느낀 감정은 무엇인가?

• 언제 어떤 상황에서 증상이 심해지는가?

• 이 증상이 사라지면 안 되는 이유가 있다면 무엇인가?

◆ Kooij, I. A. et al., The immunology of the vermiform appendix: a review of the literature, Clin. Exp. Immunol. 186(1):1-9 October 2016 | doi:10.1111/cei .12821/full

◆◆ Dunn, R., Your appendix could save your life, Sci. Am., 2 January 2012; blogs.scientificamerican.com

◆◆◆ Wu, S. et al., Association between appendectomy and subsequent colorectal cancer development: An Asian population study, PLoS One 10(2):e0118411, 2015; ncbi.nlm.nih.gov

- 할 수 있는 만큼 할 수 있는 대로, 되는 만큼 되는 대로 한다. 이렇게 하면 된다. 다 된다.

- 어차피 해야 한다면 할 수 있다.

- 진인사대천명. 나의 일은 다하고 나머지는 하늘에 맡긴다.

- 나는 마음을 비우고 하느님께서 나를 통해 일하도록 한다.

- 전지전능한 사랑의 하느님, 저를 치유하고 인도하소서!

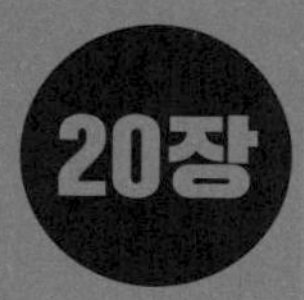

대장, 직장, 항문

기능

사람의 대장은 소장과 연결되어 있고 오른쪽 허리에서 시작되어 1.5미터 정도의 길이를 가진다. 대장 내에서 음식물은 12~25시간을 보내게 된다. 큰창자(대장)는 전체 길이가 약 150센티미터인 관 모양의 장기다. 막창자(맹장), 막창자꼬리(충수), 잘록창자(결장), 곧창자(직장) 및 항문관으로 구성된다. 대장은 보통 세균에 의해 분해된 가스로 차 있으며 음식물의 분해 과정에는 참여하지 않고 수분을 흡수하고 소화되지 않는 음식물을 저장, 배출하는 역할을 한다. 대장에 살고 있는 정상세균총에서 생산하는 비타민을 흡수하기도 한다. 대부분의 영양소는 소장에서 흡수된다. 큰창자에서는 나머지 영양소와 수분의 흡수가 이루어지며, 큰창자 내 세균에 의한 발효와 분해 과정이 이루어진다. 발효와 분해 과정에서 생성된 탄산가스와 산성 종말산물, 수소, 메탄 및 독성 아민 등으로 대변이 만들어진다.

큰창자의 마지막 부분인 직장은 영양소의 흡수 및 소화는 일어나지 않고 대변을 잠시 보관하는 역할을 한다. 배변반사에 의해 항문의 평활 조임근이 이완이 되고, 직장에서의 연동운동을 통해 대변을 항문으로 이동시킨다. 항문은 해부학적으로 직장 바깥의 개구부로, 괄약근으로 제어된다. 표면은 점막으로 감싸져 있고, 안쪽 항문 괄약근은 불수의근이므로 사람의 의사에 따라 움직이지 못하고 언제나 꼭 조여 있는 상태에 있다. 바깥쪽 항문 괄약근은 수의근이며, 사람의 의사에 따라 움직여 대변을 배출할 수 있다.

심리적 원인

- 나는 (이 상황이나 이것을) 소화시키거나 처리할 수 없다. 나는 감내할 수 없다.

  동물에게는 이런 스트레스를 주는 것이 말 그대로 정말로 소화할 수 없는 음식이 될 수도 있다. 반면에 인간에게는 비유적으로 자동차, 집, 또는 귀중한 물건 등이 이런 스트레스를 주는 것일 수 있다. 또 어떤 상황이나 사건이 될 수도 있다. 보장된 승진이나 인센티브가 거부당하는 것, 당연히 기대했던 유산을 못 받게 되는 것, 절친이 갑자기 배신하는 것 등이다. 대장과 관련해서는 특히 이런 것들이 추악하게 느껴지는 특징이 있다. 예를 들어, 돈이나 재산에 관련된 추악한 싸움, 추악한 이혼 다툼, 추악한 법정 사건 또는 추악한 배신 등이다.

심리적 원인을 찾는 질문

- 당신은 무엇을 감내하거나 소화시킬 수 없는가?
- 이 증상이 생길 무렵에 당신은 어떤 일로 힘들었나?
- 인생을 다시 산다면 당신의 인생에서 생략하고 싶은 사람이나 사건은 무엇인가?
- 이 증상이 사라지면 안 되는 이유가 있다면 무엇인가?

치유 사례

| **사례 ①** | 20년 동안 영주권이 안 나와서 대장암에 걸리다

어느 날 50대 여성 교포가 나를 찾아왔다. 그녀는 20년 전에 야심을 품고 전 재산을 팔아서 미국으로 이민을 갔는데 영주권이 늦게 나오는 바람에 가져간 돈만 다 까먹고 꿈은 펼치지도 못하다가, 결국 몇 년 전에 대장암에 걸려 수술받았다고 했다. 이에 이런 수용 확언을 만들었다.

- 나는 미국 가서 고생만 하고 …… 암에 걸렸지만 깊이 진심으로 나를 받아들입니다.

그런데 '받아들입니다'의 '받'을 말하는 순간, 그녀는 목이 콱 막혀서 말을 하지 못했다. 다시 물었다.

"못 받아들이시겠어요?"

"네!"

그래서 '나를 받아들입니다'를 '이런 내 마음을 인정합니다'로 바꾸었더니 그제야 따라서 말할 수 있게 되었다. 그렇게 30분쯤 EFT를 하고나니까 그제야 '받아들입니다'라는 말도 따라 할 수 있었다.

 30년 동안 싫어하는 일을 하다가 대장암에 걸리다

어느 날 60세 초반 남성이 3기 대장암으로 내게 왔다. 그는 대장절제술을 받으면 인공항문을 달아야 하는 것이 너무 싫어서 자연치유를 하려고 내게 온 것이었다. 그는 감정 억압이 너무 심해서 상담이 쉽지 않았다. 그래서 돌파구를 찾으려고 이런 질문을 뜬금없이 던졌다.

"지금 당장 이 병이 다 나으면 어떻게 될까요?"

"안 돼요!"

갑자기 그가 이렇게 버럭 소리를 지르고서는 뜻밖의 제 모습에 놀라서 어안이 벙벙한 표정을 지었다. 그러다 한숨을 몰아쉬면서 말했다.

"사실은 제가 일이 죽도록 하기 싫었습니다."

그리고 그가 털어놓은 자초지종은 이랬다. 그는 감사원 감사관이었는데, 그의 적성에는 너무 안 맞는 일이었다. 원래 내성적인 성격이고 다투기 싫어하는 성격인데, 감사관의 주 업무가 주로 타인의 비리를 캐내고 시비를 따지는 것이 아닌가. 게다가 아무리 야근을 밥먹듯이 해도 겨우 조그만 비리만 캐낼 수 있을 뿐이었고, 이런 작은 성과에 그의 상사는 매몰차게 비난하고 닦달했다. 그는 이런 생활을 무려 30년이나 하다가 대장암에 걸려서 휴직한 상태였고, 의식적으로는 낫기를 바랐지만 무의식적으로는 암이 나으면 복직할까봐 두려워하고 있었다.

- 할 수 있는 만큼 할 수 있는 대로, 되는 만큼 되는 대로 한다. 이렇게 하면 된다. 다 된다.

- 어차피 해야 한다면 할 수 있다.

- 진인사대천명, 나의 일은 다하고 나머지는 하늘에 맡긴다.

- 나는 마음을 비우고 하느님께서 나를 통해 일하도록 한다.

- 나는 뜻이다. 나는 힘이다. 나는 사랑이다. 나는 용서이다. 나는 젊음이다. 나는 건강이다. 나는 지혜이다. 나는 삶의 기쁨이다. 나는 아름다운 모든 것이다. 모든 것이 나에게 달려 있다. 모든 것이 내 손 안에 있다. I am the will. I am the power. I am the love. I am the forgiveness. I am the youth. I am the health. I am the wisdom. I am the joy of living. I am everything beautiful. Everything depends on me. Everything lies in my hands.

◆ 대장폐색 ◆

심리적 원인

- 먹은 것이 내려가지 않는다. 먹은 것을 내려보낼 수 없다. 나는 꼼짝달싹할 수 없다. 나는 일을 진행시킬 수 없다.

  문자 그대로 먹은 음식을 내려보낼 수 없다. 비유적으로 맡은 일이나 업무를 도저히 진행시킬 수 없다. 비유적으로 일이나 상황이 도저히 진전이 없다. 우리는 지지부진하던 일이 성사되면 종종 '십 년 묵은 체증이 내려가는 듯하다'라고 표현한다.

심리적 원인을 찾는 질문

- 이 증상이 생길 무렵에 당신은 어떤 일로 힘들었나?

- 인생을 다시 산다면 당신의 인생에서 생략하고 싶은 사람이나 사건은 무엇인가?

- 이 증상이 사라지면 안 되는 이유가 있다면 무엇인가?

| 사례 ① | 신생아 장폐색을 대리 EFT로 고치다

다음은 내게 EFT를 배우고서 대리 EFT를 직접 실천하며 그 기적을 몸소 경험한 이용희 님이 올린 사례다.

제 아이는 7개월 전에 태어났습니다. 하지만 태변을 보지 못해서 복부에 불룩하게 가스가 찼고 결국 1주일 만에 수술을 받았습니다. 아이를 신생아 집중치료실에 홀로 두고 나오는데 너무도 괴로워서 집에 돌아와서 할 수 있는 것이라곤 펑펑 우는 일밖에 없었습니다. 그러던 중 아무래도 안 될 것 같아서 EFT 워크숍 1단계를 가르쳐주신 최인원 선생님께 용기를 내어 전화를 드렸더니 '대리 EFT'를 하라고 말씀하셨습니다. 아이의 증상 자체보다는 아이에 대한 저 자신의 부정적 생각과 감정을 지워보라고 하셨습니다. 부모와 아이는 무의식으로 서로 연결이 되니, 내 것을 지우면 아이 것도 변화한다는 말씀이었습니다. 그래서 저는 바로 떠오르는 70여 개 정도의 온갖 부정적 감정과 생각을 적어놓고서 한참 동안 힘들게 지워나갔습니다.

그러다 2주 정도 지나 EFT 워크숍 2단계 일정이 다가왔습니다. 아이를 포함해서 온 가족이 고통스러운 상황이라 취소하고 싶은 마음도 있었지만, 워크숍을 통해 나와 아이의 문제를 해결할 수 있겠다는 마음의 울림이 생겨 광주에서 서울로 향하게 되었습니다. 2단계 워크숍에서 제가 직접 강사님에게서 EFT를 받고 있는데, 갑자기 온몸의 피가 거꾸로 치솟는 것 같고 온 방 안의 집기를 다 던져버리고 싶은 강력한 분노가 치솟으면서 고함이 튀어나왔습니다.

"내가 뭘 그렇게 잘못했다고! 내가 뭘, 내가 뭘 그렇게 잘못했어!"

눈물이 하염없이 흘렀습니다.

그럼에도 속이 후련해지는 느낌이었고, 혼자 EFT 할 때와는 또 다르게 마음이 더 비워졌습니다. 아이가 아장아장 내게 걸어와 폭 안기는, 또한 우리 가족의 행복한 모습을 사진으로 찍어주는 제 모습을 상상하면서 계속 두드리고 확언을 했습니다. 그렇게 1달이 지났지만 아이의 상태는 큰 변화가 없었습니다. 약간 좋아져서 물이라도 한 모금 먹이면 다시 배가 불러왔습니다. 여전히 똥을 싸지 못해 신생아 집중치료실에 누워 있었습니다. 하루에 30분씩 2번의 면회 시간은 아이의 얼굴을 보는 유일한 기회였고, 저는 그때마다 아이 앞에서 EFT와 확언을 반복했습니다.

결국 1차 수술은 실패로 결론 났고, 2차 수술을 통해 소장에 튜브를 연결해서 복부에 인공항문을 만들기로 했지만 그렇게 되면 나중에 대장이 회복되었을 때 다시 3차 수술이 필요하다고 했습니다. 저는 처음에 그렇게 경황이 없던 마음이 이제는 좀 차분해져서, 아이를 서울의 유명한 외과의에게 데려가보기로 마음먹었습니다. 그런데 서울로 출발하기로 한 날, 아침에 신생아 집중치료실의 담당 간호사가 우리를 보자마자 이렇게 말하는 것이 아닙니까.

"어머, 고건이 똥 쌌어요. 똥 쌌어. 기저귀가 완전 장난 아니에요."

정말 기쁜 소식이었습니다. 수술 예후가 좋겠다는 희망을 안게 되었습니다. 그런데 서울로 향하는 고속도로 위의 구급차에서 다시 냄새가 나 확인해보니, 그야말로 푸지게 시커먼 똥을 또 싸놓은 것입니다. 정말이지 찍어 먹으라 해도 꺼려지지 않을 정도로 반가운 똥이었습니다. 의사 선생님을 만나기 직전까지, 아기는 한이라도 풀듯 그날만 4번에 걸쳐 시원하게 볼일을 봤습니다. 하지만 쉬는 날인데도 수술을 위해 나온 의사 선생님은 아직도 배가 안 꺼졌다며 당장이라도 수술하자고 했습니다. 그런데 이번에는 처음처럼 허둥지둥 아이를 맡기고 싶지 않아서 저는 단호하게 말했습니다.

"당장 큰일이 생기지 않는다면 며칠만 기다려주시지요."

선생님은 약간 흠칫하더니 이내 그러자고 하셨습니다. 그날은 금요일이었고, 저는 토요일과 일요일에 마음을 비우고 EFT 워크숍 3단계 과정에 참가했습니다. 아니, 마음을 비우기 위해서 참가했습니다. 첫날 일정을 마치고 가볍게 맥주 한잔하는데, 숙소에서는 한국 시리즈 7차전 야구 경기가 텔레비전으로 방영되고 있었습니다. 마침 9회 말 2사 주자 없는 상황에서 타자인 나지완 선수가 끝내기 홈런을 쳤습니다. 그런데 그 '딱!' 소리를 듣는 순간, 제 안에서 직관적인 느낌이 올라왔습니다. '저 한 방이 바로 그 한 방이다. 이제 우리 아기도 나을 수 있다!' 그렇게 3단계까지 무사히 마치고 월요일이 왔습니다.

"다행히도 배가 많이 꺼졌는데, 1달 전에 검사를 위해 넣었던 약이 아직 장 속에 하얗게 남아 있어요. 보통 1주일이면 다 빠지는데, 1달 넘게 남아 있는 걸로 봐서는 여전히 수술이 필요합니다."

저는 웃으면서 대답했습니다.

"그럼 다행이네요. 이왕 기다려주신 거 하루만 더 기다려주시죠."

의사 선생님께서 약간 허탈하게 웃었습니다. '처음 올라올 때는 그리 급박해하더니 사람이 이젠 이렇게 여유를 부리나?' 하고 느꼈을 것 같습니다. 어쨌든 그날 저는 이렇게 확언을 했습니다.

- 나는 비록 내 아이가 똥은 잘 싸고 배는 꺼졌지만 여전히 하얀 약이 장 속에 남아서 수술을 해야 한다고 하니 걱정이 올라오지만, 이런 나를 이해하고 받아들이며 고건이가 장 속의 하얀 약도 시원하게 아주 시원스럽게 밀어낼 수 있다는 믿음을 선택합니다.

마침내 다음 날 아침이 밝았습니다.

"으음, 약도 다 빠졌어, 대단하네. 어떻게 이럴 수 있지? 수술 안 해도 되겠어요. 이 상태로 며칠 지켜보다가 퇴원하셔도 되겠습니다."

그렇게 듣고 싶었던 한마디. '퇴원하세요.' 그 감동은 정말 이루 헤아릴 수가 없었습니다. 이럴 때는 정말 제가 사용하는 어휘의 한계를 절감합니다. 아이는 8개월이 지난 지금까지 아주 건강합니다.

치유 확언

- 어차피 해야 한다면 할 수 있다. 그냥 한다. 편하게 한다.
- 전지전능한 하느님, 저를 도와주소서.
- 뚫을 수 있다. 뚫는다.
- 내려보낼 수 있다. 내려보낸다.

심리적 원인

- 나는 소화시킬 수 없다. 나는 내 몸으로 흡수할 수 없다.

  마음이 소화시킬 수 없는 경험을 뜻하는데, 이런 경험은 곧 트라우마다. 보통 도저히 받아들여서 소화시킬 수 없는 분노인 경우가 많다. 구체적으로 엄청난 노력을 들인 사업이나 계획이 헛수고가 되었다, 아주 비열한 배신을 당했다, 갑자기 중풍으로 반신불수가 된 자신의 육체를 도저히 감당할 수 없다 등이 해당한다. 감내할 수 없고 소화시킬 수 없는 사람과 상황과 발언과 소식이다.

- 더러운 사람이나 일을 빨리 내게서 떼어내고 싶지만 그럴 수 없다.

  구불 결장과 직장의 각종 증상을 일으키는 스트레스는 말 그대로 대변을 내보내는 것과 관련된다. 이 부위가 직접 대변을 저장하고 내보내는 부위이기 때문이다. 이 대변은 말 그대로 대변에 관련된 것일 수도 있고, 비유적으로 기분을 더럽게 만드는 상황이나 사람일 수도 있다. 구체적으로는 악의적인 비난, 비열한 음모, 중상모략, 사업상의 비열한 경쟁, 따돌림, 비열한 직장 동료, 남자의 자존심을 늘 뭉개는 천박한 아내, 따돌리는 반 친구 등이 이에 해당한다.

심리적 원인을 찾는 질문

- 증상이 시작될 무렵에 당신은 어떤 상황에서 어떤 스트레스를 받았나?
- 증상이 시작될 무렵에 당신의 삶은 어떤 상태였나?
- 증상이 시작될 무렵에 당신은 어떤 감정을 많이 느꼈나?
- 이 증상이 사라지면 안 되는 이유가 있다면 무엇인가?

치유 확언

- 이제 그 상황과 그 사람을 용서한다. 용서는 모든 인연을 정리한다. 나의 용서로 그 일과 그 사람에 대한 악연은 모두 정리되었다. 이제 나는 자유롭다.
- 누군가가 당신의 인생에 더 이상 나타나지 않기를 원한다면, 그들이 잘못되기를 바라지 말고, 그냥 이렇게 하라.

11번의 호흡을 한 뒤에, 그들이 아주 작아져서 내 손바닥에 서 있는 모습을 상상하라. 위에서 손가락 한 마디 크기가 된 그들을 내려다보라. 그런 다음 손을 입에 대고 짧고 날카롭게 숨을 훅 내뿜어라. 말 그대로 그들을 날려버리면서 이렇게 확언하라.

'나는 사랑과 빛으로 당신을 풀어주니 어디든 당신이 가장 잘될 곳으로 평화롭게 가라. 어쨌든 이렇게 가라.'

◈ 직장선암, 암치질(내치핵), 직장 항문 농양, 치루 ◈

심리적 원인

- 나는 소화시킬 수 없다. 나는 내 몸으로 흡수할 수 없다.

  마음이 소화시킬 수 없는 경험을 뜻하는데, 이런 경험은 곧 트라우마다. 보통 도저히 받아들여서 소화시킬 수 없는 분노인 경우가 많다. 구체적으로 엄청난 노력을 들인 사업이나 계획이 헛수고가 되었다, 아주 비열한 배신을 당했다, 갑자기 중풍으로 반신불수가 된 자신의 육체를 도저히 감당할 수 없다 등이 해당한다. 감내할 수 없고 소화시킬 수 없는 사람과 상황과 발언과 소식이다.

- 더러운 사람이나 일을 빨리 내게서 떼어내고 싶지만 그럴 수 없다.

  구불 결장과 직장의 각종 증상을 일으키는 스트레스는 말 그대로 대변을 내보내는 것과 관련된다. 이 부위가 직접 대변을 저장하고 내보내는 부위이기 때문이다. 이 대변은 말 그대로 대변에 관련된 것일 수도 있고, 비유적으로 기분을 더럽게 만드는 상황이나 사람일 수도 있다. 구체적으로는 악의적인 비난, 비열함 음모, 중상모략, 사업상의 비열한 경쟁, 따돌림, 비열한 직장 동료, 남자의 자존심을 늘 뭉개는 천박한 아내, 따돌리는 반 친구 등이 이에 해당한다.

심리적 원인을 찾는 질문

- 증상이 시작될 무렵에 당신은 어떤 상황에서 어떤 스트레스를 받았나?
- 증상이 시작될 무렵에 당신의 삶은 어떤 상태였나?

- 증상이 시작될 무렵에 당신은 어떤 감정을 많이 느꼈나?
- 이 증상이 사라지면 안 되는 이유가 있다면 무엇인가?

- 이제 그 상황과 그 사람을 용서한다. 용서는 모든 인연을 정리한다. 나의 용서로 그 일과 그 사람에 대한 악연은 모두 정리되었다. 이제 나는 자유롭다.
- 누군가가 당신의 인생에 더 이상 나타나지 않기를 원한다면, 그들이 잘못되기를 바라지 말고, 그냥 이렇게 하라.

  11번의 호흡을 한 뒤에, 그들이 아주 작아져서 내 손바닥에 서 있는 모습을 상상하라. 위에서 손가락 한 마디 크기가 된 그들을 내려다보라. 그런 다음 손을 입에 대고 짧고 날카롭게 숨을 훅 내뿜어라. 말 그대로 그들을 날려버리면서 이렇게 확언하라.

  '나는 사랑과 빛으로 당신을 풀어주니 어디든 당신이 가장 잘될 곳으로 평화롭게 가라. 어쨌든 이렇게 가라.'

◆ 외치핵(숫치질), 항문 열창 ◆

심리적 원인

- 나는 누구인가? 나는 어디에 속해야 하나? 나는 어디에도 속하지 못해.

  이 감정은 정체성 장애 또는 소속감 갈등과 관련된 스트레스라고 할 수 있다. 이것은 문자 그대로 또는 비유적으로 자신의 소속을 정하지 못하는 것과 관련된다. 원하지 않던 이사, 전학, 전직, 유학, 입대, 입학 등이 이런 감정을 일으킬 수 있다. 불안한 느낌, 어디에 속해야 할지 모르는 느낌, 관계, 가족, 직장, 조직 또는 사회 전체에서 자신의 자리를 찾지 못하는 것이 이에 해당한다. 그리고 신념, 종교, 성 정체성, 파트너를 정하지 못하는 것도 해당할 수 있다.

- 나는 어떡해야 하나? 나는 무엇을 선택해야 할지 모르겠다.

어떤 선택을 해야 할지, 어디로 가야 할지 모른다. 선택 장애나 결정 장애나 우유부단함이 바로 이에 해당한다.

- 증상이 시작될 무렵에 당신은 어떤 상황에서 어떤 스트레스를 받았나?
- 증상이 시작될 무렵에 당신의 삶은 어떤 상태였나?
- 증상이 시작될 무렵에 당신은 어떤 감정을 많이 느꼈나?
- 언제 어떤 상황에서 증상이 심해지는가?
- 이 증상이 사라지면 안 되는 이유가 있다면 무엇인가?

- 나는 내 경계를 잘 지킨다. 나는 내 경계를 잘 지킬 수 있다.
- 나는 잘 판단한다. 나는 잘 판단할 수 있다.
- 나는 나의 소속을 찾고 만든다.
- 여기가 내 자리다.

◇ 직장 경련(항문 괄약근 경련) ◇

- 나는 혹시나 함부로 똥을 쌀지도 모른다. 나는 절대로 죽어도 함부로 똥을 싸면 안 된다. 나는 내 항문을 제대로 통제할 수 없다.

한 여성이 치질 수술을 받으려고 입원했고, 관장약도 주입했다. 그러다 갑자기 너무 심하게 구역질이 나서 자신도 모르게 화장실에 도착하기도 전에 토하고 대변을 싸버렸다. 결국 사람들이 이것을 보게 되었고, 그녀는 그 뒤로 항문 괄약근 경련증을 앓게 되었다.

- 증상이 시작될 무렵에 당신은 어떤 상황에서 어떤 스트레스를 받았나?

- 증상이 시작될 무렵에 당신의 삶은 어떤 상태였나?

- 증상이 시작될 무렵에 당신은 어떤 감정을 많이 느꼈나?

- 언제 어떤 상황에서 증상이 심해지는가?

- 이 증상이 사라지면 안 되는 이유가 있다면 무엇인가?

치유 확언

- 나는 안전하다, 나는 고요하다, 내가 통제하고 있다. I am safe, I am calm, I am in control.

- 나는 내 항문을 통제할 수 있다.

◈ 유분증(대변 못 가림) ◈

심리적 원인

- 나 좀 챙겨줘. 나에게 관심을 줘. 나 좀 돌봐줘.

  만 3세 정도가 되면 아이들은 대소변을 가릴 줄 알아야 한다. 그렇지 않다면 아이는 버려졌다고 느끼고 냄새를 통해 자신에게 관심을 끌려고 한다.

- 나는 못나고 더럽다.

  똥을 지리는 아이를 옛날에 종종 똥쟁이라고 놀렸다. 자신이 못나고 더럽다고 믿는 아이는 이 정체성에 맞는 행위를 하게 된다. 그중 하나가 똥을 지리는 것이다.

심리적 원인을 찾는 질문

부모로서 아이의 입장에서 다음 질문에 대답해보라.

- 아이는 왜 저렇게 생각할까?

- 어떡하면 아이가 저런 생각을 하지 않을까?

치유 확언

아이보다는 부모가 확언을 할 필요가 있다.

- 나는 내 아이를 있는 그대로 사랑하고 받아들인다.

- 내 아이는 예쁘고 사랑스럽다.

◈ 설사 ◈

약물 중독, 맞지 않는 음식, 과도한 긴장, 소장 문제, 대장 문제, 간 문제, 췌장 문제 등이 원인이 될 수 있다.

◈ 변비 ◈

약물, 섬유질이 적은 음식, 운동 부족, 소장이나 대장의 근육 문제 등이 원인이 될 수 있다.

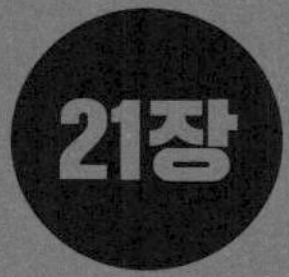

복막, 큰그물막, 복벽

복막은 복강을 따라 위치하는 장액성 막으로, 대부분의 복강 내 장기를 덮고 있으며 얇은 결합 조직인 중피막으로 구성되어 있다. 복막은 복부 내 여러 장기를 지지하며, 수많은 신경과 혈관, 림프관이 지나다니는 도관 같은 역할을 한다. 복막은 복강을 둘러싸는 조직으로 복벽, 골반 등 인체의 모든 장기에 위치한다.

복막은 얇은 상피와 그 밑에 접착된 결합 조직, 두 층으로 구성되어 복강을 전체적으로 에워싸고 있다. 막 중 복벽의 내면을 덮고 있는 부분을 벽측 복막이라 하고, 내장의 표면을 덮고 있는 부분을 내장 복막이라 한다. 내장에서 어느 정도 멀리 떨어진 복막은 내장으로 이행하는 부분에 장간막을 형성하며, 내장에 공급되는 혈관들은 장간막 안에 위치하면서 내장 복막으로 싸여 있다. 특히 신장과 대장의 일부는 복막에 싸여 있지 않고, 복막의 바깥쪽인 후복막에 위치한다. 복막은 아주 얇은 상피세포로 구성되며 결합 조직과 함께 복강 내 장기를 보호한다. 동시에 윤활액을 만들어 복강 내 장기가 유착되지 않도록 하여, 소화 기관 장기들이 유착되지 않고 연동 운동을 할 수 있다. 복강 내 장기들은 복강 안에서 부드럽게 움직여 상호 위치가 어느 정도 바뀔 수 있다.

대망이란 복벽을 따라 위에서부터 장까지 광범위하게 위치한 지방 조직의 장막을 말한다. 복벽은 복강을 둘러싸고 있는 근육과 근막, 피부 등으로 이루어진 복부 안쪽의 벽을 말한다.

심리적 원인

복막염이나 복수의 원인이 다른 장기가 아닌 복막이 원인인 경우에 한한다. 다른 장기가 원인이라면 다른 장기의 증상을 찾아보라.

- 내 뱃속이 이상하다. 내 배가 위협받고 있다. 내 뱃속에 이상이 있다. 내 배가 공격당했다.

  흉막, 심낭, 진피처럼 내부 장기나 기관을 보호하는 기관의 공통적인 심리적 원인은 해당 부위를 공격당하거나 위협받는 스트레스다. 복막은 특히 복부에 대한 공격이나 위협과 관련된다. 복부 공격의 예를 들면 운동이나 싸움 중에 배를 걷어차이거나 맞거나 찔리는 것이다. 만약 등 뒤를 가격당하거나 찔리면 신장에 대한 공격으로 인식될 수 있다. 또 비난이나 비판이 배신처럼 뒤에서 공격하는 것으로 느껴진다면 후복부에 영향을 준다. 또 복부에 제왕절개, 자궁절제술, 종양 제거, 신장 또는 간 이식 등의 수술을 받는 것, 배를 가르는 수술에 대한 두려움, 침습적 처치, 복막 투석을 위한 튜브 삽입, 복부 생검, 양수 검사 같은 복부 천자도 이런 스트레스를 유발한다. 결장암, 난소암 또는 간경변 등의 진단은 내부 장기가 온전하지 못하고 문제가 있다는 느낌을 주며, 이것은 공격받는 스트레스와 같다. 또 이런 스트레스는 복부 자체에서 급성 복통, 생리통, 또는 성교통을 느낄 때도 생기며 외부의 위협이 아닌 일종의 내부 위협이다.

심리적 원인을 찾는 질문

- 증상이 생길 무렵에 어떤 일이 있었나?
- 그 일을 겪을 때 무슨 생각과 감정을 느꼈나?

치유 사례

| **사례 ①** | **대리 EFT로 어머니의 복막염을 치유하다**

나의 어머니는 만성 신장병을 오래 앓아서 몇 년째 복막 투석을 하고 있는데, 몇 년 전 갑자기 세균성 복막염에 걸려서 부산의 어느 병원에 입원하게 되었다. 어머니는 서울에 사는 내게 전화해서 항생제 주사를 맞은 지 며칠이 지나도 염증이 잡히지 않는다고 좌절과 불안이 가득한 목소리로 말했다.

"이제 더 이상 못 사나보다."

나는 이 말을 듣고 그날 저녁에 바로 일단 대리 EFT를 해야겠다고 결심했다.

약 1시간 넘게 전화로 느낀 어머니의 불안, 걱정, 공포, 좌절감을 어머니의 입장에서 속으로 말하면서 EFT를 했다. 그리고 그다음 날 다시 어머니에게서 전화가 왔다. 밤새 염증이 확 줄어서 이 정도면 며칠만 관찰하다가 퇴원해도 될 것 같다고 말했다. 며칠 뒤에 정말 퇴원하게 되었다. 그러면 정말 나의 어머니가 대리 EFT의 효과로 염증이 줄어든 것일까? 물론 이미 끝난 일을 과학적으로 증명할 수는 없지만 〈EFT로 낫지 않는 통증은 없다〉에 의념과 의도가 물질이나 생물에 미치는 영향에 대해서 자세히 설명해놓았으니 관심 있는 독자들은 이 책을 참고하기 바란다.

치유 확언

- 전지전능한 사랑의 하느님, 저를 치유하고 인도하소서.
- 나는 안전하다, 나는 고요하다, 내가 통제하고 있다. I am safe, I am calm, I am in control.

◆ 복벽 탈장, 제대 탈장, 서혜부 탈장 ◆

심리적 원인

- 너무 많은 것을 짊어지고 있다. 항상 선두에서 밀치고 나아가야 한다. 돌파해야 한다.
  아이의 증상은 부모가 이런 심리를 갖고 있어서 나타날 수가 있다. 아이는 부모의 심리 상태를 복사하여 신체화시키는 경우가 많다.

심리적 원인을 찾는 질문

부모가 먼저 자신에게 다음 질문을 해보라.

- 증상이 시작될 무렵에 당신은 어떤 상황에서 어떤 스트레스를 받았나?

- 증상이 시작될 무렵에 당신의 삶은 어떤 상태였나?
- 증상이 시작될 무렵에 당신은 어떤 감정을 많이 느꼈나?
- 당신이 평생 많이 한 생각과 많이 느낀 감정은 무엇인가?
- 이 증상이 있어서 혹 좋은 점이 있다면 무엇인가?

치유 확언

- 나는 뜻이다. 나는 힘이다. 나는 사랑이다. 나는 용서이다. 나는 젊음이다. 나는 건강이다. 나는 지혜이다. 나는 삶의 기쁨이다. 나는 아름다운 모든 것이다. 모든 것이 나에게 달려 있다. 모든 것이 내 손 안에 있다. I am the will. I am the power. I am the love. I am the forgiveness. I am the youth. I am the health. I am the wisdom. I am the joy of living. I am everything beautiful. Everything depends on me. Everything lies in my hands.
- 판단을 내려놓고 하느님께서 나를 통해 일하시도록 한다(Let go, let god).

◆ 큰그물막암, 복강 내 한성 농양 ◆

심리적 원인

- 복부가 위험한 상태다. 복부를 다쳤다. 복부에 문제가 있는 것 같다. 복부에 문제가 생길 것 같다.

  실제로 복부를 다치거나 복부에 위협을 느끼거나 복부 내부의 장기에 뭔가 문제가 있다고 느낄 때 드는 생각과 감정이다. 구체적으로는 복부 장기에 암이나 염증이 있어서 개복 수술이 필요하다는 진단을 받는다, 어떤 사람이 심한 모욕과 비난을 받는데 그것이 마치 자신의 배를 찌르는 것처럼 느낀다, 극심한 복통을 느끼는데 그것을 복부가 위험하다고 인식한다. 실제로 교통사고로 복부를 가격당한 한 30대 남자는 하루 뒤에 복막염이 생겼다.

- 증상이 생길 무렵에 어떤 일로 힘들었나?

- 왜 이런 생각을 하는가?

- 내 복부는 안전하다.

- 두려움이 아니라 사랑과 평화가 치유한다. 나는 두려움을 버리고 하느님의 사랑과 평화를 선택한다.

◈ 서혜부 탈장 ◈

- 너무 압박이 심하다, 너무나 많은 것을 해야만 한다, 늘 좌충우돌하고 있다.

- 외부에서 너무나 많은 압력을 받고 있다. 나 자신이 나를 너무 압박하고 있다. 모든 것이 너무나 힘들고 버겁다.

- 너무 많은 것을 짊어지고 있다. 항상 선두에서 밀치고 나아가야 한다.

- 증상이 시작될 무렵에 당신은 어떤 상황에서 어떤 스트레스를 받았나?

- 증상이 시작될 무렵에 당신의 삶은 어떤 상태였나?

- 증상이 시작될 무렵에 당신은 어떤 감정을 많이 느꼈나?

- 당신이 평생 많이 한 생각과 많이 느낀 감정은 무엇인가?

- 이 증상이 있어서 혹 좋은 점이 있다면 무엇인가?

아이가 이런 증상이 있다면 부모가 먼저 자신에게 이상의 질문을 해보라.

| 사례 ① | 서혜부 탈장

어느 체험자의 소감: 나는 그때 EFT를 처음 접해서 겨우 몇 주 동안 아주 기초적인 EFT를 사용하고 있었다. 최근에 내 13세 아들은 서혜부 탈장 진단을 받았고, 축구를 해야 한다는 이유로 일단 수술을 나중으로 미루고 있었다. 아이는 연습과 경기를 할 때 아주 고통을 겪고 있었다. 그래서 아들의 허락을 받고 EFT를 해주었다.

- 비록 이런 탈장통이 있지만 나는 정말 좋은 아이예요.

이렇게 말하며 뇌 조율 과정을 포함해서 3회전을 마쳤다. 통증 0-10의 기준으로 처음에 7로 시작했다. 첫 회전에서는 4로, 2회전에서는 2로 떨어졌다. 3회전을 마쳤을 때 아이는 활짝 웃으며 "엄마, 그거 어떻게 한 거야?"라고 말했고 고통이 해소되는 것을 느낀다고 했다. 그 후 몇 주 동안 며칠에 한 번씩 아이에게 통증이나 찌릿함을 느낀 적이 있는지 물었다. 아이는 계속해서 없다고 말했고, 나중에는 귀찮다고 상당히 화를 내어서 더 묻지 않았지만 나는 안도감을 느꼈다. 그리고 어제 마지막 확인을 하려고 의사에게 데려갔는데, 의사는 탈장의 징후가 전혀 없다며 놀라워했다.

치유 확언

- 판단을 내려놓고 하느님께서 나를 통해 일하시도록 한다.
- 할 수 있는 만큼 할 수 있는 대로, 되는 만큼 되는 대로, 하고 싶은 만큼 하고 싶은 대로 해도 된다.

---

https://www.emofree.com/pain/pain-management/hernia-article.html

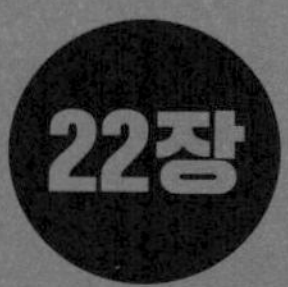

간과 답

간의 표현

- 간에 바람 들다 ➡ 하는 행동이 실없다
- 간에 불붙었다 ➡ 당한 일이 몹시 다급하여 간장이 타는 것 같다
- 간을 말린다 ➡ 근심과 걱정으로 초조해하고 안타까워하다
- 간을 빼먹는다 ➡ 겉으로 남의 비위를 맞추면서 좋은 것을 다 빼앗다
- 간을 졸이다 ➡ 매우 걱정되고 불안해서 마음을 놓지 못하다
- 간이 뒤집어지다 ➡ 까닭 없이 웃음을 나무라는 말
- 간 떨어지다 ➡ 몹시 놀라다
- 간이 부었다 ➡ 지나치게 대담해지다
- 간이 작다 ➡ 대담하지 못하고 몹시 겁이 많다
- 간이 크다 ➡ 겁이 없고 매우 대담하다
- 간이 타다 ➡ 너무 걱정하고 안타까워하다
- 간도 쓸개도 없다 ➡ 용기나 줏대 없이 남에게 굽히다
- 간에 기별도 안 간다 ➡ 먹은 것이 너무 적어 먹으나 마나 하다
- 간을 녹이다 ➡ 감언이설, 아양 따위로 상대편의 환심을 사다
- 간을 태우다 ➡ 너무 근심스럽고 안타까워 걱정을 심하게 하다
- 간이 녹다 ➡ 무엇인가가 마음에 들어 지나치게 흐뭇해하다
- 간이 덜렁(덜컹, 철렁)하다 ➡ 몹시 놀라 충격을 받다

- 간이 떨리다 ➡ 마음속으로 몹시 겁이 나다
- 간이라도 빼어줄 것 같다 ➡ 무엇이라도 아낌없이 내줄 것 같다
- 간이 벌름거리다 ➡ 몹시 두렵거나 놀라워 가슴이 두근거리다
- 간이 서늘하다 ➡ 위험하고 두려워 매우 놀라다
- 간이 오그라들다 ➡ 몹시 두려워지거나 무서워지다
- 간이 조마조마하다 ➡ 마음이 초조하고 불안하다
- 간이 콩알만 하다 ➡ 몹시 겁이 나서 기를 펴지 못하다
- 간이 콩알만 해지다 ➡ 몹시 두려워지거나 무서워지다

간과 관련된 관용어를 죽 살펴보면 간은 생존과 관련된 두려움, 근심, 걱정 등과 관련이 많은 것을 알 수 있다.

- 쓸개가 빠지다 ➡ 하는 짓이 줏대가 없고 사리에 맞지 않다
- 간도 쓸개도 없다 ➡ 줏대나 자존심이 없다
- 간도 쓸개도 다 내주다 ➡ 용기나 줏대나 자존심을 다 버리고 굽신거리다
- 간에 붙었다 쓸개에 붙었다 한다

간의 기능*

간은 모든 내장 기관 중 가장 크다. 간은 소화관의 일부가 잘록해져서 발생한 일종의 분비선(腺)이다. 간의 기능으로는 탄수화물 대사, 아미노산 및 단백질 대사, 지방 대사, 담즙산 및 빌리루빈(담즙 구성 성분 중 하나) 대사, 비타민 및 무기질 대사, 호르몬 대사, 해독 작용 및 살균 작용 등 다수의 대사 작용이 있다. 이렇듯 간은 여러 중요한 기능을 담당하므로 간의 기능이 저하되면 여러 임상적 문제가 발생한다.

1. 탄수화물 대사

간은 문맥을 통해 유입된 포도당이나 아미노산, 글리세린, 유산 등을 글리코겐 형태로 저장한다. 글리코겐은 신체 내에서 필요할 때 포도당으로 다시 전환되어 혈당을 유지하고, 여기에서 유도된 포도당은 연소되어 생체 활동에 필요한 에너지를 발생시킨다. 이렇듯 간이 탄수화물 대사에서 중요한 역할을 담당하기 때문에 만성 간질환 환자에게서는 혈당이 잘 조절되지 않을 수 있다.

◆　네이버 지식백과, 간[liver, 肝](서울대학교병원 신체기관 정보)

2. 아미노산 및 단백질 대사

식사 후 단백질은 아미노산의 형태로 분해되어 간문맥을 통하여 간에 도달하며, 흡수된 아미노산은 새로운 혈청 단백질, 호르몬 등의 합성에 이용되며 아미노기 전이 과정을 거쳐 포도당 신생 과정에 이용되어 에너지원으로도 사용된다. 간에서는 하루에 약 50그램의 단백질이 합성되며 면역글로불린을 제외한 거의 모든 단백질이 간에서 합성된다. 간에서만 생성되는 단백질인 알부민은 간이 하루에 생산하는 총 단백량의 약 25퍼센트에 해당되는 12그램이 만들어지며, 혈장단백질 중 가장 많은 비율을 차지한다. 알부민은 혈장 안의 다양한 이온, 호르몬 및 지방산 등을 조직으로 운반하는 역할을 하며, 혈장의 삼투압을 유지하는 역할을 한다. 알부민 외에도 간에서만 생성되는 주요 단백질로는 혈액 응고인자가 있다. 따라서 간 질환으로 간의 단백질 합성 능력이 저하되면 알부민 농도가 낮아져서 복수나 심한 부종이 발생할 수 있고, 응고인자의 생성이 저하되어 출혈 경향이 증가하게 된다.

3. 지방 대사

탄수화물을 과잉 섭취할 경우 지방 형태로 저장하였다가 영양분 섭취가 부족할 때 에너지원으로 사용하게 된다. 또한 간은 지방산의 산화물을 이용하여 콜레스테롤, 인지질 및 지단백 등을 합성한다.

4. 담즙산 및 빌리루빈 대사

간은 쓸개즙의 중요 성분인 쓸개즙산을 생성하고, 빌리루빈을 배설하는 역할을 한다. 간은 하루 1리터의 쓸개즙을 생산하며, 생성된 쓸개즙은 쓸개에 저장되었다가 장관으로 배출된다. 쓸개즙의 주 성분은 빌리루빈, 쓸개즙산 그리고 콜레스테롤로 구성되며, 외인성 약제나 색소 등도 쓸개즙과 함께 배출된다. 쓸개즙은 장 운동을 촉진시키며, 소장에서 세균 증식을 억제하고 지방의 소화를 촉진시키는 역할을 한다. 소장으로 배출된 담즙은 돌창자에서 재흡수되어 다시 간으로 유입되어 재활용되며 극히 일부가 대변으로 배설된다.

5. 비타민 및 무기질 대사

간은 비타민 A, D, B12 등을 저장하며, 따라서 비타민 공급이 없어도 A는 10개월, D는 3~4개월, B12는 1년 이상 유지될 수 있다. 그리고 간은 지용성 비타민의 흡수나 가공에 중요한 영향을 미친다. 또한 간은 철, 구리, 아연 등을 저장할 수 있다.

6. 호르몬 대사

간은 각종 장기에서 생성되는 호르몬을 분해하는 기능이 있어 간 기능 저하가 발생할 경우 호르몬 대사 장애가 발생할 수 있다. 예를 들어 만성 간염이나 간경변증에서는 성 호르몬인 에스트로겐이나 테스토스테론의 대사가 저하되어 여성의 경우 성리 이상이, 남성의 경우 고환 위축이나 여성유방증 등이 나타날 수 있다.

7. 해독 작용

간은 신체 내에서 합성되거나 외부로부터 유입되는 각종 지용성 물질을 수용성으로 변환하여 쓸개즙이나 소변을 통해 배설하는 해독 작용을 담당한다.

8. 살균 작용

간에서 생성되는 보체는 살균 작용에 중요한 역할을 하며, 따라서 간의 단백 합성 능력이 저하되면 보체 농도가 감소하여 살균 기능이 떨어지게 된다. 간의 별큰포식세포는 간에 존재하는 대식세포의 일종으로, 체내에 들어오는 세균과 바이러스 등을 포식하여 제거하는 역할을 한다. 또한 항체인 감마글로불린을 생성하는 역할도 담당한다.

심리적 원인

- 뭐 먹고 사나. 어떻게 먹고 사나. 밥줄이 끊어질까봐 두렵다.

  생존의 두려움과 걱정 및 공포와 관련된 스트레스다. 구체적으로 예를 들면 실업, 파산, 큰 경제적 손실, 영업 실적 폭락, 임대료 상승, 전세 폭등 등의 상황에서 느끼는 공포와 두려움과 걱정 및 불안이다.

- 굶주림의 공포나 스트레스.

  실제로 말 그대로 굶주리는 것과 관련된 스트레스다. 구체적인 예를 들면 엄격한 식단, 좋아하는 음식을 먹지 못하는 것, 대장암에 걸려 장을 통해 음식을 얻지 못하게 되는 것, 지속적인 설사로 먹지 못하는 것, 항암 치료 중 식욕 부진과 과도한 구토가 생기는 것 등이다.

- 사랑이나 관심이나 인정을 못 받아서 버려져서 죽을지도 모른다.

  자신을 양육하거나 지원해주는 가족을 잃는 것도 생존의 두려움을 일으킨다.

심리적 원인을 찾는 질문

- 증상이 시작될 무렵에 당신은 어떤 상황에서 어떤 스트레스를 받았나?
- 증상이 시작될 무렵에 당신의 삶은 어떤 상태였나?
- 증상이 시작될 무렵에 당신은 어떤 감정을 많이 느꼈나?
- 당신이 평생 많이 한 생각과 많이 느낀 감정은 무엇인가?
- 이 증상이 사라지면 안 되는 이유가 있다면 무엇인가?
- 당신의 엄마 뱃속 트라우마는 무엇인가?

치유 사례

| 사례 ① | 남편이 바람 피운 뒤에 간암이 생기다

어느 날 60대 여성이 2년 전에 생긴 간암이 치료가 잘되지 않아서 내게 왔다. 그녀는 병원에서 시키는 대로 치료받고 있는데, 전혀 차도가 없어서 남편의 권유로 온 것이었다. 그녀의 남편은 이 간암이 심리적 스트레스와 관련이 있다고 믿고 있었다. 암이 발병하기 전의 상황을 물어보니 3년 전에 남편이 바람을 피우다가 그녀에게 현장에서 적발되었다고 했다. 그녀의 남편은 서울에 살면서 지방 공장을 운영해서 주 3일은 공장 숙소에서 지냈다. 그러던 어느 날 그녀는 우연히 남편의 숙소에 들르게 되었는데, 남편이 낯선 여자와 함께 있는 것을 목격하게 되었다.

궁지에 몰린 그녀의 남편이 말했다.

"내가 다 잘못했으니, 내가 다 책임질게. 내가 깨끗하게 재산 반 갈라서 주고 이혼할게."

이렇게 졸지에 이혼 상황이 되어버리자 갑자기 상황이 반전되어서 오히려 당황한 그녀가 남편을 달래서 집에 데리고 왔고, 이 상황은 그후 흐지부지 묻혀버렸다. 그때 그녀는 간암이 생겼고, 끊임없이 남편에게 잔소리했다.

"내가 죽으면 남편이 슬퍼할까요? 남편은 내가 죽으면 재혼할까요? 남편은 왜 제대로 사과하지 않을까요? 남편이 어떻게 나를 배신할 수가 있죠?"

그녀는 3달 동안 상담하면서 주로 이런 말만 했다.

3달 동안 매주 오는 동안 그녀는 남편에 대한 비난과 원망의 말만 늘어놓을 뿐, 자신의 간암에 대해서는 한마디도 꺼내지 않았다. 도리어 내가 기다리다 못해 마지막에 말했다.

"그런데 이제 간암에 대해서도 얘기해보시죠. 간암 걱정은 안 되나요?"

나의 이런 언급에 그녀는 일언반구도 대응하지 않고 원래대로 남편에 대한 비난과 원망만 늘어놓았다. 결국 그녀의 간암이 너무 악화되어서 나의 이 말을 끝으로 그녀는 더 이상 오지 않았다.

| 사례 ② | **평생 사랑받지 못해 생긴 간암**

60대 여성이 간암 4기로 절제 수술은 받았으나 항암 요법 및 기타 치료는 거부했다. 그러다가 6개월밖에 못 산다는 진단을 듣게 되자 아들에게 이끌려 내게 왔다.

"이제 여한이 없어요. 그저 죽기 전에 고통이나 없으면 좋겠어요."

그녀가 나를 보자마자 맨 처음 한 말이다. 그녀는 강원도 산골 가난한 집에서 8남매의 막내로 태어나, 천덕꾸러기로 자라다 초등학교를 끝으로 학업을 끝냈다.

"사랑도 못 받았는데 중학교도 안 보내줘서 그때부터 내 인생을 포기해버렸어요."

이렇게 자포자기로 살다가 갓 스물에 결혼했는데, 남편은 분노가 많고 무서워서 늘 마음 줄이며 살았고, 게다가 막노동하는 남편의 벌이도 시원찮아서 돈에 쪼들렸다. 그러다 두 아들 중 큰아들 내외와도 사이가 벌어져서 최근 몇 년간 거의 연락도 안 하며 살고 있었다.

처음 그녀가 올 때의 상태는 심각했다. 복수와 부종이 심해서 펑퍼짐한 몸빼 바지를 입어야 했고, 다리는 코끼리 다리처럼 퉁퉁 부어 있었다. 그녀는 이미 삶을 포기한 상태라 치료 의지도 없어서 아들의 강권에 겨우 마지못해서 상담을 받았다. 어쨌든 나는 최선을 다해서 그녀의 삶의 상처들을 EFT로 지워주었다. 그러자 그렇게 극심하던 부종도 빠지고 점차 활력도 생겼고 3달 만에 상담을 종결했다. 그녀는 치료가 더 필요했지만 별로 의지가 없었다. 그리고 1년 뒤에 우연히 그의 아들로부터 어머니 소식을 들었다.

"그 이후로 부종도 다 빠지고 힘도 생겨서 아버지한테 화도 내고 심지어 운전해서 여기저기 다 다닙니다. 이제는 확실히 살 것 같습니다."

나는 이 말을 들으면서 한편으로는 기쁘면서도 의심이 들었다. '본인이 살고 싶어 하지 않는데 다 나을 수 있을까?' 그러다 나중에 2년쯤 지나서 결국 돌아가셨다는 소식을 들었다. 내 경험상 암 치료에서 가장 중요한 것은 반드시 살아야겠다는 의지인데, 그녀는 이런 의지가 없었다. 그렇지만 EFT가 그녀의 수술 후 삶의 질을 엄청나게 개선시킨 것은 확실하다.

치유 확언

- 하느님은 사랑이다. 나는 하느님의 사랑과 보호와 안내와 공급을 받는다.
- 나는 뜻이다. 나는 힘이다. 나는 사랑이다. 나는 용서이다. 나는 젊음이다. 나는 건강이다. 나는 지혜이다. 나는 삶의 기쁨이다. 나는 아름다운 모든 것이다. 모든 것이 나에게 달려 있다. 모든 것이 내 손 안에 있다. I am the will. I am the power. I am the love. I am the forgiveness. I am the youth. I am the health. I am the wisdom. I am the joy of living. I am everything beautiful. Everything depends on me. Everything lies in my hands.
- 판단을 내려놓고 하느님께서 나를 통해 일하시도록 한다.

심리적 원인

- 내 거 왜 건드려. 내 영역 침범하지마. 내 경계를 침범하지마.

  이 감정은 자신의 영토, 영역, 경계가 침범당하거나 존중받지 못해서 분노하고 비난하고 용서하지 못하는 상태다. 자신의 영토나 영역이 침범되어서 화가 난다. 구체적으로 말하면 가정에서의 분쟁, 직장, 학교, 유치원, 놀이터, 양로원처럼 자신이 소속된 곳에서 생기는 갈등이나 다툼으로 생기는 스트레스다. 또는 더 크게 마을 또는 국가와 같은 확장된 영역에서 생기는 갈등이나 다툼으로 생기는 스트레스도 이에 해당한다. 때때로 자신의 자존심, 업무 범위, 재산 등이 침해되는 것과 이웃이 일으키는 소음 같은 추상적인 영역 침범 등도 여기에 해당할 수 있다.

- 나는 누구인가? 나는 어디에 속해야 하나? 나는 어디에도 속하지 못해.

  이 감정은 정체성 장애 또는 소속감 갈등과 관련된 스트레스라고 할 수 있다. 이것은 문자 그대로 또는 비유적으로 자신의 소속을 정하지 못하는 것과 관련된다. 원하지 않던 이사, 전학, 전직, 유학, 입대, 입학 등이 이런 감정을 일으킬 수 있다. 불안한 느낌, 어디에 속해야 할지 모르는 느낌, 관계, 가족, 직장, 조직 또는 사회 전체에서 자신의 자리를 찾지 못하는 것이 이에 해당한다. 그리고 신념, 종교, 성 정체성, 파트너를 정하지 못하는 것도 해당할 수 있다.

- 나는 어떡해야 하나? 나는 무엇을 선택해야 할지 모르겠다.

  어떤 선택을 해야 할지, 어디로 가야 할지 모른다. 선택 장애나 결정 장애나 우유부단함이 바로 이에 해당한다.

  미국 원주민들 사이에서 신생아 황달은 아주 드물다고 한다. 만약 태아가 초음파 검사와 양수 천자술을 받지 않는다면, 그리고 엄마와 아이가 너무 많은 스트레스에 노출되지 않았다면 신생아 황달은 확실히 덜 흔할 것이다.

심리적 원인을 찾는 질문

- 증상이 시작될 무렵에 당신은 어떤 상황에서 어떤 스트레스를 받았나?
- 증상이 시작될 무렵에 당신의 삶은 어떤 상태였나?
- 증상이 시작될 무렵에 당신은 어떤 감정을 많이 느꼈나?

- 당신이 평생 많이 한 생각과 많이 느낀 감정은 무엇인가?

- 이 증상이 사라지면 안 되는 이유가 있다면 무엇인가?

- 언제 증상이 심해지는가?

- 당신의 엄마 뱃속 트라우마는 무엇인가?

치유 사례

| 사례 ① | 담석 통증

어느 날 40대 여성이 담석통으로 나를 찾아왔다. 그녀는 1주일 뒤에 남미로 시집간 여동생을 10년 만에 처음으로 방문하기로 되어 있었다. 그런데 바로 어제 배가 너무 아파서 병원에 갔더니 담석 통증이니 당장 수술해야 한다는 것이 아닌가. 수술을 받으면 동생을 보러 갈 수가 없고, 이번 기회를 놓치면 언제 또 갈 수 있을지 모른다는 것이 문제가 되었다. 그녀는 요청했다.

"EFT로 비행기 탈 수 있게 해주세요."

사실 당장 수술을 요하는 담석 통증을 치료하는 것은 이때가 처음이었다. 치료 결과를 확신할 수는 없었지만 그녀의 요구가 너무 강렬해서 일단 뛰어들었다.

먼저 요즘 무엇 때문에 스트레스를 받느냐고 물으니 당장 직장 동료 한 명을 떠올리며 말했다.

"그 여자만 생각하면 진짜 내가 미칠 것 같아요."

나는 그 동료와의 다툼 때문에 힘들었던 일을 1시간 동안 EFT로 지워주었고, 여행 날짜가 촉박해서 치료는 이번 한 번으로 종결되었다. '과연 이 1시간의 치료로 총 1달의 여행 기간에 무사할 수 있을까?' 나는 내심 궁금했는데, 놀랍게도 그녀는 여행을 무사히 마치고 잘 돌아왔다. 페이스북 친구로도 등록되어 있어서 여동생과 남미에서 즐겁게 지내는 모습을 바로 사진으로 확인할 수도 있었다.

| 사례 ② | 담도암

어느 날 55세 기혼 여성이 담도암 때문에 내게 왔다. 1년 전 등에 통증이 있어서 검사받다가 담도암 진단을 받았는데, 암이 척추와 뇌까지 이미 많이 전이된 상태였다. 일단 그녀는 남편과 사이가 너무 안 좋아서 각방을 쓰고 있었다. 남편이 공감 능력이 부족하고 화를 많이 내서 그녀는 이런 남편을 두려워하면서 증오하고 있었다. 암 진단을 받기 직전에 그녀가 시부모를 위해 선의로 진행한 일 때문에 시댁 식구들에게 억울하게 공격받는 일이 생겼는데, 남편은 수수방관할 뿐만 아니라 도리어 그녀가 쓸데없는 짓을 벌였다고 벌컥 화를 냈다. 그녀는 특히 이 사건에 대한 분노가 극심했고, 내게 올 때마다 남편에 대한 분노를 쏟아냈다.

소심한 그녀는 맏며느리였지만 시부모, 시동생, 시누이, 남편 모두에게서 무시당하기 일쑤였고, 남편도 해외에서 사업하고 있어서 거의 별거 상태나 마찬가지였다. '이 집안에서 내 자리는 없다. 이 집안에서 내 편은 없다. 모두 나를 무시한다. 나는 이 남자와 계속 살아야 하나. 혼자 살자니 자신감이 없다.' 그녀의 심리 상태는 담도암의 심리적 원인을 모두 갖고 있었고, 그녀는 이런 상처를 준 시댁 식구와 남편을 용서할 의도가 전혀 없었다. 그래서 몇 달 동안 상담했지만 그녀의 상태는 계속 악화되어서 더 이상 내게 올 수 없는 상태가 되었고, 결국 몇 달 뒤에 사망했다.

치유 확언

- 나는 내 경계를 잘 지킨다. 나는 내 경계를 잘 지킬 수 있다.
- 나는 잘 판단한다. 나는 잘 판단할 수 있다.
- 나는 나의 소속을 찾고 만든다.
- 여기가 내 자리다.

◈ **간경화** ◈

심리적 원인

- 뭐 먹고 사나. 어떻게 먹고 사나. 밥줄이 끊어질까봐 두렵다.

  생존의 두려움과 걱정 및 공포와 관련된 스트레스다. 구체적으로 예를 들면 실업, 파산, 큰 경제적 손실, 영업 실적 폭락, 임대료 상승, 전세 폭등 등의 상황에서 느끼는 공포와 두려움과 걱정 및 불안이다.

- 굶주림의 공포나 스트레스.

  실제로 말 그대로 굶주리는 것과 관련된 스트레스다. 구체적인 예를 들면 엄격한 식단, 좋아하는 음식을 먹지 못하는 것, 대장암에 걸려 장을 통해 음식을 얻지 못하게 되는 것, 지속적인 설사로 먹지 못하는 것, 항암 치료 중 식욕 부진과 과도한 구토가 생기는 것 등이다.

- 사랑이나 관심이나 인정을 못 받고 버려져서 죽을지도 모른다.

  자신을 양육하거나 지원해주는 가족을 잃는 것도 생존의 두려움을 일으킨다.

- 내 거 왜 건드려. 내 영역 침범하지마. 내 경계를 침범하지마.

  이 감정은 자신의 영토, 영역, 경계가 침범당하거나 존중받지 못해서 분노하고 비난하고 용서하지 못하는 상태다. 자신의 영토나 영역이 침범되어서 화가 난다. 구체적으로 말하면 가정에서의 분쟁, 직장, 학교, 유치원, 놀이터, 양로원처럼 자신이 소속된 곳에서 생기는 갈등이나 다툼으로 생기는 스트레스다. 또는 더 크게 마을 또는 국가와 같은 확장된 영역에서 생기는 갈등이나 다툼으로 생기는 스트레스도 이에 해당한다. 때때로 자신의 자존심, 업무 범위, 재산 등이 침해되는 것과 이웃이 일으키는 소음 같은 추상적인 영역 침범 등도 여기에 해당할 수 있다.

- 나는 누구인가? 나는 어디에 속해야 하나? 나는 어디에도 속하지 못해.

  이 감정은 정체성 장애 또는 소속감 갈등과 관련된 스트레스라고 할 수 있다. 이것은 문자 그대로 또는 비유적으로 자신의 소속을 정하지 못하는 것과 관련된다. 원하지 않던 이사, 전학, 전직, 유학, 입대, 입학 등이 이런 감정을 일으킬 수 있다. 불안한 느낌, 어디에 속해야 할지 모르는 느낌, 관계, 가족, 직장, 조직 또는 사회 전체에서 자신의 자리를 찾지 못하는 것이 이에 해당한다. 그리고 신념, 종교, 성 정체성, 파트너를 정하지 못하는 것도 이에 해당할 수 있다.

- 나는 어떡해야 하나? 나는 무엇을 선택해야 할지 모르겠다.

  어떤 선택을 해야 할지, 어디로 가야 할지 모른다. 선택 장애나 결정 장애나 우유부단함이 바로 이에 해당한다.

- 증상이 시작될 무렵에 당신은 어떤 상황에서 어떤 스트레스를 받았나?

- 증상이 시작될 무렵에 당신의 삶은 어떤 상태였나?

- 증상이 시작될 무렵에 당신은 어떤 감정을 많이 느꼈나?

- 당신이 평생 많이 한 생각과 많이 느낀 감정은 무엇인가?

- 이 증상이 사라지면 안 되는 이유가 있다면 무엇인가?

- 언제 증상이 심해지는가?

- 당신의 엄마 뱃속 트라우마는 무엇인가?

치유 확언

- 하느님은 사랑이다. 나는 하느님의 사랑과 보호와 안내와 공급을 받는다.

- 나는 뜻이다. 나는 힘이다. 나는 사랑이다. 나는 용서이다. 나는 젊음이다. 나는 건강이다. 나는 지혜이다. 나는 삶의 기쁨이다. 나는 아름다운 모든 것이다. 모든 것이 나에게 달려 있다. 모든 것이 내 손 안에 있다. I am the will. I am the power. I am the love. I am the forgiveness. I am the youth. I am the health. I am the wisdom. I am the joy of living. I am everything beautiful. Everything depends on me. Everything lies in my hands.

- 판단을 내려놓고 하느님께서 나를 통해 일하시도록 한다.

- 나는 내 경계를 잘 지킨다. 나는 내 경계를 잘 지킬 수 있다.

- 나는 잘 판단한다. 나는 잘 판단할 수 있다.

- 나는 나의 소속을 찾고 만든다.

- 여기가 내 자리다.

23장

췌장

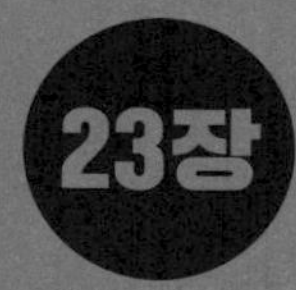

췌장의 기능·

이자는 소화 효소와 호르몬을 분비하는 기관이다. 즉, 이자는 이자액을 분비하는 외분비 선인 동시에 당 대사에 관련된 호르몬의 내분비선이기도 하다. 이자액은 이자 실질 내의 선 조직에서 분비되고 무색투명하며, 1일 분비량은 평균 700밀리그램이다. 이자액은 단백질 분해 효소, 지방 분해 효소, 탄수화물 분해 효소로 구성되며 이자 내에서 생성 시에는 불활성 상태로 있다가 십이지장(샘창자) 내에서 활성화되어 소화 효소의 역할을 하게 된다.

호르몬은 이자 실질 내의 랑게르한스섬(islets of Langerhans, 이자섬이라는 뜻)이라는 특수한 조직에서 분비된다. 랑게르한스섬은 글루카곤과 인슐린이라는 호르몬을 분비하여 당 대사를 조절하는 역할을 한다. 인슐린은 고혈당에 의해 분비가 촉진된다. 글루카곤은 간에서 글리코겐을 분해시켜 혈당을 상승시키는 작용을 한다. 이렇게 인슐린과 글루카곤은 혈당에 대해 반대 작용을 하지만, 생체 내에서는 두 호르몬이 협동적으로 작용한다. 글루카곤이 간에 작용하여 말초 조직으로 포도당을 내보내면, 인슐린은 말초 조직에서 포도당이 이용되는 것을 촉진시킨다.

◆ 네이버 지식백과, 이자[pancreas](서울대학교병원 신체기관 정보)

심리적 원인

인슐린 분비 부족증이다.

- 죽어도 하기 싫은데 해야 한다. 어쩔 수 없이 해야 한다. 나는 거부할 힘이 없다. 하기 싫어도 참고 해야 한다.

  자신의 이성적 판단 또는 의지에 반하여 무언가를 하도록 강요당해서 생기는 반감이다.

- 한 판 붙고 싶은데 싸울 수 없다. 나는 힘이 없어서 싸울 수 없다. 싸우고 싶어도 참아야 한다.

  사람(부모, 의붓어머니와 의붓아버지, 형제자매, 친척, 배우자, 교사, 동료, 감독관, 의사)이나 상황(직장, 가정, 학교, 관계), 조직(학교, 교회, 병원, 정부, 정권)에 대해서 강한 분노와 적개심을 가진 상태다.

- 아무리 해도 나는 나를 지킬 수 없다.

  비난이나 공격을 받으면서도 자신을 도저히 지킬 수 없다고 느끼는 상태다.

- 무섭고 혐오스러워.

  이런 스트레스는 어떤 상황이나 사람이 무섭고 혐오스럽다고 느끼는 것이다. 구체적인 예를 들면 성적 학대, 원치 않는 성적 행위, 폭력적인 섹스 같은 혐오스러운 성적 경험일 수도 있다. 또 주사가 심한 가장을 둔 가족들은 술 냄새에서 이런 스트레스를 받을 수 있다. 각종 동물이나 벌레에 대한 극심한 공포증도 이에 해당하는 경우가 많다. 아이들은 자신에게 역겨운 음식을 먹어야 할 때 이런 스트레스를 겪는다.

  스트레스를 받는 동안에 혈당 수치는 인슐린 분비 감소를 통해 상승한다. 이때 우리는 싸우거나, 도망치거나, 최상으로 활력 있게 반응할 수 있다. 이것은 인간과 동물에서 공통으로 작동하는 생체의 방식이다. 동물은 실제로 싸우거나 도망치면서 증가한 에너지원인 혈당을 잘 소모한다. 하지만 문명화된 인간은 제자리에 앉아서 열받거나 혼자서 욕하다가 끝낸다. 아무런 행동도, 에너지 소비도 없다. 스트레스를 받으면서 움직이지 않는 것은 혈당 수준을 올린다. 이것이 당뇨병 환자에게 운동이 중요한 이유다.

심리적 원인을 찾는 질문

- 증상이 시작될 무렵에 당신은 어떤 상황에서 어떤 스트레스를 받았나?
- 증상이 시작될 무렵에 당신의 삶은 어떤 상태였나?

- 증상이 시작될 무렵에 당신은 어떤 감정을 많이 느꼈나?

- 당신이 평생 많이 한 생각과 많이 느낀 감정은 무엇인가?

- 인생을 다시 산다면 당신의 인생에서 생략하고 싶은 사람이나 사건은 무엇인가?

- 언제 어떤 상황에서 증상이 심해지는가?

- 이 증상이 사라지면 안 되는 이유가 있다면 무엇인가?

- 당신의 엄마 뱃속 트라우마는 무엇인가?

치유 사례

| 사례 ① | 혈당이 5분 만에 확 떨어지다

게리 크레이그 이야기: 내가 만난 한 환자의 이야기를 전한다.

안녕하세요, 게리.

나는 EFT로 놀라운 경험을 했어요. 나는 1형 당뇨병 환자예요. 최근에 혈당이 너무 높았어요. 종종 300밀리그램/데시리터까지 근접해서 이렇게 가다가는 케토산증, 시력 상실, 신부전 같은 치명적인 합병증이 생길 가능성이 컸어요. 그러다 마침내 오늘 아침 당뇨에 EFT를 해보자는 생각이 들었어요. 어떻게 됐을까요! 혈당이 115로 떨어졌어요. 이 정도면 괜찮은 범위예요! 나는 이런 수용 확언을 썼어요.

- 나는 비록 혈당이 높지만 깊이 진심으로 나를 사랑하고 받아들이고 용서합니다.

그리고 기본 과정을 몇 번 했어요.

이렇게 하는 데 모두 겨우 5분 걸렸고, 일하면서 했기 때문에 시간도 뺏기지 않았어요. 혈당이 떨어지니 너무 안심돼요. 육체적으로 좋을 뿐만 아니라 심리적으로도 압박

◆ https://www.emofree.com/serious-diseases/diabetes/diabetes-1-lowered-blood-sugar-article.html

감이 무척 컸거든요. 혈당을 조절하지 못하면 실패자라는 느낌에서 벗어나기 너무 힘들거든요. 휴, 이제 EFT와 건강한 생활로 혈당을 정상으로 유지할 수 있다는 자신감이 생겨요. 틀림없이 앞으로도 꾸준히 내 생활의 모든 곳에서 EFT를 더 많이 자주 써서 혈당도 잘 조절하면서 살 거예요.

케이트로부터

| 사례 ② | **격무에 시달리다가 생긴 당뇨병**

오래전에 50대 남성이 불안증으로 왔다. 그는 5년 전부터 당뇨병이 생겨서 인슐린 펌프를 차고 있었다. 당뇨병이 생기기 전에 그는 IT 업계에서 매일 야근을 밥 먹듯이 하면서 격무에 시달리고 있었는데, 직장을 그만두고 다른 곳에 갈 자신이 없어서 억지로 꿋꿋이 버텼다. 그렇게 몇 년 일하다보니 당뇨병이 생겼다고 했다. 그러다 결국 병원에 입원해서 치료받으면서 충분히 휴식하고 날마다 꾸준히 운동했더니 2주 만에 혈당이 정상으로 돌아왔다. 그러나 주치의는 일시적인 현상이라고 이런 사실을 일축하고, 계속 당뇨 주사약을 맞게 했다. 그러다 마침내 그는 인슐린 펌프까지 차야 하는 완전한 환자가 되어버렸다.

| 사례 ③ | **"폭력 남편과 40년 가까이 살다보니 당뇨병이 생겼어요"**

어느 날 60대 후반 할머니가 할아버지의 심각한 가정폭력과 알코올 중독 문제로 왔다. 그녀의 남편은 어렸을 때 학대를 심하게 받아서 분노 조절 장애와 알코올 중독이 심했다. 늘 집 안에서 폭언과 폭행을 했고, 동네에서도 이웃 주민들과 늘 다퉜다. 그의 폭행 정도는 너무 심해서 종종 집 안팎을 가리지 않고 칼을 들고 위협하는 수준이었다. 결혼 초에 그녀가 도저히 못 견뎌서 집을 잠시 떠나면 남편은 그녀의 친정에 찾아와서 다 죽이고 불을 질러버리겠다고 행패를 부렸다. 그래서 그녀는 집을 떠나도 친정으로 갈 수도 없었고, 친정 식구들을 해칠까봐 감히 이혼할 수도 없었다. 그렇게 살다보니 그녀는 당뇨병 환자가 되어서 인슐린 펌프를 차게 되었다.

| **사례 ④** | **임신성 당뇨**

이 책을 쓰는 중에 원래 다른 증상으로 치료받고 있던 30대 중반 여성이 나를 찾아왔다. 그녀는 내게 치료받으면서 좋은 경과를 보이고 있다가 마침 임신이 되었다. 임신 8개월차에 접어들었는데, 불과 2주 전에 임신성 당뇨 진단을 받아서 무척 속상해하고 있었다.

"원인도 모르고 5퍼센트의 확률에 불과한 증상에 제가 걸린 것이 무섭고 억울해요."

그래서 나는 몇 가지 정리된 원인을 말해주면서 이 중 어디에 해당하는지 물었다.

"죽어도 하기 싫은데 해야 하는 일이 너무 많아요."

최근에 그녀는 회사에서 팀장으로 승진해 15명의 팀원을 관리해야 했고, 게다가 출산휴가를 앞두고 있어서 그전에 모든 일을 정리하고 마무리해야 했다. 그러느라 그녀는 임신한 몸으로 주말도 휴가도 모두 반납한 채로 강행군하고 있었다. 그래서 이런 업무 부담과 과로에 대한 스트레스를 EFT로 풀어주었다.

치유 확언

- 전지전능한 사랑의 하느님은 나를 치유하고 안내해주고 보호해주고 지탱해준다.
- 하느님, 저를 치유하고 안내하소서. 저를 이끌어주소서.
- 나는 뜻이다. 나는 힘이다. 나는 사랑이다. 나는 용서이다. 나는 젊음이다. 나는 건강이다. 나는 지혜이다. 나는 삶의 기쁨이다. 나는 아름다운 모든 것이다. 모든 것이 나에게 달려 있다. 모든 것이 내 손 안에 있다. I am the will. I am the power. I am the love. I am the forgiveness. I am the youth. I am the health. I am the wisdom. I am the joy of living. I am everything beautiful. Everything depends on me. Everything lies in my hands.

심리적 원인

- 무섭고 혐오스러워.

  이런 스트레스는 어떤 상황이나 사람이 무섭고 혐오스럽다고 느끼는 것이다. 구체적인 예를 들면 성적 학대, 원치 않는 성적 행위, 폭력적인 섹스 같은 혐오스러운 성적 경험일 수도 있다. 또 주사가 심한 가장을 둔 가족들은 술 냄새에서 이런 스트레스를 받을 수 있다. 각종 동물이나 벌레에 대한 극심한 공포증도 이에 해당하는 경우가 많다. 아이들은 자신에게 역겨운 음식을 먹어야 할 때 이런 스트레스를 겪는다.

심리적 원인을 찾는 질문

- 무엇이 그토록 무섭고 혐오스러운가?
- 증상이 생길 무렵에 어떤 힘든 일을 겪었나?

치유 확언

- 나는 안전하다, 나는 고요하다, 내가 통제하고 있다. I am safe, I am calm, I am in control.
- 나는 뜻이다. 나는 힘이다. 나는 사랑이다. 나는 용서이다. 나는 젊음이다. 나는 건강이다. 나는 지혜이다. 나는 삶의 기쁨이다. 나는 아름다운 모든 것이다. 모든 것이 나에게 달려 있다. 모든 것이 내 손 안에 있다. I am the will. I am the power. I am the love. I am the forgiveness. I am the youth. I am the health. I am the wisdom. I am the joy of living. I am everything beautiful. Everything depends on me. Everything lies in my hands.
- 판단을 내려놓고 하느님께서 나를 통해 일하시도록 한다.

심리적 원인

- 죽어도 하기 싫은데 해야 한다. 어쩔 수 없이 해야 한다. 나는 거부할 힘이 없다. 하기 싫어도 참아야 한다.

  자신의 이성적 판단 또는 의지에 반하여 무언가를 하도록 강요당해서 생기는 반감이다.

- 한 판 붙고 싶은데 싸울 수 없다. 나는 힘이 없어서 싸울 수 없다. 싸우고 싶어도 참아야 한다.

  사람(부모, 의붓아버지와 의붓어머니, 형제자매, 친척, 배우자, 교사, 동료, 감독관, 의사)이나 상황(직장, 가정, 학교, 관계)이나 조직(학교, 교회, 병원, 정부, 정권)에 대해서 강한 분노와 적개심을 가지는 상태다.

- 아무리 해도 나는 나를 지킬 수 없다.

  비난이나 공격을 받으면서도 자신을 도저히 지킬 수 없다고 느끼는 상태다.

- 무섭고 혐오스러워.

  이런 스트레스는 어떤 상황이나 사람이 무섭고 혐오스럽다고 느끼는 것이다. 구체적인 예를 들면 성적 학대, 원치 않는 성적 행위, 폭력적인 섹스 같은 혐오스러운 성적 경험일 수도 있다. 또 주사가 심한 가장을 둔 가족들은 술 냄새에서 이런 스트레스를 받을 수 있다. 각종 동물이나 벌레에 대한 극심한 공포증도 이에 해당하는 경우가 많다. 아이들은 자신에게 역겨운 음식을 먹어야 할 때 이런 스트레스를 겪는다.

심리적 원인을 찾는 질문

- 증상이 시작될 무렵에 당신은 어떤 상황에서 어떤 스트레스를 받았나?
- 증상이 시작될 무렵에 당신의 삶은 어떤 상태였나?
- 증상이 시작될 무렵에 당신은 어떤 감정을 많이 느꼈나?
- 당신이 평생 많이 한 생각과 많이 느낀 감정은 무엇인가?
- 이 증상이 사라지면 안 되는 이유가 있다면 무엇인가?
- 당신의 엄마 뱃속 트라우마는 무엇인가?

- 전지전능한 사랑의 하느님은 나를 치유하고 안내해주고 보호해주고 지탱해준다.

- 하느님 저를 치유하고 안내하소서. 저를 이끌어주소서.

- 나는 안전하다, 나는 고요하다, 내가 통제하고 있다. I am safe, I am calm, I am in control.

- 나는 뜻이다. 나는 힘이다. 나는 사랑이다. 나는 용서이다. 나는 젊음이다. 나는 건강이다. 나는 지혜이다. 나는 삶의 기쁨이다. 나는 아름다운 모든 것이다. 모든 것이 나에게 달려 있다. 모든 것이 내 손 안에 있다. I am the will. I am the power. I am the love. I am the forgiveness. I am the youth. I am the health. I am the wisdom. I am the joy of living. I am everything beautiful. Everything depends on me. Everything lies in my hands.

◈ 췌장암(췌장 선암종), 췌장의 장액성 낭성 종양, 선방세포암종, 췌장염 ◈

심리적 원인

- 나는 소화시킬 수 없다. 나는 내 몸으로 흡수할 수 없다.

  마음이 소화시킬 수 없는 경험을 뜻하는데, 이런 경험은 곧 트라우마다. 보통 도저히 받아들여서 소화시킬 수 없는 분노인 경우가 많다. 구체적으로 엄청난 노력을 들인 사업이나 계획이 헛수고가 되었다, 아주 비열한 배신을 당했다, 갑자기 중풍으로 반신불수가 된 자신의 육체를 도저히 감당할 수 없다 등이 해당한다. 감내할 수 없고 소화시킬 수 없는 사람과 상황과 발언과 소식이다.

심리적 원인을 찾는 질문

- 증상이 생기기 전에 당신이 겪은 가장 힘든 일은 무엇인가?

- 증상이 시작될 무렵에 당신은 어떤 상황에서 어떤 스트레스를 받았나?

- 증상이 시작될 무렵에 당신의 삶은 어떤 상태였나?

- 증상이 시작될 무렵에 당신은 어떤 감정을 많이 느꼈나?

- 당신이 평생 많이 한 생각과 많이 느낀 감정은 무엇인가?
- 인생을 다시 산다면 당신의 인생에서 생략하고 싶은 사람이나 사건은 무엇인가?

| 사례 ① | 갑상선암, 유방 종양, 자궁 이형성증, 췌장암을 다 가진 환자

어느 날 50세의 이혼 여성이 내게 왔다. 그녀는 약 6개월 전에 병원 검진에서 갑상선암과 암이 될 수 있는 유방 종양이 있다는 진단을 받고서, 갑상선 절반과 유방 일부분을 잘라냈다. 그러다 최근에 생리통이 심해서 산부인과에 갔더니 자궁 근종이 있다는 진단을 받아서, 근종을 떼어내는 수술을 받았다. 그런데 떼어낸 조직에서 이형성증(암이 될 수 있는 세포 상태)이 발견되어서 그녀는 다시 자궁 전체를 적출해야 한다는 진단을 받았다. 게다가 떼어낸 자궁에 실제로 암이 있으면 항암 치료까지 받아야 한다는 충격적인 진단까지 들었다.

채 6개월도 안 되는 시간 속에서 갑상선암과 유방 종양에 이어 자궁암까지 있다는 진단을 받고서 그녀는 어마어마한 충격에 빠졌다. 겨우 50세밖에 안 된 나이에 벌써 죽을지도 모른다는 두려움과 허무함이 쓰나미처럼 그녀를 덮쳐서 정신을 차릴 수 없었다. 그러다 그녀는 유나방송을 통해 EFT를 알게 되어서 나를 찾아왔다. 먼저 그녀의 일생에서 힘들었던 것을 물어보았다. 무능하고 폭력적인 아버지, 아버지를 대신해서 돈 버느라고 그녀를 내팽개친 어머니, 화재 사고로 숨진 다정했던 오빠, 늘 폭언과 폭행을 일삼던 전남편, 이혼하면서 두고 온 자식들을 떠올렸다. 곧 이것이 바로 핵심 주제였고, 이것을 1시간 동안 EFT로 다뤘다.

곧바로 수술을 받을 예정이라 그녀는 1번밖에 상담을 받지 못했다. 하지만 수술받기 전까지 유나방송으로 나의 EFT 강의를 들으면서 꾸준히 EFT를 했다. 그리고 열흘 뒤에 그녀는 자궁을 다 들어내는 수술을 받았고, 조직 검사 결과 세포가 모두 깨끗하고 정상이라는 놀랍고도 기쁜 소식을 들었다. 이에 그녀는 '혹시 EFT를 해서 세포가 정상으로 바뀐 것일까?' 하는 의문이 들었지만, 그냥 우연으로 치부하고 넘겼다.

그러다 다시 4달이 지나서 이번에는 사진상으로 췌장에 종양이 보인다는 진단을 받았다. 대체로 췌장 부위의 종양은 예후가 안 좋고 진행이 빠른 것으로 유명한데, 주치의의 진단은 더욱 더 절망적이었다.

"사진상으로만 봐도 너무 악성입니다. 수술하고 조직 검사를 해야 확진할 수 있지만, 그래도 큰 기대는 안 하는 게 좋겠습니다."

그녀는 이번에는 정말 다시 한 번 확실하게 죽음을 각오해야 했다.

"이제는 정말 죽을지도 모른다."

충격 속에서도 그녀는 혹시나 하는 마음으로 다시 나를 찾아왔다. 이번에는 주 1회씩 3주간에 걸쳐서 앞서 말한 핵심 주제를 다시 EFT로 다뤘다. 그녀는 그 과정에서 정말 많이 울었고, 정말 많이 분노했다. 한마디로 내 진료실이 온통 흔들릴 정도로 대성통곡을 했다. 과연 그녀의 수술 결과가 어떻게 나올지 궁금했지만 부담이 될지도 모르기 때문에 연락해서 물어보지는 않았다. 그러다 몇 달이 지나서 그녀가 마침 나의 EFT 강의를 들으러 왔다. 나는 반갑기도 하고 궁금하기도 해서 그녀에게 안부를 물었다.

그러자 그녀가 흥분해서 내게 말했다.

"선생님, 글쎄, 의사 선생님이 이렇게 말했어요. '종양이 겉으로는 아주 악독하게 생겼는데, 속은 아주 얌전하고 멀쩡해요. 의사 생활 수십 년 하면서도 이런 것은 처음 봐요. 하여튼 완전 정상이에요. 다행이에요.'라고요."

그래서 그녀는 수술만 받고 항암 치료도 안 받고 1달 뒤에 그냥 퇴원했다고 했다. 그녀가 마지막으로 이렇게 말했다.

"처음에 자궁이 정상이라고 했을 때는 솔직히 그냥 우연이라고 생각했어요. 그런데 췌장암일 수 있었던 게 정상으로 나타난 것을 보고서는 EFT가 확실히 암세포를 바꿨다고 생각해요. 쌓여 있던 감정을 EFT로 풀어주는 것이 암 치료에 엄청난 효과가 있다는 것을 이제는 정말 믿어요."

과연 그녀의 말대로 EFT를 해서 쌓인 감정이 풀어지면서 암세포가 정상세포로 바뀐 것일까? 물론 반드시 그렇다고 단언할 수는 없지만 다양한 사례를 종합해서 판단해볼 때, 이 정도의 주장은 할 수 있을 것 같다.

"EFT로 암의 급진 소퇴가 일어날 수 있다!"

50대 초반의 한의사가 췌장암으로 진단받은 지 6개월 만에 내게 왔다. 그는 30대 때부터 강남에 크게 한의원을 차려서 돈도 제법 벌었다. 그러다 세 번째로 야망을 품고 대형 한의원을 열어서 자리 잡으려고 하는 그 무렵에 코로나19가 터져서 2년을 버티다 완전히 망해 버렸다. 그리고 곧 췌장암 진단을 받아서 내게 온 것이었다. 그는 그전까지 무쇠 체력이라고 할 정도로 건강해서 중년의 나이에도 밤을 새워 놀 수 있을 정도였다. 암 발병 전에 그가 가장 소화시키기 힘들었던 트라우마는 다음과 같았다.

코로나19 상황 때문에 심혈을 기울여 만든 대형 한의원이 망했다.

게다가 아내가 부동산 투자 실패로 그나마 있던 재산도 거의 소진했다. 그는 아내의 이런 투자 실패에 상당히 분개하고 있었다.

또 그의 아내는 대치동으로 이사하면서까지 외동딸의 교육비로 막대한 돈을 쓰고 있었는데, 아이의 성적은 도리어 떨어졌다.

"다시 태어나면 결혼도 안 하고 애도 안 낳고 싶어요."

그가 했던 말이 생각난다. 그는 몇 회 내원하다가 증상이 급격히 악화되어 오지 못했는데, 나중에 알아보니 사망했다.

치유 확언

- 용서합니다. 내려놓습니다.
- 사랑과 평화가 치유한다.

심리적 원인

- 내 거 왜 건드려. 내 영역 침범하지마. 내 경계를 침범하지마.

  이 감정은 자신의 영토, 영역, 경계가 침범당하거나 존중받지 못해서 분노하고 비난하고 용서하지 못하는 상태다. 자신의 영토나 영역이 침범되어서 화가 난다. 구체적으로 말하면 가정에서의 분쟁, 직장, 학교, 유치원, 놀이터, 양로원처럼 자신이 소속된 곳에서 생기는 갈등이나 다툼으로 생기는 스트레스다. 또는 더 크게 마을 또는 국가 같은 확장된 영역에서 생기는 갈등이나 다툼으로 생기는 스트레스도 이에 해당한다. 때때로 자신의 자존심, 업무 범위, 재산 등이 침해되는 것과 이웃이 일으키는 소음 같은 추상적인 영역 침범 등도 여기에 해당할 수 있다.

- 나는 누구인가? 나는 어디에 속해야 하나? 나는 어디에도 속하지 못해.

  이 감정은 정체성 장애 또는 소속감 갈등과 관련된 스트레스라고 할 수 있다. 문자 그대로 또는 비유적으로 자신의 소속을 정하지 못하는 일과 관련된다. 원하지 않던 이사, 전학, 전직, 유학, 입대, 입학 등이 이런 감정을 일으킬 수 있다. 불안한 느낌, 어디에 속해야 할지 모르는 느낌, 관계, 가족, 직장, 조직 또는 사회 전체에서 자신의 자리를 찾지 못하는 것이 이에 해당한다. 그리고 신념, 종교, 성정체성, 파트너를 정하지 못하는 것도 해당할 수 있다.

- 나는 어떡해야 하나? 나는 무엇을 선택해야 할지 모르겠다.

  어떤 선택을 해야 할지, 어디로 가야 할지 모른다. 선택 장애나 결정 장애나 우유부단함이 바로 이에 해당한다.

심리적 원인을 찾는 질문

- 증상이 시작될 무렵에 당신은 어떤 상황에서 어떤 스트레스를 받았나?
- 증상이 시작될 무렵에 당신의 삶은 어떤 상태였나?
- 증상이 시작될 무렵에 당신은 어떤 감정을 많이 느꼈나?
- 당신이 평생 많이 한 생각과 많이 느낀 감정은 무엇인가?
- 이 증상이 사라지면 안 되는 이유가 있다면 무엇인가?
- 언제 증상이 심해지는가?
- 당신의 엄마 뱃속 트라우마는 무엇인가?

- 나는 내 경계를 잘 지킨다. 나는 내 경계를 잘 지킬 수 있다.

- 나는 잘 판단한다. 나는 잘 판단할 수 있다.

- 나는 나의 소속을 찾고 만든다.

- 여기가 내 자리다.

- 하느님은 사랑이다. 나는 하느님의 사랑과 보호와 안내와 공급을 받는다.

- 나는 뜻이다. 나는 힘이다. 나는 사랑이다. 나는 용서이다. 나는 젊음이다. 나는 건강이다. 나는 지혜이다. 나는 삶의 기쁨이다. 나는 아름다운 모든 것이다. 모든 것이 나에게 달려 있다. 모든 것이 내 손 안에 있다. I am the will. I am the power. I am the love. I am the forgiveness. I am the youth. I am the health. I am the wisdom. I am the joy of living. I am everything beautiful. Everything depends on me. Everything lies in my hands.

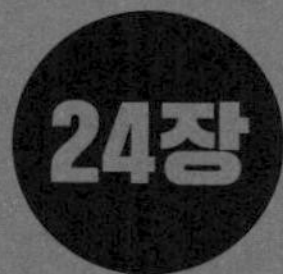

신장

신장은 복부 뒤쪽(복막)의 요추 앞 양쪽에 위치한다. 신장 집합세관의 기능은 신장 실질에서 생산된 소변을 수집하여 여러 개의 신장술잔을 통해 신우로 보내는 것이다. 거기에서 소변은 배설되도록 요관, 방광 및 요도로 빠져나간다. 소변은 대부분이 물(약 95%)이며, 나머지는 전해질(주로 나트륨, 칼륨, 염화물 및 칼슘)과 요산, 요소 및 크레아티닌 같은 요산 물질이다. 신장은 매일 약 180리터의 혈액을 거른다. 그러나 여과액의 99퍼센트는 재흡수되어 혈류로 되돌아가며, 하루 소변 생산량은 1.5리터에서 2리터 사이다.

콩팥의 기능을 개괄하면 첫째, 대사 산물 및 노폐물을 걸러서 소변으로 배출하는 배설 기능, 둘째로 체내 수분량과 전해질, 산성도 등을 좁은 범위 안에서 일정하게 유지하는 생체 항상성 유지 기능, 셋째로 혈압 유지, 빈혈 교정 및 칼슘과 인 대사에 중요한 여러 가지 호르몬을 생산하고 활성화시키는 내분비 기능으로 요약한다.

인체 중량의 약 50퍼센트는 수분이 차지하며, 이 중 2/3는 세포 내에 존재하고 나머지 1/3은 세포 밖에 세포 외액으로 존재한다. 세포막을 경계로 해서 세포 내액과 세포 외액으로 구분되는데 세포막에는 여러 가지 효소와 수용체가 있어서 세포 내 환경을 세포의 생존과 기능 수행에 적합하게 유지하는 역할을 한다. 하지만 세포 외액이 생리적인 범위를 벗어난 상태로 바뀌면 세포막이 기능을 상실하고 때로는 생명을 유지하기 힘들다. 콩팥은 다른 기관과 협력하고 여러 호르몬 및 신경의 도움을 받아 세포 외액의 상태를 생리적인 범위 내로 유지하는 역할을 한다. 체내의 항상성을 유지하는 것은 수분대사 조절을 통해 세포 외액량을 조절하거나 나트륨과 칼륨의 재흡수나 배설을 통해 전해질 대사를 조절하기도 하고 산염기 균형(체내 산성도 유지)을 유지하는 일로 이루어진다.

"모든 여성의 자궁은 일종의 작은 바다이며, 그것의 염도는 원시 바다와 비슷하다. 그리고 모든 소우주(원시 바다에서 기원한 모든 생명체)는 단세포 원생동물에서부터 아가미로 호흡하는 생물과 양서류의 모든 단계를 거쳐 포유류의 진화 단계에 이르기까지 모든 배아의 발생 과정에서 생명 기원의 드라마(태초 바다의 모습과 상태)를 재현한다."◆

<hr>

◆ Elisabeth Mann Borgese, The Drama of the Oceans, 1975

태초에 생명은 바다에서 비롯되었고, 바다에서 쫓겨나는 것은 생명을 잃는 상황이었다. '물 밖에 나온 물고기'라는 말을 흔히 쓰는데, 바로 이런 상황을 뜻하는 것이라고 볼 수 있다. 인간은 물을 떠났지만, 인간의 무의식에는 아직도 원시 바다의 기억과 그것에서 벗어난 두려움을 간직하고 있다. 신장의 기능이란 어쩌면 우리 몸에서 세포 외액을 원시 바다 상태로 만들어주는 것이라고 볼 수 있다. 그러니 '물 밖에 나온 물고기'라고 심리적으로 느낄 때 신장의 문제가 생기는 것이다.

심리적 원인

- 너무 많거나 위험한 물이나 액체와 관련된 두려움이나 스트레스

  신장 실질은 너무 많은 물과 관련 있다. 육상동물은 홍수에 휩쓸리거나 익사할 위험이 있기 때문이다. 이 스트레스는 물과 관련된 각종 사고의 스트레스라고 할 수 있다. 예를 들어보던 집에 물이 새서 집이 물바다가 되었다, 단짝 친구가 어렸을 때 물에 빠져 죽었다, 어렸을 때 물에 빠져서 죽을 뻔했다, 엄마 뱃속에 있을 때 홍수가 나서 엄마가 물에 잠긴 집에서 고생했다, 등이다. 파열된 수도관, 누수, 침수된 집 또는 하수 관련 문제, 복구되지 않은 홍수 피해 현장도 이런 스트레스를 일으킨다. 또 폭우, 뇌우, 우박, 눈보라, 눈폭풍 등의 날씨와 이와 관련된 반복된 예보도 이런 스트레스를 유발할 수 있다.

또 꼭 물은 아니지만 다양한 형태의 액체와 관련된 트라우마와 스트레스도 이에 해당한다. 예를 들면 유해한 화학 물질, 약물이나 백신이나 마약 등을 주입하거나 주사하는 것, 각종 석유 관련 사고나 재해, 연료 부족이나 가격 상승, 알코올 금단 증상을 포함한 술 관련 스트레스, 알러지나 암을 유발할 것 같은 액상 식품 첨가제나 세제 등이 그렇다. 이 스트레스는 또한 소변 실금, 성적 학대나 원치 않는 성행위와 연관되는 정액, 임신 중 양수 터짐, 체액이나 분비물과도 관련이 있다. 부종 그 자체도 본인에게 이런 스트레스를 줄 수 있다.

심리적 원인을 찾는 질문

- 증상이 시작될 무렵에 당신은 어떤 상황에서 어떤 스트레스를 받았나?
- 증상이 시작될 무렵에 당신은 어떤 감정을 많이 느꼈나?
- 이 증상이 있어서 혹 좋은 점이 있다면 무엇인가?
- 증상이 생길 무렵에 어떤 일이 있었나?
- 그 일을 겪을 때 무슨 생각과 감정을 느꼈나?

치유 확언

- 나는 그 상황과 그 사람을 용서하고 내려놓는다.

- 사랑과 평화가 치유한다. 나는 사랑과 평화를 선택한다.

◈ 전신 부종, 요독증, 집합세관암(신 선암종), 신증후군, 사구체신염, IgA 신증, 낭성 신장, 급성 신부전, 임신중독증 ◈

심리적 원인

위에 열거한 증상은 주로 신장 집합세관의 문제이며, 이와 관련된 스트레스는 생명체가 바다를 떠나 육지로 가면서 시작된다. 물은 모든 생명체의 원초적인 고향이기 때문에 이러한 종류의 스트레스는 인간의 삶과도 직결된다. 인간은 익숙한 환경에서 예기치 않게 휩쓸려 나가거나 무리에서 벗어날 때 말 그대로 '물에서 나온 물고기 같다'라고 느끼게 된다. 이 상황에서 인간은 죽을 것 같고, 버려진 것 같고, 난민 같다고 느끼며, 이 세 가지 느낌이 바로 위에 나온 증상의 핵심 원인이다.

- 나는 버려졌다. 나는 기댈 사람이 없다.

  이런 생각 또는 감정은 한 사람이 쫓겨나고, 배제되고, 아무도 원하지 않고, 거부당하고, 이해받지 못하고, 무시되고, 소외되고, 고립되어 혼자라고 느낄 때 생긴다. 아이들은 보통 어린이집에 들어갈 때, 집단에서(집에서, 놀이터에서, 유치원에서, 학교에서) 사랑받지 못하거나 배제되었다고 느낄 때, 부모가 그들과 충분한 시간을 보내지 않을 때, 더 많은 관심을 받는 새로운 형제자매가 태어날 때, 조부모가 죽을 때, 또는 가족 구성원이 떠날 때 이런 감정을 경험한다.

  안전감과 심리적 의지처가 사라지면 외로움을 느끼게 된다. 집과 가족을 떠나 간호 시설에서 삶을 끝내는 노인이나 신생아가 이렇게 느끼기 쉽다. 또 이런저런 이유로 태어날 때부터 엄마에게서 떨어진 신생아도, 집에 혼자 남겨진 동물도 이런 감정을 느끼기 쉽다.

- 끝장났다. 언제 죽을지 모른다.

  물 밖에 나온 물고기는 언제 죽을지 모른다. 이 감정은 죽음의 두려움과 관련된다. 암이나 기타 심각한 질환으로 진단을 받는 것, 응급실이나 구급차에 있는 상황, 병원에 있는데 제대로 된 도움이나 간호를 받지 못하는 상황 등이 이런 감정을 느끼게 되는 상황의 예다.

- 다 잃었다. 기댈 데가 사라졌다.

  물고기에게 물은 생계의 터전이기도 하다. 따라서 생계 수단이 사라지는 스트레스도 신장에 손상을 준다. 물 잃은 물고기처럼 '나는 모든 것을 잃었다'라는 느낌을 들게 하는 손실이 이런 스트레스 상황이라고 볼 수 있다. 구체적인 예를 들면 직장 상실, 막대한 재정적 손실, 집을 잃음, 크게 의지하던 사람을 잃음 등이다.

- 나는 피난민이다. 이 세상에 내 자리는 없다.

  이 감정은 뿌리 뽑히거나 피난민이 되는 느낌을 뜻한다. 예상치 못하게 전학, 전근, 유학, 이민, 이사, 입학 등을 하게 되어서 익숙한 상황이나 환경이나 사람들로부터 떨어지게 될 때 이런 감정을 많이 느낄 수 있다.

심리적 원인을 찾는 질문

- 증상이 시작될 무렵에 당신은 어떤 상황에서 어떤 스트레스를 받았나?
- 증상이 시작될 무렵에 당신은 어떤 감정을 많이 느꼈나?
- 이 증상이 있어서 혹 좋은 점이 있다면 무엇인가?
- 증상이 생길 무렵에 어떤 일이 있었나?
- 그 일을 겪을 때 무슨 생각과 감정을 느꼈나?
- 당신의 엄마 뱃속 트라우마는 무엇인가?

치유 사례

| 사례 ① | 강아지의 신장암

어느 체험자의 소감: 신장 질환이 상실감과 연관이 있을 것 같은 사례가 있는데, 우리 집 강아지 사례다. 두 마리 강아지 중 형이 원인 모를 이유로 3개월 앓다가 13세에 무지개 다리를 건넜는데, 1년 후에는 10세 동생 강아지가 신장암에 걸려서 수술받았다. 당시를 돌아보면, 형 강아지를 장사 지낸 날에 바로 동생 강아지가 건강검진을 받았는데 그때는 아주 건강했다. 그런데 정확히 1년 뒤 건강검진에서 신장암 큰 것이 발견돼서 절제 수술을 받았다. 강아지는 제 형을 보내고 4일간 멍하니 개집 안에 누워서 밥이나 굴 한 모금도 안 먹었

고 그대로 있었다.

30대 공무원인 한 남성이 불안증으로 내게 왔다. 그는 10여 년 전에 신장 이식을 받은 상태였다. 3남 중 둘째로 연년생 형이 있었고, 형은 장손인데다 모든 것을 잘해서 부모님의 사랑을 독차지했다. 그는 연년생이라 엄마의 보살핌도 많이 받지 못했고, 또 엄마가 편애가 심해서 늘 외로워하고 슬퍼했다. 그러다 그가 20대에 접어들 무렵, 어머니가 뇌출혈로 쓰러지셨고 그렇게 1년을 누워 있다가 돌아가셨다. 어머니가 돌아가시고 채 1년도 되지 않아서 그에게 원인을 알 수 없는 심각한 만성 부종이 생겼다. 그의 부종은 심각해서 그는 온몸이 물에 불은 찐빵처럼 보였다. 6개월 이상 아무리 약을 써도 낫지 않자 결국 병원에서는 신장을 떼어내는 방법밖에 없다고 결론을 내렸다. 그래서 그는 양쪽 신장을 절제하고 신장 이식 수술을 받았다.

내 어머니는 23세에 결혼해서 24세에 나를 낳았다. 나를 가졌을 때 임신중독증이 심해서 단백뇨가 나오고 혈압이 200까지 올라가고 눈도 잘 보이지 않았지만, 돈이 없어서 치료도 제대로 받지 못했다. 임신중독증도 기본적으로 신장에 문제가 생기는 것이다. 결국 어머니는 18년 뒤 신장이 완전히 망가져서 투석을 하게 된다. 그래서 나는 늘 왜 신장병이 생기는지 궁금했는데, 모든 의학 서적에는 원인불명이라 나와 있었다. 그러다 심신의학을 알게 되면서 나는 이제야 어머니의 임신중독증 원인도 이해하게 되었다.

어머니와 아버지는 딱 한 번 선본 후 서로 잘 모르는 상태로 결혼했다. 경남 시골에서 결혼하자마자 바로 부산으로 일자리도, 집도 없는 상태로 쫓겨나듯 올라왔다. 부모님의 신혼 단칸방은 허름하고 좁고 추웠다. 기본적인 세간살이도 부족했고, 하루 세끼도 먹기 힘들었다. 아버지는 28세까지 농사를 짓다가, 할아버지에게 분가라는 명목으로 아버지가 개간해 놓은 땅도 다 뺏기고, 돈 한 푼 못 받고 도시로 쫓겨나서 하루 벌어 하루 먹고 사는 막노동을 했다. 게다가 어머니는 친정이나 시댁이나 너무 멀어서 기댈 수 없었고, 아무런 지원도 받지 못했다. 기본적인 생존 자체가 보장되지 않는 상황이었다.

아버지는 할아버지에게서 쫓겨났다는 좌절감과 절망과 분노가 마음어 가득했다. 어머니에게 자주 화풀이했고, 술에 취하면 자살하겠다는 소리도 종종 했다. 어머니는 결혼하면서 처음으로 친정과 멀리 떨어진 도시에 살게 되었고, 아직 정도 들지 않그 분노와 좌절감에 빠진 남편과 사는 것이 너무 무섭고 감당하기 어려웠을 것이다. 또 임산중독증이 심한데도 돈이 없어서 병원에도 가지 못했다. 이런 상황도 어머니에게 절망적이었을 것이다. 또 시부모는 숟가락 하나 내주지 않고 무턱대고 분가만 시켰고, 경제적 지원이나 관심 자체가 없었다. 이렇게 매정한 시부모에 대한 분노와 원망도 컸을 것이며, 마음을 못 잡는 남편에 대한 실망과 절망감도 컸을 것이다.

당시에 나의 어머니는 철저히 외톨이였다. 친정 식구도 친척도 친구도, 아무도 없어서 기댈 데가 아예 없었다. 이런 고립감과 외로움과 절망감이 어머니에게 엄청나게 컸을 것이다. 또한 부부 사이도 서먹서먹하고 어색했다. 한 번 선보고 몇 번 보지도 않은 상태에서 결혼했으니 아직 남남이고 서로를 전혀 이해하지 못하고 서로 힘이 되지 못하는 상태였다. 바로 이런 철저한 고립무원의 상태가 내 어머니에게 임신중독증이라는 무서운 병을 만들어준 것이다.

치유 확언

- 하느님은 전지전능한 사랑이다. 하느님이 나를 치유하고 안내하고 보호하고 지탱해준다.
- 전지전능한 사랑의 하느님, 저를 치유하고 인도하소서!

심리적 원인

많은 동물이 자신의 영역을 지키려고 목숨 걸고 싸우고, 대체로 소변으로 자신의 영역을 표시하며, 이 영역을 침범당하는 것을 극도로 경계한다. 신장의 신우 부위는 여과된 소변이 모이는 부위로 소변의 이런 의미와 관련이 많은데, 이 병들을 일으키는 심리적 원인을 간단히 정의하면 '영역 표시와 관련된 스트레스'라고 할 수 있다.

- 내 자리가 없다. 내 영토가 없다. 내 공간이 없다. 내 영토를 뺏겼다. 내 영토를 뺏길지도 모른다. 내 영토를 침범당하거나 침범당할지도 모른다.

  여기서 영토란 확장된 영토(이웃, 마을, 도시, 국가)를 포함하여 자신의 장소(집, 재산)를 뜻한다. 또는 업무 영역 갈등이나 가족 혹은 집단 내에서 부모나 상사나 친구가 지나치게 간섭하거나 개입하거나 통제하는 것도 이런 스트레스를 줄 수 있다. 아이들은 학교, 유치원, 어린이집 또는 놀이터에서 스트레스를 경험하며, 또한 새로운 형제가 태어날 때, 다른 사람과 방을 공유해야 할 때, 또는 장난감을 두고 싸울 때도 이 감정을 경험한다.

- 내 것이 침범당한다.

  내 소유물도 내 영토에 속한다. 아이들은 장난감을 두고 싸울 때 이런 스트레스를 많이 겪는다.

- 내 몸이 침범당한다.

  여성의 가장 직접적인 영토는 자신의 몸이다. 원하지 않는 부인과 검사, 꺼려지는 성행위를 할 때 이런 스트레스를 많이 받는다. 이것이 여성이 남성보다 더 자주 비뇨기 질환을 앓는 이유 중 하나가 될 수 있다.

- 내 영역을 어떻게 정해야 할지 모르겠다. 결정하거나 결단할 수 없다. 관계에서 적당한 경계를 정할 수 없다.

  내 영토를 정하는 것은 판단력과 자신감, 용기가 필요한 일이다. 갈등과 싸움과 미움받는 것을 두려워하거나 자신감이 없을 때 이런 스트레스가 많다.

- 내가 어디에 속하는지 모르겠다. 내 정체성을 모르겠다.

  내 영토도 없고, 내가 어디에 속하는지도 모르겠고, 따라서 내가 누군지도 모르겠다. 나는 영토 없이 떠도는 힘없는 새끼 사자 같다.

- 내 짝을 잃었다. 내 사람을 잃었다. 내 짝이나 내 사람을 잃을지도 모른다.

  자연에서 보통 수컷은 외부의 영토에 집착하고 암컷은 내부의 영토에 집착한다. 그래서 남성은 보통 외부 영토인 직업, 자동차, 동호회 등에 집착하며, 여성은 보통 내부 영토인 파트너, 자녀, 친구, 가정, 남편, 단짝 등에 집중한다. 그래서 여성은 이런 내부 영토를 잃는 것에 스트레스가 많은데, 남성도 다른 남성이 자신의 여성에게 관심이 있거나 그의 아내나 여자친구가 다른 사람과 잘 때 이런 스트레스를 겪을 수 있다.

심리적 원인을 찾는 질문

- 증상이 시작될 무렵에 당신은 어떤 상황에서 어떤 스트레스를 받았나?
- 증상이 시작될 무렵에 당신의 삶은 어떤 상태였나?
- 그 일을 겪을 때 무슨 생각과 감정을 느꼈나?
- 인생을 다시 산다면 당신의 인생에서 생략하고 싶은 사람이나 사건은 무엇인가?
- 언제 어떤 상황에서 증상이 심해지는가?
- 이 증상이 사라지면 안 되는 이유가 있다면 무엇인가?
- 당신의 엄마 뱃속 트라우마는 무엇인가?

치유 확언

- 여기가 내 자리다. 나는 내 자리를 찾는다. 나는 내 자리를 지킨다.
- 나는 내 영토를 잘 만들고 잘 지킨다.
- 나는 내 것을 지킨다. 나는 내 것을 지킬 수 있다.
- 나는 내 사람을 찾는다. 나는 내 사람을 지킨다.
- 나는 내 몸을 잘 지킨다.
- 나는 내 정체성을 찾는다. 나는 내가 누구인지 안다.
- 나는 잘 판단하고 결단한다. 나는 경계를 잘 설정한다.

심리적 원인

- 압력솥처럼 분노가 들끓고 있으나 표출하지 못하고 있다.

심리적 원인을 찾는 질문

- 증상이 생길 무렵에 어떤 일이 있었나?
- 그 일을 겪을 때 무슨 생각과 감정을 느꼈나?

치유 확언

- 나는 이 분노를 모두 방출한다.
- 사랑과 평화가 치유한다. 나는 사랑과 평화를 선택한다.

◆ **신결석**(신장 결석) ◆

심리적 원인

집합세관의 문제일 수도 있고 신우의 문제일 수도 있으므로 이들 문제의 원인이 다 포함된다.

- 나는 피난민이다. 이 세상에 내 자리는 없다.

  이 감정은 뿌리 뽑히거나 피난민이 되는 느낌을 뜻한다. 예상치 못하게 전학, 전근, 유학, 이민, 이사, 입학 등을 하게 되어서 익숙한 상황이나 환경이나 사람들로부터 떨어지게 될 때 이런 감정을 많이 느낄 수 있다.

- 내 자리가 없다. 내 영토가 없다. 내 공간이 없다. 내 영토를 뺏겼다. 내 영토를 뺏길지도

모른다. 내 영토를 침범당하거나 침범당할지도 모른다.

여기서 영토란 확장된 영토(이웃, 마을, 도시, 국가)를 포함하여 자신의 장소(집, 재산)를 뜻한다. 또는 업무 영역 갈등이나 가족이나 집단 내에서 부모나 상사나 친구가 지나치게 간섭하거나 개입하거나 통제하는 것도 이상의 스트레스를 줄 수 있다. 아이들은 학교, 유치원, 어린이집 또는 놀이터에서 이런 스트레스를 경험하며, 또한 새로운 형제가 태어날 때, 다른 사람과 방을 공유해야 할 때, 또는 장난감을 두고 싸울 때도 이 감정을 경험한다.

- 내 것이 침범당한다.

  내 소유물도 내 영토에 속한다. 아이들은 장난감을 두고 싸울 때 이런 스트레스를 많이 겪는다.

- 내 몸이 침범당한다.

  여성의 가장 직접적인 영토는 자신의 몸이다. 원하지 않는 부인과 검사, 어쩔 수 없이 하는 성행위를 할 때 이런 스트레스를 많이 받는다. 그래서 이것이 여성이 남성보다 더 자주 비뇨기 질환을 앓는 이유 중 하나가 될 수 있다.

- 내 영역을 어떻게 정해야 할지 모르겠다. 결정하거나 결단할 수 없다. 관계에서 적당한 경계를 정할 수 없다.

  내 영토를 정하는 것은 판단력과 자신감과 용기가 필요한 일이다. 갈등과 싸움과 미움받는 것을 두려워하거나 자신감이 없을 때 이런 스트레스가 많다.

- 내가 어디에 속하는지 모르겠다. 내 정체성을 모르겠다.

  내 영토도 없고, 내가 어디에 속하는지도 모르겠고, 따라서 내가 누군지도 모르겠다. 나는 영토 없이 떠도는 힘없는 새끼 사자 같다.

- 내 짝을 잃었다. 내 사람을 잃었다. 내 짝이나 내 사람을 잃을지도 모른다.

  자연에서 보통 수컷은 외부의 영토에 집착하고 암컷은 내부의 영토에 집착한다. 그래서 남성은 보통 외부 영토인 직업, 자동차, 동호회 등에 집착하며 여성은 보통 내부 영토인 파트너, 자녀, 친구, 가정, 남편, 단짝 등에 집중한다. 그래서 여성은 이런 내부 영토를 잃는 것에 스트레스가 많은데, 남성도 다른 남성이 자신의 여성에게 관심이 있거나 그의 아내나 여자친구가 다른 사람과 잘 때 이런 스트레스를 겪을 수 겪을 수 있다.

심리적 원인을 찾는 질문

- 증상이 시작될 무렵에 당신은 어떤 상황에서 어떤 스트레스를 받았나?

- 증상이 시작될 무렵에 당신의 삶은 어떤 상태였나?

- 그 일을 겪을 때 무슨 생각과 감정을 느꼈나?

- 인생을 다시 산다면 당신의 인생에서 생략하고 싶은 사람이나 사건은 무엇인가?

- 언제 어떤 상황에서 증상이 심해지는가?

- 이 증상이 사라지면 안 되는 이유가 있다면 무엇인가?

- 당신의 엄마 뱃속 트라우마는 무엇인가?

치유 확언

- 하느님은 전지전능한 사랑이다. 하느님이 나를 치유하고 안내하고 보호하고 지탱해준다.

- 전지전능한 사랑의 하느님, 저를 치유하고 인도하소서!

- 여기가 내 자리다. 나는 내 자리를 찾는다. 나는 내 자리를 지킨다.

- 나는 내 영토를 잘 만들고 잘 지킨다.

- 나는 내 것을 지킨다. 나는 내 것을 지킬 수 있다.

- 나는 내 사람을 찾는다. 나는 내 사람을 지킨다.

- 나는 내 몸을 잘 지킨다.

- 나는 내 정체성을 찾는다. 나는 내가 누구인지 안다.

- 나는 잘 판단하고 결단한다. 나는 경계를 잘 설정한다.

◈ 신장경변증 ◈

심리적 원인

- 너무 많거나 위험한 물이나 액체와 관련된 두려움이나 스트레스.

  신장 실질은 너무 많은 물과 관련이 있다. 육상 동물은 홍수에 휩쓸리거나 익사할 위험이 있기 때문이다. 이 스트레스는 물과 관련된 각종 사고의 스트레스라고 할 수 있다. 예를 들어보면 집에 물이 새서 집이 물바다가 되었다, 단짝 친구가 어렸을 때 물에 빠져 죽었다, 어렸을 때 물에 빠져서 죽을 뻔했다, 엄마 뱃속에 있을 때 홍수가 나서 엄마가 물에 잠긴 집에서 고생했다. 또 파열된 수도관, 누수, 침수된 집 또는 하수 관련 문제, 복구되지 않은 홍수 피해 현장도 이런 스트레스를 일으킨다. 또 폭우, 뇌우, 우박, 눈보라, 눈폭풍 등의 날씨와 이와 관련된 반복된 예보도 이런 스트레스를 유발할 수 있다.

또 꼭 물은 아니지만 다양한 형태의 액체와 관련된 트라우마와 스트레스도 이에 해당한다. 예를 들면 유해한 화학 물질, 약물이나 백신이나 마약 등을 주입하거나 주사하는 것, 각종 석유 관련 사고나 재해, 연료 부족이나 가격 상승, 알코올 금단 증상을 포함한 술 관련 스트레스, 알러지나 암을 유발할 것 같은 액상 식품 첨가제나 세제 등이다. 이 스트레스는 또한 소변 실금(요실금), 성적 학대나 원치 않는 성행위와 연관되는 정액, 임신 중 양수 터짐, 체액이나 분비물과도 관련이 있다. 부종 그 자체도 본인에게 이런 스트레스를 줄 수 있다.

- 나는 버려졌다. 나는 기댈 사람이 없다.

  이런 생각 또는 감정은 한 사람이 쫓겨나고, 배제되고, 아무도 원하지 않고, 거부당하고, 이해받지 못하고, 무시되고, 소외되고, 고립되어 혼자라고 느낄 때 생긴다. 아이들은 보통 어린이집에 들어갈 때, 집단에서(집에서, 놀이터에서, 유치원에서, 학교에서) 사랑받지 못하거나 배제되었다고 느낄 때, 부모가 그들과 충분한 시간을 보내지 않을 때, 더 많은 관심을 받는 새로운 형제자매가 태어날 때, 조부모가 돌아가실 때, 또는 가족 구성원이 떠날 때 이런 감정을 경험한다.

  안전감과 심리적 의지처가 사라지면 외로움을 느끼게 된다. 집과 가족을 떠나 간호 시설에서 삶을 끝내는 노인이나 신생아가 이렇게 느끼기 쉽다. 또 이런저런 이유로 태어날 때부터 엄마에게서 떨어진 신생아도, 집에 혼자 남겨진 동물들도 이런 감정을 느끼기 쉽다.

- 다 잃었다. 기댈 데가 사라졌다.

  물고기에게 물은 생계의 터전이기도 하다. 따라서 생계 수단이 사라지는 스트레스도 신장에 손상을 준다. 물 잃은 물고기처럼 '나는 모든 것을 잃었다'라는 느낌을 들게 하는 손실이 이런 스트레스 상황이라고 볼 수 있다. 구체적인 예를 들면 직장 상실, 막대한 재정적 손실, 집을 잃음, 크게 의지하던 사람을 잃음 등이다.

- 나는 피난민이다. 이 세상에 내 자리는 없다.

  이 감정은 뿌리 뽑히거나 피난민이 되는 느낌을 뜻한다. 예상치 못하게 전학, 전근, 유학, 이민, 이사, 입학 등을 하게 되어서 익숙한 상황이나 환경이나 사람들로부터 떨어지게 될 때 이런 감정을 많이 느낄 수 있다.

- 증상이 시작될 무렵에 당신은 어떤 상황에서 어떤 스트레스를 받았나?
- 증상이 시작될 무렵에 당신의 삶은 어떤 상태였나?
- 그 일을 겪을 때 무슨 생각과 감정을 느꼈나?
- 인생을 다시 산다면 당신의 인생에서 생략하고 싶은 사람이나 사건은 무엇인가?
- 언제 어떤 상황에서 증상이 심해지는가?
- 이 증상이 사라지면 안 되는 이유가 있다면 무엇인가?
- 당신의 엄마 뱃속 트라우마는 무엇인가?

- 하느님은 전지전능한 사랑이다. 하느님이 나를 치유하고 안내하고 보호하고 지탱해준다.
- 전지전능한 사랑의 하느님, 저를 치유하고 인도하소서!
- 여기가 내 자리다. 나는 내 자리를 찾는다. 나는 내 자리를 지킨다.
- 나는 내 영토를 잘 만들고 잘 지킨다.
- 나는 내 것을 지킨다. 나는 내 것을 지킬 수 있다.

방광과 요도

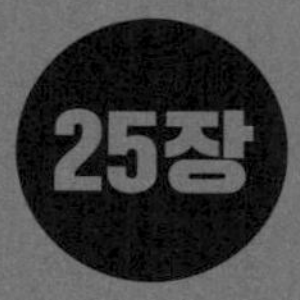

방광의 증상

- 너무 놀라서 오줌을 지리다
- 너무 무서워서 나도 모르게 오줌을 싸다
- 동물은 오줌을 싸서 자신의 영역을 표시하고 지킨다

◆ 방광염, 요로상피세포암 ◆

심리적 원인

많은 동물이 자신의 영역을 지키려고 목숨 걸고 싸우고, 대체로 소변으로 자신의 영역을 표시하며, 이 영역을 침범당하는 것을 극도로 경계한다. 이 병들을 일으키는 심리적 원인을 간단히 정의하면 '영역 표시와 관련된 스트레스'라고 할 수 있다.

- 내 자리가 없다. 내 영토가 없다. 내 공간이 없다. 내 영토를 뺏겼다. 내 영토를 뺏길지도

모른다. 내 영토를 침범당하거나 침범당할지도 모른다.

여기서 영토란 확장된 영토(이웃, 마을, 도시, 국가)를 포함하여 자신의 장소(집, 재산)를 뜻한다. 또는 업무 영역 갈등이나 가족이나 집단 내에서 부모나 상사나 친구가 지나치게 간섭하거나 개입하거나 통제하는 것도 이상의 스트레스를 줄 수 있다. 아이들은 학교, 유치원, 어린이집 또는 놀이터에서 이런 스트레스를 경험하며, 또한 새로운 형제가 태어날 때, 다른 사람과 방을 공유해야 할 때, 또는 장난감을 두고 싸울 때도 이 감정을 경험한다.

- 내 것이 침범당한다.

  내 소유물도 내 영토에 속한다. 아이들은 장난감을 두고 싸울 때 이런 스트레스를 많이 겪는다.

- 내 몸이 침범당한다.

  여성의 가장 직접적인 영토는 자신의 몸이다. 원하지 않는 부인과 검사, 어쩔 수 없이 하는 성행위를 할 때 이런 스트레스를 많이 받는다. 그래서 이것이 여성이 남성보다 더 자주 비뇨기 질환을 앓는 이유 중 하나가 될 수 있다.

- 내 영역을 어떻게 정해야 할지 모르겠다. 결정하거나 결단할 수 없다. 관계에서 적당한 경계를 정할 수 없다.

  내 영토를 정하는 것은 판단력과 자신감과 용기가 필요한 일이다. 갈등과 싸움과 미움받는 것을 두려워하거나 자신감이 없을 때 이런 스트레스가 많다.

- 내가 어디에 속하는지 모르겠다. 내 정체성을 모르겠다.

  내 영토도 없고, 내가 어디에 속하는지도 모르겠고, 따라서 내가 누군지도 모르겠다. 나는 영토 없이 떠도는 힘없는 새끼 사자 같다.

- 내 짝을 잃었다. 내 사람을 잃었다. 내 짝이나 내 사람을 잃을지도 모른다.

  자연에서 보통 수컷은 외부의 영토에 집착하고 암컷은 내부의 영토에 집착한다. 그래서 남성은 보통 외부 영토인 직업, 자동차, 동호회 등에 집착하며, 여성은 보통 내부 영토인 파트너, 자녀, 친구, 가정, 남편, 단짝 등에 집중한다. 그래서 여성은 이런 내부 영토를 잃는 것에 스트레스가 많은데, 남성도 다른 남성이 자신의 여성에게 관심이 있거나 그의 아내나 여자친구가 다른 사람과 잘 때 이런 스트레스를 겪을 수 겪을 수 있다.

- 증상이 시작될 무렵에 당신은 어떤 상황에서 어떤 스트레스를 받았나?

- 증상이 시작될 무렵에 당신의 삶은 어떤 상태였나?

- 그 일을 겪을 때 무슨 생각과 감정을 느꼈나?

- 인생을 다시 산다면 당신의 인생에서 생략하고 싶은 사람이나 사건은 무엇인가?

- 언제 어떤 상황에서 증상이 심해지는가?

- 이 증상이 사라지면 안 되는 이유가 있다면 무엇인가?

- 당신의 엄마 뱃속 트라우마는 무엇인가?

치유 확언

- 여기가 내 자리다. 나는 내 자리를 찾는다. 나는 내 자리를 지킨다.

- 나는 내 영토를 잘 만들고 잘 지킨다.

- 나는 내 것을 지킨다. 나는 내 것을 지킬 수 있다.

- 나는 내 사람을 찾는다. 나는 내 사람을 지킨다.

- 나는 내 몸을 잘 지킨다.

- 나는 내 정체성을 찾는다. 나는 내가 누구인지 안다.

- 나는 잘 판단하고 결단한다. 나는 경계를 잘 설정한다.

◈ 야뇨증 ◈

심리적 원인

아이가 자신의 방이나 공간이 없다. 부모가 아이의 필요와 욕구를 무시한다. 극단적인 경우에 아이는 성적 학대를 당하고 있을 수도 있다. 때로는 정반대의 상황으로 부모가 극단적으로 반권위주의적인 양육을 해서 아이가 경계를 설정하는 법을 배우지 못한다. 아이는 어떤 영토도 가지고 있지 않기 때문에 그들의 유일한 영역인 침대에 영역 표시를 표시한다.

- 내 자리가 없다. 내 영토가 없다. 내 공간이 없다. 내 영토를 뺏겼다. 내 영토를 뺏길지도 모른다. 내 영토를 침범당하거나 침범당할지도 모른다.

  여기서 영토란 확장된 영토(이웃, 마을, 도시, 국가)를 포함하여 자신의 장소(집, 재산)를 뜻한다. 또는 업무 영역 갈등이나 가족이나 집단 내에서 부모나 상사나 친구가 지나치게 간섭하거나 개입하거나 통제하는 것도 이상의 스트레스를 줄 수 있다. 아이들은 학교, 유치원, 어린이집 또는 놀이터에서 이런 스트레스를 경험하며, 또한 새로운 형제가 태어날 때, 다른 사람과 방을 공유해야 할 때, 또는 장난감을 두고 싸울 때도 이 감정을 경험한다.

- 내 것이 침범당한다.

  내 소유물도 내 영토에 속한다. 아이들은 장난감을 두고 싸울 때 이런 스트레스를 많이 겪는다.

- 내 몸이 침범당한다.

  여성의 가장 직접적인 영토는 자신의 몸이다. 원하지 않는 부인과 검사, 어쩔 수 없이 하는 성행위를 할 때 이런 스트레스를 많이 받는다. 그래서 이것이 여성이 남성보다 더 자주 비뇨기 질환을 앓는 이유 중 하나가 될 수 있다.

- 내 영역을 어떻게 정해야 할지 모르겠다. 결정하거나 결단할 수 없다. 관계에서 적당한 경계를 정할 수 없다.

  내 영토를 정하는 것은 판단력과 자신감과 용기가 필요한 일이다. 갈등과 싸움과 미움받는 것을 두려워하거나 자신감이 없을 때 이런 스트레스가 많다.

- 내가 어디에 속하는지 모르겠다. 내 정체성을 모르겠다.

  내 영토도 없고, 내가 어디에 속하는지도 모르겠고, 따라서 내가 누군지도 모르겠다. 나는 영토 없이 떠도는 힘없는 새끼 사자 같다.

- 내 짝을 잃었다. 내 사람을 잃었다. 내 짝이나 내 사람을 잃을지도 모른다.

  자연에서 보통 수컷은 외부의 영토에 집착하고 암컷은 내부의 영토에 집착한다. 그래서 남성은 보통 외부 영토인 직업, 자동차, 동호회 등에 집착하며, 여성은 보통 내부 영토인 파트너, 자녀, 친구, 가정, 남편, 단짝 등에 집중한다. 그래서 여성은 이런 내부 영토를 잃는 것에 스트레스가 많은데, 남성도 다른 남성이 자신의 여성에게 관심이 있거나 그의 아내나 여자친구가 다른 사람과 잘 때 이런 스트레스를 겪을 수 겪을 수 있다.

- 증상이 시작될 무렵에 아이는 어떤 상황에서 어떤 스트레스를 받았나?

- 증상이 시작될 무렵에 아이의 삶은 어떤 상태였나?

- 그 일을 겪을 때 아이는 무슨 생각과 감정을 느꼈나?

- 언제 어떤 상황에서 증상이 심해지는가?

- 이 증상이 사라지면 안 되는 이유가 있다면 무엇인가?

치유 확언

아이를 대신해서 엄마나 아빠가 이런 확언을 해주어라.

- 여기가 내 자리다. 나는 내 자리를 찾는다. 나는 내 자리를 지킨다.

- 나는 내 영토를 잘 만들고 잘 지킨다.

- 나는 내 것을 지킨다. 나는 내 것을 지킬 수 있다.

- 나는 내 사람을 찾는다. 나는 내 사람을 지킨다.

- 나는 내 몸을 잘 지킨다.

- 나는 내 정체성을 찾는다. 나는 내가 누구인지 안다.

- 나는 잘 판단하고 결단한다. 나는 경계를 잘 설정한다.

◈ 화농성 방광염, 방광 선암종(샘암종) ◈

심리적 원인

대변과 소변은 멀리하고 싶고 내보내고 싶은 더러운 것이며, 비유적으로 추악한 사람이나 상황도 이에 해당한다.

- (이 상황이나 사람을) 도저히 감내할 수 없다. 너무 추악하고 말도 안 된다.

강력한 모욕감과 분노를 느끼는 상황과 관련 있다. 이런 상황의 예를 들어보자. 한 공무원이 승진이 예상되는 상황이었는데, 정작 그가 밀려나고 그가 가장 싫어하던 동료가 승진하여 그의 상사가 되었다. 잘나가던 대기업 간부 사원이 갑자기 좌천되어서 자신이 무시하던 옛 부하 직원 밑에서 일하게 되었다.

심리적 원인을 찾는 질문

- 증상이 생길 무렵에 어떤 일이 있었나?
- 그 일을 겪을 때 무슨 생각과 감정을 느꼈나?

치유 확언

- 그 일은 끝났다. 끝난 것은 끝나야 한다.
- 나는 용서한다. 나는 내려놓는다.
- 사랑과 평화가 치유한다.

◈ 과민성 방광, 강박성 요실금 ◈

심리적 원인

방광은 2개의 괄약근이 있고, 안쪽 괄약근은 불수의근으로 자율신경의 지배를 받고, 바깥쪽 괄약근은 수의근으로 뇌신경의 지배를 받는다. 방광에 소변이 차면 안쪽 괄약근은 자동으로 열리나, 바깥쪽 괄약근은 의식적으로 조절할 수 있다. 소변으로 경계를 설정하려면 원하는 때에 원하는 양의 소변을 보아야 한다. 곧 경계를 설정하는 것을 제대로 못하면 소변 조절이 잘 안 된다.

- 관계에서 경계 설정을 못한다. 자주 경계를 침범당한다. 사람들에게 무시당한다.

한 남자는 아들과 아들의 가족과 아파트를 공유해야 한다. 그는 그 상황을 좋아하지 않고 크게 고통받는다. 자신의 방으로 가려면 그는 다른 사람들의 거실을 걸어야 한다. 그 남자는 자신의 영토를 명확하게 표시할 수 없는 갈등인 '불안한 방광'으로 고통받기 시작한다. 그는 그것을 표시하고 싶지만, 가족을 화나게 하고 싶지 않기 때문에 할 수 없다.

- 늘 자주 압박을 받는다.

  모든 동물은 스트레스 상황에서 방광을 비우려는 욕구가 생긴다. 시험이나 발표가 있는 경우에 많은 사람이 화장실에 자주 가게 된다.

- 어찌해야 할지 모르겠다.

  주관이 뚜렷하지 않고 남의 말에 쉽게 흔들린다.

심리적 원인을 찾는 질문

- 증상이 생길 무렵에 어떤 일이 있었나?
- 그 일을 겪을 때 무슨 생각과 감정을 느꼈나?
- 언제 어떤 상황에서 증상이 심해지는가?
- 이 증상이 사라지면 안 되는 이유가 있다면 무엇인가?

치유 사례

| 사례 ① | 요도 괄약근 이상 부전증

어느 체험자의 소감: 지금은 다 나아서 편하게 말할 수 있지만, 나는 몇 개월 전까지만 해도 비뇨기 증상 때문에 힘든 날을 보내고 있었다. 그 고통은 재작년 무렵부터 시작되었다. 소변이 잘 나오지 않아 고생했는데, 어느 날 동생이 서울로 최면 상담을 받으러 가자고 했다. 동생과 나는 이미 돌아가신 형으로부터 20세 때까지 정신적으로 큰 고통을 받았기 때문에 나는 20세에 벌써 최면을 공부하게 되었다. 최면 상담을 받으러 가야 하는데 가기 전날 모텔에서 소변을 보아도 또 남은 느낌이라 계속 들락날락하다보니 나중에는 미칠 것 같았다.

원래 이런 증상은 있었는데 상담에 집중해야 하니 걱정이 앞섰다. 그래서 상담받기 전에 약간의 도움을 받으려고 비뇨기과에 들려서 검사받으니 염증이 있다고 했다.

'비뇨기과 염증이 뭐 그리 대단한 것인가!'

몸에 대해서는 자신이 있었고, 비뇨기과에서 간단하게 병을 고치는 것으로 알았다. 집으로 내려와서 개인 병원에 들러 다시 치료를 받아봤다. 검사비가 비싸서 다시 검사하지 않고 서울에서 검사한 염증 사진을 보여주었다. 의사 선생님이 염증이 있는 것 같으니 약을 먹으라고 했다.

그런데 낫기는커녕 아파서 저녁에 잠도 자지 못하고 새벽 3시 이후에 간신히 잠들까 말까 했다. 전립선염에 좋다고 해 새벽 3시에 온수를 틀어놓고 하반신을 담가보기도 했다. 하지만 소변을 보아도 딱 1초만 지나면 다시 마렵고, 저녁에만 최소 50번 이상 소변을 보니 도저히 잠들 틈이 없었다. 1달 동안 약을 먹어도 아무 차도가 없다고 의사 선생님에게 말하니 다시 검사하고나서 '요도 괄약근 이상 부전'이라고 진단했다. 요도 괄약근이라는 곳에 이상이 생겨 소변을 제대로 보지 못한다고 말이다.

"전립선 비대증보다 더 안 좋은 병인가요?"

"네. 전립선 비대증보다 더 안 좋은 병이고 고약한 병이고 평생 약을 먹어야 합니다."

이 병은 검색해도 나오지 않고, 비뇨기 환자들을 위한 인터넷 사이트에도 나오지 않았다. 정말 하늘이 무너져 내리는 기분이었다. 다시 대학병원에 가서 검사해보았다. 최신 기계로 검사하면 다른 결과가 나오지 않을까 하는 마음으로 갔다. 하지만 또 완전히 나락에 빠졌다.

"이 병은 낫지도 않고 평생 약을 달고 살아야 하고 보톡스도 맞아야 돼요."

완전히 낙담하고 몇 달을 약의 힘으로 버티다가 EFT를 알게 되었다. 최인원 선생님의 책에서 '부정적 감정이 육체 증상으로 나타난다'라는 글을 읽고 생각했다.

'내게 왜 이런 문제가 생겼을까?'

원인이 될 만한 것들로 수용 확언을 만들어서 EFT를 했다.

- 나는 비록 신경안정제를 오래 먹어서 이런 병이 생긴 것 같지만
- 나는 비록 형의 습관을 물려받아서 부끄럽게도 종종 재떨이에 소변을 보는 습관이 있지만
- 나는 강박적인 사고와 불안이 오래돼서 이런 병에 걸렸지만

- 나는 잘못된 자위를 해서 이런 몹쓸 병에 걸렸지만 깊이 완전히 나를 사랑합니다.

이 병에 영향을 미칠 수 있다고 생각한 것은 모두 수용 확언으로 만들었다. 또 잠시 약을 끊어보았다. 약을 안 먹으면 저녁에 수십 번 화장실에 가야 했지만, 소변이 마렵지 않았다. 책에서 부정적인 것을 지운 다음 긍정적인 것을 확언하면 좋다고 해서 타점을 두드리면서 이런 말을 했다.

- 나의 전립선은 아주 건강하고 이상적이고 원활하다. 소변이 아주 콸콸 시원하게 쏟아져나온다. 나는 정력이 왕성하고 변강쇠처럼 힘이 넘친다. 나의 정자는 원활하고 아주 건강하다.

확언과 EFT를 많이 한 것도 아니고, 하루에 15분 정도만 한 것 같다. 이렇게 한 20일 정도 하고 약을 완전히 끊었다. 그런데 놀랍게도 오줌 줄기가 확언한 것처럼 콸콸 시원하게 나왔다. 이제 5개월 지났고, EFT는 나은 뒤로는 안 했다. 예전에 아버지가 "나이가 몇 살인데 벌써 오줌발이 끊기냐?"라고 했고, 어머니도 "장가가야 할 텐데 오줌을 그리 싸면 어떡하냐? 결혼 생활 어떻게 할래?"라고 걱정했다.

그런데 이제 병 걸리기 전보다 훨씬 소변을 잘 보고 있다. 병에 걸려서 결혼은 이제 못하겠구나 좌절했는데, 걱정이 사라지니 정말 신기하고 기분이 좋다. 육체적인 문제에 EFT가 더 빨리 효과를 내는 것 같다.

치유 확언

- 나는 관계 설정을 잘한다. 나는 나의 경계를 잘 설정하고 잘 지킨다.
- 쉽게 편하게 한다. 쉽게 편하게 해도 된다. 쉽게 편하게 할 수 있다.
- 나는 잘 판단하고 잘 결단한다.
- 전지전능한 사랑의 하느님, 제게 당신의 힘과 지혜를 주소서!

심리적 원인

요도염, 전립선 비대, 외부 요도 괄약근의 문제인 경우에는 관련 부분의 원인을 보라.

- '소변을 충분히 참을 수 없다'라는 믿음을 갖고 있다.

  전립선 수술 후에 자주 발생한다. 60대 남성이 전립선 비대로 수술받았다. 그 뒤에 그는 발기 불능과 요실금이 생긴다. 그는 힘을 쓸 때 자주 소변을 몇 방울씩 지린다. 전립선 증상을 앓으면서 그는 소변을 참을 수 없다는 부정적 믿음이 강해졌고, 이 믿음은 내부 괄약근을 강하게 조이게 만들었다. 그래서 그는 항상 쥐어짜듯이 소변을 보아야 한다.

심리적 원인을 찾는 질문

- 언제 어떤 상황에서 증상이 심해지는가?
- 이 증상이 사라지면 안 되는 이유가 있다면 무엇인가?

치유 확언

- 나는 쉽게 편하게 소변을 술술 본다.
- 나는 쉽게 편하게 소변을 술술 볼 수 있다.

<h1 align="center">◈ 복압성 요실금 ◈</h1>

심리적 원인

복압성 요실금은 기침이나 재채기, 줄넘기 등 복부 압력이 올라가는 상황에서 자신의 의지와 상관없이 소변이 불수의적으로 흘러나오는 증상이다.

- 나는 소변을 참을 수 없다.

  한 60대 여성이 방광염에 걸린 뒤에 수시로 요의를 느낀다. 마침내 '나는 이제 소변을 참을 수 없어!'라고 믿게 된다.

- 내 자리가 없다. 내 영토가 없다. 내 공간이 없다. 내 영토를 뺏겼다. 내 영토를 뺏길지도 모른다. 내 영토를 침범당하거나 침범당할지도 모른다.

  여기서 영토란 확장된 영토(이웃, 마을, 도시, 국가)를 포함하여 자신의 장소(집, 재산)를 뜻한다. 또는 업무 영역 갈등이나 부모나 상사나 친구가 지나치게 간섭하거나 개입하거나 통제하는 것도 이상의 스트레스를 줄 수 있다. 아이들은 학교, 유치원, 어린이집 또는 놀이터에서 이런 스트레스를 경험하며, 또한 새로운 형제가 태어날 때, 방을 공유해야 할 때, 또는 장난감을 두고 싸울 때도 이 감정을 경험한다.

- 내 것이 침범당한다.

  내 소유물도 내 영토에 속한다. 아이들은 장난감을 두고 싸울 때 이런 스트레스를 많이 겪는다.

- 내 몸이 침범당한다.

  여성의 가장 직접적인 영토는 자신의 몸이다. 원하지 않는 부인과 검사, 어쩔 수 없이 하는 성행위를 할 때 이런 스트레스를 많이 받는다. 그래서 이것이 여성이 남성보다 더 자주 비뇨기 질환을 앓는 이유 중 하나가 될 수 있다.

심리적 원인을 찾는 질문

- 증상이 시작될 무렵에 당신은 어떤 상황에서 어떤 스트레스를 받았나?
- 증상이 시작될 무렵에 당신의 삶은 어떤 상태였나?
- 증상이 시작될 무렵에 당신은 어떤 감정을 많이 느꼈나?

- 나는 소변을 참을 수 있다. 나는 소변을 통제할 수 있다.

- 여기가 내 자리다. 나는 내 자리를 찾는다. 나는 내 자리를 지킨다.

- 나는 내 영토를 잘 만들고 잘 지킨다.

- 나는 내 것을 지킨다. 나는 내 것을 지킬 수 있다.

- 나는 내 사람을 찾는다. 나는 내 사람을 지킨다.

- 나는 내 몸을 잘 지킨다.

- 나는 내 정체성을 찾는다. 나는 내가 누구인지 안다.

◈ 방광 결석 ◈

심리적 원인

결석은 신장과 방광에서 생길 수 있다. 방광에서 생긴 결석의 원인은 다음을 보라. 신장에서 생긴 결석의 원인은 '신결석' 746쪽을 보라.

- 내 자리가 없다. 내 영토가 없다. 내 공간이 없다. 내 영토를 뺏겼다. 내 영토를 뺏길지도 모른다. 내 영토를 침범당하거나 침범당할지도 모른다.

  여기서 영토란 확장된 영토(이웃, 마을, 도시, 국가)를 포함하여 자신의 장소(집, 재산)를 뜻한다. 또는 업무 영역 갈등이나 가족이나 집단 내에서 부모나 상사나 친구가 지나치게 간섭하거나 개입하거나 통제하는 것도 이상의 스트레스를 줄 수 있다. 아이들은 학교, 유치원, 어린이집 또는 놀이터에서 이런 스트레스를 경험하며, 또한 새로운 형제가 태어날 때, 다른 사람과 방을 공유해야 할 때, 또는 장난감을 두고 싸울 때도 이 감정을 경험한다.

- 내 것이 침범당한다.

  내 소유물도 내 영토에 속한다. 아이들은 장난감을 두고 싸울 때 이런 스트레스를 많이 겪는다.

- 내 몸이 침범당한다.

  여성의 가장 직접적인 영토는 자신의 몸이다. 원하지 않는 부인과 검사, 어쩔 수 없이 하는 성행위를 할 때 이런 스트레스를 많이 받는다. 그래서 이것이 여성이 남성보다 더 자주 비뇨기 질환을 앓는 이유 중 하나가 될 수 있다.

- 내 영역을 어떻게 정해야 할지 모르겠다. 결정하거나 결단할 수 없다. 관계에서 적당한 경계를 정할 수 없다.

  내 영토를 정하는 것은 판단력과 자신감과 용기가 필요한 일이다. 갈등과 싸움과 미움받는 것을 두려워하거나 자신감이 없을 때 이런 스트레스가 많다.

- 내가 어디에 속하는지 모르겠다. 내 정체성을 모르겠다.

  내 영토도 없고, 내가 어디에 속하는지도 모르겠고, 따라서 내가 누군지도 모르겠다. 나는 영토 없이 떠도는 힘없는 새끼 사자 같다.

- 내 짝을 잃었다. 내 사람을 잃었다. 내 짝이나 내 사람을 잃을지도 모른다.

  자연에서 보통 수컷은 외부의 영토에 집착하고 암컷은 내부의 영토에 집착한다. 그래서 남성은 보통 외부 영토인 직업, 자동차, 동호회 등에 집착하며, 여성은 보통 내부 영토인 파트너, 자녀, 친구, 가정, 남편, 단짝 등에 집중한다. 그래서 여성은 이런 내부 영토를 잃는 것에 스트레스가 많은데, 남성도 다른 남성이 자신의 여성에게 관심이 있거나 그의 아내나 여자친구가 다른 사람과 잘 때 이런 스트레스를 겪을 수 겪을 수 있다.

- (이 상황이나 사람을) 도저히 감내할 수 없다. 너무 추악하고 말도 안 된다.

  강력한 모욕감과 분노를 느끼는 상황과 관련 있다. 이런 상황의 예를 들어보자. 한 공무원이 승진이 예상되는 상황에 있었는데, 정작 그가 밀려나고 그가 가장 싫어하던 동료가 승진하여 그의 상사가 되었다. 잘나가던 대기업 간부 사원이 갑자기 좌천되어서 자신이 무시하던 옛 부하 직원 밑에서 일하게 되었다.

심리적 원인을 찾는 질문

- 증상이 생길 무렵에 어떤 일이 있었나?
- 그 일을 겪을 때 무슨 생각과 감정을 느꼈나?
- 인생을 다시 산다면 당신의 인생에서 생략하고 싶은 사람이나 사건은 무엇인가?
- 언제 어떤 상황에서 증상이 심해지는가?
- 이 증상이 사라지면 안 되는 이유가 있다면 무엇인가?

- 그 일은 끝났다. 끝난 것은 끝나야 한다.

- 나는 용서한다. 나는 내려놓는다.

- 사랑과 평화가 치유한다.

- 여기가 내 자리다. 나는 내 자리를 찾는다. 나는 내 자리를 지킨다.

- 나는 내 영토를 잘 만들고 잘 지킨다.

- 나는 내 것을 지킨다. 나는 내 것을 지킬 수 있다.

- 나는 내 사람을 찾는다. 나는 내 사람을 지킨다.

- 나는 내 몸을 잘 지킨다.

- 나는 내 정체성을 찾는다. 나는 내가 누구인지 안다.

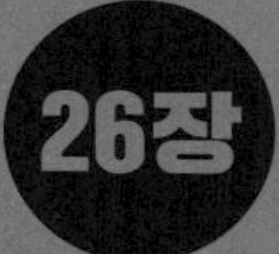

부신

부신겉질(부신피질)에서 분비되는 코르티솔은 스트레스에 대응하여 분비되며, 몸에 저장되어 있던 에너지, 특히 포도당과 아미노산을 동원함으로써 당질 대사에 밀접하게 관련되어 있어, 당류 코르티코이드라고 부르기도 한다. 그리고 림프구 등의 면역계를 억제하는 등 면역계의 통솔에 주역을 담당하고 있다. 알도스테론은 염류 코르티코이드라고 부르며 몸에 체액이 부족하면 신장(콩팥)에서 레닌을 만들고, 이것이 간에서 나온 안지오텐시노겐에 작용하여 만들어지는 안지오텐신의 자극에 의해 분비되어, 신장에 가서 작용하여 염분의 재흡수를 촉진하는 효과를 나타내는 역할을 맡고 있다. 이를 레닌-안지오텐신-알도스테론 시스템이라고 부른다.

부신속질에서 나오는 카테콜아민은 스트레스에 급히 반응하는 호르몬으로, 혈압을 상승시키고 심장의 박동을 증가시켜 혈액의 순환을 증대시키며, 간과 지방 조직 등에 저장된 포도당과 지방산 등의 에너지를 동원하여 근육 등 필요한 장기에 공급하는 효과를 나타내 전투 태세를 갖추게 한다. 흔히 싸우거나 도망가기 위한 급격한 에너지의 동원을 부신속질이 맡고 있으며, 코르티솔도 역시 에너지 동원에 기여하되, 당장 불필요하게 여겨지는 면역계를 일시 억제하고 있는 셈이다.

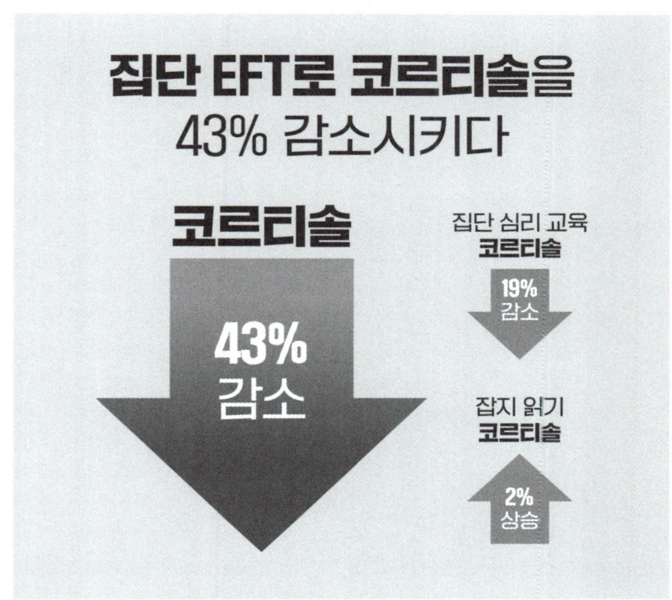

스트레스 반응과 코르티솔 분비량 비교

EFT는 스트레스 반응을 완화시켜 코르티솔 분비량을 줄이는 데 탁월한 효과가 있
다. 이를 증명하는 한 실험 연구가 있다. 이 연구에서 실험 참가자들의 심리학적 스트
레스 수준과 생화학적 스트레스 수준이 치료 전후에 어떻게 변화하는지 살펴보았다.
연구자들은 53명을 단체 EFT 치유 그룹, 심리 교육 그룹, 치료 없이 그저 잡지만 읽
는 그룹 등 세 그룹에 무작위로 배정했다. 1시간 동안 EFT를 한 집단은 스트레스 호르
몬인 코르티솔 수치가 43퍼센트 떨어졌고, 1시간 동안 집단 심리 교육을 받은 집단은
19퍼센트 감소했고, 1시간 동안 잡지를 읽은 사람은 도리어 2퍼센트 증가했다.[*]

◆ Stapleton, P., Crighton, G., Sabot, D., & O'Neill, H. M. (2020). Reexamining the effect of emotional freedom techniques on stress biochemistry: A randomized controlled trial. Psychological Trauma: Theory, Research, Practice, and Policy, 12(8), 869-877

심리적 원인

- 길을 잃었다. 잘못된 선택을 했다. 이 길이 아니야. 틀린 것에 모든 것을 걸었다. 방향을 잃었다.

  구체적인 예를 들면 잘못된 결혼을 했다, 진로 선택을 제대로 못했다, 내가 고른 학과가 나와 맞지 않는다, 살아보니 이 여자가 나와 맞지 않는다고 느끼는 상황들이 여기에 해당한다.

심리적 원인을 찾는 질문

- 증상이 생길 무렵에 어떤 일이 있었나?
- 그 일을 겪을 때 무슨 생각과 감정을 느꼈나?
- 인생을 다시 산다면 당신의 인생에서 생략하고 싶은 사람이나 사건은 무엇인가?
- 언제 어떤 상황에서 증상이 심해지는가?
- 이 증상이 사라지면 안 되는 이유가 있다면 무엇인가?

치유 확언

- 나는 뜻이다. 나는 힘이다. 나는 사랑이다. 나는 용서이다. 나는 젊음이다. 나는 건강이다. 나는 지혜이다. 나는 삶의 기쁨이다. 나는 아름다운 모든 것이다. 모든 것이 나에게 달려 있다. 모든 것이 내 손 안에 있다. I am the will. I am the power. I am the love. I am the forgiveness. I am the youth. I am the health. I am the wisdom. I am the joy of living. I am everything beautiful. Everything depends on me. Everything lies in my hands.
- 판단을 내려놓고 하느님께서 나를 통해 일하시도록 한다.
- 전지전능한 사랑의 하느님, 저를 치유하고 인도하고 길을 알려주소서!

심리적 원인

- 감내할 수 없는 극심한 스트레스를 받는다.
- 시간도 부족하고, 해야 할 것은 많고, 상황은 점점 힘들어진다. 너무나 많은 일이 한꺼번에 쏟아져서 도대체 어디서부터 무엇부터 해야 할지도 모르겠다.

심리적 원인을 찾는 질문

- 증상이 시작될 무렵에 당신은 어떤 상황에서 어떤 스트레스를 받았나?
- 증상이 시작될 무렵에 당신의 삶은 어떤 상태였나?
- 증상이 시작될 무렵에 당신은 어떤 감정을 많이 느꼈나?
- 당신이 평생 많이 한 생각과 많이 느낀 감정은 무엇인가?
- 이 증상이 사라지면 안 되는 이유가 있다면 무엇인가?
- 당신의 엄마 뱃속 트라우마는 무엇인가?

치유 확언

- 판단을 내려놓고 하느님께서 나를 통해 일하시도록 한다.
- 전지전능한 사랑의 하느님, 저를 치유하고 인도하고 길을 알려주소서!

마침내 심신의학 연구에
마침표를 찍다

심리치료만이 유일한 형태의 치료다. 마음만이 아플 수 있으니, 마음만이 치유될 수 있기 때문이다. 오직 마음만이 치유가 필요할 뿐이다.

_〈기적 수업〉

내가 중학교 1학년일 때 갑자기 아버지가 류머티즘 관절염에 걸렸다. 아버지는 거동도 못할 정도로 아팠고, 다니던 직장도 그만두어야 했다. 아버지의 병은 내가 대학을 졸업할 때까지도 호전되지 않았다. 내가 고등학생 때는 어머니가 신장이 다 망가져서 투석을 하게 되었다. 이렇게 어린 나이에 집안에 중환자가 두 명이나 생기니 나는 당연히 왜 이런 병이 생기고, 어떻게 고치는지 너무나 궁금했다. 하지만 현대 의학은 병의 원인과 치료법에 대해서 제대로 된 답을 주지 않았다. 나는 정말이지 미친 듯이 병의 원인과 치유법을 알고 싶었다.

그러다가 나는 한의대에 진학했고, 의학에 입문한 지도 30여 년이 지났다. 그동안 나는 인간이 병에 걸리는 이유와 병을 고치는 법을 열심히 연구했다. 이제 여기에 30여 년 연구의 결실을 내어놓는다. 이미 전작들을 통해서 마음이 병의 주원인임을 각종 논문과 사례를 들어 제시했지만, 여전히 미진한 점이 있었다. 도대체 각 증상의 원인은 무엇이며, 각 신체 부위의 심리적 의미는 무엇인지 모호하게 감은 잡았지만 확실한 결론은 내지 못하고 있었다. 그러다 EFT와 심신의학, 독일 신의학을 만나면서 드디어 확실한 결론을 내리게 되었다.

이제 나는 왜 아버지가 류머티즘 관절염에 걸렸는지 알게 되었고, 어머니가 왜 신부전이 생겼는지 확실히 알게 되었다. 비록 너무 늦어서 내 부모님은 나의 치료법의 수혜자가 될 수 없었지만, 독자 여러분은 이 책으로 질병 대부분을 예방하고 치료하여 건강하게 살기를 기원한다.

"심신의학 EFT로 나를 알고, 질병을 예방하고 치유하라."

ㄱ

가슴뼈(흉골)	93
가슴뼈(흉골) 통증	172
각막염	426
각막 혼탁	426
각종 출혈 증상(코피, 쉽게 멍듦)	316
각종 폐렴	584
간	703
간 결핵	710
간경화	716
간과 담에 관련된 관용적 표현	705
간 농양	710
간 선암	710
간세포암	710
간염(급성, 만성, 자가면역성)	713
간의 기능	707
간질	264
간헐성 파행(말초 동맥 질환)	290
갈비뼈(늑골)	93
갈비뼈 통증	172
감기	486
감염성 단핵구증	302
갑상선	393
갑상선 기능 저하증(점액 부종)	396
갑상선 기능 항진증	396
갑상선암	396
갑상선의 기능	395
갑상선종	398
갑상선 종대	396
강박성 요실금	758

강직	262
강직성 척추염	118
건선	325
건초염	167
견관절 석회화	150
견관절 탈구	150
결막염	406
결장암(대장암)	682
결장(대장) 용종	682
결절종	364
경동맥	286, 288
경추	85
경추 증후군	142
고관절	100
고관절 근육	246
고막 긴장근과 등골근 이상으로 생긴 청력 상실	472
고알도스테론증(콘 증후군)	771
고인슐린혈증	726
고칼슘혈증	399
고환암	515
고환의 증상과 질병	515
골격계의 증상과 질병	129
골격계 전반에 생기는 증상이나 질병	106
골격계 증상의 고유한 심리적 의미	83
골다공증	108
골반 동맥	287
골반뼈	97

골반뼈 통증	195
골반 피로 골절	195
골수 조직 괴사	109
골수 종양(형질세포종, 다발성 골수종)	109
골수 섬유증 또는 골수 경화증	109
골수성 백혈병	312
골수염	109
골절	126
골종양(골모세포종, 골종, 유잉육종, 골육종)	116
과민성 방광	758
관상 동맥	286
관상 동맥 경화증	619
관절	77
관절 내 유리체	201
관절염	116
광 과민성	421
교세포 뇌종양(성상교세포종, 교모세포종, 희소돌기아교세포종, 신경교종)	371
구강 건조증	494
구강백반증	494
구강 성홍열	494
구개 종양	494
구불(S자 모양, 시그모이드) 결장암	688
구불 결장 용종	688
구순 포진	494
구안와사	252
국소 피부 경화증	357

궁둥뼈(좌골) ······· 100
궤양성 대장염 ······· 682
귀 ······· 467
귀두염 ······· 509
귀두지샘 염증 ······· 513
귀와 관련된 관용적 표현 ······· 469
귀 용종 염증 ······· 469
귀의 증상 ······· 469
귓구멍 종기 ······· 473
귓바퀴 연골막염 ······· 472
근무력증 ······· 281
근섬유 파열 ······· 267
근시 ······· 435
근위축 ······· 281
근위축성 측면 경화증
(루게릭병) ······· 256
근육 ······· 231
근육 경련 ······· 262
근육 경화증 ······· 267
근육계 증상의 고유한
심리적 의미 ······· 235
근육 긴장 ······· 267
근육 마비 ······· 256
근육 좌상 ······· 267
근육 증상((각 부위별) ······· 249
근육통 ······· 267
근육 파열 ······· 267
근이영양증 ······· 281
급경련 복통 ······· 661
급성 간부전
(간성 혼수, 간성 뇌증) ······· 713
급성 갑상선염 ······· 396
급성 소장염 ······· 669

급성 신부전 ······· 740
급성 심장사 ······· 623
급성 충수염(맹장염) ······· 676
급체 복통 ······· 661
기관(지) ······· 573
기관과 허파에 나타나는
각종 증상과 질병 ······· 580
기관암(기관상피세포암) ······· 587
기관염 ······· 587
기관지 상피암 ······· 587
기관지염 ······· 587
기관지 점액(가래) 과다 ······· 594
기관지 종양 ······· 587
기관지 천식 ······· 589
기관지 확장증 ······· 587
기저세포암 ······· 325
기침(후두염으로 생기는) ······· 576
기흉 ······· 584
꼬리뼈 ······· 99
꼬리뼈 통증 ······· 196

ㄴ

나병 ······· 348
나팔관암 ······· 549
나팔관염 ······· 549
나팔관 임신 ······· 549
난소난관 농양 ······· 549
난소 낭종 ······· 547
난소 농양 ······· 547
난소암 ······· 547
난소 유피낭종 ······· 547
난소의 증상과 질병 ······· 547

난시 및 복시 ······· 438
난청 ······· 476
남성 불임 ······· 514
남성 생식기 ······· 507
낭성 신장 ······· 740
낭포성 섬유증
(낭성 섬유증, 점액성 점착증) ······· 594
내사시 ······· 423
내향성 발톱 ······· 350
냉대하 ······· 571
넓적다리뼈(대퇴골) ······· 100
노란 콧물이 나오는 감기 ······· 486
노안 ······· 437
농양 ······· 358
농흉 ······· 598
뇌 ······· 369
뇌실 종양
(상의세포종, 맥락총 유두종) ······· 372
뇌의 증상과 질병 ······· 371
뇌졸중(중풍) ······· 374
뇌하수체 ······· 388
뇌하수체 선종
(거인증, 말단비대를 일으키는) ······· 389
뇌하수체 종양(여포 자극 호르몬 ·
황체 형성 호르몬을 분비하는 부위의) ······· 390
눈 ······· 401
눈과 관련된 관용적 표현 ······· 403
눈꺼풀 떨림 ······· 417
눈꺼풀 물사마귀
(전염성 연속종) ······· 406
눈꺼풀 속말림 ······· 415
눈꺼풀 외반증 ······· 415
눈꺼풀 처짐(안검하수) ······· 416

눈꺼풀 틱 417
눈물샘 낭포성 섬유종 408
눈물샘 배출관염 414
눈물샘 염증 408
눈물샘 종양 408
눈 시림 408
눈을 고치는 EFT 8주차 과정 441
눈의 증상과 마음은 어떻게
관련되는가? 404
늑막염(흉막염) 598

ㄷ

다낭성 간낭종 713
다낭성 간낭종(간 실질 부위에 생기는) 710
다래끼(맥립종) 412
다리의 대퇴 동맥이나
경골 동맥 증상의 심리적 원인 287
다발성 경화증 256
다발성 신경병증 335
다한증 355
단독 325
단순 포진 494
담 703
담관암(담도암) 713
담낭염 713
담석 713
담석 산통 713
대동맥궁 286
대동맥류 291
대동맥 판막 협착증 624
대상포진 348
대장 679

대장 게실 688
대장 게실염 688
대장, 직장, 항문의 기능 681
대장폐색 684
대퇴골두 괴사 198
돌발성 난청 474
돌연사 623
돌연 심장사(SCD) 623
동맥 경화증(대동맥궁, 경동맥,
오름 대동맥 제외) 290
두개골 84
두드러기 325
두통 및 편두통 129
등 근육 241
따끔거림(피부) 335
딸꾹질(횡격막의 각종 증상) 599

ㄹ

레이노 증후군 293
류머티즘 관절염 124
림프계 299
림프관염 302
림프모구 백혈병 312
림프 부종 304
림프 사상충증 304
림프성 백혈병 312

ㅁ

마비감 335
마음의 병은 심장병이 된다 608
마음이 깨져 심장이 깨지는

상심 증후군 611
만성 고혈당증(1형 당뇨병) 722
만성 폐쇄성 폐질환(COPD) 597
만성 피로 증후군 771
만성 호산구 백혈병 312
만성 호중구성 백혈병 312
말더듬증 578
망막 기능 저하 432
망막 박리 432
망막 부종 432
망막색소 변성증 432
매독 509
맥락막염 427
맥락막 흑색종 427
맹장 663
메니에르 증후군 479
면부 혈관 확장증
(주사비, 딸기코, 주사) 292
모낭염 358
목결림 142
목구멍(인두) 491
목 근육 236
목 디스크(경추 추간판 탈출증) 142
목을 치유하는 즉석 EFT와
치유 확언 147
무른 궤양 567
무릎 101
무릎 관절염 201
무릎 연골 손상 201
무릎을 치유하는 즉석 EFT와
치유 확언 210
무릎 점액낭염 201
무릎 통증 201

무좀 348
무지 외반증 224
미만성 위점막 과형성증 657

ㅂ

바렛 식도 648
바르톨린선 낭종 569
바르톨린선염 569
반월상 연골 손상 201
발가락뼈 104
발기 부전 514
발꿈치뼈 돌기 221
발목뼈 102
발목 삠 213
발목 및 근육 247
발목 염증 213
발목 측부 인대 손상 213
발목 통증 213
발바닥뼈 103
발바닥 사마귀 337
발의 각질 과다 340
발진 325
발톱 319
발톱 무좀 348
방광 751
방광 결석 764
방광과 요도와 관련된
관용적 표현 753
방광 선암종(샘암종) 757
방광염 753
방실 차단 619
백내장 425

백반증 341
백일해 597
백혈구 감소증 312
백혈병 312
법랑질층 충치(치아 표면의
법랑질층만 썩은 상태) 499
변비 675, 693
변형성 고관절증 198
복강 내 한성 농양 700
복막 695
복막암 698
복막염 698
복벽 695
복벽 탈장 699
복부 대동맥 증상의
심리적 원인 287
복부 대동맥 협착 291
복수 698
복압성 요실금 763
복합 부위 통증 증후군(CRPS) 110
볼거리(이하선염) 494
부갑상선 393
부갑상선 기능 항진증 399
부갑상선암 399
부비동 483
부비동염 486
부신 767
부신수질 종양
(크롬친화세포종, 신경아세포종) 772
부신피질 기능 저하증
(에디슨병, 부신 기능 부전) 771
부신피질 기능 항진증
(쿠싱 증후군) 771

부신피질 종양 771
부유물(비문증) 428
부정맥 626, 629
비강 내 용종 486
비루(콧물이 자꾸 흘러내림) 488
비만 세포 백혈병 312
비염 486
비장 299
비장 낭종 305
비장 농종 305
비장, 림프계의 증상과 질병 302
비장염 305
비장 종대 305
비호지킨 림프종 303
빈혈 311
빗장뼈(쇄골) 89
뼈 77, 83
뼈 파제트병 116

ㅅ

사구체신염 740
사마귀 337
사시 423
산동(동공 확대) 421
삼차(3차)신경통 249
삼출성 흉막염 598
상사시 423
상아질 충치
(상아질까지 썩은 상태) 501
생리통 560
생식기 사마귀(콘딜로마, 곤지름) 337
생식샘 기능 저하증 515

생식세포 종양 547
서혜부 탈장 699, 701
선방세포암종 728
선페스트 348
설사 693
섬모체염 427
섬모체 종양 427
섬유근육통 267
섬유선종 528
성대 폴립 576
성욕 감퇴 514
성홍열 325
세균성 장염 669
셀룰라이트 355
셀리악병(글루텐 불내증) 669
소세포 기관지암 596
소아마비 256
소장 663
소장과 맹장과 관련된
관용적 표현 665
소장 꼬임 675
소장 바이러스 감염 669
소장 박테리아 감염 669
소장벽 암성 비후 669
소장선암 669
소장 용종 669
소장 중첩증 675
소장 진균 감염 669
소장 출혈(흑색 혈변) 669
소장 허혈증 669
소화성 궤양 650
손가락 골관절염(퇴행성 관절염) 167
손목과 손의 모든 뼈 92

손목 근육 240
손목 통증 167
손의 근육 240
손의 통증 167
손톱 319
손톱 물어뜯기 352
송과선 종양 374
쇄골하 동맥 286, 288
쇼그렌 증후군 408
쇼이에르만병 175
수근관 증후군 167
수두 325
수두증 384
수면 무호흡증 599
수면 중 이갈이 134
수면 중 이 꽉 깨물기 134
수신증 744
순환사위증 423
슬관절 근육 246
습진 325
승모판 협착증 624
시상하부 종양 391
시신경 손상 429
식도 633
식도암 648
식도염 648
식도와 위와 관련된
관용적 표현 635
식도 용종(폴립) 648
식도 정맥류 648
신결석(신장 결석) 746
신경병증 335
신경 종양(신경섬유종) 383

신경피부염 325
신낭종 739
신동맥 협착 746
신생아 황달 713
신우암 744
신우염 744
신우팽대 744
신장 735
신장경변증 748
신장 동맥 287
신증후군 740
심근경색 622
심근비대증 622
심근염 622
심낭삼출 625
심낭염 625
심리적 원인이
혈관에 디치는 작용 289
심방세동 626
심부전 627
심장 603
심장과 관련된 관용적 표현 615
심장마비(관상 동맥 경화증으로
생긴) 619
심장의 기능 605
심장판닥염 624
십이지장 궤양 667
십이지장 선암 668
십이지장 용종 668
십이지장 출혈 669
십자 인 대 또는
측부 인대 손상 201

ㅇ

아구창 494
아래팔 근육 239, 240
아이지에이(IgA) 신증 740
아킬레스건 손상 213
아킬레스건염 213
아토피 피부염 325
아프타성 구내염 494
악성 림프종 302
악성 빈혈 314
안검 경련 417
안검염 406
안구 건조증 408
안면 경련 253
안면 마비 252
안면통 249
안압 상승(녹내장) 428
안와(눈구멍) 87
안와염 133
안와종양 133
안와통증 133
안진 424
알러지 비염 488
암치질(내치핵) 689
야뇨증 755
야맹증 420
어깨 근육 238
어깨뼈(견갑골) 89
어깨와 견관절을 치유하는
즉석 EFT와 치유 확언 158
어깨 통증 150
어지럼증 480
얼굴 근육 235

얼굴뼈(안면골) 86
엄지발가락 통풍 224
엉덩이 근육 244
엉덩이 통증 198
엉치뼈(천골) 99
여드름 346
여드름 유사 증상 346
여성 생식기 545
여성 외음부의 증상과 질병 563
여성 유방 525
여성 유방과 관련된
관용적 표현 527
연골 77
연골종양(연골육종, 연골모세포종,
골연골종) 116
연성하감(무른 궤양) 509
연축성 기관지염 589
열성 수포 494
염좌 126
옆구리 통증(뛸 때 생기는) 599
오름 대동맥 286
오십견 150
외사시 423
외음부 또는 질 진균 감염 567
외음부염 567
외이도 모낭염 473
외이도염 470
외이염 470
외치핵(숫치질) 690
요도 751
요독증 740
요두증 254
요로상피세포암 753

요추 95
요통 178
원시 436
원추 각막 426
원형 탈모 359
위 633
위궤양 650
위벽세포 증식증 657
위부전마비 650
위산 과다(속쓰림) 650
위산 역류 649
위선암 657
위염(위점막 염증) 650
위와 장을 고치려면
마음을 고쳐야 한다 637
위와 장을 EFT로
어떻게 고칠까? 642
위 용종 657
위장 벽이 두꺼워짐 657
위 점막이 십이지장으로
하수되는 증상 650
위천공 650
위출혈 660
위출혈로 인한 혈변 660
위팔 근육 238, 239
위 칸디다증 657
위하수 650
윌름스 종양 739
윗팔뼈(상완골) 89
유관 내 상피세포암(파제트병) 537
유당 불내증 669
유루증 419
유리체 혼탁 428

유방 미세석회 침착 537

유방 흑색종 539

유분증(대변 못 가림) 692

유사 크룹 576

유선암 528

유스타키오관 염증 469

윤활낭염 116

윤활막염 167

음경 소대가 너무 짧음 511

음경의 증상과 질병 509

음경 헤르페스 509

음경 형태 기형 512

음경 흑색종 510

음낭 수종 516

이경화증(귀경화증) 478

이명 474

이석증 480

익상편 406

인대 77

인두염 494

인두 용종 494

일자목 142

임신중독증 740

임질 520

임파선염(림프절병증) 302

입 491

입술 가장자리의 갈라짐과 터짐 494

입, 혀, 치아, 목구멍(인두)과

관련된 관용적 표현 493

ㅈ

자궁경부 괄약근 무력증 557

자궁경부 무력증 557

자궁경부암 551

자궁경부 이형성증 551

자궁경부 콘딜로마 551

자궁과 나팔관의 증상과 질병 549

자궁근종 554

자궁내막암 549

자궁내막증 550

자궁내막 증식증 549

자궁평활근종 554

자궁하수 559

잔뇨 762

잠복 고환 517

저혈당증 726

적혈구 감소증 311

전립선 비대 520

전립선 상피 내 신생물(PIN, PSA

수치는 정상이나 소변을 잘 못 봄) 523

전립선암(선종) 520

전립선염 520

전립선의 기능 519

전립선의 증상과 질병 519

전신 근육 증상 256

전신 부종 740

전신 홍반성 루프스 325

전염성 연속종(물사마귀) 337

전정신경초종(청신경초종) 479

점액낭염 116

접촉피부염 325

정강이 근육 246

정강이뼈 101

정상 안압 녹내장 429

제대 탈장 699

조갑주위염 348

족저근막염 221

종기 358

좌골 신경통 178

좌골(궁둥뼈) 통증 198

주간맹 421

주부 습진 364

중이염 469

쥐가 남 262

지간신경종 221, 224

지도설 494

지루성 각화증(검버섯) 325

지방 부종 355

지방종 356

직장 679

직장 경련(항문 괄약근 경련) 691

직장선암 689

직장 항문 농양 689

진성다혈구증 312

진주양음경구진증 509

질 건조증 569

질경련 563

질상피암 567

질염 567

질 칸디다증 570

질 콘딜로마 567

질통증 563

집합세관암(신 선암종) 740

ㅊ

참호구강염 … 494
척추 굽음증(꼬부랑 할머니 병) … 178
척추 전방 전위증 … 178
척추 추간판 탈출증(허리 디스크) … 178
척추 측만증 … 175
척추 탈위증 … 178
척추 협착증 … 178
천포창 … 325
첩모난생 … 415
청각 장애 … 476
체머리 … 254
축동(동공 축소 과다) … 420
충수 돌기 파열 … 676
췌관암 … 732
췌장 … 719
췌장 기능 … 721
췌장암(췌장 선암종) … 728
췌장염 … 728
췌장의 장액성 낭성 종양 … 728
치골 … 97
치골(두덩뼈) 통증 … 195
치루 … 689
치매 … 387
치아 … 491
치아종 … 501
치아 탈락 … 501
치은염 … 501
치주농양 … 501
치주염 … 501
침샘 낭종 … 494
침샘염 … 494
침샘종양 … 494

ㅋ

켈로이드 … 358
코 … 483
코간 리즈 증후군 … 427
코와 관련된 관용적 표현 … 485
코피 … 490
콘딜로마 … 509
콜레라 … 669
콩다래끼(산립종) … 412
크론병 … 682
크룹 … 576
크지 않는 유방 … 540
큰그물막 … 695
큰그물막암 … 700

ㅌ

탄발지 … 167
탈모 … 359
턱 골육종 … 501
턱관절 장애 … 137
턱관절 통증 … 137
턱 근육 … 237
턱 낭종 … 501
턱뼈(아랫턱뼈와 윗턱뼈) … 88
턱 점액종 … 501
털 … 319
털세포 백혈병 … 312
테니스 엘보(골프 엘보) … 161
테라토마 … 515
토혈 … 660
통풍 … 122
퇴행성 관절염(골관절염) … 106

트라코마 … 426
튼살 … 355
티눈 … 337

ㅍ

파킨슨병 … 265
판막성 심내막염 … 624
판막 폐쇄 부전증 … 627
팔꿈치 관절 … 91
팔꿈치 인대 석회화 … 161
팔꿈치 통증 … 161
팔저림(경추가 원인) … 142
페이로니병 … 512
편도암 … 494
편도염 … 494
편평상피 세포암
(구강, 입술, 혀, 잇몸에서) … 494
편평세포암 … 325
폐결핵 … 584
폐기종 … 584
폐농양 … 584
폐동맥 폐색(폐색전증) … 595
폐사르코이드증(폐유육종증) … 584
폐 상피내암 … 584
폐수종 … 597
폐술잔세포 종양 … 594
포경 … 511
포도막염 … 427
포피염 … 509
표피염 … 325
프로락틴종 … 388
피로 골절 … 126

치유의 혁명, 심신의학 EFT

피부 ······ 319

피부색소 이상 ······ 341

피부 알러지 ······ 325

피부암(흑색종, 무색소성 흑색종,

결절 악성 흑색종) ······ 343

피부의 각종 이상 감각 ······ 335

피부, 털, 손톱, 발톱과 관련된

관용적 표현 ······ 321

혈관과 관련된 관용적 표현 ······ 285

혈관 긴장성 고혈압 ······ 294

혈관의 부위별 심리적 원인 ······ 286

혈관종 ······ 291

혈당(불안정하면서도 높은,

1형 또는 2형 당뇨병) ······ 727

혈변(십이지장 출혈성) ······ 669

혈액과 관련된 관용적 표현 ······ 310

혈액의 역할 ······ 309

혈액 질환 ······ 307

혈우병 ······ 316

혈전성향증 ······ 317

혐오감과 거부감을 지우는

즉석 EFT ······ 646

협심증 ······ 619

호지킨 림프종 ······ 302

홍반 ······ 325

홍역(풍진) ······ 325

홍채염 ······ 427

홍채 종양 ······ 427

홍채 흑색종 ······ 427

화농성 방광염 ······ 757

화농성 부비동염 ······ 486

화상 ······ 366

황달 ······ 713

황반 변성 ······ 430

황색판종 ······ 407

횡격막 ······ 573

횡격막 경련 ······ 599

횡격막의 각종 증상 ······ 599

횡격막 탈장 ······ 599

후각 감소 ······ 486

후각 상실 ······ 486

후두 ······ 573

후두암 ······ 576

후두에 나타나는

각종 증상과 질병 ······ 575

후두염 ······ 576

후두 협착(후두 기원 천식) ······ 576

후방 관절 증후군 ······ 175

후방 유리체 분리(PVD) 및

출혈 ······ 428

흉막 ······ 573

흉막암(흉각종양, 폐 중피종) ······ 598

흉막 유착 ······ 598

흉부 대동맥 ······ 287

흉추 ······ 94

흉추 디스크 ······ 175

흉추(등) 통증 ······ 175

흉추 후만 ······ 175

흉통(가슴을 쥐어짜는 듯한,

심장 문제로 생긴) ······ 619

흰머리 ······ 362

히스타민 과민증 ······ 488

히스타민 불내증 ······ 488

힘줄 ······ 77

ㅎ

하사시 ······ 423

하시모토 갑상선염 ······ 396

하지불안 증후군 ······ 263

하지 셀룰라이트 ······ 304

하지 정맥류 ······ 296

하지 정맥염(혈전성 정맥염) ······ 296

하지 정맥 혈전증 ······ 296

한포진 ······ 364

항문 ······ 679

항문 열창 ······ 690

햇볕 알러지 ······ 325

허리 근육 ······ 242

허리를 치유하는 즉석 EFT와

치유 확언 ······ 192

허벅지 근육 ······ 246

허파 ······ 573

허혈성 뇌졸중

(일과성 허혈성 발작) ······ 374

허혈성 시신경병증 ······ 429

혀 ······ 491

혀 마비 ······ 498

혈관계 ······ 283

최인원

- 저술가, 심신의학 및 심리치료 전문 한의사, EFT 전문가, 자기계발 강사, 라이프 코치, 노장 철학자, MBS 한의원 및 최인원 EFT센터 원장

- 18년 동안 약 4,000명 이상에게 약 16,000시간 이상 EFT 상담을 했다. 110여 회의 레벨 1 워크숍, 64회의 레벨 2 워크숍, 22회의 레벨 3 워크숍, 9회의 전문 상담사 과정에서 강의해 정식 EFT 워크숍에서만 무려 2,000여 시간을 강의했다. 수만 명 이상에게 강의를 통해 EFT를 알리고 있으며, 한국에서 EFT와 관련해서 가장 오랫동안 많은 강의와 상담을 하고 있다. 총 10권(전면 개정판 포함)의 EFT 관련 전문 서적을 저술·번역하면서 총 누적 판매량 11만 부 이상을 달성해 한국에 EFT를 널리 알리고 자리 잡게 만드는 데 일조했다.

- 저자의 한의원(MBS 한의원, http://mbshealing.co.kr)에서 직접 진료를 받을 수 있고, 최인원 EFT센터(https://choieft.com)에서 워크숍에 참가하거나 비대면 상담을 받을 수 있다. 저자의 블로그(http://blog.naver.com/hondoneft)와 유튜브(www.youtube.com/user/choiinwon/videos)와 카페(https://cafe.naver.com/choieft)에서 EFT에 관한 다양한 정보를 얻을 수 있다.

치유의 혁명,
심신의학 EFT

초판 1쇄 발행   2025년 6월 15일

지은이   최인원
펴낸이   김지연
펴낸곳   몸맘얼
책임편집   이선희
디자인   김규림
출판등록   2015년 3월 3일 / 제2015-000018호
주소   서울시 송파구 잠실로 62
전화   02-3406-9181
팩스   02-3406-9185
홈페이지   blog.naver.com/hondoneft
이메일   mbsbook100@naver.com

ISBN   979-11-968933-4-7 03510